Yogi Dhirananda - Yogamrita

KRIYA Verlag

Yogi Dhirananda

(S.K. Ghosh)

YOGAMRITA

Die Essenz des Yoga

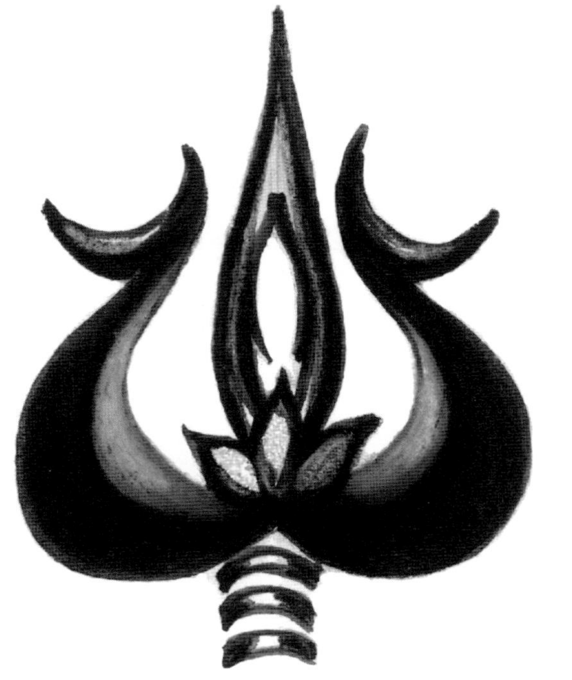

KRIYA Verlag

Ich danke allen Personen, die direkt oder indirekt geholfen haben, dieses Buch zu publizieren. Ohne ihre Hilfe wäre eine Veröffentlichung nicht möglich gewesen. *Dhirananda*

Zum Titelbild:
Das auf dem Bucheinband abgebildete Emblem (Zeichen) stellt den Dreizack (*triśula*) *Śivas* (s. Seite 15) dar. Die drei Spitzen symbolisieren die Qualitäten von *paramātmā* (der allumfassenden göttlichen Seele): *sat - cit - ānanda*; ewiges zeitloses Sein, absolutes Bewusstsein, Glückseligkeit.

Gestaltung des Titelbildes:
Nelly Moritz, dit. Morinelly, Künstlerin,
CH-4133 Pratteln

ISBN 3-9522816-0-3
2., überarbeitete Auflage 2004

Gesamtherstellung:
Waldkirch Print und Medien Management
Schützenstr. 18
D-68259 Mannheim
Tel.: +49 (0)621-12915-0
Fax: +49 (0)621-153349
Internet: www.waldkirch.de

KRIYA Verlag
Jean-Pierre Wicht,
Badstrasse 18b, CH-5408 Ennetbaden
Tel./Fax. +41 (0)56 222 98 56
E-Mail: info@yoga-zentrum.ch
Internet: www.yoga-zentrum.ch

Informationen über Sanskrit

Sanskrit ist das deutsche Wort für *samaskrita* (*saṁskṛta*). *Sama* bedeutet ›Gleichgewicht‹, *skṛta* bedeutet ›gemacht‹ oder ›getan‹. *samaskrita* (*saṁskṛta*) bedeutet im übertragenen Sinne ›der Zustand des ausgeglichenen Bewusstseins‹.

Buchstabe heißt auf Sanskrit übersetzt *akṣara*. *A* bedeutet ›kein‹ oder ›ohne‹, *kṣara* bedeutet ›vergänglich‹, somit bedeutet *akṣara* ›unvergänglich‹. Dies meint, dass Sanskrit unvergänglich ist, ebenso jemand, der Sanskrit im richtigen Bewusstsein liest (mit Herz, mit *ātmā*, mit der ganzen Existenz sowie mit korrekter Aussprache). Der Grund dafür ist, dass jeder *akṣara* (Buchstabe) in einem Rhythmus vibriert, welcher wiederum zu reinem Bewusstsein verwandelt wird. Der innere Ton (*dhvani*) und das innere Licht (*jyotis*) werden vom Rhythmus (*chanda*) erzeugt. Dadurch schenkt dieser Sanskrit *chanda* eine Schwingung des Friedens, der Glückseligkeit, Freude und Ruhe, welche hinter jeglicher Störung oder Ablenkung liegt.

Die in Indien gebräuchlichste Schreibweise für Sanskrit heißt *devanāgarī*. Für diese Silbenschrift wurden mit der Zeit verschiedene Transkriptionsmethoden angewendet, um die Sanskritzeichen in eine für uns lesbare Schrift umzuwandeln.

Sanskrit umfasst doppelt so viele Zeichen wie unser Alphabet. Damit die 50 Sanskritzeichen dargestellt werden können, wurde die ‚wissenschaftliche Umschrift' entwickelt. Mit den lateinischen Buchstaben und zusätzlichen diakritischen Zeichen können alle Sanskritzeichen dargestellt werden. Diese Transkriptionsmethode wurde in den letzten 50 Jahren von den Gelehrten der ganzen Welt angenommen. Auch in diesem Buch wird die wissenschaftliche Umschrift angewendet.

Sanskrit unterscheidet keine Groß- und Kleinschreibung. In diesem Buch sind alle Sanskritwörter klein geschrieben. Nur Eigennamen und die Bezeichnungen der verschiedenen *Yoga*-Übungen werden groß geschrieben.

Zur besseren Kennzeichnung sind alle Sanskritwörter in *Kursivschrift* geschrieben.

Ausspracheanleitung der Sanskritwörter:

Aussprache der Vokale: Die Vokale *a, i* und *u* werden kurz gesprochen, wie z. B. Bl**a**tt, S**i**tz und k**u**rz, wogegen *ā, ī* und *ū* lang gesprochen werden, wie z. B. B**a**d, Fl**ie**ge und g**u**t. Die Diphthonge *e, ai, o* und *au* werden ebenfalls lang gesprochen, wie z. B. S**ee**, L**ai**e, B**oo**t und j**au**len. Das vokalische *ṛ* sowie das vokalische *ḷ* wird mit einem kurzen i-Nachklang gesprochen, wie *ṛṣi* = **Ri**shi.

Aussprache der Konsonanten: Die gutturalen Konsonanten *k, kh, g, gh* und *ṅ* werden in der Kehle gesprochen wie z. B. **K**anne, E**ckh**aus, **g**ut, we**gh**olen und E**n**gel. Die palatalen Konsonanten *c, ch, j, jh* und *ñ* sind Gaumenlaute wie z. B. **Tsch**eche, **tsch+h**, **Dsch**ungel, **dsch+h** und spanisches **ñ** (Señor). Die cerebralen Konsonanten *ṭ, ṭh, ḍ, ḍh* und *ṇ* werden mit nach oben gerollter Zunge gesprochen wie z. B. **T**öne, Sanf**th**eit, **d**anken, Sü**dh**albkugel und A**n**dacht. Die dentalen Konsonanten *t, th, d, dh* und *n* werden so gesprochen, dass die Zunge die Zähne berührt wie z. B. **T**onne, **Th**eodor, **D**eckel, **Dh**arma und **N**ame. Die labialen Konsonanten *p, ph, b, bh* und *m* sind Lippen- oder bilabiale Verschlusslaute wie z. B. **p**ressen, engl. u**ph**ill, **B**anane, Gro**bh**eit und **M**utter. Die Liquide *r* und *l* und die Halbvokale *y* und *v* werden gesprochen wie **R**asen, **L**ager, **J**oghurt und **V**ene. Die Konsonanten *ś, ṣ* und *s* sind stimmlose Zischlaute wie z. B. **Sch**iene, **Sch**uh und **S**ache. Der stimmhafte Konsonant *h* wird als Hauchlaut gesprochen wie z. B. **H**aus.

Die sekundären Lautzeichen wie *ṁ* (*anusvāra*), *m̐* (*anunāsika*) und *ḥ* (*visarga*) kommen meistens am Wortende vor. Aussprache: *ṁ* lässt das Wort ausklingen wie beim französischen ‚bon', das gleiche gilt für *m̐* mit einem etwas nasalen Nachklang, *ḥ* wird so gesprochen, dass der letzte Vokal vor *ḥ* noch schwach nachklingt (*tapaḥ* = tapa**ha**).

Bemerkung: Dies sind die üblichen Ausspracheregeln. Diese können aber in den verschiedenen Regionen Indiens abweichen. So sprechen beispielsweise Menschen mit bengalischer Muttersprache die Wörter etwas anders aus, *a* z. B. wird eher wie ein breites ‚o' gesprochen, usw.

Inhaltsverzeichnis

Vorwort

Yoga bedeutet Einheit von zwei Dingen und Einheit von allem. Es bedeutet Einheit von Körper, Geist und Seele sowie Einheit von *jīvātmā* (der verkörperten Seele) und *paramātmā* (der allumfassenden göttlichen Seele). Tag und Nacht, in jedem Moment und in jeder Handlung ist *Yoga* oder Einheit vorhanden, denn ohne *Yoga* sind Handlungen und Bewegungen für den Menschen nicht möglich. Wenn wir unseren Körper mit einem Auto vergleichen, dann entspricht die Seele dem Fahrer. Wenn sich der Fahrer im Auto befindet, kann sich das Auto bewegen, ist der Fahrer abwesend, bleibt das Auto stehen. Auf die gleiche Weise sind Handlungen und Bewegungen für den Körper nur dann möglich, wenn die Seele im Körper gegenwärtig ist. In jenem Moment, in dem die Seele den Körper verlässt, tritt der Tod ein, und der Körper erstarrt.

Das normale menschliche Bewusstsein erkennt diese Wahrheit nicht, da es kein Wissen über die Seele besitzt und dem gewaltigen Einfluss des Ego unterworfen ist. Das menschliche Bewusstsein glaubt nicht gerne an Dinge, die mit den menschlichen Sinnesorganen und dem menschlichen Geist nicht wahrgenommen werden können. Das menschliche Bewusstsein identifiziert sich mit dem Körper. Obgleich es sich daran gewöhnt hat zu sagen: ›Meine Hand, meine Beine, mein Kopf, mein Körper, mein Geist‹, erkennt es nicht, wer dieses ›Ich‹, das sich auf diese Weise ausdrückt, in Wirklichkeit ist.

Glücklicherweise wird jeder Mensch einmal im Leben von der eigenen Seele dazu angeregt, seine wahre Identität und das Ziel des eigenen Lebens kennen zu lernen. Wenn die Sehnsucht Tag für Tag stärker wird, dann sendet ihm Gott einen Menschen, der sich seiner wahren Identität bewusst ist, um ihm den Weg zu zeigen. Solche Menschen, die ihre wahre Identität erkannt haben und ständig die Einheit mit der Seele fühlen, werden *Yogīs* genannt. Unter der Leitung eines *Yogīs* entwickelt der Mensch sein Bewusstsein. Er erreicht ein höheres Bewusstsein, das kosmische Bewusstsein, erlangt Weisheit und erkennt, dass die Seele seine wahre Natur ist. Dann fürchtet er sich nicht mehr vor dem Tod und vor Krankheiten. Er ist frei von Problemen und Unfrieden. Er erkennt seine wahre Natur als *sat-cit-ānanda* (ewiges zeitloses Sein, absolutes Bewusstsein und Glückseligkeit). Dann wird sein Leben zu *amṛta* (Nektar).

Es ist nicht so leicht, diesen Bewusstseinszustand zu erreichen, denn die Menschen begegnen vielen Hindernissen und Schwierigkeiten. Die hauptsächlichen Hindernisse sind körperliche und geistige Krankheiten, geistige Unruhe, Unglaube, fehlendes Vertrauen, zu starke Anhaftung an materielle Dinge und der Mangel an Sehnsucht, das Ziel des *Yoga* zu erreichen.

Die *Yogīs* und Heiligen des alten Indien waren Verehrer der Natur. Sie lernten von der natürlichen Schönheit des Universums. Sie fühlten die Gegenwart des Schöpfers in der ganzen Schöpfung. Daher begannen sie, den Schöpfer zu verehren, der diese Welt für sie und für alle lebenden Wesen erschaffen hat. Am Anfang ihres Lebens mussten sie durch viele Hindernisse und Schwierigkeiten hindurchgehen. Sie erkannten die Notwendigkeit, eine gute Gesundheit und einen ausgewogenen Geisteszustand zu erreichen, um in dieser materiellen Welt zu arbeiten und Gott dienen zu können. Sie entdeckten verschiedene Methoden, die als *Aṣṭāṅga-Yoga* oder achtstufiger Weg des *Yoga* bekannt geworden sind. Durch diese Methoden erlangten die *Yogīs* eine gute

Gesundheit, lang währende Jugend und ein hohes Alter. Sie erreichten starke Willenskraft, hohe Konzentrationsfähigkeit, Intuition und Wissen über die Schöpfung und den Schöpfer. Ihre magnetische Persönlichkeit und ihre mysteriösen Kräfte haben alle Nationen dieser Welt beeinflusst und angezogen, und so hat sich die Methode des *Yoga* auf der ganzen Welt verbreitet. Was diese heiligen Menschen in ihrem Leben durch den Weg des *Yoga* erfahren durften, haben sie für die nächste Generation aufbewahrt.

Die Yogamethode ist nicht nur das wertvolle Eigentum Indiens, sondern auch ein kostbarer Besitz der ganzen Welt auf ewige Zeit.

Der Fortschritt der technischen Entwicklung hat unsere körperliche Arbeit verringert. Im Vergleich mit unseren Vorfahren verliert unser Körper daher an Vitalität und Kraft. Außerdem wurden Luft, Wasser und Erde durch Rauch, gefährliche Chemikalien und andere Stoffe stark verschmutzt. Dadurch werden die Menschen von Tag zu Tag in verstärktem Ausmaß das Opfer von verschiedenen akuten Zivilisationskrankheiten und von Unruhe. Im 20. Jahrhundert wird der Mensch gegen die Umweltvernichtung herausgefordert! Die medizinische Wissenschaft hat viele Behandlungsmöglichkeiten von akuten Krankheiten entwickelt, durch die den Menschen schnell Erleichterung verschafft werden kann. Auf der anderen Seite entsteht durch die Behandlung mit Medikamenten eine Quelle für weitere verhängnisvolle Krankheiten. Die wahren Ursachen einer Erkrankung können nicht beseitigt werden.

Wenn in Indien ein Doktor der Medizin einen chronisch kranken Patienten nicht mehr heilen kann, schickt er ihn zu einem erfahrenen Yogatherapeuten. Es gibt viele Beispiele dafür, dass diese Patienten durch die Therapie des *Yoga* geheilt werden können. In Indien gibt es Organisationen, in denen tausende von Patienten, die unter Asthma, Diabetes, Krebs, Lähmung, Nervosität usw. leiden, durch Yogatherapie geheilt werden. Trotzdem leiden noch immer Millionen von Menschen an vielen Krankheiten wegen ihrer Faulheit, ihres Unglaubens und ihrer Unwissenheit.

In der Gegenwart haben die meisten Menschen ihren Frieden und ihr Glück verloren. Entweder leiden sie unter körperlichen oder unter geistigen Krankheiten. Sie werden in dieser Welt des materiellen Fortschrittes mechanisiert. Sie jagen dem Geld, der Sexualität und weltlichen Vergnügungen hinterher. Sie haben keine Zeit, ihrem Körper und seinen Bestandteilen wie dem Herzen, den Molekülen und dem Gewebe Ruhe zu gewähren. Ohne geistige Ruhe und ohne innere Harmonie verlieren sie ihre Jugend und Energie schnell und werden das Opfer von Herzkrankheiten und Nervenschwäche.

Jeder Mann und jede Frau - gebildet oder ungebildet - sowie Kinder, die älter als fünf Jahre alt sind, selbst alte Menschen sollten *Yoga* üben, damit sie körperliche Beweglichkeit und Gesundheit bewahren können und genügend Energie, eine längere Jugend, ein langes Leben, Willenskraft, ewigen Frieden und ewiges Glück erhalten.

Wenn man *Yoga* nur wegen der körperlichen Gesundheit praktiziert, dann hat man den eigentlichen Sinn von *Yoga* nicht verstanden. *Yoga* ist eine kombinierte Methode und eine direkte und indirekte Vorbereitung, die Seele zu erkennen und die Einheit mit Gott oder mit *ātmā* (der individuellen göttlichen Seele) zu spüren. Nur dann kann dem wahren Zweck des *Yoga* gedient werden, wenn diese Einheit bei allen Stufen des *Yoga* gefühlt wird, sonst handelt es sich nur um eine leblose und mechanische Tätigkeit.

Im täglichen Leben übt jeder *Yoga*, bewusst oder unbewusst. Im menschlichen Körper, im ganzen Universum und in allen Dingen existiert eine bewusste Energie, die von

Gott kommt und im Körper von *ātmā* reguliert wird. *Ātmā* ist ein Teil von Gott. *Ātmā* zu kennen, bedeutet Gott zu kennen. Das Ziel der Yogamethode ist es, den Spiegel des Bewusstseins zu reinigen und vorzubereiten, damit *ātmā* klar reflektiert werden kann. Durch die Gnade *von ātmā* ist es möglich, dieses Bewusstsein zu erreichen, aber nicht, wenn man sich damit begnügt, einige Atemübungen zu praktizieren und mechanisch zu beten. Man muss daran glauben, dass der gleiche *ātmā* im eigenen Körper und in allem anderen verborgen ist. Man sollte diese Einheit in jedem Moment spüren, sogar in jedem Atemzug, denn ohne *ātmā* ist keine Bewegung und kein Atemzug möglich. *Ātmā* ist das Ende aller Dualität, ER ist der Seher und das Gesehene, der Handelnde und die Handlung. ER ist in der Natur. ER befindet sich in jedem Lebewesen und SEINE Kraft ist in jedem unbelebten Objekt. Sich diese Tatsache durch ständiges Selbststudium (= Studium von *ātmā*) zu vergegenwärtigen, ist die Wurzel des Erfolges auf allen Gebieten des Lebens, die Wurzel allen Friedens und Glücks und das Ziel des menschlichen Lebens.

Dieses Buch ›*Yogamrita* - Die Essenz des Yoga‹ wurde nicht geschrieben, um eine Diskussion über die ›*Yogasūtren*‹ von *Rishi (ṛṣi) Patañjali* herbeizuführen. Es handelt sich vielmehr um eine Gesamtdarstellung, die einen Teil der Yogaphilosophie des *Patañjali* ausführt und erläutert, insbesondere den praktischen Teil des *Aṣṭāṅga-Yoga*, des achtstufigen Weges und einige der ursprünglichen *ślokas* (Lehrsprüche). Außerdem schließt sie eine Einführung in die Anatomie des menschlichen Körpers und seiner Funktionen, in das Wissen über die Nahrung und ihren Wert sowie eine Beschreibung verschiedener Krankheiten und ihrer Heilung durch Yogatherapie mit ein.

Wenn dieses Buch ein wenig dazu beitragen kann, der leidenden Menschheit Hilfe zu bringen, den Hoffnungslosen Hoffnung und den Freudlosen Freude zu geben, dann ist der Name ›*Yogamrita*‹ gerechtfertigt und meine Arbeit erfolgreich.

*OṀ TAT SAT**

Dhirananda

* *Oṁ* ist der alles durchdringende kosmische Ton. *Tat* bedeutet ›dort, dies‹ und *sat* bedeutet ›alles Existierende‹. Die Bedeutung dieser Worte ist: ›Alles existiert durch den alles durchdringenden kosmischen Ton *Oṁ*.‹
In der Bibel (Johannes 1, 1 + 3) steht geschrieben: »Am Anfang war das Wort, und das Wort war bei Gott, und Gott war das Wort.... Alle Dinge sind durch dasselbe gemacht, und ohne dasselbe ist nichts gemacht, was gemacht ist.«

Teil 1
Grundlagen des Yoga

Der berühmte Kommentator des *Yoga*, *Rishi* (*ṛṣi*) *Patañjali*, beginnt seine klassischen Lehrsprüche (*Yogasūtren*), welche als die Grundlage aller Yoga-Systeme angesehen werden, mit folgendem *sūtra* (Leitfaden):

atha yoga anuśāsanam |

Dies bedeutet: Jetzt (*atha*) folgen die Anweisungen (*anuśāsanam)* über *Yoga*. Das Wort *atha* wird im Zusammenhang mit dem Beginn irgend einer Arbeit oder einer neuen Sache verwendet.

Die methaphysische Bedeutung dieses *sūtras* ist, dass nun eine Lebensphase abgeschlossen ist und eine neue Phase beginnt: der Weg des *Yoga*, der zum Ziel, der Befreiung (*mukti*) von allen menschlichen Leiden, das in der Unwissenheit wurzelt, führen soll.

1. Was ist *Yoga* ?

Rishi (*ṛṣi*) *Patañjali* hat diese Frage im zweiten *sūtra* wie folgt beantwortet:

yogaś citta-vṛtti nirodhaḥ |

Yoga heißt zunächst ›anbinden, vereinigen‹. Es bedeutet Einheit von zwei Dingen und Einheit von allen Dingen. Wenn wir versuchen, den Ursprung der Welt der Erscheinungen zu verstehen, dann erkennen wir die grundlegende Dualität, die durch die Wahrnehmung entsteht, zum Beispiel die Dualität zwischen dem Seher und dem Objekt des Sehens oder zwischen dem Wissenden und dem Wissen. Die Einheit von Seher und Gesehenem und die Einheit von Wissendem und Wissen ist *Yoga*. Philosophisch gesehen ist es die Einheit von *jīva* (menschliches Bewusstsein) und *ātmā* (der individuellen göttlichen Seele) und Einheit von *ātmā* und *paramātmā* (allumfassende göttliche Seele). Die Begriffe *ātmā*, *jīva* und *paramātmā* werden auf Seite 15 ausführlich erläutert.

In Wahrheit ist Einheit von *jīva* und *ātmā* und Einheit von *ātmā* und *paramātmā* immer da, nur aufgrund seiner Unwissenheit entsteht im *jīva* die Wahrnehmung der Dualität. Wenn die Unwissenheit (*avidyā*) des *jīva* vom reinen Wissen (*vidyā*) vertrieben wird, dann erkennt der *jīva* diese Einheit für immer. Wie das Licht der Sonne die Dunkelheit der Nacht verschwinden lässt, so wird auch die Dunkelheit der Unwissenheit vom Licht des Wissens vertrieben.

Auf der einen Seite ist die Seele (*ātmā*) der Seher, auf der anderen Seite ist die gleiche Seele das Gesehene. ER (*ātmā*) ist der Genießende und gleichzeitig das Objekt des Genusses. Mit Seher ist in diesem Fall derjenige gemeint, der sich in allen Objekten des Sehens ausdrückt und diese bezeugt. Nur die bewusste Seele oder *citātmā* kann sich in allen Objekten des Sehens ausdrücken und sie wahrnehmen. Das ist nicht die einzige Definition der Seele. Die wahre Identität von *ātmā* kann durch Worte oder Gedanken nicht ausgedrückt werden. Wenn alle Objekte des Sehens in *ātmā* eingegangen sind, dann gibt es keine Begrenzung mehr, es gibt keine Dualität und keine Trennung. Der Unterschied zwischen dem Seher und dem Gesehenen existiert nur als Vorstellung des unwissenden menschlichen Geistes. Wenn die wahre Identität von *ātmā* erreicht ist, dann ist dies das Ende von Dualität und Unwissenheit.

Mit *citta* ist der Inhalt des Geistes gemeint. Dazu gehören Intelligenz (*buddhi*), psychisches Herz (*citta*), Sinnesbewusstsein (*manas*) und Ego (*ahaṁkāra*). Siehe auch Seite 14 ff.

Das Wort *vṛtti* bedeutet ›Hang, Neigung‹. Die Seele (*ātmā*) ist unbegrenzt, frei von Geburt und Tod. Wenn sie in eine Hülle eingeschlossen wird und sich entsprechend der Hülle des begrenzten Wesens ausdrückt, dann wird dies *vṛtti* genannt. Die Seele existiert jenseits von Namen und Formen. Wenn sie sich durch die Hülle eines Namens oder einer Form ausdrückt, dann nennt man sie *vṛtti*. Es verhält sich damit genauso wie mit einem Stück Metall. Wenn das Metall geschmolzen und in eine Form gegossen wird, dann nimmt es diese Form an. Auf ähnliche Weise tritt die Seele in karmisch geprägte Formen ein und nimmt die Gestalt dieser besonderen Formen an. Dadurch wird sie begrenzt, sie wird zu *vṛtti*. *Vṛtti* kann nicht von *citta* getrennt werden. *Cit* bedeutet Bewusstsein. Wenn sich die allbewusste Seele oder der allbewusste *ātmā* als *vṛtti* ausdrückt, dann bezeichnet man diesen Vorgang als *citta-vṛtti*.

Ātmā erschafft die Welt der Erscheinungen, ER erzeugt die *vṛttis*. Dazu gehören Sinnesbewusstsein, Sinnesorgane, Körper, Erscheinungswelt usw. Die *vṛttis* entstehen durch die Seele, aber sie können die Seele nicht vollkommen zum Ausdruck bringen. *Vṛttis* sind keine festgelegten oder dauerhaften Zustände.

Nirodhaḥ bedeutet ›versiegelt‹. Im *nirodhaḥ*-Zustand ist das Bewusstsein (*citta*) vollständig verschlossen und versiegelt. In diesem Zustand werden alle *vṛttis* (Neigungen) des *citta* (Geiststoffs) mit *ātmā* (der individuellen göttlichen Seele) vereint, und Dualität und Trennung existieren nicht mehr.

Die Bedeutung des ganzen zweiten *sūtras* kann man wie folgt zusammenfassen: ›Wenn jemand *Yoga* erreicht, werden alle Geistes- und Gemütszustände versiegelt und lösen sich in der Seele auf.‹ Wenn jemand die Kontrolle über seine Geistes- und Gemütszustände hat und in Einheit mit *paramātmā* lebt, dann nennt man ihn einen *Yogī*.

Ursache des Leidens: Die meisten Menschen leiden, weil sie Angst vor dem Tod haben. Sie kennen die wahre Beziehung zwischen Seele und Körper sowie zwischen *paramātmā* (Gott oder allumfassende göttliche Seele) und *prakṛti* (Natur) nicht. Wenn man das wahre Verhältnis zwischen Seele und Körper sowie zwischen *paramātmā* und *prakṛti* kennt, dann wird man von allen Leiden und vom Tod befreit und erreicht die Erlösung. In Wirklichkeit ist die Seele unsterblich und frei von allen Leiden. Die Seele ist unsere wahre Identität. Sie erfreut sich an der ewigen Glückseligkeit. Sie sucht sich einen Körper, durch den sie sich ausdrückt. Dieser Körper ist vergänglich, die Seele jedoch ist unvergänglich.

2. Die *Sāṁkhya*-Philosophie

Die *Sāṁkhya*-Philosophie* ist die Basis der göttlichen Wissenschaft, sie ist die Basis aller Philosophien dieser Welt, auch der Yogaphilosophie. Das Wort *sāṁkhya* enthält zwei Silben: *sāṁ* bedeutet ›vollständig‹ oder ›genau‹ und *khya* bedeutet ›Wissen über *paramātmā*‹ (die allumfassende göttliche Seele).

Die *Sāṁkhya*-Philosophie hat die Unterscheidung zwischen *brahman* und *prakṛti*, den *guṇas*, *tanmātras* und Atomen eingeführt.

Brahman und prakṛti

*Brahman*** ist der Schöpfer, *prakṛti* die Schöpfung. Zwischen *brahman* und *prakṛti* gibt es keinen Unterschied. Sie existieren nicht getrennt voneinander. Beide sind verschiedene Ausdrucksweisen von Gott, die nur aufgrund der dualistischen Wahrnehmung als getrennt empfunden werden. Gott ist Eins, und dieses EINE durchdringt die ganze vielfältige Schöpfung. Gott manifestiert sich in verschiedenen Aspekten: in *brahman*, dem allumfassenden, formlosen, passiven Geist, der alles durch seine göttliche Intelligenz lenkt und in *prakṛti*, der sich ewig wandelnden, aktiven Natur, die sich in der Welt der Erscheinungen offenbart.

Prakṛti ist die ewige Quelle der Energie, welche unbegrenzt und nicht veränderbar ist. Sie ist wie ein großer Behälter, der die ganze Welt in sich aufnimmt und deren Form sich dauernd ändert. Sie wird auch *māyā* oder Illusion genannt. Sie befindet sich jenseits aller Grenzen, auch jenseits der Grenzen von Raum und Zeit. *Prakṛti* ist die Kombination von *guṇas, tanmātras* und den Atomen. Sie enthält *citta* (Geiststoff), welcher aus *buddhi* (Intelligenz), *citta* (psychisches Herz), *manas* (Sinnesbewusstsein oder Geist, engl. mind) und *ahaṁkāra* (Ego) besteht.

* *Sāṁkhya* ist eine der folgenden sechs Philosophien (*darśanas*) Indiens: *Nyāya* (Logik), *Vaiśeṣika* (Atomlehre), *Sāṁkhya*, *Yoga*, *Mīmāṁsā* und *Vedānta*.

** In der *Sāṁkhya*-Philosophie wird oft der Begriff *puruṣa* verwendet, was aber das Gleiche bedeutet.

Brahman ist seiner Natur nach männlich, *prakṛti* weiblich. *Prakṛti* ist die Manifestation von *brahman. Brahman* drückt sich durch *prakṛti* aus. Wie ein lahmer Mann auf der Schulter eines Blinden sitzt und diesem die Richtung weist, während der Blinde sich selbst und den Lahmen bewegt, so sitzt der intelligente aber formlose und unbewegte *brahman* auf der Schulter *prakṛtis,* die aktiv ist und seinen Anweisungen blind folgt. Die Kraft, alle Handlungen auszuführen, hat *brahman prakṛti* übergeben. *Brahman* arbeitet durch *prakṛti,* während er selbst inaktiv bleibt.

Die guṇas oder kosmischen Kräfte

Guṇas sind kosmische Kräfte. Sie verbinden alle Dinge von den Atomen bis zu den Sternen und Planeten wie eine Kette und kontrollieren auf diese Weise das Universum. Man unterscheidet zwischen den folgenden drei *guṇas:*

sattva guṇa oder Qualität der Intelligenz
raja guṇa oder Qualität der Energie
tama guṇa oder Qualität der Masse.

Sattva guṇa ist eine, das Selbst enthüllende, bewusste Energie. Wenn *sattva* aktiv ist, entstehen Wissen, Frieden, Reinheit, Segen und Glück. *Raja guṇa* ist energetisch, anziehend und abstoßend, was zu Aktivität führt, zu Bewegung und Wechsel. Wenn *rajas* aktiv ist, kommt es zu Leidenschaft, Ärger, Egoismus und zu Wünschen. *Tama guṇa* ist der statische Zustand. Unwissenheit, Schlaf, Faulheit, Stumpfsinn und Trägheit sind seine Kräfte. Jede Art bewusster Energie kommt von *sattva,* dynamische Energie ist die höchste Manifestation von *rajas* und Materie der höchste Ausdruck von *tamas.*

Diese drei *guṇas* sind nicht trennbar. Sie sind voneinander abhängig. Sie unterscheiden sich im Charakter, aber sie arbeiten zusammen, um Wirkungen zu erzielen. Sie entwickeln sich, vereinigen sich und gehen durch ihren materiellen Einfluss ineinander über. Ein *guṇa* verliert seine Kraft nicht, wenn die anderen *guṇas* aktiv sind und dominieren. Die Intelligenz von *sattva* und die Masse von *tamas* können ohne die Energie von *rajas* nichts unternehmen, denn alle Bewegungen kommen von *rajas,* der dynamischen Kraft. Durch *tamas* kann der Geist die Wahrheit oder die Realität der Natur nicht erfassen. Wenn *rajas* die Dunkelheit von *tamas* durch seine aktive Energie hinwegnimmt, dann erscheint das Licht von *sattva. Raja guṇa* und *tama guṇa* in *sattva guṇa* zu verwandeln, ist Aufgabe des Menschen, denn *sattva guṇa* führt zur Gottesverwirklichung.

Der menschliche Geist springt ständig von einem Gedanken zum nächsten. *Rajas* ist die Quelle all dieser Aktivität. Durch extreme Aktivität entsteht Unruhe. Das ist der Grund, warum die Gedanken im Geist schnell wechseln. Der Geist verändert sich ständig und wird deshalb ruhelos. Alle Formen von Energie, die von *rajas* kommen, sind gleichzeitig konstruktiv und destruktiv, physisch und metaphysisch. Selbst in den kleinen Teilen des Atoms ist eine gewaltige Energie von *rajas* gegenwärtig, die dem bloßen Auge nicht sichtbar ist.

Aus diesen drei kosmischen Kräften setzt sich die Natur des Körpers, der Sinne und des Geistes zusammen, um das kosmische Bewusstsein zu enthüllen. Alle Manifestationen werden durch diese drei *guṇas* oder kosmischen Kräfte ermöglicht. Evolution oder Rückschritt hängen von der Gegenwart oder Abwesenheit der Kräfte der *guṇas* ab. Wenn *sattva* im ganzen Leben aktiv ist, wird das nächste Leben ein spirituelles Leben. Ein Mensch, der dieses Stadium in seinem Leben erreicht, wird *sāttvika* genannt. Wenn das ganze Leben von *rajas* dominiert wird, so wird das nächste Leben rational. Ein Mensch, der dieses Stadium in seinem Leben erreicht, wird *rājasika* genannt. Und wenn *tamas* im ganzen Leben aktiv ist, dann wird das nächste Leben animalisch und unwissend. Diesen Menschen nennt man *tāmasika.* Diejenigen, die *sattva guṇa* in ihrem Leben entwickeln, steigen auf, diejenigen welche *raja guṇa* entwickeln, bleiben in der Mitte, und wer *tama guṇa* anwachsen läßt, fällt zurück.

Brahman kontrolliert die guṇas

Brahman oder das reine Bewusstsein befindet sich jenseits der *guṇas*. Es kontrolliert die *guṇas* und wird *nirguṇa* genannt. Auch der *jīvātmā* (die verkörperte Seele) kann die *guṇas* kontrollieren und kann erkennen, dass nichts anderes existiert als reines Bewusstsein. Aber das ist nur möglich, wenn die *guṇas* vollständig kontrolliert werden. Ein Mensch, der die *guṇas* kontrolliert, hängt nicht an materiellen Wünschen und wird von Leidenschaft, Ärger und Unwissenheit nicht mehr überwältigt. Er hat sich mit *brahman* vereint, er lebt in einem Zustand von Frieden, Segen, Freude und Glück und hat vollständiges Wissen erreicht. In diesem Stadium sind der Seher und das Gesehene für ihn zu Einem geworden. Er schwimmt auf dem ewigen Ozean des Nektars. Dann ist er unsterblich und von aller Bindung befreit und wird *Yogī* genannt.

Denjenigen, welche die *guṇas* nicht kontrollieren können, ist es nicht möglich, dieses Stadium zu erreichen. Sie bleiben an ihren materiellen Wünschen hängen, die dem Momentanen und Illusionären zugewandt sind. Sie leiden ständig unter Todesangst und können sich nicht von ihren Fesseln lösen.

Die 24 Bestandteile des menschlichen Körpers

Der menschliche Körper besteht aus 24 Bestandteilen: Aus den fünf Wissensorganen (Sinne), den fünf Handlungsorganen, den fünf Sinnesobjekten, den fünf grobstofflichen Elementen, dem (psychischen) Herz, der Intelligenz, dem Sinnesbewusstsein und dem Ego. Durch diese 24 Bestandteile drückt sich *ātmā* im menschlichen Körper aus. Dieser menschliche Körper mit seinen 24 Bestandteilen wird auch *sthūla śarīra* oder grobstofflicher Körper genannt (s. auch Seite 178 und Abb. A5, Seite 256).

Jñānendriyas: Die fünf *jñānendriyas* (Sinnesorgane) bestehen aus *cakṣu* (Augen), *karṇa* (Ohren), *nāsikā* (Nase), *rasa* (Mund) und *tvak* (Haut). Sie stehen unter dem Einfluss von *sattva.*

Karmendriyas: Die fünf *karmendriyas* (Handlungsorgane) bestehen aus *vāk* (Sprachorgan), *pāni* (Hände), *pāda* (Beine), *pāyu* (After) und *upastha* (Geschlechtsorgane). Sie stehen unter dem Einfluss von *rajas.*

Tanmātras: Die fünf *tanmātras* (Sinnesobjekte) bestehen aus *śabda* (Geräusch), *sparśa* (Berührung), *rūpa* (Form), *rasa* (Geschmack, Nahrungssaft) und *gandha* (Geruch). Sie stehen unter dem Einfluss von *tamas.* Die *tanmātras* erzeugen die Vorstellung der Materie mit ihren fünf grobstofflichen Elementen.

Bhūtas: Die fünf *bhūtas* (grobstoffliche Elemente) bestehen aus *kṣiti* (fest), *āpaḥ* (flüssig), *tejas* (gasförmig oder Feuer), *marut* (Luft) und *vyoma* (Äther, Vakuum oder Raum). Sie stehen unter dem Einfluss von *tamas.* Die *bhūtas* haben die Kraft der Durchdringung, der Ausstrahlung und der Anziehung. Sie erzeugen die Energie von Geräusch, Berührung, Form, Geschmack und Geruch. Sie sind der Ursprung der Welt der Atome. Alle Atome werden aus den *bhūtas* gebildet. Auf alle Dinge in diesem Universum strahlen die *bhūtas* aus. Dem Einfluss der *guṇas* entsprechend, verändern die *bhūtas* ihren Charakter. Die Zuordnung der *bhūtas* zu den Luftarten und *cakren* ist im Teil 5, *prāṇāyāma* erläutert.

Manas, buddhi und ahaṁkāra: Aus *citta* (Geiststoff) entstehen *buddhi* (die Intelligenz), *manas* (das Sinnesbewusstsein oder der Geist; engl. mind) und *ahaṁkāra* (das Ego). Diese drei werden unter dem Begriff *citta* zusammengefasst.*

Es ist *manas*, das unseren Bewegungsablauf, die Sinnesnerven und Sinnesorgane kontrolliert. *Manas* erfreut sich an allen Erscheinungen durch die *jñānendriyas* (Sinnesorgane) und gibt die Botschaften, die ihm durch diese vermittelt werden, an *buddhi* (die Intelligenz) weiter.

* Es gibt zwei verschiedene Auffassungen über *citta*: Die eine Schule sagt: *citta* (Geiststoff) besteht aus *citta* (psychisches Herz), *buddhi*, *manas* und *ahaṁkāra*; die andere Schule ordnet lediglich *buddhi*, *manas* und *ahaṃkāra* *citta* (dem Geiststoff) zu.

Wenn *buddhi* (die Intelligenz) rein ist, kann sie das richtige Urteil mit Hilfe von *brahman* fällen. *Manas* (das Sinnesbewusstsein oder der Geist) ist ein naher Verwandter des *ahaṁkāra* (Ego). Das Ego möchte die Dinge, die das Sinnesbewusstsein durch die Sinnesorgane wahrgenommen hat, gern in Besitz nehmen. Hierfür ein Beispiel:

Das Sinnesbewusstsein (*manas*) erhält folgende Information: Ich sehe eine Blume. Diese Information gibt es zur Beurteilung an die Intelligenz weiter. Die Intelligenz gibt das Urteil: Die Blume ist sehr schön. Das Ego möchte die Blume haben. Durch diesen Vorgang sammeln die Menschen Erfahrungen und erhalten Wissen.

Wenn *citta,* der Geiststoff (dieser besteht aus *buddhi, citta, manas* und *ahaṁkāra,* siehe auch Fußnote Seite 14), von allen Unreinheiten, nämlich von materiellen Wünschen und vom Ichbewusstsein, befreit ist, dann erscheint das Überbewusstsein. Dieses führt zum kosmischen oder reinen Bewusstsein. Dies ist ein Zustand vollständiger Weisheit, in dem die Zwischenwand der Unwissenheit verschwindet. Brahman oder die allumfassende göttliche Seele kann nur auf diese Weise enthüllt werden.

Paramātmā, ātmā und jīva

Paramātmā ist die allumfassende göttliche Seele und wird auch *brahman,* Gott oder *puruṣa* genannt. Sie manifestiert sich gemäß der Philosophie der Hindus in drei Aspekten: in *Brahmā* (dem Schöpfer), *Viṣṇu* (dem Erhalter) und *Śiva* (dem Zerstörer). Das gleiche Prinzip findet sich im Christentum in der Heiligen Dreifaltigkeit bzw. der Dreieinigkeit Gottes, die aus Gott dem Vater, Gott dem Sohn und Gott dem Heiligen Geist besteht. *Paramātmā* ist ohne Anfang, ohne Ende, ohne Begrenzung und ohne Form. ER ist nicht mit SEINER Schöpfung verhaftet. SEINE wahre Natur ist *sat-cit-ānanda* (ewiges zeitloses Sein, absolutes Bewusstsein, Glückseligkeit).

Ātmā ist die individuelle göttliche Seele, die ein Teil der allumfassenden göttlichen Seele ist. *Ātmā* repräsentiert *paramātmā.* Während sich *ātmā* im menschlichen Körper befindet, ist ER stets mit *paramātmā* vereint. Dem göttlichen Gesetz entsprechend tritt *ātmā* in einen menschlichen Körper ein, arbeitet durch alle Körperteile und erfüllt sie mit Bewusstsein. Solange sich diese einzelne Seele im menschlichen Körper befindet, ist ihr Ausdruck begrenzt. Die wahre Natur von *ātmā* ist ebenfalls *sat-cit-ānanda* (ewiges zeitloses Sein, absolutes Bewusstsein, Glückseligkeit) und ist ebenfalls ohne Anfang und ohne Ende. Der gleiche *ātmā,* die gleiche individuelle göttliche Seele, existiert in jedem menschlichen Körper.

Jīva ist die Verkörperung der Seele. Im Stadium des *jīva* hat sich die Vorstellung von einem getrennten Dasein entwickelt. Diese Vorstellung wird auch *ahaṁkāra* (Ego) genannt. Die Seele kann in einen kausalen, in einen astralen und in einen grobstofflichen Körper eingeschlossen werden (s. auch Seite 178 f. und Abb. A5, Seite 256) Beim Menschen ist sie in alle drei Hüllen eingeschlossen. Diese umschließen einander wie die Schichten einer Zwiebel. Die Seele, die sich durch alle 24 Bestandteile des menschlichen Körpers ausdrückt, bezeichnet man auch als *jīvātmā.* Wenn *ātmā* in einen menschlichen Körper eintritt, wird ER zu *jīvātmā;* wenn ER ohne menschlichen Körper ist, dann wird ER *ātmā* genannt. Als *jīva**, eigentlich *jīvātmā,* wird häufig auch das allgemeine menschliche Bewusstsein bezeichnet, welches ein begrenzter Ausdruck von *ātmā* ist.

Yoga ist eine der sechs Philosophien (*darśanas*) Indiens (s. auch Fußnote auf Seite 12) und ist eine vollständige und praktische Methode, die dazu dient, Körper und Geist zu reinigen, damit die ursprünglich bestehende Einheit von *paramātmā* und *jīvātmā* wieder bewusst erfahren werden kann. Der *jīva* erkennt zuerst die Einheit mit *ātmā,* dann erkennt er die Einheit mit *paramātmā* und erreicht schließlich Befreiung (*mukti*).

* Das Wort *jīva* bedeutet wörtlich >Lebewesen< und meint eigentlich irgend ein Lebewesen.

3. Verschiedene Arten von *Yoga*

Es gibt viele verschiedene Yogaarten (gemäß Yogaschriften werden 108 erwähnt), die alle ihre gemeinsamen Wurzeln im sogenannten *Aṣṭāṅga-Yoga* (acht Stufen des Yoga, s. Seite 17) haben. Zugleich folgen alle Yogaarten den drei Grundprinzipien des *Yoga*:

- *Karma-Yoga* (*Yoga* der Tat)
- *Jñāna-Yoga* (*Yoga* des Wissens)
- *Bhakti-Yoga* (*Yoga* der Hingabe und Liebe).

Diese drei Grundprinzipien des *Yoga* regen die spirituelle Entwicklung spiralförmig wie folgt an:
Durch eine Tat (*karma*) entsteht Wissen. Durch Wissen (*jñāna*) entsteht Hingabe. Durch Hingabe (*bhakti*) entsteht Wahrheit und Liebe sowie die Motivation, noch mehr für die spirituelle Entwicklung zu tun (*karma*). Dadurch beginnt der *karma-jñāna-bhakti* Kreislauf von neuem.

Ein Beispiel zu diesen drei Grundprinzipien: Durch Yogaübungen (*karma*) entsteht ein bestimmtes inneres Wissen (*jñāna*). Durch dieses Wissen entsteht Hingabe (*bhakti*) und somit der Wunsch, noch intensiver *Yoga* zu üben.

Man kann auch sagen: ohne *karma* kein *jñāna*, ohne *jñāna* kein *bhakti*.

Die Herkunft aller Yogaarten läßt sich entsprechend der Yogaschriften in folgende vier Klassen einteilen: *Mantra-Yoga*, *Laya-Yoga*, *Haṭha-Yoga* und *Rāja-Yoga*.

Mantra-Yoga: mantra bedeutet ›das, was das Sinnesbewusstsein (*manas*) schützt‹. Das Rezitieren von *mantren* führt zu spirituellen Schwingungen in bestimmten *cakren* (feinstoffliche Energiezentren, s. Seite 144 f.), wenn es von ganzem Herzen und im Bewusstsein der Einheit mit der Seele praktiziert wird. Das Sinnesbewusstsein des Übenden wird dadurch beschützt. Der Übende erhält Ruhe, Hingabe und Liebe und wird frei von Furcht. Wenn die Bewegungen des Sinnesbewusstseins zum Stillstand gekommen sind und das Sinnesbewusstsein sich durch Rezitieren von *oṁ* oder anderer *mantren* mit dem allumfassenden Bewusstsein vereint hat, wird dies *Mantra-Yoga* genannt.

Laya-Yoga: laya bedeutet ›auflösen‹. Es gibt viele Arten von *Laya-Yoga*. Wenn sich der Geiststoff in irgendeine Sache versenkt, dann wird das *laya* genannt. Erreicht man Einheit mit Gott, indem der Geiststoff (*citta*) vollkommen in einer Sache aufgeht, dann ist das *Laya-Yoga*.

Haṭha-Yoga: ha bedeutet ›Sonne‹ und *ṭha* bedeutet ›Mond‹. *Haṭha* bedeutet die Verbindung von Sonne und Mond. *Haṭha-Yoga* meint die Vereinigung von *prāṇa*, dessen Name von der Sonne kommt, und *apāna*, dessen Name sich vom Mond herleitet (*prāṇa* und *apāna* sind zwei verschiedene Luftarten, die auf Seite 142 ff. ausführlich erläutert werden). *Haṭha-Yoga* bedeutet auch Ausgleich zwischen *iḍā*, dem Mondnerv und *piṅgalā*, dem Sonnennerv (s. Seite 145 ff.). Wenn diese beiden Nervenströme gleichermaßen angeregt werden, dann wird ein ausgewogener Zustand herbeigeführt, der weder durch Überaktivität noch durch übermäßige Passivität gekennzeichnet ist. *Sattva guṇa* ist in dieser Zeit aktiv. In diesem Zustand ist es einfacher, nach innen zu gehen und die Einheit mit Gott zu erreichen. *Haṭha-Yoga* bedeutet also die Einheit mit Gott durch ein ausgewogenes Zusammenwirken unserer aktiven und passiven Kräfte, versinnbildlicht durch Sonne (aktiv) und Mond (passiv), zu erreichen.

Die ersten vier Stufen des *Aṣṭāṅga-Yoga*: *yama*, *niyama*, *āsana* und *prāṇāyāma* (s. Seite 17 ff.) gehören zu *Haṭha-Yoga*. Sie sind eine Vorbereitung für *Rāja-Yoga* und für alle anderen Yogaarten.

Bekannte Haṭha-Yogīs: Die berühmten *Haṭha-Yogīs* sind: *Ādinātha*, *Matsyendranātha*, *Jālandharnātha*, *Bhartihari*, *Yogīcandra*, *Gorakṣanātha*, *Manthāna*, *Bhairava*, *Śabor*, *Birupakṣya*, *Bileṣaya*, *Ānandabhairava*, *Choratok*, *Surānanda* etc. Diese *Haṭha-Yogīs* sind in Indien aufgrund ihrer geheimnisvollen yogischen Kräfte sehr bekannt.

Rāja-Yoga: rāja bedeutet König. *Rāja-Yoga* ist der König unter den Yogaarten. Den Geiststoff durch die fünf höheren Stufen des *Aṣṭāṅga-Yoga* (*prāṇāyāma*, *pratyāhāra*, *dhāraṇā*, *dhyāna* und *samādhi*) vollständig zu kontrollieren und dadurch mit dem universalen Bewusstsein zu verschmelzen, ist das Ziel von *Rāja-Yoga*.

Kriyā-Yoga: Rāja-Yoga und *Kriyā-Yoga* sind sich sehr ähnlich. *Kriyā-Yoga* ist eine Methode, welche die körperliche, geistige und spirituelle Entwicklung gleichermaßen fördert. Das Wort *kri* (*kṛ*) bedeutet ›Tun‹, und das Wort *yā* bedeutet ›Seele‹. Ohne die Seele funktioniert der Körper nicht, auf der anderen Seite kann auch die Seele ohne den Körper nicht arbeiten. Körper, Geist und Seele sind untrennbar und voneinander abhängig. Ein *Kriyā-Yogī* erkennt bei jeder Handlung, dass *ātmā* der in Wahrheit Handelnde ist. Das Ziel des *Kriyā-Yoga* ist, die Einheit von individuellem und allumfassendem Bewusstsein bei jeder körperlichen Aktivität und bei allen Gemüts- und Geisteszuständen zu fühlen.

Das Ziel aller Yogaarten ist dasselbe, nämlich die Einheit von individueller und allumfassender göttlicher Seele bewusst zu erleben.

Die drei wesentlichen Qualitäten eines Yogī: Die erste Qualität eines *Yogī* ist körperliche Fitness. Diese wird für alle Aktivitäten in der materiellen und spirituellen Welt benötigt. Die zweite Qualität eines *Yogī* ist die Beherrschung der Rede. Die dritte und wichtigste Qualität eines *Yogī* ist die Kenntnis der Seele. Wenn man diese Qualität besitzt, dann fühlt man immer die Einheit mit der Seele. Außerdem sollte ein *Yogī* Wissen über Anatomie, Physiologie, Psychologie und Philosophie besitzen.

4. Die acht Stufen des *Yoga* (*Aṣṭāṅga-Yoga*)

Nach *Rishi* (*ṛṣi*) *Patañjali* hat der *Yoga* acht Stufen, die er im 29. *Yogasūtra* wie folgt beschreibt:

yama niyama āsana prāṇāyāma pratyāhāra dhāraṇā dhyāna samādhayo 'ṣṭāv aṅgāni ǀ

Dies bedeutet: Die acht Stufen des Yoga sind *yama* (Kontrolle), *niyama* (Disziplin), *āsana* (körperliche Stellungen), *prāṇāyāma* (Zurückhalten der Lebensenergie), *pratyāhāra* (Zurückziehen des Sinnesbewusstseins und der Sinne), *dhāraṇā* (Konzentration), *dhyāna* (Meditation) und *samādhi* (Vereinigung mit *paramātmā*).

Zwölf vollkommene *yamas* ergeben ein *niyama*, zwölf vollkommene *niyamas* ergeben ein *āsana*, zwölf richtig geübte *āsanas* ergeben ein *prāṇāyāma*, zwölf richtig geübte *prāṇāyāmas* ergeben ein *pratyāhāra*, zwölf richtig geübte *pratyāhāras* ergeben ein *dhāraṇā*, zwölf richtig geübte *dhāraṇās* ergeben ein *dhyāna*, zwölf richtig geübte *dhyānas* ergeben *samādhi* und damit die Erleuchtung.

Der achtstufige Weg des Yoga wird auf Sanskrit *Aṣṭāṅga-Yoga* genannt. Diese Stufen bauen aufeinander auf (s. Abb. 0). In der Praxis werden jedoch mehrere Stufen nebeneinander geübt. Das Ziel des (*Aṣṭāṅga*) *Yoga* ist *samādhi*, die Erleuchtung oder Einheit mit Gott und somit *mukti* (die Befreiung, s. Seite 183 f.).

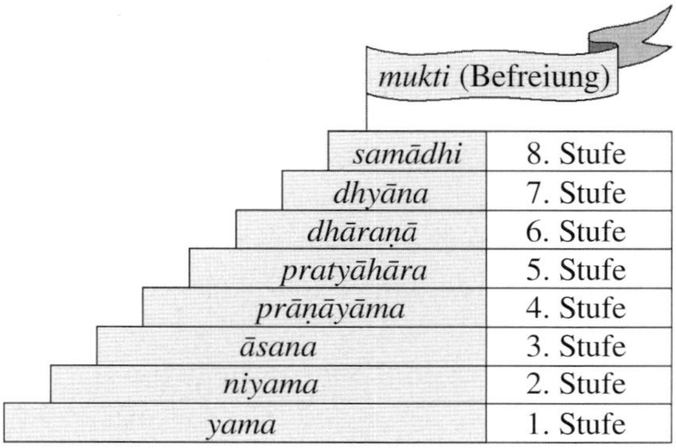

Abb. 0

Diese acht Stufen des *Yoga* werden nachfolgend ausführlich erläutert.

5. *Yama*

Die erste Stufe des *Aṣṭāṅga-Yoga* ist *yama.* Rishi (*ṛṣi*) *Patañjali* schreibt im 30. *Yogasūtra*:

tatra ahiṁsā satya asteya brahmacarya aparigrahā yamāḥ ।

Dies bedeutet: *yama* (Kontrolle) besteht aus *ahiṁsā* (Gewaltlosigkeit), *satya* (Wahrhaftigkeit), *asteya* (Nicht-Stehlen), *brahmacarya* (Enthaltsamkeit) und *aparigrahā* (Nichtannahme von luxuriösen Dingen).

Yama ist absolute Kontrolle in Bezug auf folgende fünf Grundsätze:

Gewaltlosigkeit (ahiṁsā): kein lebendes Wesen körperlich oder geistig verletzen oder töten, denn wen verletze ich? Es ist meine eigene Seele.

Wahrhaftigkeit (satya): nicht die Unwahrheit sprechen, keine falschen Informationen weitergeben, keine falschen Zeugenaussagen machen, denn wen belüge ich? Es ist meine eigene Seele.

Nicht-Stehlen (asteya): nichts stehlen, nicht habsüchtig sein. Wen würde ich bestehlen? Meine eigenen Sachen kann ich nicht stehlen. Die gleiche Seele ist in allem. Wenn sich das Bewusstsein zu der Erkenntnis entwickelt hat, dass die gleiche Seele in allem wohnt, dann kann man niemanden verletzen, niemanden belügen und nicht mehr stehlen.

Enthaltsamkeit (brahmacarya): Kontrolle über den Geschlechtsverkehr, über Gedanken, die sich mit sexuellen Dingen beschäftigen und über Berührungen. Man sollte keine Pornofilme ansehen und keine pornographischen Bücher lesen. Wenn jemand die Einheit mit *ātmā* in seinen Gedanken oder in seiner (begrenzten) sexuellen Aktivität spürt, dann übt er Enthaltsamkeit.

Unbestechlichkeit (aparigrahā): keinen Wohlstand ansammeln, keine Bestechungen annehmen, keine luxuriösen Geschenke behalten.

Diesen fünf *yamas* sollte ein Yogaschüler im Bewusstsein Gottes oder *ātmās* folgen.

6. *Niyama*

Die zweite Stufe des *Aṣṭāṅga-Yoga* ist *niyama.* *Rishi* (*ṛṣi*) *Patañjali* schreibt im 32. *Yogasūtra*:

śauca saṁtoṣa tapaḥ svādhyāya īśvara praṇidhānāni niyamāḥ ।

Dies bedeutet: *niyama* (Disziplin) besteht aus *śauca* (Reinheit), *saṁtoṣa* (Zufriedenheit), *tapas* (Selbstdisziplin, Mäßigung und Genügsamkeit), *svādhyāya* (Studium der Schriften, der Physiologie und Studium der Seele oder *ātmā*) und *īśvara praṇidhānāni* (Glaube, Liebe, Hingabe, Loyalität und Unterwerfung an Gott).

Niyama ist Regulierung oder Disziplin in Bezug auf folgende fünf Grundsätze:

Reinheit (śauca): körperliche und geistige Reinheit. Man sollte alle Gedanken, die guten und die schlechten, annehmen. Sie kommen von Gott, um den Menschen beständiger zu machen.

Zufriedenheit (saṁtoṣa): immer zufrieden sein, frei sein von weltlichen Wünschen, alle Wünsche als von *ātmā* kommend annehmen.

Selbstdisziplin (tapas): Genügsamkeit, Regelmäßigkeit und Ausdauer auf dem spirituellen Weg.

Selbststudium (svādhyāya): Studium der Physiologie, der Psychologie, der Philosophie und der Seele (*ātmā*), die uns reines Wissen gibt und uns zur Befreiung führt.

Hingabe an Gott (īśvara praṇidhānāni): Glaube, Liebe, Loyalität, Hingabe und Unterwerfung an Gott.

Diesen fünf *niyamas* sollte ein Yogaschüler im Bewusstsein Gottes oder *ātmās* folgen.

Teil 2:
Āsanas (körperliche Stellungen)

1. *Āsana*

Āsana ist die dritte Stufe des *Aṣṭāṅga-Yoga.*

sthira sukham āsanam |

Dieser *sūtra* (aus den *Yogasūtren* von *Rishi* (*ṛṣi*) *Patañjali*, Teil 2, 46. *sūtra*) bedeutet:
›Die Übungen und Positionen sind mühelos, bequem und angenehm (*sukham*) und machen uns beständig und stabil (*sthira*).‹

In jeder unserer Handlungen brauchen wir einen festen und stabilen Körper und einen ausgewogenen Geisteszustand. Krankheiten des Körpers und Krankheiten des Geistes wie Sorgen, Ängste, Depressionen und Spannungen können durch das Üben der *āsanas* beseitigt werden, und die richtige Ordnung in Körper und Geist wird wieder hergestellt. Wir sind in der Lage, unsere Gesundheit zu erhalten, jede Handlung auszuführen und zu meditieren.

Man unterscheidet zwischen äußeren und inneren *āsanas*. Die äußeren *āsanas* bestehen aus Körperstellungen. Die inneren *āsanas* übt man, indem man sich vorstellt, dass man im *ājñā-cakra** vor der Seele sitzt und die Sinne und den Geist von den materiellen Objekten nach innen zurückzieht. Nur dann erhält man Mühelosigkeit, Bequemlichkeit, Wohlgefühl und ewigen Segen. Nachdem man die äußeren und die inneren *āsanas* geübt hat, fühlt man sich glücklich, entspannt und erfrischt. Man kann eine gewaltige Menge körperlicher und geistiger Energie speichern, welche dabei hilft, das Überbewusstsein zu entwickeln.

Die *āsanas* geben Stärke, Lebenskraft, Vitalität, Energie und die Kraft, negative Gedanken zu überwinden. Sie entwickeln die Willenskraft, das Vertrauen, das Gedächtnis, die Persönlichkeit, körperliche und geistige Reinheit und fördern einen ununterbrochenen Schlaf.

* Dies ist das sechste Zentrum, es wird auch Zentrum des Kommandos oder verlängertes Mark genannt (s. auch Seite 145).

Die *āsanas* harmonisieren die chemischen und biochemischen Kräfte im Körper und helfen, die psychischen Kräfte zu entwickeln. Körper und Geist sind voneinander abhängig. Die physiologischen Kräfte beeinflussen den Geist, und die psychischen Kräfte beeinflussen den Körper.

Die *āsanas* stimulieren die Bewegungen des Herzens, welches das Blut in alle Organe des Körpers, in die Gewebe und die Zellen verteilt. Sie regulieren die Funktion der Lungen und des Gehirns. Sie geben eine gute Verdauung, einen guten Blutkreislauf und können auf diese Weise alle Arten von Krankheiten vorbeugen oder heilen. Sie geben den Knochen und Muskeln Festigkeit, indem sie auf die richtige Art angeregt werden. Sie erhöhen die Elastizität der Arterien, der Bänder und die Beweglichkeit der Wirbelsäule. Dies ist sehr wichtig, um die Gesundheit des Körpers und damit auch seine Jugend zu erhalten. Ein *Yogī* ist bestrebt, eine bewegliche Wirbelsäule bis ins hohe Alter zu bewahren.

Der Unterschied zwischen āsanas und anderen körperlichen Übungen

Bei allen Aktivitäten, mit Ausnahme der *āsanas,* verschwenden wir einen großen Teil unserer physischen und psychischen Energie. Bei den *āsanas* dagegen geben wir wenig Energie ab und führen unserem Körper viel Energie zu.

Die *āsanas* tragen dazu bei, frisches Blut in die Gelenke und inneren Organe wie z.B. Lunge, Herz, Magen, Leber und Milz zu bringen, wodurch sie gesund bleiben und gut funktionieren. Dies vermögen andere körperliche Übungen nicht.

Die *āsanas* tragen dazu bei, die Wirbelsäule in alle Richtungen zu entwickeln, was durch andere körperliche Übungen nicht erreicht werden kann.

Die *āsanas* helfen, die Funktion der Hypophyse, der Zirbeldrüse, der Schilddrüse, der Nebenschilddrüsen, der Thymusdrüse, der Nebennieren, der Bauchspeicheldrüse, der Hoden und der Eierstöcke zu entwickeln und zu harmonisieren, wodurch die Hormonausscheidungen dieser Drüsen auf die richtige Weise unterstützt werden. Bei den *āsanas* konzentriert man sich besonders darauf, das innersekretorische Drüsensystem zu entwickeln, was bei normalen Gymnastikübungen nicht der Fall ist.

Im menschlichen Körper gibt es zwei verschiedene Arten von Muskeln: die willkürlichen und die unwillkürlichen. In unserem täglichen Leben gebrauchen wir bei vielen Tätigkeiten in der Arbeit oder Freizeit unsere willkürlichen Muskeln. Indem wir Gymnastik üben oder an sportlichen Spielen teilnehmen, können wir diese willkürlichen Muskeln entwickeln, aber die unwillkürlichen Muskeln, wie diejenigen des Herzens, des Magens, des Darmes, der Eingeweide usw. können wir durch sportliche Spiele oder Übungen kaum entwickeln und nicht regulieren. Dies ist nur durch das Üben von *āsanas* möglich.

Die Wurzeln der meisten körperlichen Krankheiten befinden sich in unserem Geist. Durch das Üben von *āsanas* ist es möglich, die Wurzeln dieser Krankheiten von innen her auszureißen, was andere körperlichen Übungen nicht vermögen.

Die *āsanas* regen die körperliche und geistige Entwicklung gleichzeitig an. Wenn man sich dabei auf die inneren Teile des Körpers konzentriert, im Bewusstsein Gottes oder *ātmās*, der das menschliche Leben und alle Dinge in diesem Universum reguliert, wird zusätzlich auch die spirituelle Entwicklung gefördert.

Die *āsanas* entwickeln das Gedächtnis, sofortiges Verstehen, die Fähigkeit richtig zu urteilen und richtig zu entscheiden, Schlagfertigkeit, die Fähigkeit, sich auf neue Situationen mühelos einzustellen, Geduld, Liebe, Freundschaft, Einheit und allumfassendes Bewusstsein. Das ist der Segen *ātmās*. Menschen haben die Möglichkeit, diesen Segen durch ständige Konzentration auf *ātmā* zu erreichen. Die *āsanas* tragen dazu bei, diese Konzentration zu entwickeln.

Um *āsanas* zu üben, benötigt man keine besondere Ernährung, wie dies z. B. für das professionelle Fußball- und Tennisspielen oder bei anderen Leistungssportarten erforderlich ist.

Schnelle und hektische Bewegungen der Muskeln sind schädlich für das Herz, die Muskeln, die Gelenke und die Organe. Da die *āsanas* langsam, harmonisch und bei angemessener Atmung ausgeführt und von genügend Entspannungsphasen begleitet werden, kann deshalb keine nachteilige Wirkung für den Körper entstehen.

Wenn man beim Üben der *āsanas* einen Fehler macht, dann wird zwar die angemessene Wirkung des *āsanas* nicht erreicht, aber es ist nicht schädlich für den Körper. Wenn man jedoch andere Übungen fehlerhaft praktiziert, wird der Körper müde und möglicherweise verletzt.

Im *Yoga* glaubt man nicht daran, dass die Entwicklung von Muskeln das Zeichen für eine gute Gesundheit ist. Wenn alle Systeme und Organe des Körpers perfekt und harmonisch miteinander arbeiten, wenn geistige Ausgewogenheit und Zufriedenheit vorhanden sind, nur dann erfreut man sich einer guten Gesundheit und man wird frei von Krankheiten.

Wann sollte man ganz oder teilweise auf das Üben der āsanas verzichten ?

Wenn jemand an einer schweren Krankheit der Organe, Muskeln, Knochen oder Gelenke leidet, sollte er die *āsanas* auf keinen Fall ohne vorherige Rücksprache mit einem kompetenten, gut ausgebildeten Yogalehrer üben.

Es gibt Krankheiten, bei denen bestimmte *āsanas* unbedingt vermieden werden müssen und solche, bei denen eine heilende Wirkung erzielt werden kann (s. auch Teil 8, Yogatherapie).

Im Folgenden werden die Voraussetzungen und Krankheiten aufgezählt, bei welchen man gewisse Übungen nicht praktizieren sollte. Ein detailliertes Verzeichnis der Einschränkungen ist im Anhang (Seite 246 ff.) zu finden.

1. Kinder unter 12 Jahren: dürfen nur ganz bestimmte *āsanas* üben. Insbesondere müssen Umkehrstellungen, wie z.B. *Sarvāṅgāsana* (Kerze, s. Seite 68 f.), *Śīrṣāsana* (Kopfstand, s. Seite 104 ff.), *Śaśāṅgāsana* (Hasenstellung, s. Seite 54) usw., vermieden werden, da diese Übungen die Schilddrüse und Hypophyse frühzeitig anregen würden.

2. Bei Schilddrüsenüberfunktion: sollte die Schilddrüse nicht zu lange gepresst werden. Wenn jemand unter Schilddrüsenüberfunktion leidet, sollte er daher *āsanas* vermeiden, bei denen ein Druck auf die Schilddrüse entsteht, wie zum Beispiel bei *Sarvāṅgāsana* (Kerze, s. Seite 68 f.). *Āsanas,* bei denen der Hals zurückgebeugt wird, können dagegen bei Schilddrüsenüberfunktion lindernd oder heilend wirken.

3. Bei hohem Blutdruck: sollte auf alle Umkehr- und extremen Vorwärtsbeugeübungen verzichtet werden.

4. Bei Herzbeschwerden oder schwachem Herz: sollten Sie beim Praktizieren der Übungen keinen Druck oder keine Anstrengung empfinden. Insbesondere sollten starke Vorwärtsbeugeübungen vermieden werden. Auch sollte der Atem bei den Übungen nicht zu lange angehalten werden.

5. Bei vergrößerter Milz: siehe Anweisungen im Anhang (Seite 247).

6. Bei akuten Augenkrankheiten: sollten keine Umkehrübungen praktiziert werden.

7. Bei Asthma und Atembeschwerden: sollten längere Pausen eingeschaltet werden, insbesondere bei anstrengenden Übungen.

8. Bei (Leisten)-Bruch (Hernia): siehe Anweisungen im Anhang (Seite 247).

9. Bei Blinddarmentzündung : siehe Anweisungen im Anhang (Seite 247).

10. Bei Bandscheibenproblemen: siehe Anweisungen im Anhang (Seite 247).

11. Bei heftigen emotionalen Ausbrüchen: z. B. bei starken Depressionen oder Ängsten wird das vegetative Nervensystem sehr aufgewühlt. Daher sollte man in dieser Zeit keine *āsanas* üben, sondern Atemübungen oder Meditation praktizieren.

12. Bei Schwangerschaft sowie während der Menstruation: bis zum dritten Schwangerschaftsmonat können noch alle Übungen praktiziert werden. Danach dürfen nur noch bestimmte Übungen praktiziert werden (s. Tabelle im Anhang, Seite 248 ff.). Das Gleiche gilt für die ersten vier Tage der Menstruation.

Unmittelbar nach einer Hauptmahlzeit sollte man keine *āsanas* üben, sondern je nach Menge der eingenommenen Mahlzeit mindestens zwei bis drei Stunden warten. Nur zwei *āsanas* können direkt nach dem Essen praktiziert werden: *Vajrāsana* (Donnerstellung, s. Seite 27) und *Gomukhāsana* (Kuhgesichtstellung, s. Seite 33). Diese Übungen sind gut für die Verdauung und fördern einen gesunden Schlaf.

Der geeignete Ort und die geeignete Zeit für die āsanas

Der Ort sollte sauber, ordentlich und gut durchlüftet sein. Er sollte ruhig und frei von Insekten und anderen Tieren sein. Er sollte nicht feucht sein und sich nicht in der Nähe einer Feuerstelle oder einer Wasserstelle befinden. Man sollte diesen Platz nur für das Üben der *āsanas* verwenden und nicht für andere Aktivitäten. Die *āsanas* sollten weder im Wald noch in einem Stall oder an anderen Orten, an denen sich trockenes Laub befindet oder schlechter Geruch vorhanden ist, praktiziert werden.

Die beste Zeit für *āsanas* ist der Morgen. Nach einem gesunden Schlaf ist man frei von Erschöpfung und von Unruhe. Nachdem man die Zähne geputzt, sich gewaschen und Darm und Blase entleert hat, sind Körper und Geist erfrischt, und man kann sich besser konzentrieren.

Diejenigen, die morgens keine Zeit haben, können sich die passende Zeit selbst wählen, aber diese Zeit sollte regelmäßig beibehalten werden. Man kann auch zwischen acht und neun Uhr am Abend üben.

Jetzt könnte die Frage auftauchen, ob es gut ist *āsanas* zu üben, wenn man einen anstrengenden Arbeitstag in der Fabrik oder im Büro hinter sich hat. Die Antwort ist ja, denn *āsanas* tragen dazu bei, die Müdigkeit zu beseitigen. Man kann seine verlorene Energie zurückgewinnen und wird erfrischt, denn während man *Yoga* übt, wird der ganze Körper gut durchblutet.

Es ist auch sehr wichtig, dass man die *āsanas* regelmäßig jeden Tag übt. Genauso wie man täglich Nahrung zu sich nimmt, sollte man auch jeden Tag *āsanas* üben.

Einige praktische Hinweise

Praktizieren Sie die *āsanas* nicht auf einer sehr harten oder einer sehr weichen Unterlage wie zum Beispiel dem Bett. Eine Wolldecke oder ein Teppich sind geeignete Unterlagen für das Üben der *āsanas.*

Tragen Sie saubere, leichte und locker sitzende Kleidung. Vermeiden Sie beim Üben der *āsanas* das Tragen von engen Hosen, da dies nicht gut für die Bänder ist.

Führen Sie die *āsanas* langsam aber stetig aus. Wenn keine besonderen Anweisungen gegeben werden, ist die Atmung während der *āsanas* normal. Die Dauer für die anschließende Entspannung in *Śavāsana* (Totenstellung, s. Seite 110 f.), sollte etwa gleich lang sein, wie diejenige des zuvor geübten *āsanas.*

Bleiben Sie nur so lange in den Stellungen, wie dies ohne Druck im Herz und in der Lunge möglich ist. Vermeiden Sie unbedingt alle Anstrengungen, die über einen normalen Dehnungsschmerz hinausgehen.

Stellen Sie sich vor einer Übung deren Ablauf zuerst genau vor. Dadurch können Sie sich geistig auf das *āsana* einstimmen und dieses anschließend intensiver und besser ausführen. Versuchen Sie auch während der Übungen in jedem Moment Einheit mit *ātmā* zu fühlen.

Hindernisse für die Yogaübungen sind: zu viel Essen, zu wenig Essen, zu viel Schlaf, zu wenig Schlaf, Unregelmäßigkeit, Faulheit, Unaufmerksamkeit, zu viel Geschlechtsverkehr, Rauchen, Alkohol, Gebrauch von Drogen; am besten ist eine ausgewogene Lebensführung.

Dhyānāsanas und svasthyāsanas

In den Yogaschriften steht geschrieben, dass es 8,4 Millionen *āsanas* gibt (84 *lakṣa*, ein *lakṣa* = 100'000). Von diesen *āsanas* sind 84 die wichtigsten und gebräuchlichsten.

Sie werden in zwei Klassen unterteilt: *Dhyānāsanas* oder meditative Stellungen und *svasthyāsanas* oder Stellungen zur Kultivierung von Geist und Körper.

Die meditativen Stellungen sind *Padmāsana* (Lotosstellung), *Siddhāsana* (erfolgbringende Stellung), *Svastikāsana* (Knöchelsperrstellung), *Sukhāsana* (bequeme Stellung oder Schneidersitz) und *Vajrāsana* (Donnerstellung). Diese *āsanas* sind sehr wichtig, um *prāṇāyāma* und Meditation zu üben.

Alle übrigen Stellungen sind *svasthyāsanas* oder kultivierende Stellungen, welche helfen, sich einer guten Gesundheit zu erfreuen und Körper und Geist auf das Ziel des *Yoga* vorzubereiten.

2. *Dhyānāsanas* oder meditative Stellungen

1. Padmāsana (Lotosstellung)

Technik: Sitzen Sie mit nach vorne gestreckten Beinen. Fassen Sie den rechten Fuß mit beiden Händen und legen Sie ihn auf den linken Oberschenkel. Ergreifen Sie dann den linken Fuß und legen Sie ihn auf den rechten Oberschenkel. Die Fersen sollten die Bauchdecke berühren. Halten Sie die Wirbelsäule aufrecht und legen Sie die Hände auf die Knie. Oberschenkel und Knie sollten am Boden bleiben (s. Abb. 1). Schließen Sie die Augen. Atmen Sie normal und bleiben Sie 30 bis 60 Sekunden in dieser Stellung. Dann wechseln Sie die Beinstellung (s. Abb. 2) und wiederholen Sie die Übung. Praktizieren Sie drei Runden und entspannen Sie sich nach jeder Runde, indem Sie die Beine nach vorne strecken. Nach der dritten Runde entspannen Sie sich in *Śavāsana* (s. Seite 110 f.).

Wer Mühe hat *Padmāsana* zu praktizieren, kann damit beginnen *Ardha Padmāsana,* den halben Lotossitz, zu üben. Bei dieser Übung legt man nur einen Fuß auf den Oberschenkel des anderen Beines, der andere Fuß bleibt am Boden (s. Abb. 3).

Konzentration: Konzentrieren Sie sich wie bei allen anderen meditativen Stellungen mit geschlossenen Augen auf den Punkt in der Mitte zwischen den Augenbrauen.

Wirkung: Dieses *āsana* verhilft zu einer guten Konzentration in der Meditation und ermöglicht dem Meditierenden, sich leichter vom materiellen Bewusstsein zu lösen. Durch tägliches Üben dieses *āsanas* kann man Ruhelosigkeit und Ablenkung der Gedanken überwinden und eine bessere Konzentrationsfähigkeit erlangen. Durch dieses *āsana* werden Körper und Geist gestärkt und von Krankheiten befreit. Die Knöchel und Kniegelenke werden gekräftigt, so dass Rheumatismus in diesen Gelenken nicht zur Wirkung kommen kann.

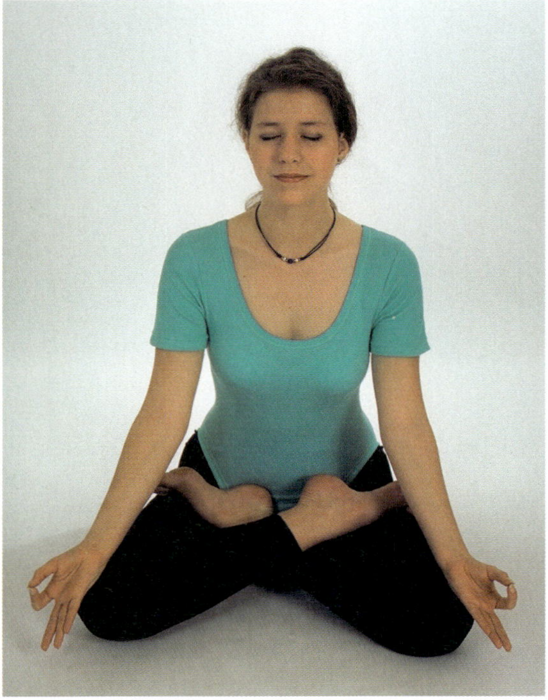

1

Padma bedeutet ›Lotos‹. Dieses *āsana* erinnert seinem Aussehen nach an eine Lotosblüte. Außerdem öffnen sich während der Meditation in der Lotosstellung Herz und Geist wie eine Lotosblüte. Daher wird diese Stellung *Padmāsana* oder Lotosstellung genannt.

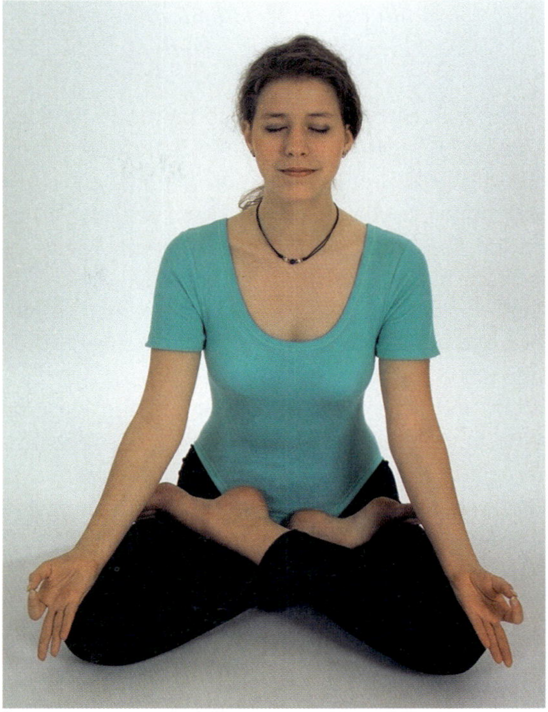

2

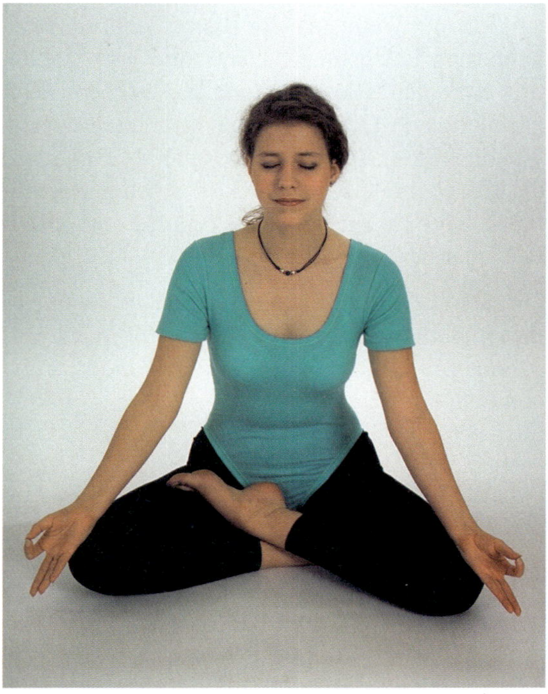

3

2. *Siddhāsana (Meisterstellung oder erfolgbringende Stellung)*

Technik: Sitzen Sie mit nach vorne gestreckten Beinen. Beugen Sie das linke Knie und setzen Sie die linke Ferse unter den Damm, zwischen After und Geschlechtsorgan. Dann beugen Sie das rechte Knie und setzen Sie die rechte Ferse gegen die linke Seite des Schambeins. Üben Sie keinen Druck auf das Genitalorgan aus. Schieben Sie die Zehen in die Beuge zwischen Wade und Oberschenkel. Halten Sie die Wirbelsäule aufrecht und legen Sie die Hände auf die Knie (s. Abb.4). Schließen Sie die Augen. Atmen Sie normal und bleiben Sie 30 bis 60 Sekunden in dieser Stellung. Dann wechseln Sie die Beinstellung und wiederholen Sie die Übung. Praktizieren Sie drei Runden und entspannen Sie sich nach jeder Runde, indem Sie die Beine nach vorne strecken. Nach der dritten Runde entspannen Sie sich in *Śavāsana* (s. Seite 110 f.).

Konzentration: Konzentrieren Sie sich während dieser Übung mit geschlossenen Augen auf den Punkt in der Mitte zwischen den Augenbrauen.

Wirkung: Wenn man in dieser Stellung sitzt, kann man Erfolg in Konzentration und Meditation erreichen. Diese Stellung verstärkt die Blutzirkulation im Damm und in den Genitalorganen, wodurch diese Körperteile gesund bleiben. Auch die Knöchel und Kniegelenke werden gut durchblutet, so dass rheumatische Schmerzen verhindert oder beseitigt werden können.

Siddha bedeutet ›Erfolg‹. Viele *Yogīs* waren in dieser Stellung in der Meditation erfolgreich. Das *āsana*, das Erfolg bringt, wird *Siddhāsana* genannt.

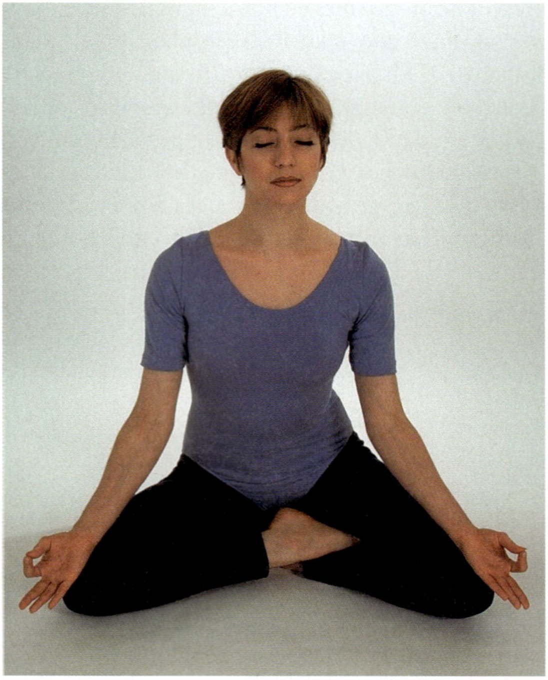

4

3. *Svastikāsana (Knöchelsperrstellung)*

Technik: Sitzen Sie mit nach vorne gestreckten Beinen. Beugen Sie das linke Bein und legen Sie die Ferse in die rechte Bein- bzw. Leistenbeuge, und zwar so, dass die Fußsohle am rechten Oberschenkel anliegt. Beugen Sie nun das rechte Bein, legen Sie den rechten Fuß gegen die linke Leistenbeuge und schieben Sie die Zehen des linken Fußes zwischen Wadenmuskeln und Oberschenkel des rechten Beines. Halten Sie die Wirbelsäule aufrecht und legen Sie die Hände auf die Knie. Schließen Sie die Augen (s. Abb. 5). Atmen Sie normal und bleiben Sie 30 bis 60 Sekunden in dieser Stellung. Dann wechseln Sie die Beinstellung und wiederholen Sie die Übung. Praktizieren Sie drei Runden und entspannen Sie sich nach jeder Runde, indem Sie die Beine nach vorne strecken. Nach der dritten Runde entspannen Sie sich in *Śavāsana* (s. Seite 110 f.).

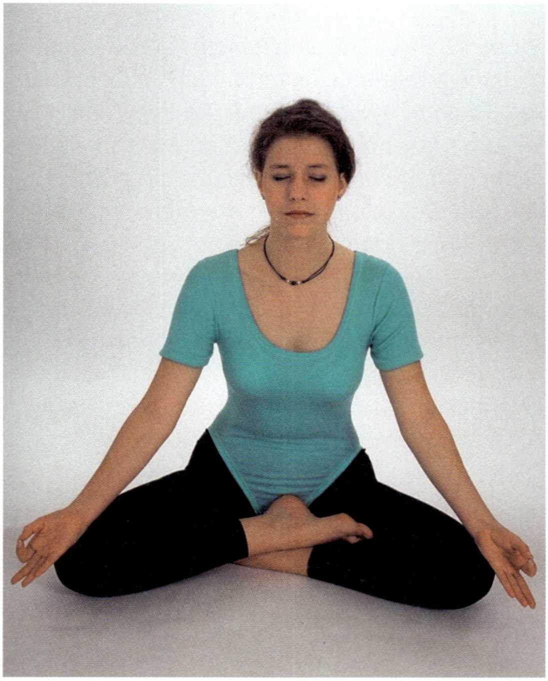

5

Konzentration: Konzentrieren Sie sich mit geschlossenen Augen auf den Punkt in der Mitte zwischen den Augenbrauen.

Wirkung: Wer Schwierigkeiten hat, in *Padmāsana* zu sitzen, kann in *Svastikāsana* sitzen, denn dieses *āsana* verbessert ebenfalls die Konzentration in der Meditation. *Svastikāsana* fördert die Durchblutung in den Knöcheln und Kniegelenken und hilft auf diese Weise, rheumatische Schmerzen zu verhindern oder zu heilen.

Svastika bedeutet ›angenehm, bequem‹ aber auch ›glücksbringende Kreuzfigur‹. Da diese Stellung angenehm ist und die Beine gekreuzt werden, wird sie *Svastikāsana* genannt.

4. Sukhāsana
(bequeme Stellung oder Schneidersitz)

Technik: Sitzen Sie mit nach vorne gestreckten Beinen. Beugen Sie das rechte Bein und legen Sie die rechte Fußsohle unter den linken Oberschenkel. Dann beugen Sie das linke Bein und legen Sie die linke Fußsohle von unten her gegen den rechten Oberschenkel. Halten Sie die Wirbelsäule aufrecht und schließen Sie die Augen (s. Abb.6). Atmen Sie normal und bleiben Sie 30 bis 60 Sekunden in dieser Stellung. Wechseln Sie die Beinstellung und wiederholen Sie die Übung. Praktizieren Sie drei Runden und entspannen Sie sich nach jeder Runde, indem Sie die Beine nach vorne strecken. Nach der dritten Runde entspannen Sie sich in *Śavāsana* (s. Seite 110 f.).

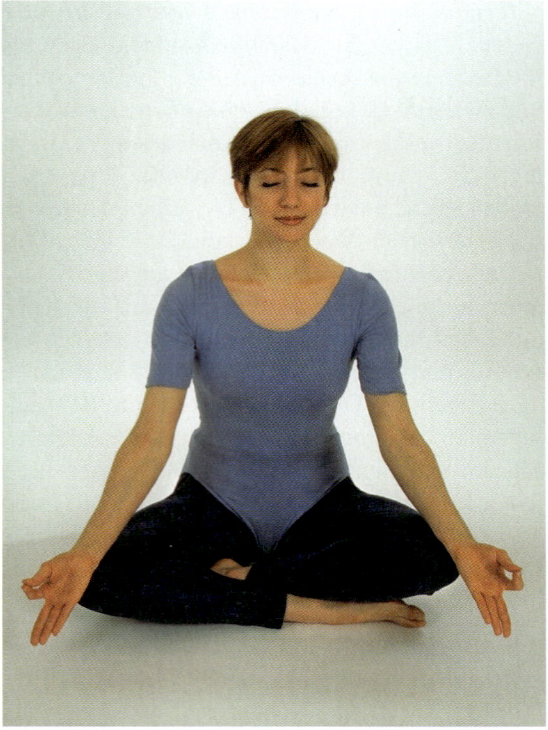

6

Konzentration: Konzentrieren Sie sich während dieser Übung mit geschlossenen Augen auf den Punkt in der Mitte zwischen den Augenbrauen.

Wirkung: Wer Schwierigkeiten hat, in *Padmāsana* zu sitzen, kann auch in *Sukhāsana* meditieren, denn diese Übung ist ebenfalls gut für Konzentration und Meditation.

Sukha bedeutet ›glücklich‹ oder ›bequem‹. Man kann in dieser Stellung sehr bequem sitzen, daher wird sie *Sukhāsana* genannt. (Im Deutschen ist diese Stellung auch unter dem Namen ›Schneidersitz‹ bekannt.)

5. *Vajrāsana (Donnerstellung)*

Technik: Knien Sie mit geschlossenen Knien und lassen Sie die Unterschenkel und die Fußrücken auf dem Boden aufliegen. Setzen Sie sich mit dem Gesäß auf die Fersen. Halten Sie die Wirbelsäule aufrecht und legen Sie die Hände auf die Knie (s. Abb. 7 u. 8). Schließen Sie die Augen. Atmen Sie normal und bleiben Sie 30 bis 60 Sekunden in dieser Stellung. Praktizieren Sie drei Runden und entspannen Sie sich nach jeder Runde ein wenig, indem Sie sich nach vorne beugen und den Kopf auf die Hände oder die Fäuste legen (s. Abb. 127, S. 104). Nach der dritten Runde entspannen Sie sich in *Śavāsana* (s. Seite 110 f.).

Konzentration: Konzentrieren Sie sich während der Übung mit geschlossenen Augen auf den Punkt in der Mitte zwischen den Augenbrauen. Vergegenwärtigen Sie sich in der nachfolgenden Entspannung die unten genannten Wirkungen dieser Übung.

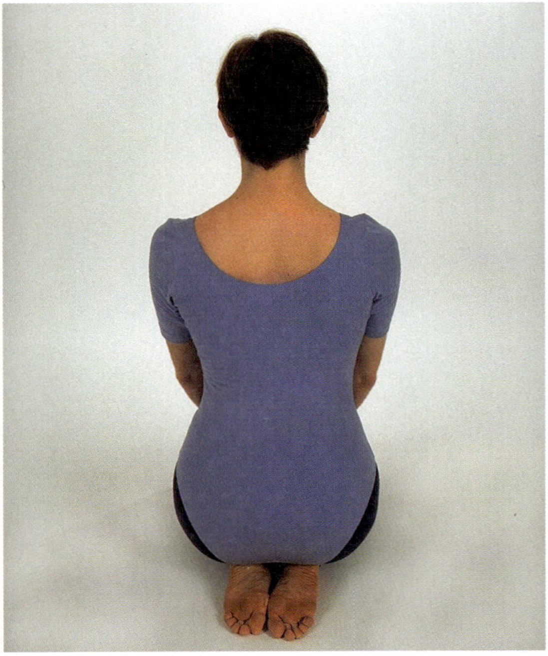

7

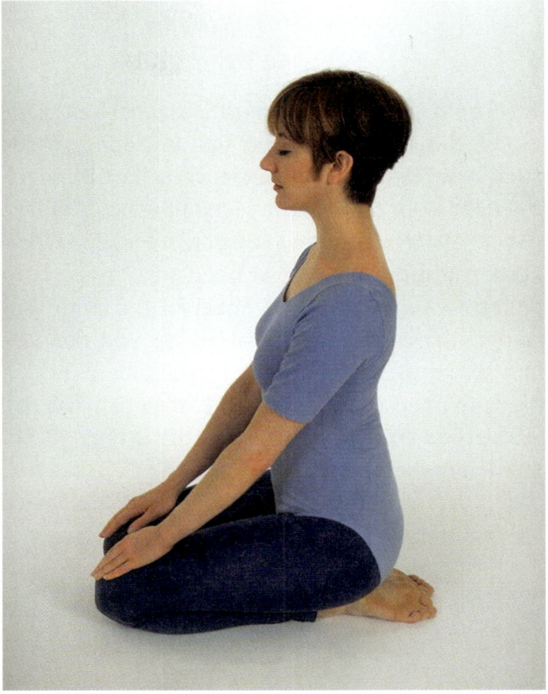

8

Wirkung: Wenn dieses *āsana* regelmäßig geübt wird, heilt oder bessert es Rheumatismus in allen Beingelenken. Außerdem werden diese Gelenke stark und beweglich. Wenn man *Vajrāsana* nach einer Hauptmahlzeit übt, wird die Verdauung angeregt. Vor dem Schlafengehen geübt, begünstigt es einen gesunden Schlaf. Die Willenskraft wird gestärkt. In den Yogaschriften steht geschrieben, dass die Haare gesund bleiben und nicht so schnell ergrauen, wenn man sie, während dem Üben von *Vajrāsana*, kämmt.

Vajra bedeutet ›Donner‹. Durch regelmäßiges Üben dieses *āsanas* werden die Muskeln und die Knochen stark wie der Donner. Deswegen nennt man diese Stellung *Vajrāsana.* (Im Deutschen ist dieses *āsana* auch unter dem Namen ›Fersensitz‹ bekannt.)

3. *Svasthyāsanas* oder kultivierende Stellungen

6. Supta Vajrāsana (Donnerstellung liegend)

Technik: Sitzen Sie in *Vajrāsana* (s. Seite 27). Legen Sie sich, indem Sie sich mit den Händen aufstützen, langsam auf den Rücken. Berühren Sie mit dem Kopf den Boden. Heben Sie beide Ellbogen hinter den Kopf und versuchen Sie, den Oberkörper und den Bauch so hoch wie möglich zu heben, während Sie gleichzeitig die Knie zusammenhalten. Der ganze Bereich von den Zehen bis zu den Knien soll fest auf dem Boden bleiben, ebenso Schultern und Arme (s. Abb. 9). Atmen Sie normal und bleiben Sie 20 bis 30 Sekunden in dieser Stellung. Üben Sie dieses *āsana* drei- bis viermal und entspannen Sie sich nach jeder Runde in *Śavāsana* (s. Seite 110 f.).

Konzentration: Konzentrieren Sie sich während dieser Übung hauptsächlich auf das Kreuz und die Oberschenkel, ein wenig aber auch auf den Oberkörper. Vergegenwärtigen Sie sich in der nachfolgenden Entspannung die unten genannten Wirkungen dieser Übung.

Wirkung: Bei regelmäßiger Übung dieses *āsanas* bleiben die Knie und alle Gelenke der Beine ständig gut durchblutet, womit Rheumatismus in diesem Bereich verhindert werden kann. Wer an rheumatischen Schmerzen leidet, kann durch regelmäßiges Üben rasch Erleichterung finden. Außerdem stärkt dieses *āsana* die Nerven, ist vorteilhaft für die Wirbelsäule sowie das Gesäß und befreit den Darm von Verstopfung.

Supta bedeutet ›liegend‹. Da *Vajrāsana* in liegender Position praktiziert wird, heißt diese Stellung *Supta Vajrāsana.*

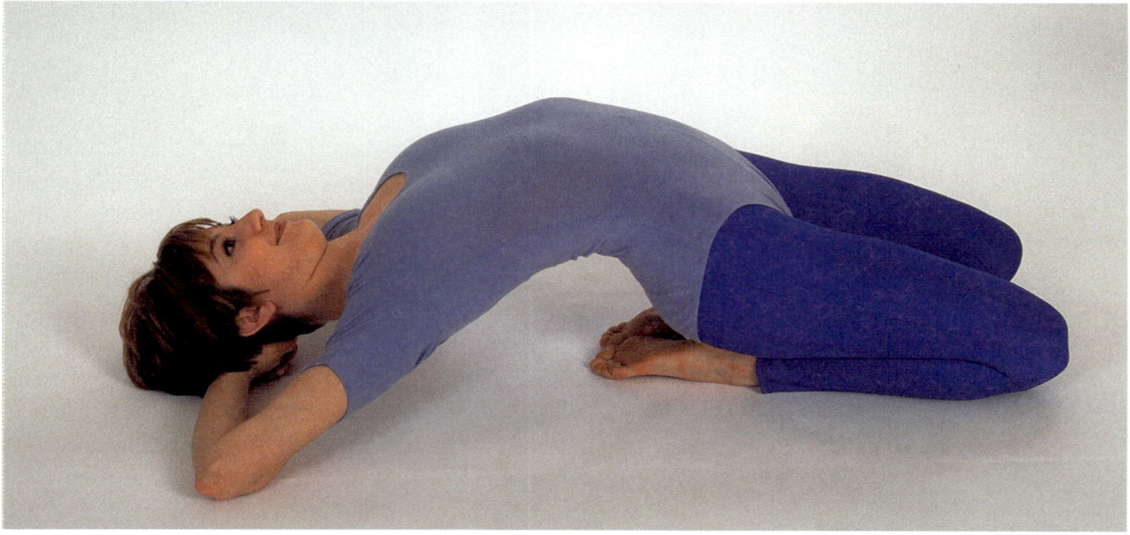

9

7. Siṁhāsana (Löwenstellung)

Technik: Setzen Sie sich in *Vajrāsana* (s. Seite 27). Stützen Sie sich mit den Händen auf den Boden, die Fingerspitzen zeigen nach vorne. Öffnen Sie den Mund weit und strecken Sie die Zunge so weit wie möglich heraus (s. Abb. 10). Atmen Sie langsam durch den Mund ein und erzeugen Sie dabei ein Geräusch. Schließen Sie den Mund und atmen Sie durch die Nase aus. Wiederholen Sie den oben beschriebenen Vorgang dreimal, dies ist eine Runde. Üben Sie insgesamt drei Runden und entspannen Sie sich nach jeder Runde ein wenig, indem Sie die Beine nach vorne strecken. Entspannen Sie sich nach der dritten Runde in *Śavāsana* (s. Seite 110 f.).

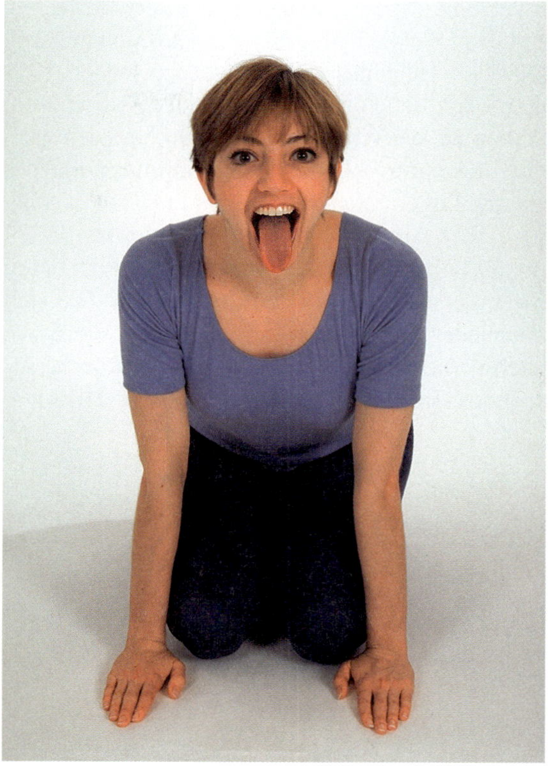

10

Konzentration: Konzentrieren Sie sich während dieser Übung besonders auf die Nasenspitze, die Zungenwurzel und den Hals. Vergegenwärtigen Sie sich in der nachfolgenden Entspannung die unten genannten Wirkungen dieser Übung.

Wirkung: Dies ist ein sehr hilfreiches *āsana*, um Stottern zu heilen. Es macht die Stimme wohlklingend und ist daher besonders vorteilhaft für Sänger. Außerdem lindert *Siṁhāsana* Mandelbeschwerden und Schwerhörigkeit. Diese Übung ist gut für die Lymphknoten des Halses und für die Speicheldrüsen.

Siṁha bedeutet ›Löwe‹. Diese Stellung erinnert ihrem Aussehen nach an einen Löwen, daher wird sie *Siṁhāsana* genannt.

Bemerkung: Sie können diese Übung auch mit dem Ausatmen praktizieren, indem Sie zuerst tief durch die Nase einatmen, dann die Zunge hinausstrecken und mit einem Geräusch durch den Mund ausatmen. In den Yogaschriften und in der einschlägigen Yogaliteratur ist diese Variante beschrieben. Die in diesem Buch beschriebene Technik hat jedoch eine stärkere Wirkung im Halsbereich, als wenn man sie mit der Ausatmung praktiziert. Es wird eine zusätzliche Wirkung in den Lymphknoten des Halses und den Speicheldrüsen erreicht.

8. Maṇḍūkāsana (Froschstellung)

Technik: Sitzen Sie in *Vajrāsana* (s. Seite 27). Spreizen Sie die Knie und setzen Sie sich mit dem Gesäß zwischen die Fersen auf den Boden. Beide großen Zehen sollten sich weiterhin berühren. Halten Sie die Wirbelsäule aufrecht und den breiten Rückenmuskel (Musculus latissimus dorsi) gespannt. Legen Sie die Hände auf die Knie (s. Abb. 11 u. 12). Atmen Sie normal und bleiben Sie 20 bis 30 Sekunden in dieser Stellung. Praktizieren Sie insgesamt drei Runden. Entspannen Sie sich nach jeder Runde ein wenig, indem Sie die Beine nach vorne strecken. Nach der dritten Runde entspannen Sie sich in *Śavāsana* (s. Seite 110 f.).

Konzentration: Konzentrieren Sie sich während der Übung hauptsächlich auf beide Beine, besonders auf die Oberschenkel. Vergegenwärtigen Sie sich in der nachfolgenden Entspannung die unten genannten Wirkungen dieser Übung.

Wirkung: Dieses *āsana* heilt Ischiasschmerzen. Die Beinmuskulatur wird gekräftigt. Die Muskulatur des Schultergürtels erhält eine schöne Form. *Maṇḍūkāsana* ist auch sehr wohltuend bei Rücken- und Kreuzschmerzen.

Maṇḍūka bedeutet ›Frosch‹. Von hinten gesehen erinnert diese Stellung an einen Frosch. Man nennt sie daher *Maṇḍūkāsana*.

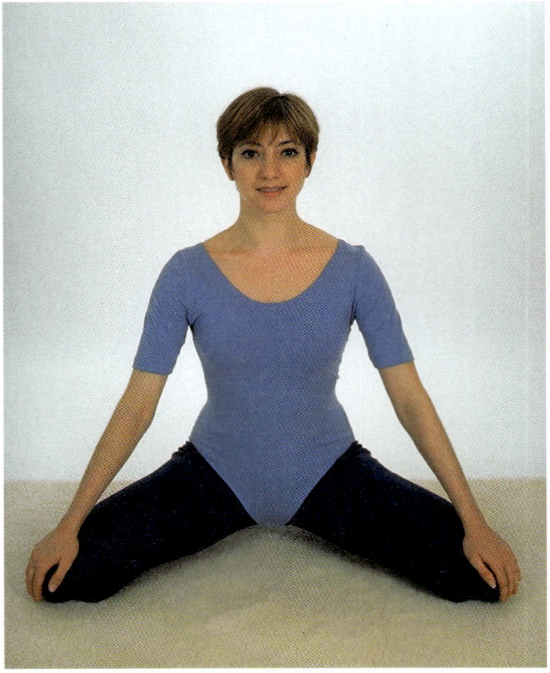

11

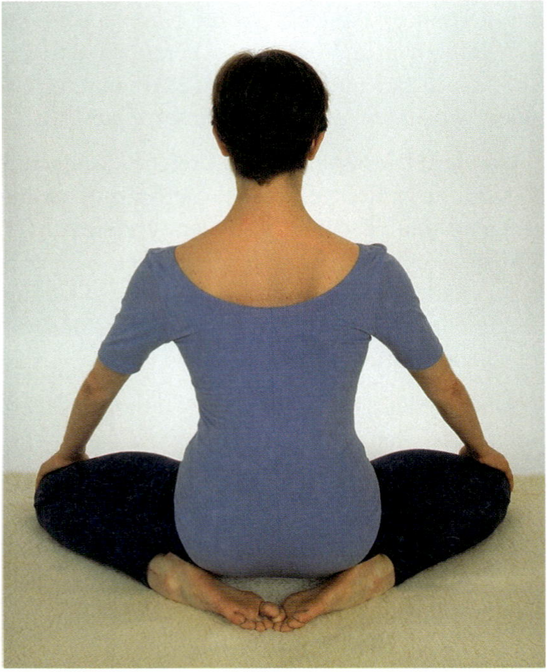

12

9. *Bhadrāsana (sanfte Stellung)*

Technik: Sitzen Sie mit nach vorne gestreckten Beinen und halten Sie die Wirbelsäule gerade. Beugen Sie die Beine und legen Sie beide Fußsohlen gegeneinander. Erfassen Sie die Füße mit beiden Händen und ziehen Sie sie langsam in Richtung des Genitalbereiches, bis dieser von den Fersen berührt wird (s. Abb. 13). Dann drücken Sie mit den Händen die Knie zum Boden. Halten Sie dabei Nacken, Brustkorb und Wirbelsäule gerade. Anfangs ist es schwierig, die Fersen ganz heranzuziehen. Sie können sich auch an eine Wand anlehnen und zunächst so üben. Gehen Sie nicht weiter als bis zur Schmerzgrenze, wenn Sie die Knie zu Boden drücken. Mit der Zeit werden Sie mit den Knien den Boden ohne Anstrengung und ohne Schmerzen berühren können.

Atmen Sie normal und bleiben Sie 30 Sekunden in dieser Stellung. Üben Sie drei Runden und entspannen Sie sich nach jeder Runde ein wenig, indem Sie die Beine nach vorne strecken. Nach der dritten Runde entspannen Sie sich in *Śavāsana* (s. Seite 110 f.).

Konzentration: Konzentrieren Sie sich während der Übung besonders auf die Leisten, Oberschenkel und den Genitalbereich. Vergegenwärtigen Sie sich in der nachfolgenden Entspannung die unten genannten Wirkungen dieser Übung.

Wirkung: Frauen, die an Menstruationsbeschwerden leiden, können durch regelmäßiges Üben dieses *āsanas* Erleichterung erfahren. Dies gilt auch für Frauen, die während der Menstruation starke Schmerzen haben. Regelmäßige Übung kann darüber hinaus zu einer komplikationslosen Geburt verhelfen.

Dieses *āsana* ist auch hilfreich bei Harnbeschwerden, Prostataleiden, Brüchen und Wasserbruch. Es verleiht dem Körper Festigkeit.

Bhadra bedeutet ›sanft‹. Dieses *āsana* sieht sanft aus und es besitzt eine besänftigende Wirkung auf den Geist, denn es kontrolliert schlechte Neigungen. Daher wird es *Bhadrāsana* genannt.

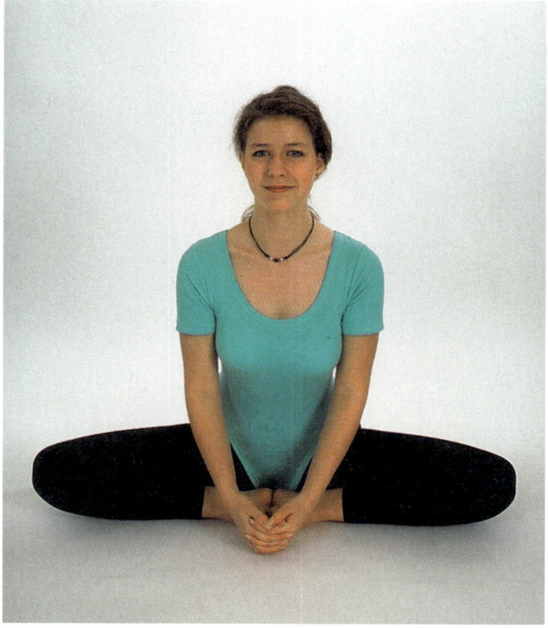

13

10. Supta Bhadrāsana (sanfte Stellung liegend)

Technik: Legen Sie sich auf den Rücken, halten Sie die beiden Fußsohlen gegeneinander, erfassen Sie die Füße mit beiden Händen und ziehen Sie sie so weit in Richtung des Genitalbereiches, dass die Fersen den Unterleib berühren (s. Abb. 14). Atmen Sie normal und bleiben Sie 30 Sekunden in dieser Stellung. Üben Sie drei Runden und entspannen Sie sich nach jeder Runde in *Śavāsana* (s. Seite 110 f.).

Konzentration: Siehe *Bhadrāsana* im Sitzen.

Wirkung: Beinahe alle Wirkungen von *Bhadrāsana* im Sitzen (s. Seite 31) können auch hier erreicht werden.

Supta bedeutet ›liegend‹. Da *Bhadrāsana* in liegender Position praktiziert wird, heißt diese Stellung *Supta Bhadrāsana.*

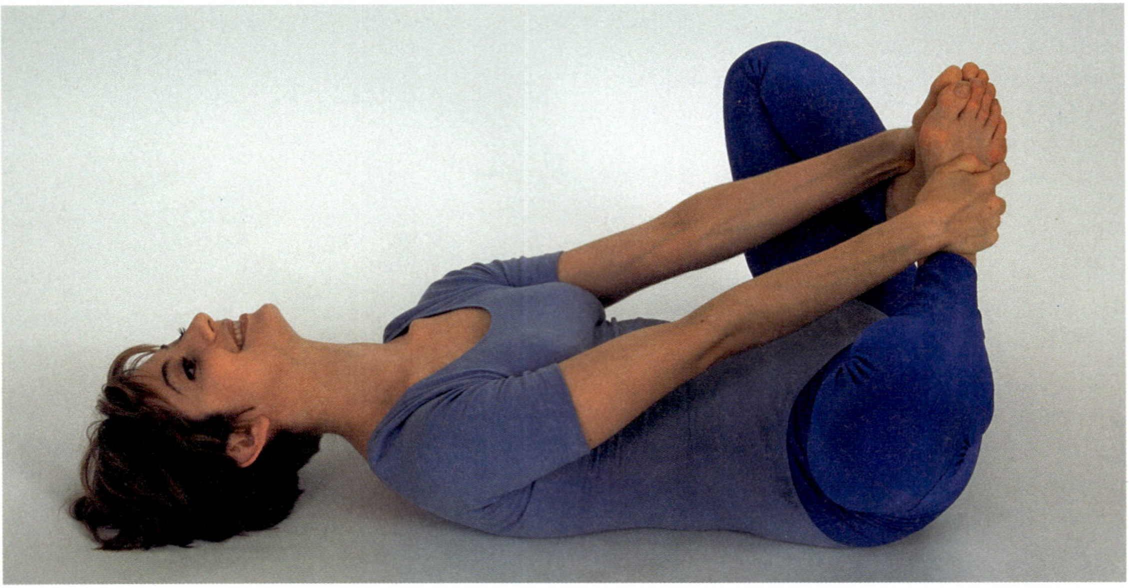

14

11. Gomukhāsana (Kuhgesichtstellung)

Technik: Sitzen Sie mit nach vorne gestreckten Beinen. Beugen Sie das rechte Bein und legen Sie den Fuß über den linken Oberschenkel, so dass die rechte Ferse links neben dem Gesäß anliegt, der Fußrücken berührt leicht den Boden. Beugen Sie nun das linke Bein und berühren Sie mit der linken Ferse die rechte Außenseite des Gesäßes; dabei kommt das linke Knie unter das rechte zu liegen. Auch der Fußrücken des linken Fußes liegt leicht auf dem Boden. Heben Sie den rechten oder linken Arm, beugen Sie den Ellbogen und legen Sie die Hand auf den Rücken. Beugen Sie nun den linken bzw. rechten Ellbogen und erfassen Sie die Finger der rechten bzw. linken Hand von unten her (s. Abb. 15 u. 16). Halten Sie die Wirbelsäule gerade.

Atmen Sie normal und bleiben Sie 20 bis 30 Sekunden in dieser Stellung, dann wechseln Sie die Seiten. Wenn das rechte Knie oben ist, dann können Sie den rechten oder den linken Arm nach oben nehmen; beide Variationen sind möglich. Das gilt umgekehrt auch für das linke Knie.

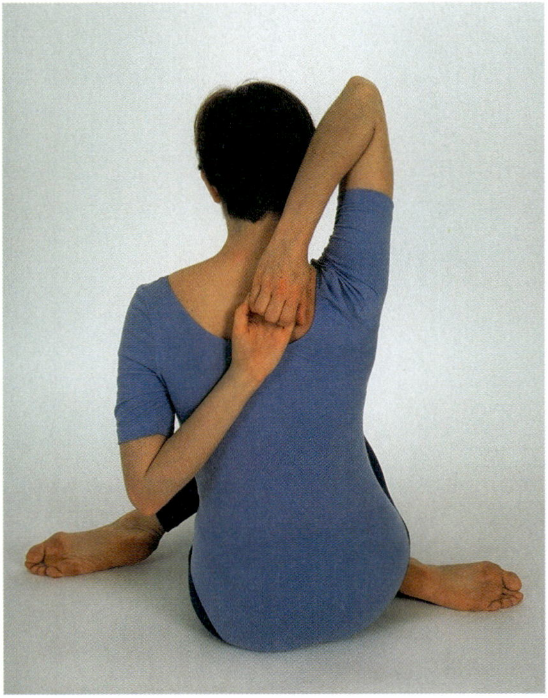

15

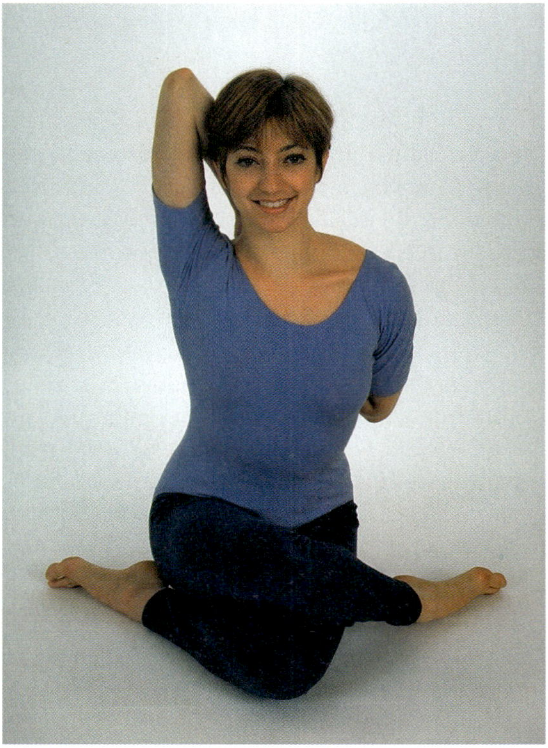

16

Praktizieren Sie drei Runden, und entspannen Sie sich nach jeder Runde ein wenig, indem Sie die Beine nach vorne strecken und Arme, Hände und Beine lockern. Nach der dritten Runde entspannen Sie sich in *Śavāsana* (s. Seite 110 f.).

Konzentration: Konzentrieren Sie sich während dieser Übung hauptsächlich auf die Geschlechtsorgane, aber auch auf die Handgelenke und Oberschenkel. Vergegenwärtigen Sie sich in der nachfolgenden Entspannung die unten genannten Wirkungen dieser Übung.

Wirkung: Dieses *āsana* kann Rheumatismus, Ischiasschmerzen, Hämorrhoiden und Störungen im Bereich der Harnwege heilen und beseitigt Schlaflosigkeit. Es kontrolliert die Geschlechtsorgane. Diese werden gut durchblutet und bleiben frei von Krankheiten. *Gomukhāsana* entfernt schlechte Gedanken und befreit von Alpträumen.

Gomukha bedeutet ›Kuhgesicht‹. Von vorne gesehen gleicht dieses *āsana* dem Gesicht einer Kuh, es heißt daher *Gomukhāsana.*

12. Baddha Padmāsana (gebundene oder geschlossene Lotosstellung)

Technik: Sitzen Sie in *Padmāsana* (s. Seite 22 f.). Nehmen Sie die linke Hand auf den Rücken und ergreifen Sie von hinten die linke große Zehe. Nun nehmen Sie die rechte Hand auf den Rücken und ergreifen Sie von hinten die rechte große Zehe. Halten Sie Brust und Wirbelsäule aufrecht, der linke Arm liegt unter dem rechten (s. Abb. 17). Atmen Sie normal und bleiben Sie 20 bis 30 Sekunden in dieser Stellung, wechseln Sie die Beinstellung und wiederholen Sie die Übung. Üben Sie drei Runden und entspannen Sie sich nach jeder Runde, indem Sie die Beine nach vorne strecken. Nach der dritten Runde entspannen Sie sich in *Śavāsana* (s. Seite 110 f.).

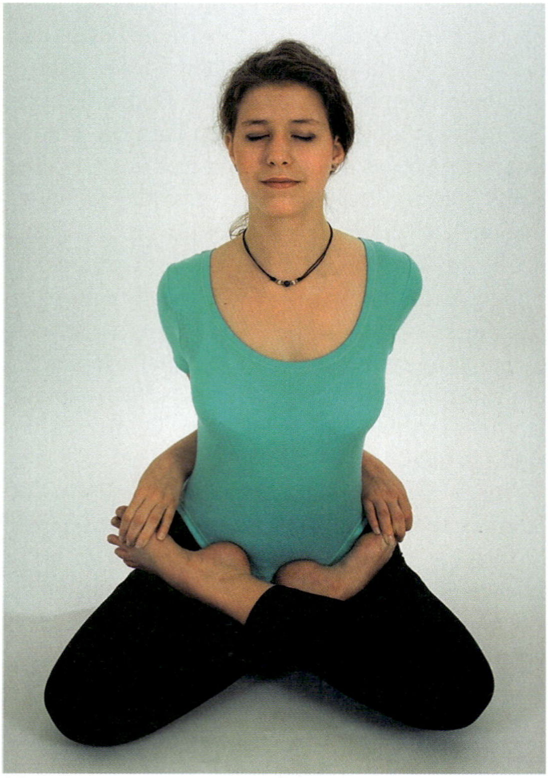
17

Konzentration: Konzentrieren Sie sich während der Übung besonders auf das Kreuz, die Handgelenke und mit geschlossenen Augen auf den Punkt in der Mitte zwischen den Augenbrauen. Vergegenwärtigen Sie sich in der nachfolgenden Entspannung die unten genannten Wirkungen dieser Übung.

Wirkung: Durch das Praktizieren dieses *āsanas* können alle guten Wirkungen von *Padmāsana* (s. Seite 22 f.) erreicht werden. Wer an Atembeschwerden oder Asthma leidet, kann durch regelmäßige Übung dieses *āsanas* geheilt werden. Ungleichmäßige Schultern werden durch dieses *āsana* wieder wohlgeformt.

Baddha bedeutet ›gebunden‹ oder ›geschlossen‹, und *padma* bedeutet ›Lotos‹. Da bei dieser Stellung alle Glieder miteinander verbunden, der Körper eingeschlossen und der Geist versiegelt ist, wird sie *Baddha Padmāsana* genannt.

13. Tolāṅgulāsana (Waagestellung)

Technik: Sitzen Sie in *Padmāsana* (s. Seite 22 f.). Legen Sie sich langsam auf den Boden zurück, indem Sie sich mit den Armen aufstützen; die Hände liegen unter dem Gesäß auf dem Boden, die Handflächen können nach unten oder nach oben zeigen. Heben Sie den Oberkörper leicht an. Stützen Sie sich auf die Unterarme und heben Sie die Beine in der Lotosstellung im rechten Winkel zum Körper nach oben. Atmen Sie normal und bleiben Sie 30 Sekunden in dieser Stellung (s. Abb. 18). Wechseln Sie dann die Beinstellung und wiederholen Sie die Übung. Praktizieren Sie drei Runden und entspannen Sie sich nach jeder Runde in *Śavāsana* (s. Seite 110 f.).

Konzentration: Während der Übung konzentrieren Sie sich besonders auf die Hüftgelenke. Vergegenwärtigen Sie sich in der nachfolgenden Entspannung die unten genannten Wirkungen dieser Übung.

Wirkung: Tolāṅgulāsana beseitigt Verstopfung und viele Unterleibskrankheiten. Es regt die Funktion der Milz an. Außerdem werden die Bauchmuskeln gestärkt. Wenn dieses *āsana* vier Wochen nach der Entbindung drei Monate lang geübt wird, kann die Haut der Bauchdecke gestrafft und gefestigt, und die Schönheit dieses Körperbereiches wieder hergestellt werden.

Tola bedeutet ›Waage‹, und *aṅguli* bedeutet ›Finger‹. Bei dieser Stellung ruht ein Teil des Körpergewichtes auf den Fingern, und der ganze Körper gleicht einer Waage. Sie wird deswegen *Tolāṅgulāsana* genannt.

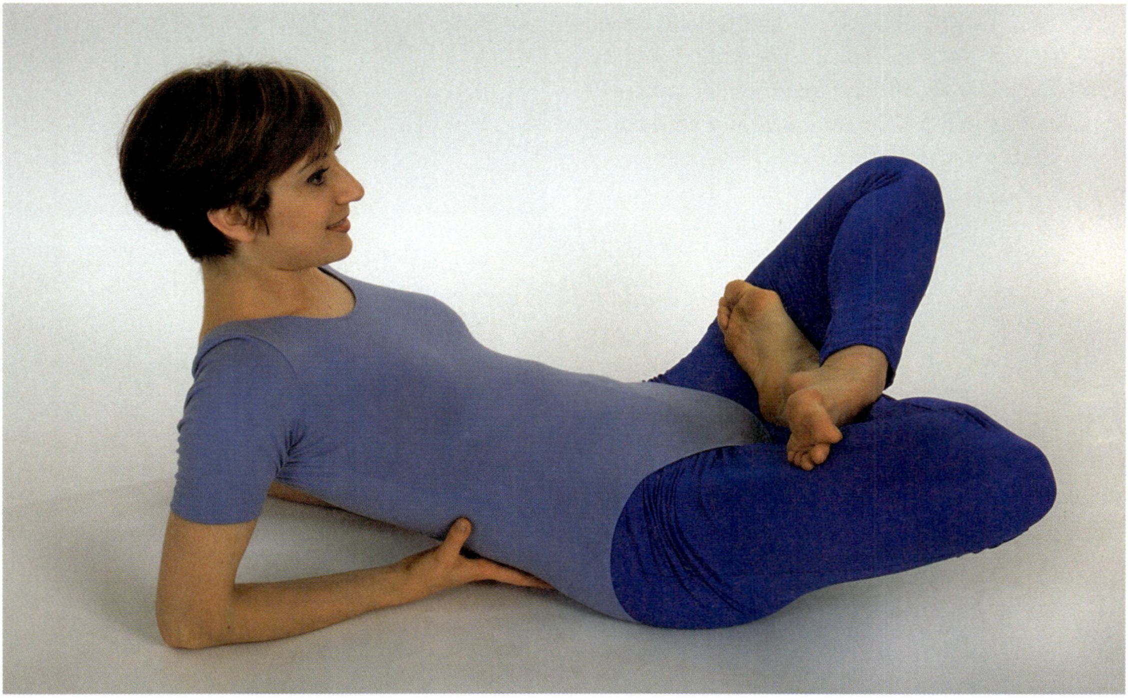

18

14. Parvatāsana (Bergstellung)

Technik: Sitzen Sie in *Padmāsana* (s. Seite 22 f.). Stützen Sie sich dann vor dem Körper mit den Händen auf und erheben Sie sich auf die Knie. Richten Sie jetzt den ganzen Körper auf, halten Sie den Rücken gerade, heben Sie beide Arme über den Kopf, die Ellbogen gerade, und legen Sie die Handflächen zusammen (s. Abb.19). Suchen Sie ihr Gleichgewicht und bleiben Sie so lange wie möglich in dieser Stellung. Dann nehmen Sie die Hände auf den Boden zurück. Setzen Sie sich und entspannen Sie die Beine. Wechseln Sie die Beinstellung und wiederholen Sie dieses *āsana*. Praktizieren Sie drei Runden und entspannen Sie sich nach jeder Runde in *Śavāsana* (s. Seite 110 f.).

Konzentration: Konzentrieren Sie sich während der Übung auf die Wirbelsäule, besonders auf das Kreuz. Vergegenwärtigen Sie sich in der nachfolgenden Entspannung die unten genannten Wirkungen dieser Übung.

Wirkung: Der Übende erhält durch dieses *āsana* die gleichen Vorteile wie durch *Padmāsana* (s. Seite 22 f.). Darüber hinaus bekommt er einen guten Gleichgewichtssinn. Das Steißbein wird durch diese Übung elastisch und stark.

Parvata bedeutet ›Berg‹. Dieses *āsana* ähnelt einem Berg, daher wird es *Parvatāsana* genannt.

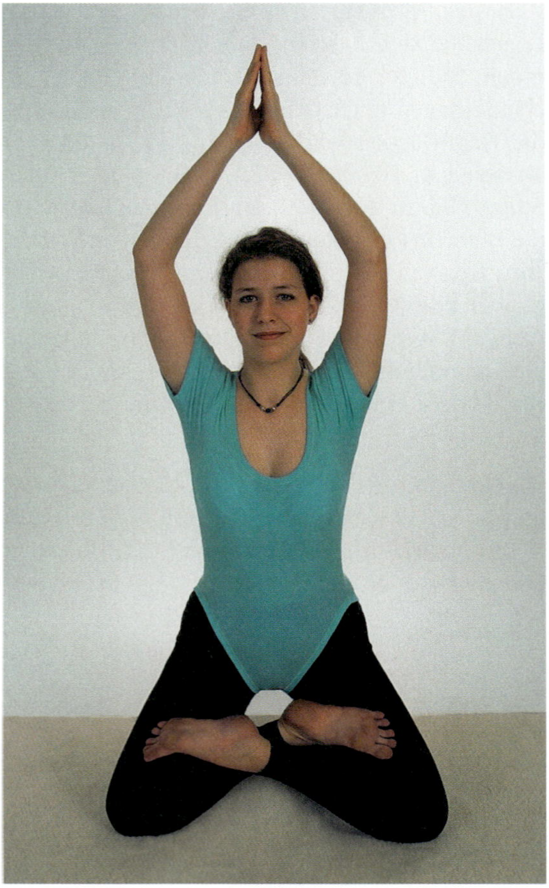

19

15. Utthita Padmāsana *(hochgehobene Lotosstellung)*

Technik: Sitzen Sie in *Padmāsana* (s. Seite 22 f.). Legen Sie die Handflächen neben den Hüften auf den Boden. Heben Sie nun den Körper so weit wie möglich vom Boden weg und balancieren Sie auf den Händen (s. Abb. 20).

Atmen Sie normal und bleiben Sie so lange wie möglich in dieser Stellung. Kehren Sie dann auf den Boden zurück und entspannen Sie die Beine. Wechseln Sie die Beinstellung und wiederholen Sie die Übung. Praktizieren Sie drei Runden und entspannen Sie sich nach jeder Runde in *Śavāsana* (s. Seite 110 f.).

Konzentration: Konzentrieren Sie sich während der Übung hauptsächlich auf die Arme, Handgelenke und die Hände. Vergegenwärtigen Sie sich in der nachfolgenden Entspannung die unten genannten Wirkungen dieser Übung.

Wirkung: Neben allen Vorteilen von *Padmāsana* (s. Seite 22 f.) stärkt diese Übung die Arm- und Handmuskeln, die Handgelenke und die Bauchmuskeln.

Utthita bedeutet ›gehoben‹. Da bei diesem *āsana* der Körper in der Lotosstellung vom Boden hochgehoben wird, heißt es *Utthita Padmāsana.*

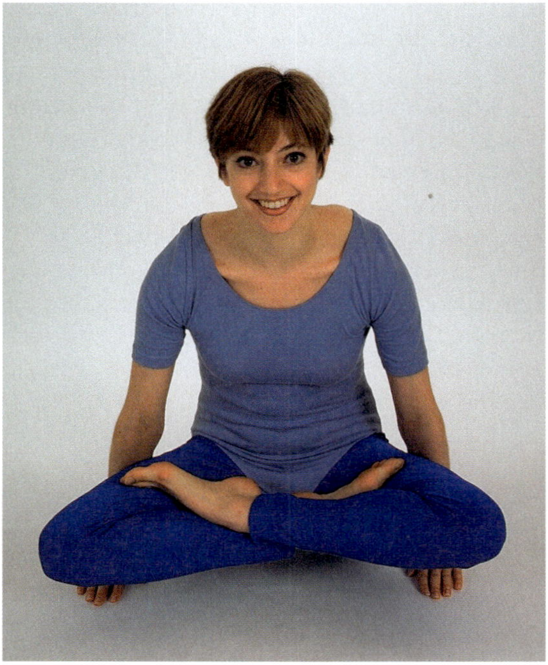

20

16. Garbhāsana (Mutterleibstellung)

Technik: Sitzen Sie in *Padmāsana* (s. Seite 22 f.) und schieben Sie beide Arme von oben bis zu den Ellbogen durch die Beuge zwischen Unter- und Oberschenkel. Neigen Sie ihren Körper etwas nach hinten und berühren Sie dann mit beiden Handflächen beide Wangen (s. Abb. 21). Atmen Sie normal und bleiben Sie 10 bis 20 Sekunden in dieser Stellung, dann lösen Sie die Stellung und entspannen Sie Arme und Beine. Wechseln Sie die Beinstellung und wiederholen Sie die Übung. Praktizieren Sie drei Runden und entspannen Sie sich nach jeder Runde, indem Sie die Beine nach vorne strecken. Nach der dritten Runde entspannen Sie sich in *Śavāsana* (s. Seite 110 f.).

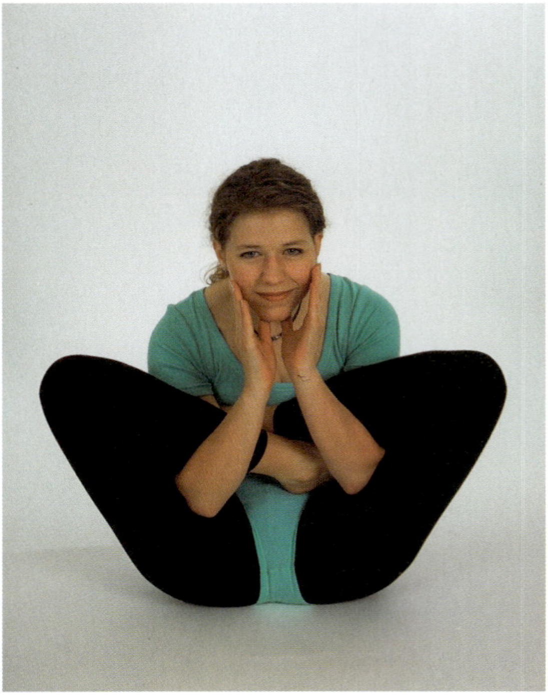

21

Konzentration: Konzentrieren Sie sich während der Übung auf das Kreuz, die Fußgelenke und die Knie. Vergegenwärtigen Sie sich in der nachfolgenden Entspannung die unten genannten Wirkungen dieser Übung.

Wirkung: Neben allen Vorteilen von *Padmāsana* erreicht man eine sehr gute Blutzirkulation im ganzen Körper. Dieses *āsana* erhöht den Glanz und die Ausstrahlung der Haut, auch das Antlitz wird strahlend. Die Gebärmutter wird durch diese Übung gesund erhalten.

Garbha bedeutet ›Mutterleib‹. Diese Stellung sieht genauso aus wie ein Baby im Mutterleib und wird daher *Garbhāsana* genannt.

17. Oṁkārāsana (Oṁ-Stellung)

Technik: Sitzen Sie mit nach vorne gestreckten Beinen auf dem Boden. Beugen Sie nun das rechte Knie und legen Sie den rechten Fuß nahe an die linke Hüfte, der Fußrücken liegt auf dem Boden. Beugen Sie nun das linke Knie und legen Sie den Unterschenkel auf den Nacken. Legen Sie die Handflächen vor dem Körper auf den Boden, stützen Sie sich auf die Hände und heben Sie den Körper vom Boden hoch. Umfassen Sie nun den rechten Arm mit dem rechten Bein und halten Sie den rechten Fuß am linken Ellbogen, dabei berührt die Oberseite der Zehen den Ellbogen.

Atmen Sie normal und bleiben Sie 10 bis 20 Sekunden in dieser Stellung. Lösen Sie die Stellung und entspannen Sie Arme und Beine. Wechseln Sie die Stellung der Hände und der Beine und wiederholen Sie die Übung. Praktizieren Sie drei Runden und entspannen Sie sich nach jeder Runde in *Śavāsana* (s. Seite 110 f.).

Konzentration: Konzentrieren Sie sich während der Übung hauptsächlich auf Knie, Schultern und Nacken. Vergegenwärtigen Sie sich in der nachfolgenden Entspannung die unten genannten Wirkungen dieser Übung.

Wirkung: Dieses *āsana* erhöht die Stärke der Arm- und Handmuskulatur. Rheumatismus und Schmerzen in den Hüften, der Taille und den Knien können verhindert oder geheilt werden.

Diese Stellung sieht dem Symbol für *oṁ* (s. Seite 171, Abb. 171) sehr ähnlich und wird daher *Oṁkārāsana* genannt.

18. Kukkuṭāsana (Hahnenstellung)

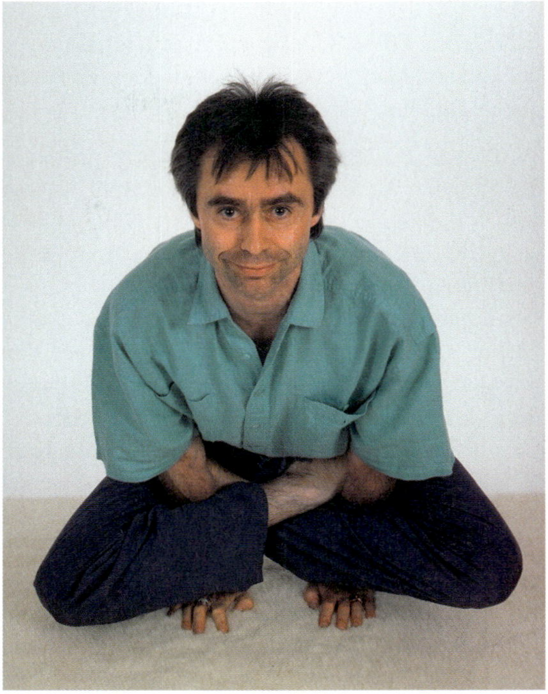

22

Technik: Sitzen Sie in *Padmāsana* (s. Seite 22 f.). Schieben Sie nun Hände und Unterarme von oben durch die Beuge zwischen Unter- und Oberschenkeln. Stützen Sie sich mit den Händen auf dem Boden auf und heben Sie den Körper langsam vom Boden hoch (s. Abb.22). Atmen Sie normal und bleiben Sie 15 bis 20 Sekunden in dieser Stellung. Wechseln Sie dann die Beinstellung und wiederholen Sie die Übung. Praktizieren Sie drei Runden und entspannen Sie sich nach jeder Runde in *Śavāsana* (s. Seite 110 f.).

Konzentration: Konzentrieren Sie sich während der Übung hauptsächlich auf die Arm- und Fußgelenke sowie die Knie. Vergegenwärtigen Sie sich in der nachfolgenden Entspannung die unten genannten Wirkungen dieser Übung.

Wirkung: Alle guten Wirkungen von *Padmāsana* können mit diesem *āsana* erreicht werden. Gleichzeitig werden aber auch die Muskeln der Hände, die Hand- und Fußgelenke, die Schultern und der Brustkorb gestärkt. Dank dieser Übung bleibt der Körper gesund und aktiv.

Kukkuṭa bedeutet ›Hahn‹. Von vorne betrachtet sieht diese Stellung einem Hahn ähnlich. Sie wird deswegen *Kukkuṭāsana* genannt.

19. Ardha Matsyendrāsana
(halber Drehsitz)

Technik: Diese Übung kann je nach Beweglichkeit und Körperbau in verschiedenen Varianten und praktiziert werden.

Variante 1: Sitzen Sie mit nach vorne gestreckten Beinen. Winkeln Sie das linke Bein an und stellen Sie den linken Fuß über den rechten Oberschenkel auf den Boden, so dass die Außenseite des linken Fußes an der Außenseite des rechten Oberschenkels anliegt. Drehen Sie den Oberkörper nach links und stützen Sie sich auf den linken Arm, den Sie ganz nach links, in Verlängerung des gestreckten rechten Beines, platzieren. Legen Sie die rechte Hand auf das rechte Knie (s. Abb. 23). Atmen Sie normal und bleiben Sie 30 Sekunden in dieser Stellung. Wiederholen Sie die Übung, mit dem rechten Bein beginnend, in der gleichen Weise auf der anderen Seite. Das ist eine Runde. Praktizieren Sie drei Runden und entspannen Sie sich nach jeder Runde in *Śavāsana* (s. Seite 110 f.).

Variante 2: Nehmen Sie die Stellung wie oben beschrieben ein (s. Abb. 23). Beugen Sie nun das rechte Knie und legen Sie den rechten Fuß an die linke Seite der Hüfte. Der Fußrücken berührt den Boden. Drehen Sie sich nach links und stützen Sie sich wie oben beschrieben auf den linken Arm. Umfassen Sie mit dem rechten Arm das linke Knie und drücken Sie es gegen den Körper. Atmung, Seitenwechsel und Anzahl der Runden siehe Variante 1.

Variante 3: Nehmen Sie die in Variante 2 beschrieben Stellung ein. Nehmen Sie den rechten Arm und versuchen Sie diesen von oben unter der linken Kniekehle durchzuführen. Führen Sie den linken Arm hinter dem Rücken durch und versuchen Sie die rechte Hand unter der Kniekehle zu fassen (s. Abb. 24 und 25). Atmung, Seitenwechsel und Anzahl der Runden siehe Variante 1.

Konzentration: Konzentrieren Sie sich bei der Drehung nach links auf die rechte Seite der Wirbelsäule und bei der Drehung nach rechts auf die linke Seite. Vergegenwärtigen Sie sich in der nachfolgenden Entspannung die unten genannten Wirkungen dieser Übung.

Wirkung: Nur mit diesem *āsana* kann man die Wirbelsäule so drehen, als würde man ein Tuch auswringen. Dadurch wird den Rückenmarksnerven in besonders effektiver Weise Blut zugeführt, und sie werden aktiviert sowie gesund erhalten. Diese Stellung nährt den ganzen Körper. Sie dient der Gesunderhaltung der Wirbelsäule und macht sie beweglich bis ins hohe Alter. Sie verhindert Rheumatismus, Verstopfung und Sodbrennen. *Ardha Matsyendrāsana* wirkt sich günstig auf das Längenwachstum aus. Daneben werden Leber, Magen, Milz, Nieren, Nebennieren und Genitalorgane infolge guter Durchblutung gesund erhalten.

Bei krankhaft veränderten oder missgestalteten Rippen oder Schultern kann diese Übung von großem Nutzen sein, denn sie wirkt Verformungen entgegen.

Der berühmte indische *Yogī Matsyendranātha* entdeckte den Drehsitz; *ardha* bedeutet ›halb‹. Da der Körper bei dieser Übung keine volle, sondern nur eine halbe Drehung beschreibt, heißt sie *Ardha Matsyendrāsana.*

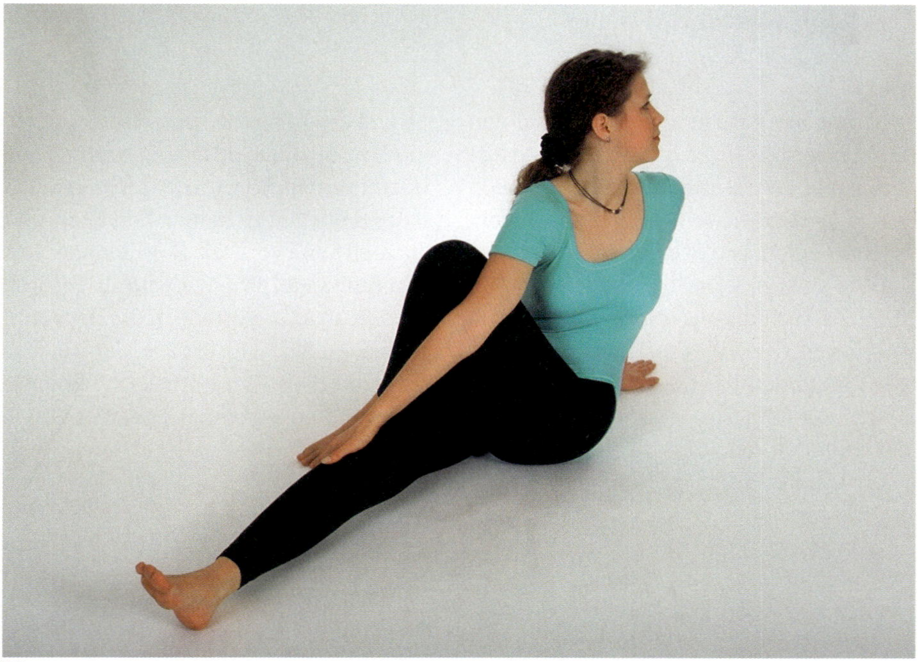

23

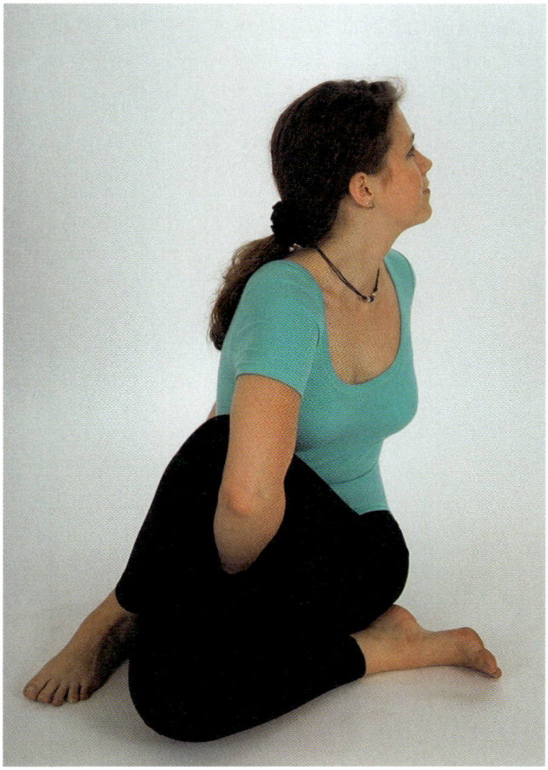

24

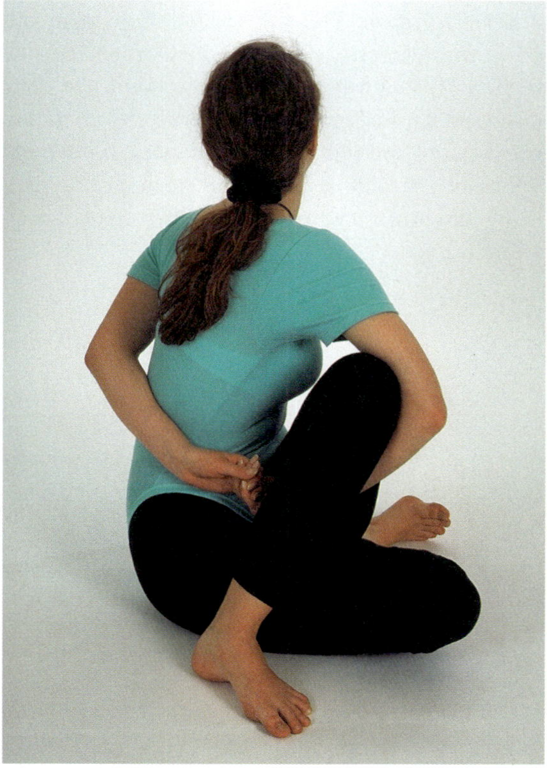

25

20. Jānuśirāsana
(Kopf-zum-Knie-Stellung)

Technik: Sitzen Sie mit nach vorne gestreckten Beinen. Beugen Sie das linke Knie und legen Sie die linke Fußsohle an die Innenseite des rechten Oberschenkels, und umfassen Sie nun die rechte große Zehe mit beiden Zeigefingern.* Atmen Sie aus, beugen Sie sich gleichzeitig nach vorne und berühren Sie das rechte Knie mit der Stirn. Die Ellbogen berühren den Boden. Bleiben Sie am Anfang zehn Sekunden bei normaler Atmung in dieser Stellung und steigern Sie die Dauer allmählich auf 30 Sekunden. Richten Sie sich mit dem Einatmen auf. Wechseln Sie die Beinstellung und wiederholen Sie die Übung (s. Abb. 26 u. 27). Praktizieren Sie drei Runden und entspannen Sie sich nach jeder Runde in *Śavāsana* (s. Seite 110 f.).

Jānuśirāsana lässt sich sehr gut mit *Paścimottānāsana* (Rückenstreckung, s. Seite 45) kombinieren.

Konzentration: Wenn das rechte Bein gestreckt ist, konzentrieren Sie sich auf die Organe, die sich rechts im Bauch befinden. Wenn das linke Bein gestreckt ist, konzentrieren Sie sich auf die Organe, die sich links im Bauch befinden. Vergegenwärtigen Sie sich in der nachfolgenden Entspannung die unten genannten Wirkungen dieser Übung.

Wirkung: Durch dieses *āsana* wird Druck auf die Bauchspeicheldrüse ausgeübt. Dies hilft, die Insulinproduktion anzuregen und den Blutzuckerspiegel normal zu halten. Die Heilung von Diabetes mellitus Typ 2 (Zuckerkrankheit mit relativem Insulinmangel) kann dadurch gefördert werden. Dieses *āsana* vermehrt die Durchblutung der Harnausscheidungsorgane, der Blase und der Nieren. Überdies wird Ischiasschmerzen vorgebeugt, und rheumatische Schmerzen in den Beinen können beseitigt werden.

Außerdem wird die Funktion der Hypophyse und der Thymusdrüse sowie die Elastizität der Wirbelsäule verbessert.

Jānu bedeutet ›Knie‹ und *śiras* bedeutet ›Kopf‹. Bei diesem *āsana* berührt der Kopf die Knie; deshalb heißt es *Jānuśirāsana.*

Einschränkung: Kinder unter 12 Jahren sollten dieses *āsana* nicht praktizieren, da sonst die Hypophyse zu früh angeregt wird, was zu körperlicher Frühreife und zu einer Hemmung der geistigen Entwicklung führen kann.

* Für Anfänger ist es einfacher und rückenschonender wie folgt in die Stellung zu gelangen: Atmen Sie ein und nehmen Sie beide Arme seitlich gestreckt nach oben und beugen Sie sich mit gestrecktem Rücken und gestreckten Armen ausatmend nach vorne. Halten Sie das rechte Bein gestreckt und halten Sie mit beiden Zeigefingern die rechte große Zehe. Falls Sie die Zehe nicht ergreifen können, gehen Sie nur soweit nach vorne, wie dies möglich ist. Das Gleiche gilt auch für das Üben zur anderen Seite.

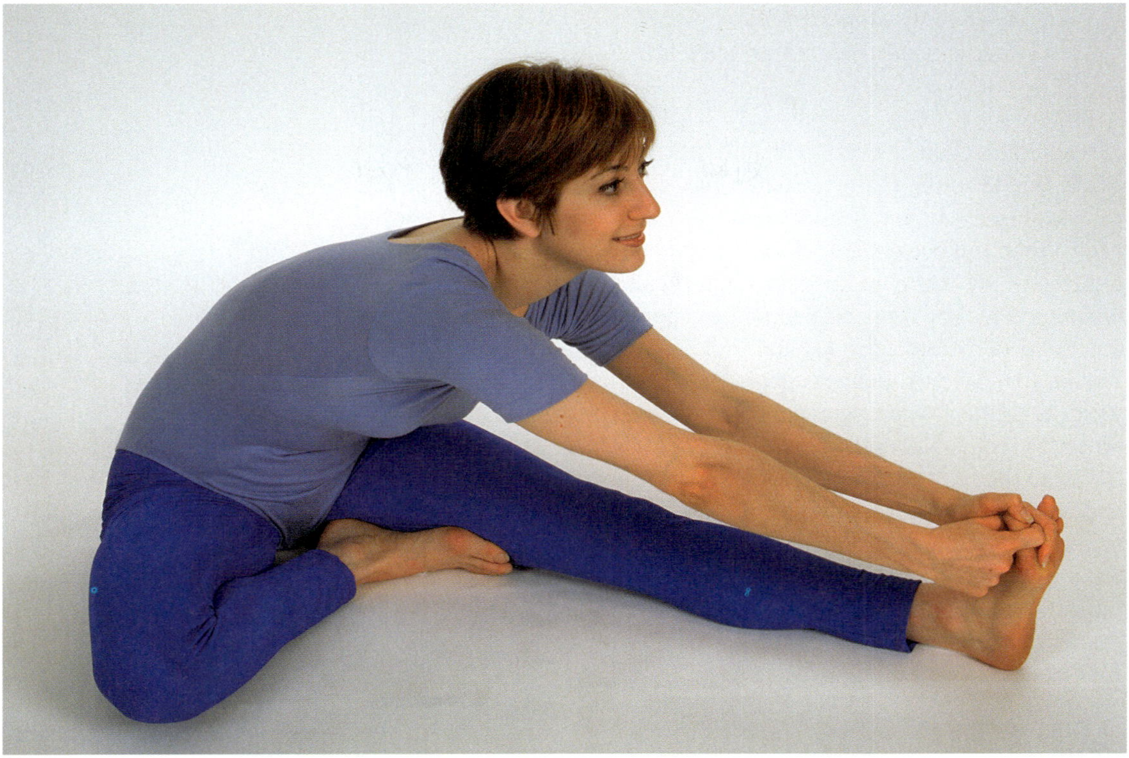

26

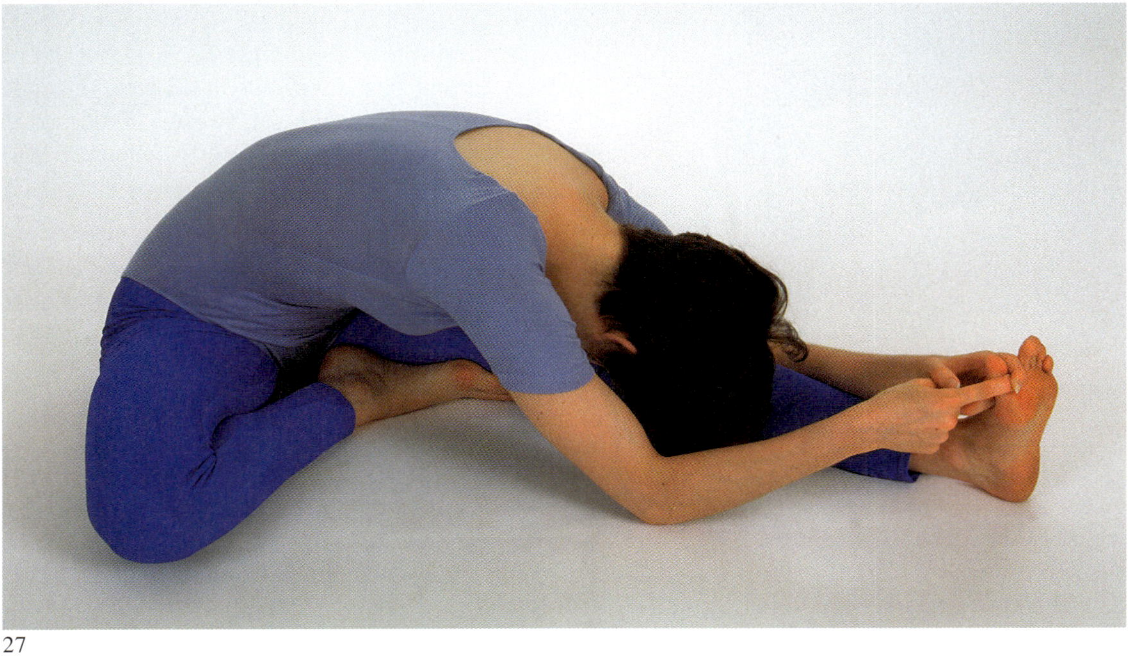

27

21. Daṇḍayamāna Ekapādaśirāsana
(Kopf-zum-Knie-Stellung stehend)

Technik: Stehen Sie aufrecht und stützen Sie beide Hände in die Hüften. Stellen Sie sich nun auf das linke Bein und heben Sie das rechte Bein nach vorne gestreckt parallel zum Boden hoch. Umfassen Sie mit dem rechten Zeigefinger die rechte große Zehe oder mit den Fingern der rechten Hand die Zehen des rechten Fußes (s. Abb. 28). Atmen Sie aus, beugen Sie den Oberkörper gleichzeitig nach vorne, und berühren Sie mit der Stirn das rechte Knie (s. Abb. 29).

Atmen Sie normal und bleiben Sie zehn Sekunden in dieser Stellung, atmen Sie dann ein und gehen Sie gleichzeitig in die Ausgangsstellung zurück. Lockern Sie etwas die Beine. Wechseln Sie die Seiten und wiederholen Sie die Übung. Praktizieren Sie drei Runden und entspannen Sie sich danach in *Śavāsana* (s. Seite 110 f.).

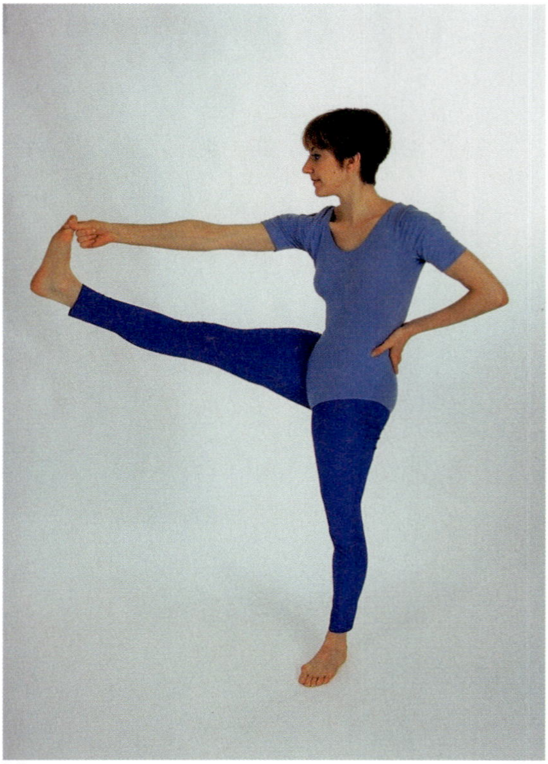

28

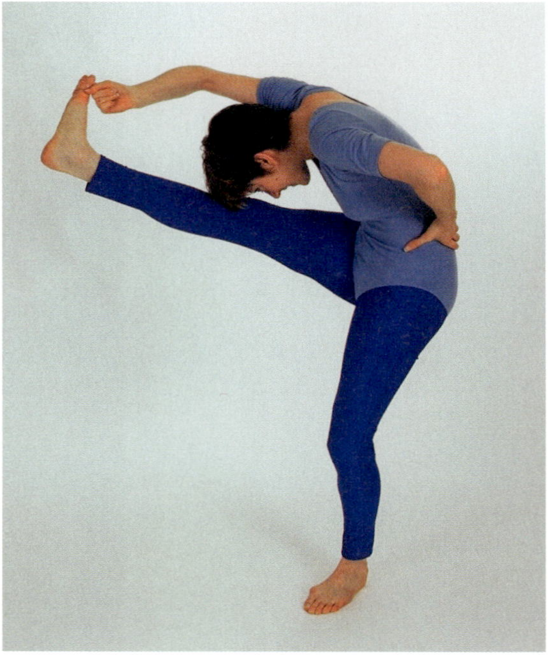

29

Konzentration: Konzentrieren Sie sich während der Übung besonders auf das Kreuz und den Bauch. Vergegenwärtigen Sie sich in der nachfolgenden Entspannung die unten genannten Wirkungen dieser Übung.

Wirkung: Die Kniegelenke werden gestärkt sowie rheumatische Schmerzen in den Knien und Hüften verhindert. Das körperliche und geistige Gleichgewicht wird verbessert. Durch regelmäßiges Üben dieses *āsanas* erhält der Körper Festigkeit.

Daṇḍayamāna bedeutet ›stehend‹, *ekapāda* bedeutet ›ein Bein‹, und *śiras* bedeutet ›Kopf‹. Bei dieser Übung wird in stehender Stellung ein Bein hochgehoben und mit dem Kopf berührt. Deshalb heißt dieses *āsana Daṇḍayamāna Ekapādaśirāsana*.

22. *Paścimottānāsana (Rückenstreckung)*

Technik: Sitzen Sie mit nach vorne gestreckten Beinen. Erfassen Sie die rechte große Zehe mit dem Zeigefinger der rechten Hand und die linke große Zehe mit dem Zeigefinger der linken Hand (s. Abb. 30). Beugen Sie sich langsam mit dem Ausatmen nach vorne.* Berühren Sie mit der Stirn die Knie, mit dem Brustkorb und dem Bauch die Oberschenkel und mit den Ellbogen den Boden (s. Abb. 31). Atmen Sie normal und bleiben Sie 20 Sekunden in dieser Stellung. Atmen Sie ein und kehren Sie in die Ausgangsstellung zurück. Praktizieren Sie drei Runden und entspannen Sie sich nach jeder Runde in *Śavāsana* (s. S. 110 f.).

Als Vorbereitung zu dieser Übung können Sie auch schrittweise vorgehen, besonders wenn Sie nicht trainiert sind: gehen Sie in der ersten Runde nicht sofort mit dem Kopf zum Knie, sondern lassen Sie einen Abstand. Verringern Sie diesen Abstand allmählich in der zweiten Runde und berühren Sie die Knie erst in der dritten Runde.

Konzentration: Konzentrieren Sie sich während der Übung hauptsächlich auf die Organe im Bauch und auf die Wirbelsäule. Vergegenwärtigen Sie sich in der nachfolgenden Entspannung die unten genannten Wirkungen dieser Übung.

Wirkung: Dieses *āsana* entfernt Blähungen. Es heilt Amöbenruhr, Durchfall und viele andere Störungen im Bauchbereich. Die Bauchmuskeln werden stark. Leber, Magen, Milz, Bauchspeicheldrüse und alle anderen endokrinen Drüsen werden zu guter Funktion angeregt. Alle Gewebe und Muskeln der Beine und Oberschenkel werden gestärkt. Das Gehirn wird gut durchblutet.

Einschränkung: Personen mit einer vergrößerten Milz, mit Blinddarmentzündung oder mit einem Leistenbruch, aber auch Kinder unter 12 Jahren sollten dieses *āsana* nicht üben.

Paścimā bedeutet ›Westen‹ und *uttāna* bedeutet ›strecken‹. Gemäß Yogaphilosophie wird die Rückseite des Körpers dem Westen zugeordnet. Wenn man diese Übung praktiziert, wird die Rückseite des Körpers gestreckt. Daher wird sie *Paścimottānāsana* oder Rückenstreckung genannt.

* Rückenschonendes Vorwärtsbeugen siehe Fußnote S.42

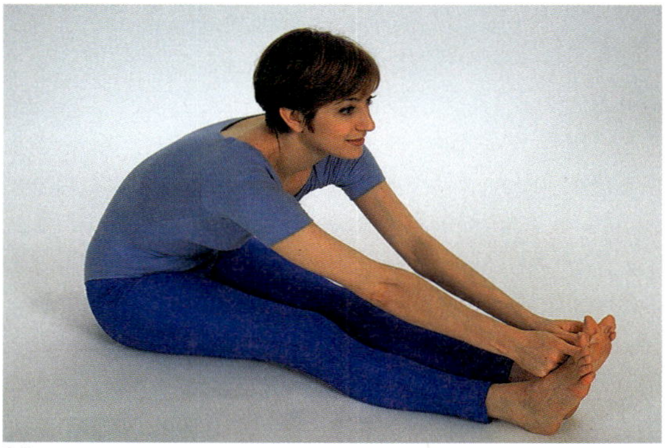

30

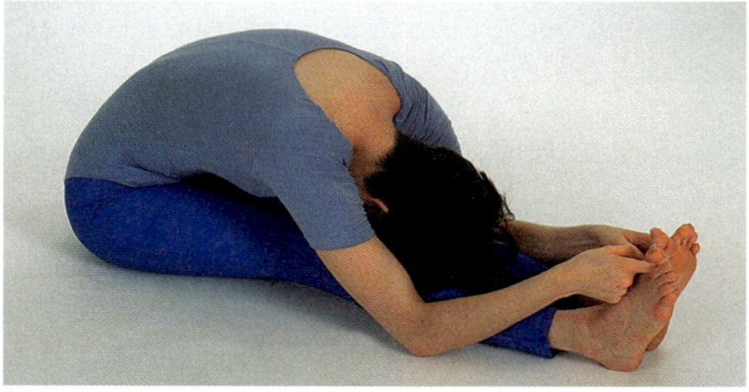

31

23. *Śayanapaścimottānāsana (Rückenstreckung liegend)*

Technik: Legen Sie sich auf den Rücken und halten Sie die Fersen zusammen. Atmen Sie aus und setzen Sie sich gleichzeitig langsam auf, beugen Sie sich ohne Unterbrechung nach vorne und fassen Sie nun die großen Zehen, wie bei *Paścimottānāsana* beschrieben. Atmen Sie normal und bleiben Sie so lange wie dies angenehm ist in dieser Stellung. Dann legen Sie sich mit dem Einatmen langsam zurück auf den Rücken. Praktizieren Sie fünf Runden und entspannen Sie sich nach jeder Runde in *Śavāsana* (s. Seite 110 f.).

Konzentration: Wie bei *Paścimottānāsana.*

Wirkung: Alle guten Wirkungen von *Paścimottānāsana* können durch dieses *āsana* schnell erreicht werden.

Einschränkung: Wie bei *Paścimottānāsana*

Śayana bedeutet ›liegend‹. Da *Paścimottānāsana* aus dem Liegen heraus geübt wird, heißt diese Stellung *Śayanapaścimottānāsana.*

24. Upaviṣṭa Utkaṭāsana (Hockestellung)

Technik: Atmen Sie ein und erheben Sie sich auf die Zehenspitzen. Beugen Sie nun beide Knie, atmen Sie aus und setzen Sie sich langsam auf die Fersen. Legen Sie die Handflächen auf die Oberschenkel (s. Abb. 32) und halten Sie den Oberkörper aufrecht. Atmen Sie normal und bleiben Sie 30 Sekunden in dieser Stellung. Atmen Sie ein und stehen Sie gleichzeitig langsam auf. Üben Sie drei Runden. Entspannen Sie sich nach den ersten beiden Runden ein wenig im Stehen und nach der dritten Runde in *Śavāsana* (s. Seite 110 f.).

Bei einer Variation dieser Übung können die Beine gespreizt werden (s. Abb. 33).

Konzentration: Konzentrieren Sie sich während der Übung besonders auf die Knie und die Zehen. Vergegenwärtigen Sie sich in der nachfolgenden Entspannung die unten genannten Wirkungen dieser Übung.

Wirkung: Die Nerven sowie die Gelenke der Knie und der Knöchel werden gestärkt. Rheumatischen Schmerzen wird vorgebeugt. Außerdem kann dieses *āsana* zur Besserung von Elephantiasis* beitragen.

Upaviṣṭa bedeutet ›sitzend‹ und *utkaṭa* bedeutet ›heftig, kraftvoll‹ aber auch ›seltsam‹. Diese Übung zeigt eine seltsame Sitzhaltung, daher heißt sie *Upaviṣṭa Utkaṭāsana.*

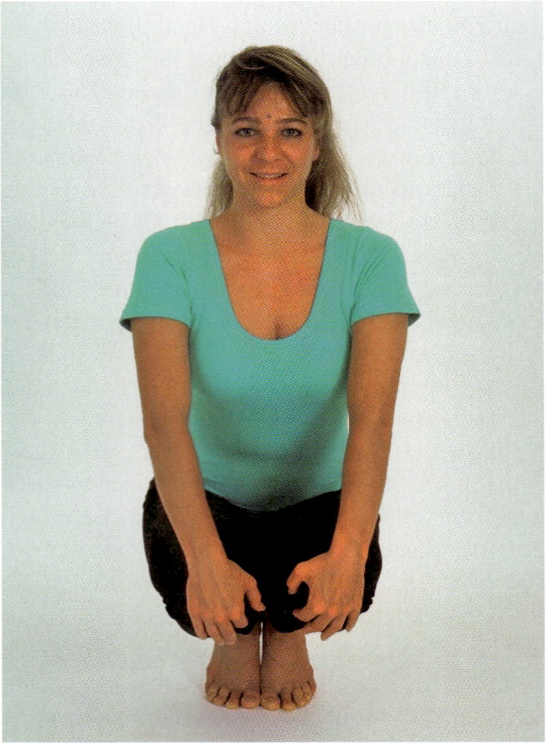

32

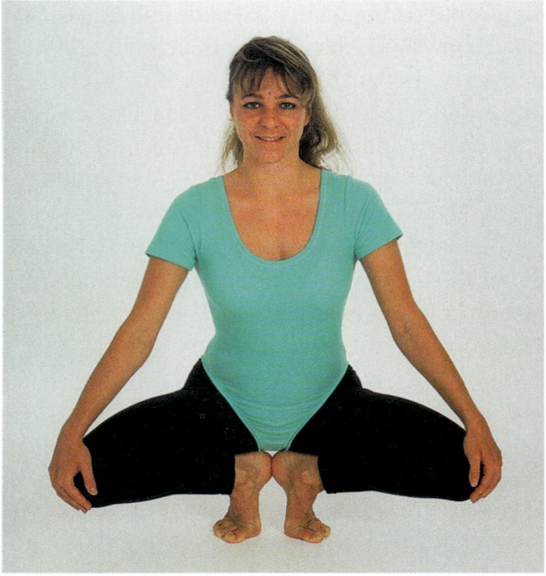

33

* Elephantiasis ist eine Anschwellung von Körperteilen (z.B. der Beine) infolge von Lymphstauungen mit Gewebsverdickung. Diese Krankheit kann angeboren sein oder durch Entzündung, Krebs oder ausgelöst durch eine tropische Wurmkrankheit auftreten.

25. *Utkaṭāsana (unsichtbarer Stuhl)*

Technik: Stehen Sie aufrecht, die Füße in einem Abstand von ca. 30 cm nebeneinander. Atmen Sie ein und strecken Sie beide Arme in Schulterhöhe nach vorne, die Handflächen zeigen nach unten. Beugen Sie die Knie und gehen Sie, während dem Sie ausatmen, in eine sitzähnliche Stellung, bis die Oberschenkel nahezu parallel zum Boden sind. Halten Sie dabei die Wirbelsäule aufrecht (s. Abb. 34).

Atmen Sie normal und bleiben Sie 30 Sekunden in dieser Stellung. Dann stehen Sie langsam wieder auf. Praktizieren Sie drei Runden. Entspannen Sie sich nach den ersten beiden Runden ein wenig im Stehen und nach der dritten Runde in *Śavāsana* (s. Seite 110 f.).

Konzentration: Konzentrieren Sie sich hauptsächlich auf die Knie. Vergegenwärtigen Sie sich in der nachfolgenden Entspannung die unten genannten Wirkungen dieser Übung.

Wirkung: Die Kniegelenke werden gestärkt. Außerdem verhindert dieses *āsana* rheumatische Schmerzen. Menschen, die Schwierigkeiten beim Treppensteigen haben, können dies mühelos tun, nachdem Sie *Utkaṭāsana* für einige Zeit regelmäßig praktiziert haben. *Utkaṭāsana* stärkt den Geist und erhöht die Willenskraft.

Utkaṭa bedeutet ›heftig, kraftvoll‹ aber auch ›seltsam‹. *Utkaṭāsana* kann nicht direkt ins Deutsche übersetzt werden. Der deutsche Name dieses *āsanas* kommt daher, weil es aussieht, als würde jemand auf einem unsichtbaren Stuhl sitzen.

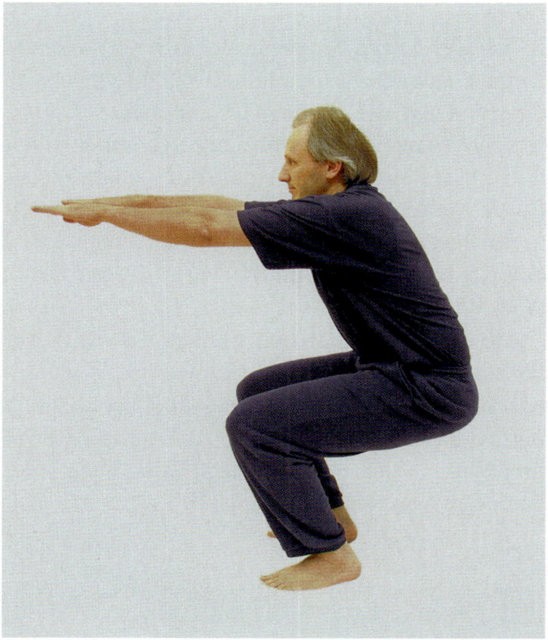

34

26. Akarṇa Dhanurāsana (Bogenstellung bis zum Ohr)

Technik: Sitzen Sie mit nach vorne gestreckten Beinen. Beugen Sie das linke Knie und legen Sie das Bein auf den rechten Oberschenkel. Ergreifen Sie nun den linken Fuß mit der linken Hand und die rechte große Zehe mit dem rechten Zeigefinger. Halten Sie den rechten Arm und das rechte Bein gerade und ziehen Sie mit der linken Hand den linken Fuß aufwärts bis zum linken Ohr (s. Abb. 35).

Atmen Sie normal und bleiben Sie in dieser Stellung, solange dies ohne Schwierigkeiten möglich ist. Wechseln Sie die Arm- und Beinstellung und wiederholen Sie die Übung. Praktizieren Sie drei Runden und entspannen Sie sich nach jeder Runde in *Śavāsana* (s. Seite 110 f.).

Konzentration: Konzentrieren Sie sich während der Übung hauptsächlich auf die Knie und die Arme. Vergegenwärtigen Sie sich in der nachfolgenden Entspannung die unten genannten Wirkungen dieser Übung.

Wirkung: Die Muskeln der Arme, der Beine und des Rückens werden stark und wohlgeformt. Missbildungen dieser Körperteile bei Kindern können durch dieses *āsana* geheilt werden. Darüber hinaus kann es rheumatische Schmerzen im Rücken, in den Hüften, Oberschenkeln und Beinen heilen.

Dhanu bedeutet ›Bogen‹ und *akarṇa* bedeutet ›bis zum Ohr‹. Diese Übung sieht aus wie ein Bogen, der bis zum Ohr gespannt wird, daher heißt sie *Akarṇa Dhanurāsana.*

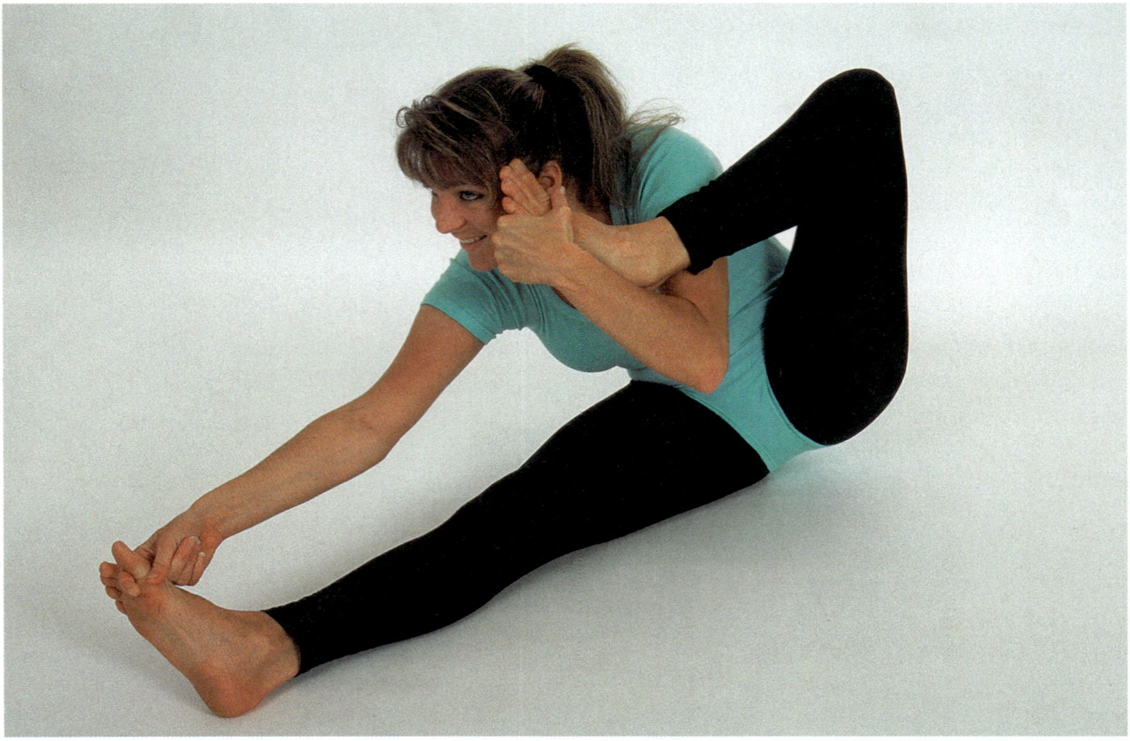

35

27. *Ekapāda Śirāsana (ein-Bein-zum-Kopf-Stellung)*

Technik: Sitzen Sie mit nach vorne gestreckten Beinen. Beugen Sie das linke Knie und legen Sie den linken Fuß an die rechte Hüfte. Beugen Sie das rechte Bein und heben Sie es auf die Schultern hinauf, das Fußgelenk liegt im Nacken. Legen Sie beide Handflächen vor der Brust zusammen (s. Abb. 36).

Atmen Sie normal und bleiben Sie fünf bis zehn Sekunden in dieser Stellung. Wechseln Sie die Beinstellung und wiederholen Sie die Übung. Praktizieren Sie drei Runden und entspannen Sie sich nach jeder Runde in *Śavāsana* (s. S. 110 f.).

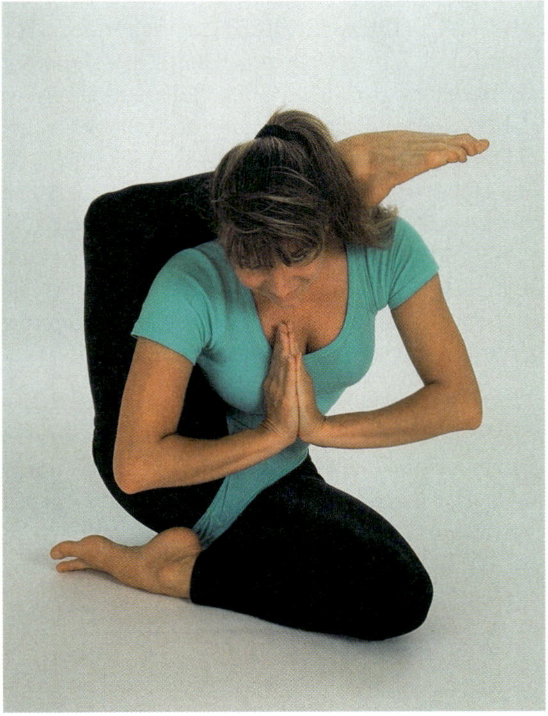

36

Konzentration: Konzentrieren Sie sich während dieser Übung hauptsächlich auf den Nacken und die Knie. Vergegenwärtigen Sie sich in der nachfolgenden Entspannung die unten genannten Wirkungen dieser Übung.

Wirkung: Alle Arten von Muskelschmerzen in den Schultern, im Rücken, in den Armen und Händen können durch dieses *āsana* beseitigt werden.

Ekapāda bedeutet ›ein Bein‹, und *śiras* bedeutet ›Kopf‹. Bei dieser Übung wird ein Bein hinter den Kopf gelegt, daher heißt sie *Ekapāda Śirāsana.*

28. *Dvipāda Śirāsana (zwei-Beine-zum-Kopf-Stellung)*

Technik: Sitzen Sie mit nach vorne gestreckten Beinen. Beugen Sie das linke Knie und legen Sie den linken Fuß an die rechte Hüfte. Beugen Sie das rechte Bein und heben Sie es auf die Schultern hinauf. Beugen Sie auch das linke Bein und heben Sie es ebenfalls auf die Schultern hinauf. Legen Sie es hinter das rechte Bein, so dass sich die Fußgelenke überkreuzen. Legen Sie beide Handflächen vor der Brust zusammen.

Atmen Sie normal und bleiben Sie fünf bis zehn Sekunden in dieser Stellung. Wechseln Sie die Beinstellung und wiederholen Sie die Übung. Praktizieren Sie drei Runden und entspannen Sie sich nach jeder Runde in *Śavāsana* (s. S. 110 f.).

Konzentration: Konzentrieren Sie sich während dieser Übung hauptsächlich auf den Nacken und die Knie. Vergegenwärtigen Sie sich in der nachfolgenden Entspannung die unten genannten Wirkungen dieser Übung.

Wirkung: Wie bei *Ekapāda Śirāsana.*

Dvipāda bedeutet ›zwei Beine‹, und *śiras* bedeutet ›Kopf‹. Bei dieser Übung werden beide Beine hinter den Kopf gelegt, daher heißt sie *Dvipāda Śirāsana.*

29. Variation zu Parighāsana (Torstellung)

Technik: Knien Sie auf dem Boden. Setzen Sie sich auf die linke Ferse. Strecken Sie das rechte Bein nach vorne und nehmen Sie beide Arme zur Seite (s. Abb. 37). Dann strecken Sie beide Arme nach oben, atmen Sie aus und beugen Sie sich zum rechten Knie. Versuchen Sie, mit der Stirn das rechte Knie zu berühren (s. Abb. 38). Atmen Sie normal und bleiben Sie zehn Sekunden lang in der Stellung. Atmen Sie dann ein und kommen Sie in die Ausgangsstellung zurück.

Knien Sie auf dem Boden, die Oberschenkel stehen senkrecht zum Boden. Strecken Sie das rechte Bein zur Seite. Halten Sie das rechte Knie gestreckt und strecken Sie beide Arme zur Seite (s. Abb. 39). Nehmen Sie die Arme mit dem Einatmen gestreckt nach oben, bis sich die Hände berühren. Atmen Sie aus und beugen Sie den Oberkörper nach rechts (s. Abb. 40). Berühren Sie mit dem rechten Arm das rechte Ohr. Bleiben Sie zehn Sekunden bei normaler Atmung in dieser Stellung, atmen Sie dann ein und kommen Sie in die Ausgangsstellung zurück.

Strecken Sie nun das rechte Bein nach hinten und beide Arme zur Seite (s. Abb. 41). Atmen Sie ein und nehmen Sie gleichzeitig beide Arme nach oben, bis sich die Hände berühren und beugen Sie den Oberkörper mit der Einatmung so weit wie möglich nach hinten. Versuchen Sie normal zu atmen und bleiben Sie fünf bis zehn Sekunden in dieser Stellung. Atmen Sie aus und kehren Sie in die Ausgangsstellung zurück.

Wiederholen Sie die Übung, indem Sie mit dem linken Bein beginnen, zuerst nach vorne, dann zur Seite und dann nach hinten. Dies ist eine Runde. Praktizieren Sie drei Runden und entspannen Sie sich danach in *Śavāsana* (s. Seite 110 f.). Falls Sie die Übung anstrengt, so entspannen Sie sich nach jeder Runde in *Śavāsana.*

Konzentration: Wenn das rechte Bein nach vorne gestreckt ist und Sie sich nach vorne beugen, konzentrieren Sie sich auf die rechte Seite im Bauch. Wenn das rechte Bein zur Seite gestreckt ist, konzentrieren Sie sich hauptsächlich auf die rechte Hüfte. Wenn das rechte Bein nach hinten gestreckt ist, konzentrieren Sie sich hauptsächlich auf die rechte Seite im Kreuz. Beim Üben mit dem linken Bein konzentrieren Sie sich dementsprechend auf die Körperteile der linken Seite. Vergegenwärtigen Sie sich in der nachfolgenden Entspannung die unten genannten Wirkungen dieser Übung.

Wirkung: Diese Stellung ist besonders für Bauch und Wirbelsäule gut. Durch die Dehnung der Beckenregion nach allen Seiten bleiben sowohl die Muskeln und Organe des Unterleibs als auch die Bauchhaut gesund. Es ist auch eine sehr gute Übung für die Nieren und Nebennieren. Diese bleiben bei regelmäßiger Praxis von *Parighāsana* gesund. Alle Nerven und Muskeln der Wirbelsäule bleiben gesund und beweglich, darüber hinaus können Schmerzen und Steifheit des Rückens durch dieses *āsana* beseitigt werden.

Parigha bedeutet ›Tor‹. Beim originalen *Parighāsana* beugt der Übende sich zur Seite wie die zwei Flügel eines Tores. Die zusätzliche Vorwärts- und Rückwärtsbeugung bei dieser Variation entwickelt die Wirbelsäule in alle Richtungen.

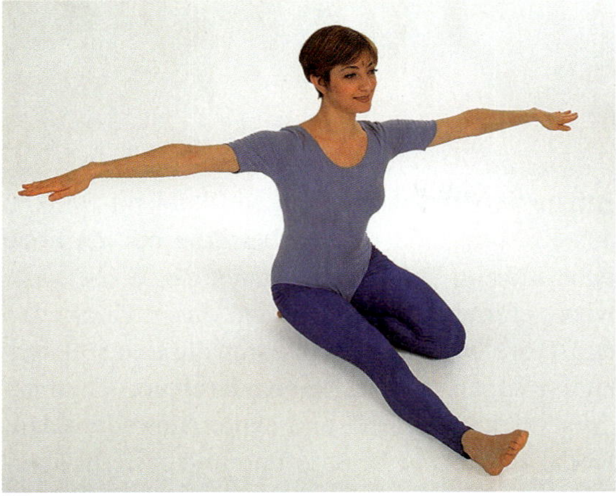
37

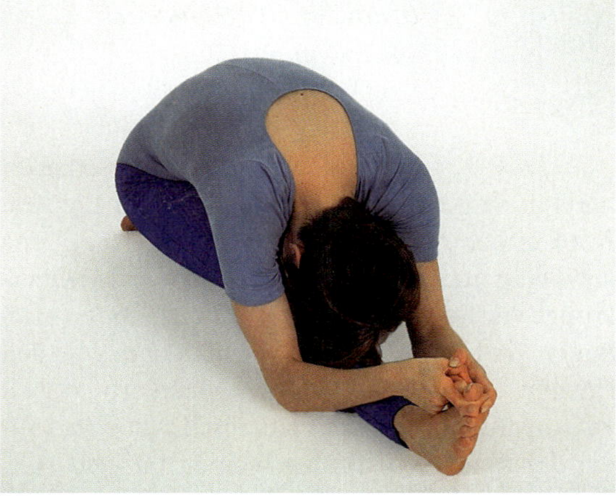
38

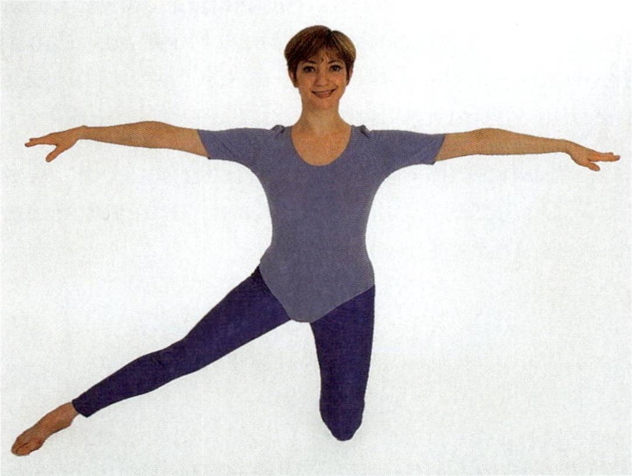
39

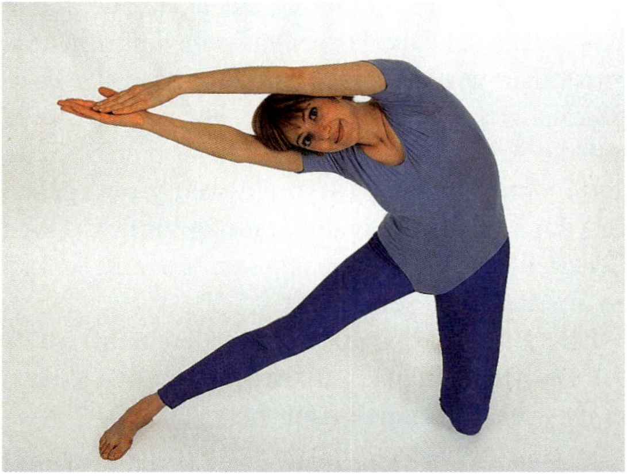
40

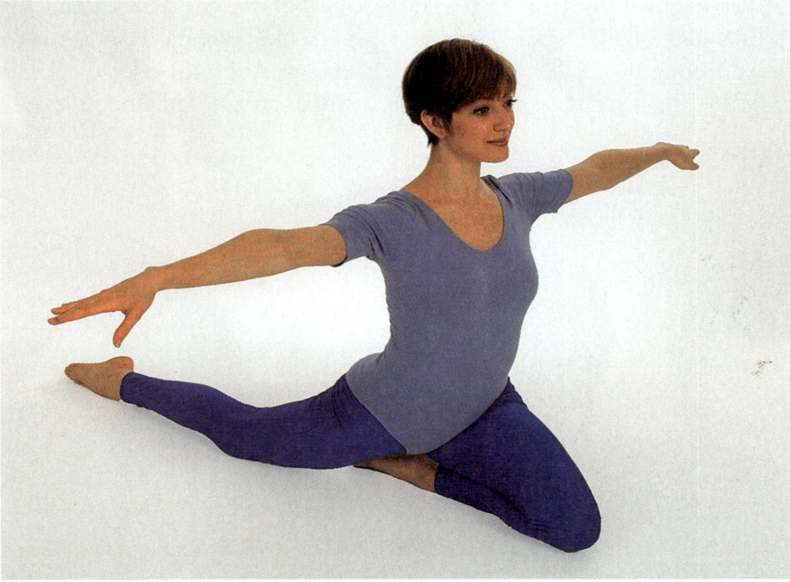
41

30. Ardha Uṣṭrāsana (halbe Kamelstellung)

Technik: Knien Sie sich hin. Die Oberschenkel bleiben senkrecht zum Boden. Legen Sie den Kopf in den Nacken und strecken Sie die Arme ein wenig nach hinten. Beugen Sie nun den Oberkörper von der Taille aus mit dem Einatmen nach hinten und umfassen Sie die Knöchel mit den Händen. Dehnen Sie nun den Brustkorb so weit wie möglich nach oben. Knie und Knöchel sollten dabei auf dem Boden bleiben (s. Abb. 42). Atmen Sie normal und bleiben Sie 20 bis 30 Sekunden in dieser Stellung. Heben Sie zuerst den Kopf, dann den Oberkörper und gehen Sie mit dem Ausatmen wieder zurück in den Fersensitz. Beugen Sie sich nach vorne und legen Sie den Kopf auf die Arme oder die Fäuste (s. Abb. 127, Seite 104), entspannen Sie sich ein wenig und gehen Sie dann in die Ausgangsstellung zurück. Üben Sie drei Runden und entspannen Sie sich danach in *Śavāsana* (s. Seite 110 f.).

Falls Sie die Füße mit den Händen nicht ergreifen können, so dehnen Sie sich mit in den Hüften eingestützten Händen nach hinten.

Konzentration: Konzentrieren Sie sich während der Übung besonders auf den Nacken, den Hals und das Kreuz. Vergegenwärtigen Sie sich in der nachfolgenden Entspannung die unten genannten Wirkungen dieser Übung.

Wirkung: Da die Nervenfasern besonders angeregt werden, bleiben die Muskeln im Bereich des Rückens und der Wirbelsäule bis ins hohe Alter kräftig. Die Beweglichkeit der Wirbelsäule wird gefördert. Daneben dehnt dieses *āsana* den Brustkorb und erweitert dadurch die Lungenkapazität. Lungen, Nieren, Nebennieren und Thymusdrüse bleiben gesund und aktiv. Außerdem heilt *Ardha Uṣṭrāsana* Verstopfung und entfernt überschüssigen Fettansatz an Bauch und Taille. Es ist eine sehr gute Übung für die Nebenschilddrüsen, welche durch Absonderung eines Hormons (Parathormon) für die Erhöhung des Kalziumspiegels im Blut verantwortlich sind (s. auch Seite 84 f.).

Ardha bedeutet ›halb‹, und *uṣṭra* bedeutet ›Kamel‹. Da dieses *āsana* an ein Kamel erinnert, nennt man es *Ardha Uṣṭrāsana.*

Bei *Pūrṇa Uṣṭrāsana* (volle Kamelstellung) berührt die Oberseite des Kopfes (die Fontanelle) die Fersen. Sie können die Arme auf der Brust verschränken, die Hände auf den Boden aufstützen (s. Abb. 43) oder die Unterarme bis zu den Ellbogen auf den Boden legen.

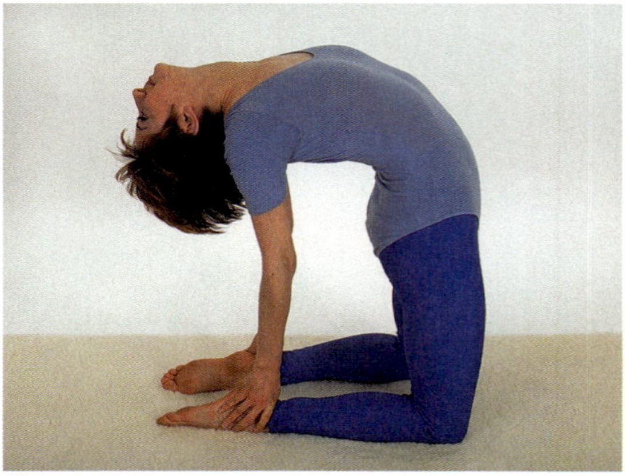

42

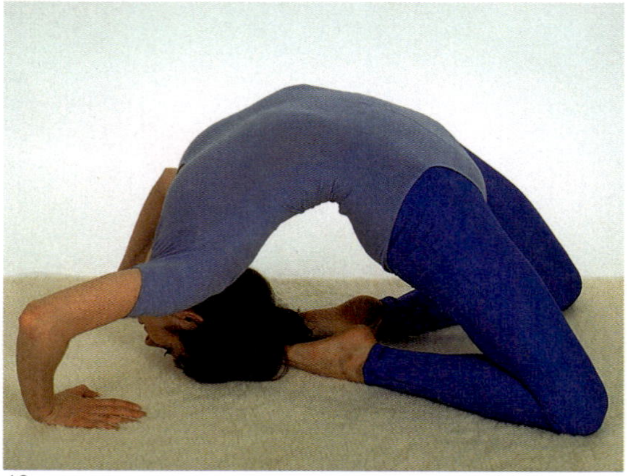

43

31. Ardha Kūrmāsana (halbe Schildkrötenstellung)

Technik: Sitzen Sie in *Vajrāsana* (s. Seite 27). Heben Sie beide Hände über den Kopf und atmen Sie gleichzeitig ein. Halten Sie die Handflächen zusammen und lassen Sie die Ellbogen gerade. Beugen Sie sich nun langsam nach vorne und atmen Sie gleichzeitig aus. Berühren Sie mit der Stirn und mit den gefalteten Händen den Boden und pressen Sie Brust und Bauch auf die Oberschenkel. Das Gesäß bleibt auf den Fersen, die Füße bleiben geschlossen (s. Abb. 44). Atmen Sie normal und bleiben Sie 20 bis 30 Sekunden in dieser Stellung. Kehren Sie danach mit dem Einatmen in die Ausgangsstellung zurück. Praktizieren Sie drei Runden und entspannen Sie sich nach jeder Runde in *Śavāsana* (s. Seite 110 f.).

Konzentration: Konzentrieren Sie sich während der Übung besonders auf die Beine, die Knie und die Wirbelsäule. Vergegenwärtigen Sie sich in der nachfolgenden Entspannung die unten genannten Wirkungen dieser Übung.

Wirkung: Die Leber wird als Zentrallaboratorium des Körpers bezeichnet. Sie reinigt das Blut, indem Sie giftige Stoffwechselprodukte umformt und als Galle ausscheidungsfähig macht. Zudem erfüllt sie wichtige Aufgaben im Zwischenstoffwechsel und bei der Speicherung von Nährstoffen. Die Rolle der Leber ist somit lebenswichtig, um die Gesundheit zu erhalten. Dieses *āsana* hält die Leber gesund, da zunächst Druck auf die Leber ausgeübt wird, und diese in der anschließenden Entspannungsphase gut durchblutet wird. Es verbessert die Verdauung und kann chronischen Durchfall beseitigen. Darüber hinaus können rheumatische Schmerzen in den Knien und Knöcheln durch *Ardha Kūrmāsana* geheilt werden.

Ardha bedeutet ›halb‹, und *kūrma* bedeutet ›Schildkröte‹. Dieses *āsana* sieht aus wie eine Schildkröte, die ihre Beine zurückgezogen hat. Daher nennt man es *Ardha Kūrmāsana.*

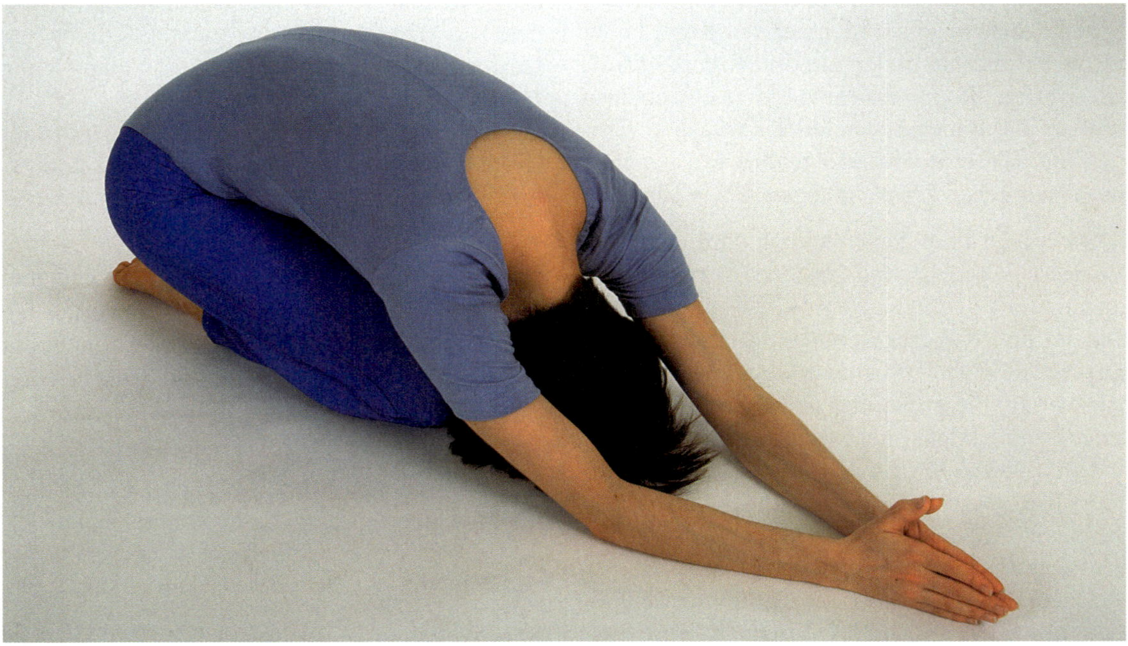

44

32. Śaśāṅgāsana (Hasenstellung)

Technik: Sitzen Sie in *Vajrāsana* (s. Seite 27) und fassen Sie die Fersen mit beiden Händen. Atmen Sie aus, beugen Sie den Oberkörper gleichzeitig nach vorne und berühren Sie mit der Stirn den Boden (s. Abb. 45). Heben Sie die Oberschenkel und Hüften nach oben. Beugen Sie den Oberkörper weiter, bis der mittlere Teil der Schädeldecke den Boden und die Stirn die Knie berührt. Die Fersen sollen dabei zusammenbleiben. Heben Sie die Hüften so hoch wie möglich. Der Körper sollte einen Bogen beschreiben. Fühlen Sie einen Druck in der Bauchspeicheldrüse. Halten Sie die Arme gerade und pressen Sie das Kinn gegen den Brustkorb (s. Abb. 46).

Atmen Sie normal und bleiben Sie 30 bis 40 Sekunden in dieser Stellung. Wenn Sie die Übung beenden, sollten Sie nicht sofort aufsitzen. Legen Sie die Hände vor den Knien auf den Boden und legen Sie den Kopf auf die Hände (s. Abb. 127, Seite 104). Entspannen Sie so etwa eine Minute lang, dann richten Sie sich zu *Vajrāsana* auf. Üben Sie drei Runden und entspannen Sie sich nach der dritten Runde in *Śavāsana* (s. Seite 110 f.).

Konzentration: Konzentrieren Sie sich in der ersten Runde hauptsächlich auf den Kopf, in der zweiten Runde besonders auf die Wirbelsäule und in der dritten Runde auf Herz, Lungen, Bronchien und auf die Bauchspeicheldrüse. Vergegenwärtigen Sie sich in der nachfolgenden Entspannung die unten genannten Wirkungen dieser Übung.

Wirkung: Durch diese Stellung wird die ganze Wirbelsäule gedehnt und das Zentralnervensystem angeregt. Beweglichkeit der Wirbelsäule, längere Jugend und längeres Leben sind das Ergebnis. Dieses *āsana* kann bis zum Ende der Wachstumsperiode zur Vergrößerung der Körperlänge beitragen und ist daher bei Minderwuchs geeignet.

Śaśāṅgāsana fördert die Ausschüttung von roten Blutkörperchen aus dem Knochenmark und ist gut bei Anämie (s. Seite 217) sowie bei niederem Blutdruck. Die Verdauung wird verbessert, Leber und Milz werden gut durchblutet. Hypophyse, Schilddrüse und Bauchspeicheldrüse wer-

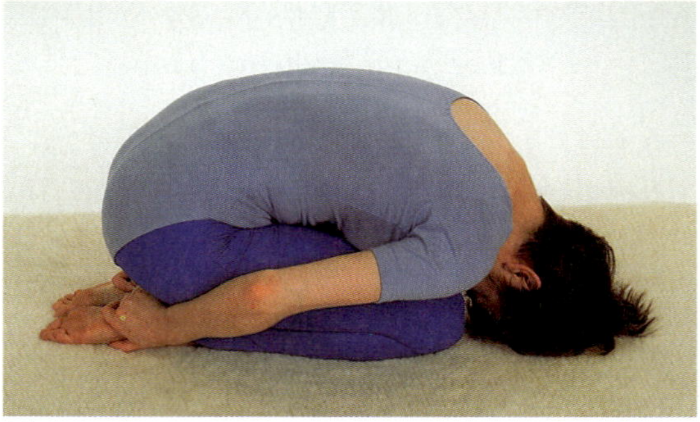

45

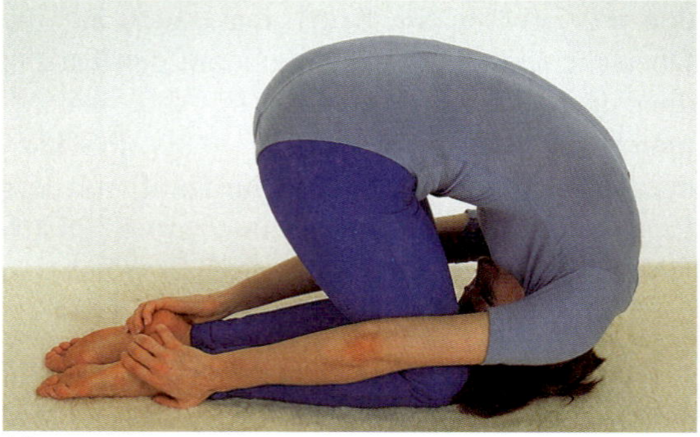

46

den zu guter Funktion angeregt. Bei Zuckerkrankheit kann eine Besserung erreicht werden. Funktionsstörungen der Hypophyse und der Schilddrüse können durch dieses *āsana* behoben werden. Die Mandeln bleiben gesund, Erkältung und Husten wird vorgebeugt. Es ist eine gute Übung für die Lungen und Bronchien.

Einige der guten Wirkungen von *Śīrṣāsana* (Kopfstand, s. Seite 104 ff.) können durch diese Stellung erreicht werden. So wird unter anderem geistiger Erschöpfung entgegengewirkt.

Śaśa bedeutet ›Hase‹, und *śaśāṅga* bedeutet ›Körper des Hasen‹. Dieses *āsana* erinnert an die Körperform eines Hasen, der sich aus Furcht mit gesenktem Kopf versteckt. Es wird daher *Śaśāṅgāsana* genannt.

Einschränkung: Kinder bis zwölf Jahren und alle, die an hohem Blutdruck, Schilddrüsenüberfunktion oder an akuten Augenkrankheiten leiden, sollten dieses *āsana* nicht praktizieren. Wer an Spondylitis* leidet, sollte es mit Vorsicht üben.

* Spondylitis ist eine Wirbelentzündung

33. Kūrmāsana (Schildkrötenstellung)

Technik: Sitzen Sie mit nach vorne gestreckten Beinen. Spreizen Sie die Beine, bis die Entfernung zwischen den Knien ca. einen Meter beträgt. Heben Sie nun die Knie ein wenig an. Atmen Sie aus, beugen Sie den Oberkörper nach vorne und schieben Sie die Arme von der Mitte her bis an die Ellbogen unter den Knien durch. Drücken Sie die Ellbogen durch, die Handflächen zeigen zum Boden (s. Abb. 47). Atmen Sie normal und versuchen Sie nach und nach den Oberkörper so weit zu dehnen, bis Kinn und Brust auf dem Boden ruhen.

Bleiben Sie 20 bis 30 Sekunden in dieser Stellung. Atmen Sie dann ein, ziehen Sie die Hände unter den Beinen zurück und gehen Sie langsam wieder in die Ausgangsstellung zurück. Üben Sie drei Runden und entspannen Sie sich nach jeder Runde in *Śavāsana* (s. Seite 110 f.).

Wirkung: Dieses *āsana* erhält den ganzen Körper gesund und voller Energie. Es ist besonders gut für die Wirbelsäule. Diese wird gekräftigt und gut durchblutet. Außerdem beruhigt es die Nerven des Gehirns, der Hände und der Beine und aktiviert die Unterleibsorgane. *Kūrmāsana* beruhigt den Geist und befreit den Übenden Schritt für Schritt von Ängstlichkeit, Sorgen, heftigen Emotionen, Leidenschaften, Furcht und Ärger. Es vergrößert die Geduld, die Toleranz und die Widerstandskraft gegen jegliche Art körperlicher oder geistiger Spannung.

Kūrma bedeutet ›Schildkröte‹. Diese Stellung sieht aus wie eine Schildkröte. Sie wird daher *Kūrmāsana* oder Schildkrötenstellung genannt.

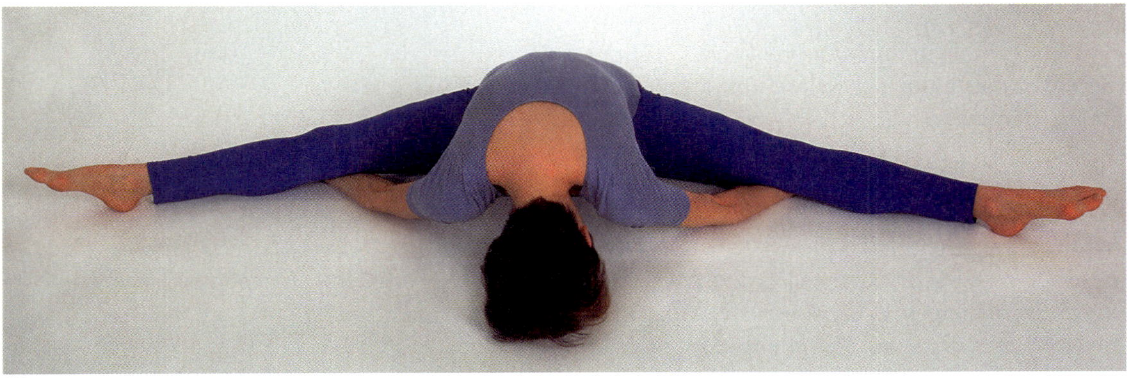

47

Konzentration: Konzentrieren Sie sich während der Übung besonders auf die Wirbelsäule und die Arme. Vergegenwärtigen Sie sich in der nachfolgenden Entspannung die unten genannten Wirkungen dieser Übung.

Einschränkung: Kinder unter 12 Jahren sollten dieses *āsana* nicht praktizieren, da sonst die Hypophyse zu früh angeregt wird, was wiederum zu körperlicher Frühreife und zu einer Hemmung der geistigen Entwicklung führen kann.

34. Koṇāsana (Winkelstellung)

Technik: Sitzen Sie mit nach vorne gestreckten Beinen auf dem Boden. Winkeln Sie nun beide Knie an und legen Sie die Fußsohlen zusammen. Atmen Sie aus, beugen Sie den Oberkörper gleichzeitig nach vorne und schieben Sie beide Hände unter den Knien von innen durch. Halten Sie die Füße mit den Händen, berühren Sie mit dem Kopf die Fersen und lassen Sie die Ellbogen auf dem Boden (s. Abb. 48 u. 49). Atmen Sie normal und bleiben Sie 20 bis 30 Sekunden in dieser Stellung. Atmen Sie dann ein, lösen Sie die Finger von den Zehen und setzen Sie sich auf. Praktizieren Sie drei bis fünf Runden und entspannen Sie sich nach jeder Runde in *Śavāsana* (s. Seite 110 f.).

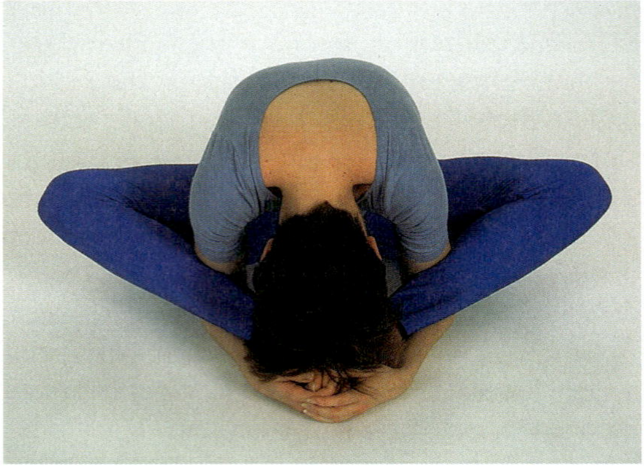

48

Konzentration: Konzentrieren Sie sich während der ersten Runde auf das Kreuz, der zweiten auf die Wirbelsäule und in der dritten auf den Kopf. Vergegenwärtigen Sie sich in der nachfolgenden Entspannung die unten genannten Wirkungen dieser Übung.

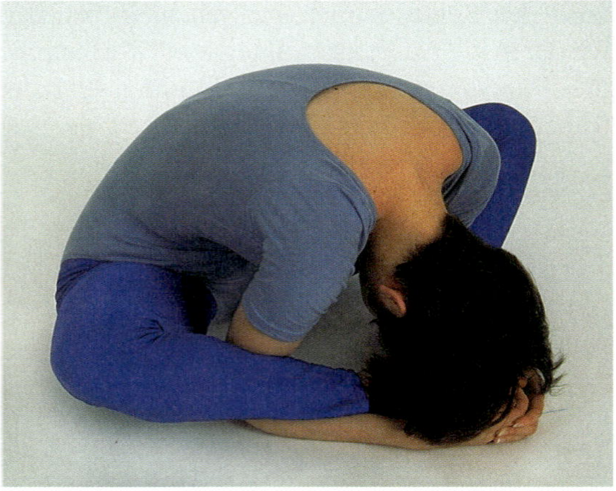

49

Wirkung: Beinahe alle Vorteile von *Kūrmāsana* (Schildkrötenstellung, s. Seite 55) können durch dieses *āsanas* erreicht werden.

Koṇa bedeutet ›Winkel‹. Da diese Übung wie ein Winkel aussieht, heißt sie *Koṇāsana.*

Einschränkung: Kinder unter 12 Jahren sollten dieses *āsana* nicht praktizieren, da sonst die Hypophyse zu früh angeregt wird, was zu körperlicher Frühreife und zu einer Hemmung der geistigen Entwicklung führen kann.

35. Vibhakta Dvipādāsana (Arm- und Beindehnstellung)

Technik: Sitzen Sie mit nach vorne gestreckten Beinen. Spreizen Sie nun die Beine so weit wie möglich zur Seite. Atmen Sie aus, beugen Sie den Oberkörper nach vorne und halten Sie die großen Zehen mit den Zeigefingern fest. Dehnen Sie den Körper nach und nach so weit wie möglich und berühren Sie mit der Stirn den Boden (s. Abb. 50). Atmen Sie normal und bleiben Sie 10 bis 15 Sekunden dieser Stellung. Atmen Sie dann ein und setzen Sie sich gleichzeitig langsam auf. Atmen Sie tief ein und aus und entspannen Sie sich danach in *Śavāsana* (s. Seite 110 f.). Üben Sie drei Runden.

Bei einer Variation dieser Übung werden die Arme auf dem Rücken verschränkt (s. Abb. 51).

Konzentration: Konzentrieren Sie sich während der Übung besonders auf die Wirbelsäule, die Knie, die Leisten und die Oberschenkel. Vergegenwärtigen Sie sich in der nachfolgenden Entspannung die Wirkungen dieser Übung.

Wirkung: Die meisten Wirkungen von *Kūrmāsana* (Schildkrötenstellung, s. Seite 55) können durch dieses *āsana* erreicht werden. Darüber hinaus ist es sehr gut geeignet, um ein Höchstmaß an Beweglichkeit in der Lendenregion zu erhalten.

Vibhakta bedeutet ›Teilung, Trennung‹, und *dvipāda* bedeutet ›beide Beine‹. Da bei dieser Übung die Beine gespreizt werden, nennt man sie *Vibhakta Dvipādāsana.*

Einschränkung: Kinder unter 12 Jahren sollten dieses *āsana* nicht praktizieren.

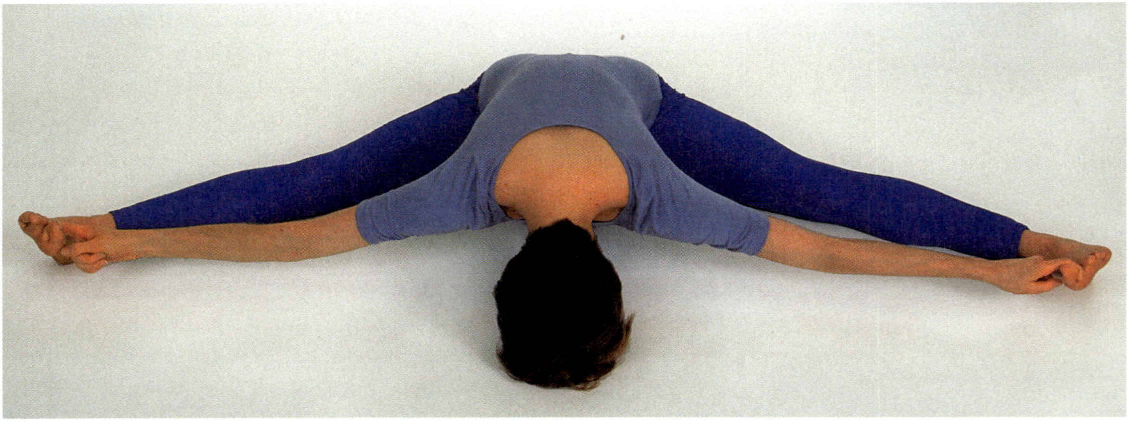

50

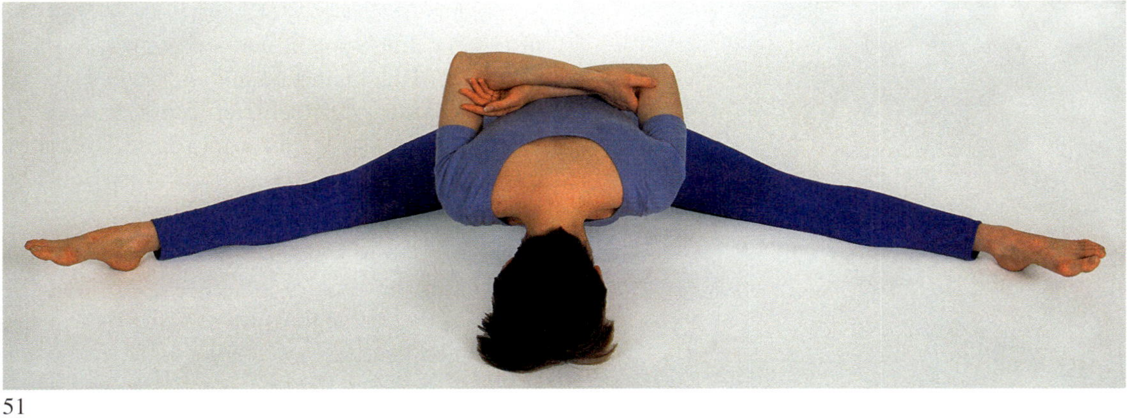

51

36. Āñjaneyāsana (Spagat)

Technik: Gehen Sie zuerst in die Hocke und stützen Sie sich mit beiden Händen ab. Dann spreizen Sie die Beine nach vorne und nach hinten. Drücken Sie die Knie durch. Der Damm sollte den Boden berühren (s. Abb. 52). Legen Sie nun die Handflächen vor der Brust zum indischen Gruß zusammen. Atmen Sie normal und bleiben Sie 10 bis 15 Sekunden in dieser Stellung. Wechseln Sie die Beinstellung und wiederholen Sie die Übung. Praktizieren Sie auf beiden Seiten je drei Runden und entspannen Sie sich anschließend in *Śavāsana* (s. Seite 110 f.).

Āñjaneyāsana kann auch seitlich geübt werden (s. Abb. 53).

Konzentration: Konzentrieren Sie sich bei dieser Übung besonders auf die Leisten und die Genitalorgane. Vergegenwärtigen Sie sich in der nachfolgenden Entspannung die unten genannten Wirkungen dieser Übung.

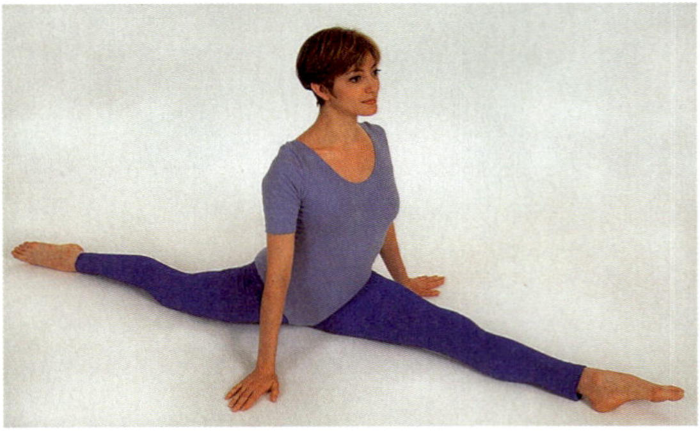

52

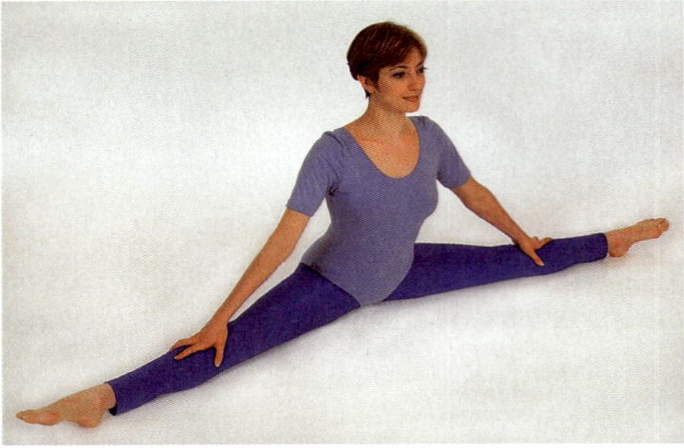

53

Wirkung: Diese Übung stärkt den Damm und die Muskeln des Beckenbodens und macht sie elastisch. *Āñjaneyāsana* ist besonders geeignet für Schwangere, denn durch das Üben dieses *āsanas* kann eine sanfte Geburt ermöglicht werden.

Āñjaneya ist ein anderer Name für *Hanumān*, einem Helden aus dem *Rāmāyaṇa*-Epos. *Āñjaneya* ist vom Namen seiner Mutter *Añjanā* abgeleitet. Eine Textstelle in diesem Epos berichtet davon, wie *Hanumān* (*Āñjaneya*) mit Riesenschritten zu einem Berg rennt, wo ein bestimmtes Kraut wächst, das er so schnell wie möglich zur Rettung des schwerverletzten Helden *Lakṣmana* holen muss. Die Spagatstellung erinnert an diese Riesenschritte von *Āñjaneya* oder *Hanumān*. Deshalb wird diese Übung *Āñjaneyāsana* oder *Hanumānāsana* genannt.

37. Ubhayapādāṅguṣṭāsana (Zehenhebestellung)

Technik: Sitzen Sie mit nach vorne gestreckten Beinen. Ziehen Sie die Knie an und stellen Sie die Füße vor dem Gesäß auf den Boden. Umfassen Sie mit den Zeigefingern die großen Zehen oder mit den Fingern alle Zehen, und strecken Sie die Beine nach oben in die Luft. Berühren Sie mit dem Kopf die Knie. Halten Sie die Knie gestreckt und balancieren Sie auf dem Gesäß. Ihre Wirbelsäule wölben Sie so stark wie möglich (s. Abb. 54).

Atmen Sie normal und bleiben Sie 20 bis 30 Sekunden in dieser Stellung. Praktizieren Sie insgesamt drei Runden und entspannen Sie sich nach jeder Runde in *Śavāsana* (s. Seite 110 f.).

Am Anfang ist es schwierig, die Balance zu halten. Daher ist es einfacher, diese Übung zu meistern, wenn man vorher *Naukāsana* (Bootstellung auf dem Rücken, s. Seite 74) übt.

Konzentration: Konzentrieren Sie sich während der Übung besonders auf das Kreuz und die Wirbelsäule. Vergegenwärtigen Sie sich in der nachfolgenden Entspannung die unten genannten Wirkungen dieser Übung.

Wirkung: Dieses *āsana* bewirkt eine vollständige Dehnung der Beine und stärkt somit die Nerven und Muskeln der Beine, Knie, Oberschenkel und Hüften. Die Unterleibsmuskeln werden stärker. Die Unterleibsorgane werden sehr gut durchblutet, verjüngt und bleiben gesund.

Ubhaya bedeutet ›beide‹, *pādāṅguṣṭa* bedeutet ›die große Zehe‹. Bei dieser Übung werden die beiden großen Zehen festgehalten, daher nennt man sie *Ubhayapādāṅguṣṭāsana.*

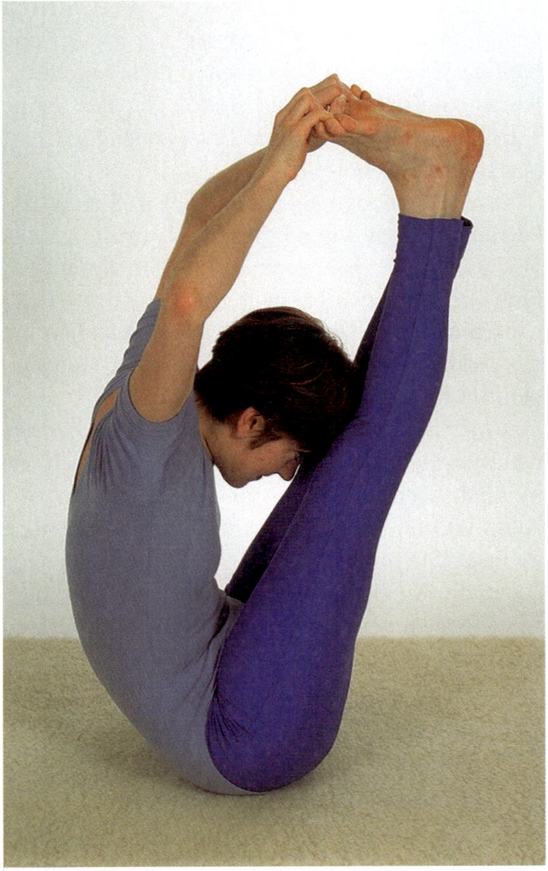

54

38. Kāpotāsana (Taubenstellung)

Technik: Sitzen Sie mit nach vorne gestreckten Beinen. Beugen Sie das rechte Knie, so dass der Fuß nach innen zeigt. Knie, Schienbein und Fußrücken liegen auf dem Boden auf, und die rechte Ferse berührt die linke Leiste. Strecken Sie das linke Bein nach hinten. Stemmen Sie die Hände in die Hüften, beugen Sie den Oberkörper so weit wie möglich nach hinten und versuchen Sie, den Körper im Gleichgewicht zu halten. Stützen Sie sich nun mit den Händen vorne auf dem Boden auf, beugen Sie das linke Knie und bringen Sie den linken Fuß nahe zum Kopf. Nehmen Sie beide Arme über den Kopf, ergreifen Sie das linke Bein mit beiden Händen und berühren Sie mit dem linken Fuß die Oberseite des Kopfes (s. Abb. 55).

Atmen Sie normal und bleiben Sie 10 bis 15 Sekunden in dieser Stellung. Lösen Sie nacheinander die Hände und legen Sie beide Arme wieder zurück auf den Boden. Lassen Sie das linke Bein auf den Boden sinken und strecken Sie beide Beine nach vorne. Wechseln Sie nun die Beinstellung und wiederholen Sie die Übung. Praktizieren Sie zwei bis drei Runden, und entspannen Sie sich nach jeder Runde in *Śavāsana* (s. Seite 110 f.).

Konzentration: Konzentrieren Sie sich während der Übung besonders auf den unteren Teil der Wirbelsäule und die Dammgegend. Vergegenwärtigen Sie sich in der nachfolgenden Entspannung die unten genannten Wirkungen dieser Übung.

Wirkung: Diese Übung verjüngt den unteren Teil der Wirbelsäule. Der Genitalbereich wird sehr gut durchblutet, dadurch werden alle Organe in diesem Bereich gesund erhalten. *Kāpotāsana* bringt das Harnausscheidungssystem in Ordnung. Es bewirkt eine gute Durchblutung der Genitalorgane, der Nieren, der Nebennieren, der Schilddrüse und der Nebenschilddrüsen. Außerdem stärkt es Arme, Schultern und den Nacken. Dieses *āsana* hilft auch, zu starke sexuelle Wünsche zu kontrollieren.

Kāpota bedeutet ›Taube‹. Diese Stellung sieht aus wie eine Taube, die ihre Schwanzfedern geöffnet hat; sie wird daher *Kāpotāsana* genannt.

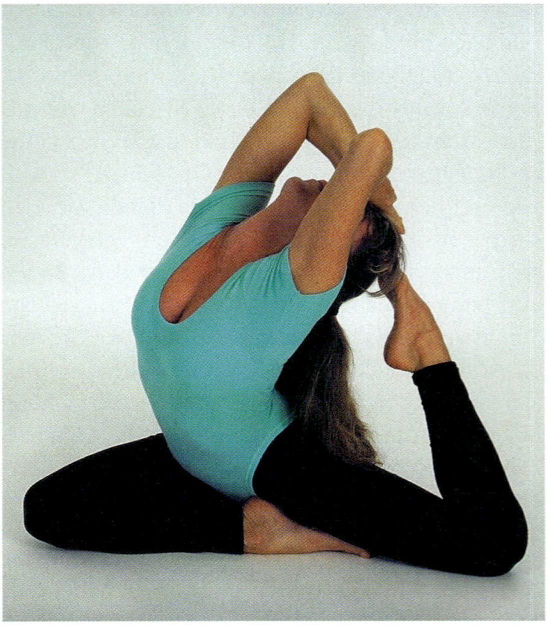

55

39. Mārjārāsana (Katzenstellung)

Technik: Knien Sie auf dem Boden, beugen Sie sich nach vorne und stützen Sie sich mit den Händen auf den Boden auf, die Finger sollten nach außen zeigen. Achten Sie darauf, dass der Oberkörper parallel und Arme und Oberschenkel senkrecht zum Boden sind. Halten Sie die Ellbogen durchgedrückt (s. Abb. 56). Entspannen Sie Kopf, Nacken und Schultern.

Atmen Sie ein, heben Sie dabei das rechte Bein so hoch wie möglich und beugen Sie den Kopf nach hinten (s. Abb. 57). Atmen Sie normal und bleiben Sie etwa 30 Sekunden in dieser Stellung. Atmen Sie dann aus und stellen Sie das rechte Knie auf den Boden zurück. Entspannen Sie Kopf, Nacken und Schultern.

Atmen Sie nochmals ein und heben Sie das linke Bein so weit wie möglich nach oben (s. Abb. 58). Bleiben Sie jetzt genauso lange in dieser Stellung wie vorher und beugen Sie den Kopf wieder nach hinten. Atmen Sie dann aus und stellen Sie das linke Knie zurück auf den Boden. Entspannen Sie Kopf, Nacken und Schultern.

Atmen Sie langsam und tief ein und wölben Sie den Rücken wie eine ärgerliche Katze so hoch wie möglich nach oben (s. Abb. 59), halten Sie den Atem an und bleiben Sie ein bis zwei Sekunden in dieser Stellung. Atmen Sie dann aus und gehen Sie in die Ausgangsstellung zurück. Wiederholen Sie die oben beschriebene Katzenbuckelstellung nochmals.

Der oben beschriebene Übungsablauf ist eine Runde. Praktizieren Sie drei Runden und entspannen Sie danach in *Śavāsana* (s. Seite 110 f.).

Konzentration: Wenn Sie das rechte Bein heben, konzentrieren Sie sich auf die rechte Hüfte, wenn Sie das linke Bein heben, auf die linke Hüfte. Konzentrieren Sie sich während der Katzenbuckelstellung auf die Wirbelsäule. Vergegenwärtigen Sie sich in der nachfolgenden Entspannung die unten genannten Wirkungen dieser Übung.

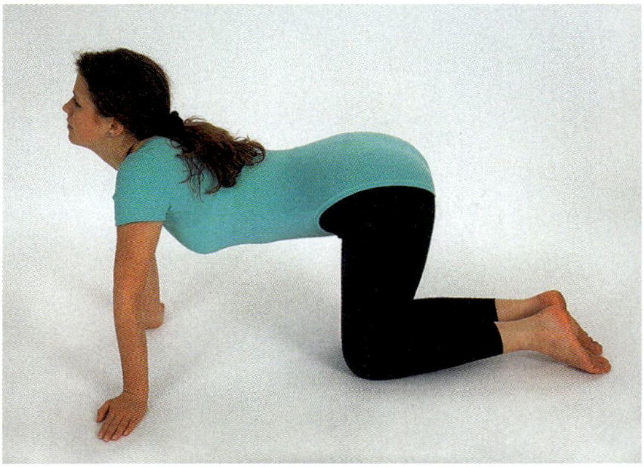

56

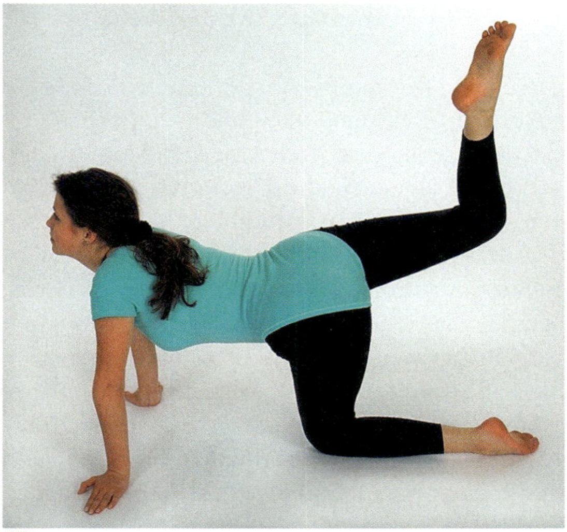

57

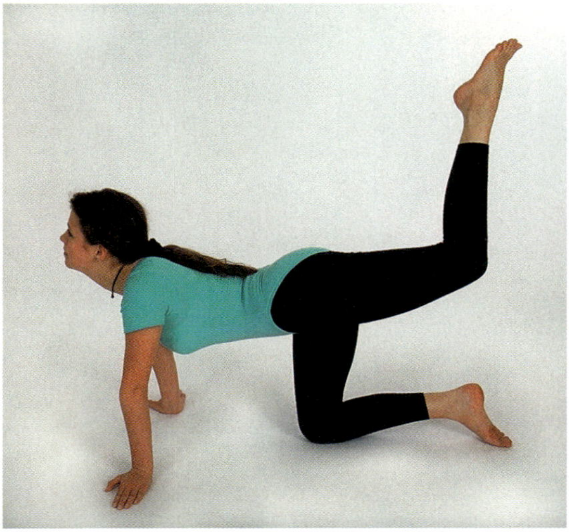

58

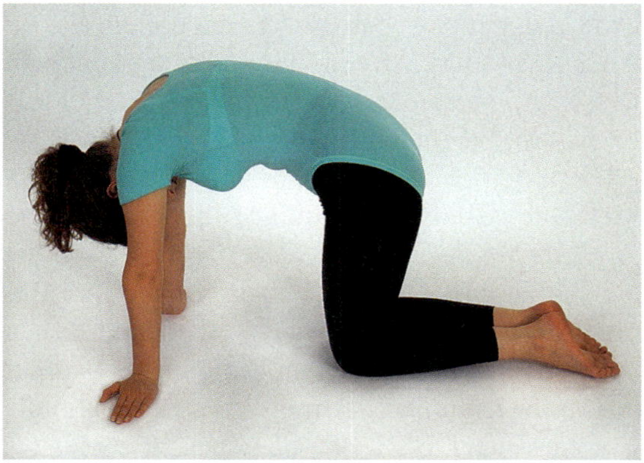

59

Wirkung: Dieses *āsana* entfernt alle Schmerzen in der Taille, den Lenden und in den Hüften und macht diesen Bereich beweglich. Es beseitigt Ischiasschmerzen und hält die Ischiasnerven gesund. Es stärkt die Steißbein- und Kreuzbeinwirbel und die Muskeln von Armen und Schultern. Es entfernt außerdem eine übermäßige Fettansammlung an den Oberschenkeln und am Gesäß, wodurch diese Körperteile eine schöne Form bekommen. Darüber hinaus erhält man durch regelmäßiges Üben dieses *āsanas* die Beständigkeit einer Katze.

Mārjāra bedeutet ›Katze‹. Die verschiedenen Stadien dieses *āsanas* sehen aus wie eine Katze, die ihren Schwanz hebt und manchmal ärgerlich einen Katzenbuckel macht. Daher wird dieses *āsana Mārjārāsana* oder Katzenstellung genannt.

40. *Vṛścikāsana (Skorpionstellung)*

Technik: Wer dieses *āsana* meistern will, sollte zuvor den Handstand üben und beherrschen.

Knien Sie auf dem Boden, beugen Sie sich nach vorne und legen Sie die Unterarme auf den Boden, die Handflächen nach unten. Schwingen Sie den Körper und die Beine nach oben und balancieren Sie auf den Unterarmen (s. Abb. 60). Heben Sie Nacken und Kopf so weit wie möglich vom Boden weg. Atmen Sie aus und beugen Sie die Knie so weit, dass die Fersen den Kopf berühren. Atmen Sie normal und bleiben Sie 10 bis 15 Sekunden in dieser Stellung. Gehen Sie dann in die Ausgangsstellung zurück und entspannen Sie sich in *Śavāsana* (s. Seite 110 f.).

Die Skorpionsstellung ist eine extreme Rückwärtsbeugeübung. Zum Ausgleich sollten Sie im Anschluss eine Vorwärtsbeugeübung machen. Dieses *āsana* ist sehr schwierig, daher kann es lange dauern, bis man diese Stellung meistert.

Hier noch eine andere Variante, wie Sie in die Stellung gelangen können: Üben Sie zuerst *Śīrṣāsana* (Kopfstand, s. Seite 104 ff.). Lösen Sie die Hände vom Kopf und legen Sie die Unterarme flach auf den Boden, so dass die Handflächen nach unten schauen. Heben Sie nun den Körper durch die Kraft Ihrer Arme. Praktizieren Sie die Übung weiter, so wie Sie oben beschrieben ist.

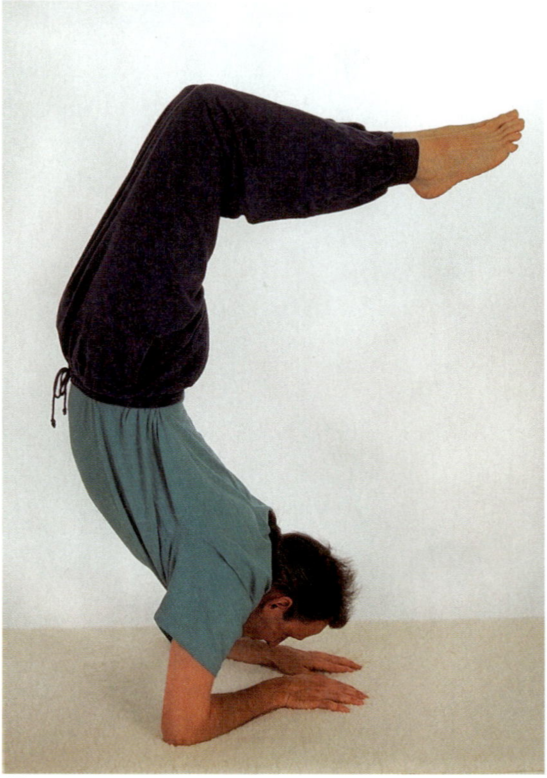

60

Konzentration: Konzentrieren Sie sich während dieser Übung besonders auf den Kopf, den Nacken, die Schultern, die Hände und das Kreuz. Vergegenwärtigen Sie sich in der nachfolgenden Entspannung die unten genannten Wirkungen dieser Übung.

Wirkung: In dieser Stellung wird die Wirbelsäule so weit wie möglich rückwärts gebeugt. Dies fördert das Gleichgewicht, die Harmonie und die Stärke im ganzen Körper. Die Lungen werden stark gedehnt, ebenso die Unterleibsorgane. Dadurch werden diese Körperteile, ebenso die Wirbelsäule und der übrige Körper, gut durchblutet und gestärkt. Dieses *āsana* übt auch einen starken Einfluss auf den Geist aus: Es entwickelt Geduld, Toleranz, Demut und innere Ruhe.

Vṛścika bedeutet ›Skorpion‹. Dieses *āsana* erinnert an einen Skorpion, daher nennt man es *Vṛścikāsana* oder Skorpionstellung.

Einschränkung: Kinder unter 12 Jahren sollten dieses *āsana* nicht üben, ebenso Personen mit hohem Blutdruck, Herzproblemen und akuten Augenkrankheiten.

41. Kumbhīrāsana (Krokodilstellung)

Technik: Legen Sie sich auf den Rücken. Die Beine liegen gestreckt am Boden. Strecken Sie die Arme zur Seite. Setzen Sie die rechte Ferse fest zwischen die große und die zweite Zehe des linken Fußes (s. Abb. 61). Atmen Sie aus und drehen Sie den Körper gleichzeitig so weit wie möglich zur linken Seite. Arme und Schultern sollten auf dem Boden bleiben. Drehen Sie den Kopf nach rechts (s. Abb. 62).

Atmen Sie normal und bleiben Sie 10 bis 15 Sekunden in dieser Stellung. Gehen Sie mit der nächsten Einatmung in die Ausgangslage zurück. Wechseln Sie die Fußstellung, setzen Sie die linke Ferse zwischen die Zehen des rechten Fußes. Drehen Sie dann den Körper zur rechten und den Kopf zur linken Seite (s. Abb. 63). Bleiben Sie genauso lang wie zuvor in dieser Stellung und gehen Sie anschließend wieder mit dem Einatmen in die Ausgangsstellung zurück.

Üben Sie drei Runden und entspannen Sie sich danach in *Śavāsana* (s. Seite 110 f.).

Konzentration: Konzentrieren Sie sich während der Übung auf die Steißbein- und Kreuzbeinregion, auf die rechte Niere und Hüfte, wenn Sie sich nach links drehen, bzw. auf die linke Niere und Hüfte, wenn Sie sich nach rechts drehen. Vergegenwärtigen Sie sich in der nachfolgenden Entspannung die unten genannten Wirkungen dieser Übung.

Wirkung: Dieses *āsana* ist besonders gut für die Beweglichkeit im Bereich der unteren Wirbelsäule und der Hüften. Ischiasschmerzen und rheumatische Schmerzen in dieser Region können beseitigt werden. Die Nerven der Steißbein- und Kreuzbeinregion werden gut durchblutet und dadurch gekräftigt. Außerdem ist es gut für die Nieren, und es verhindert Prostatabeschwerden, Leistenbruch und viele Frauenkrankheiten.

Kumbhīra bedeutet ›Krokodil‹. Dieses *āsana* sieht aus wie ein Krokodil, das seinen Schwanz bewegt. Daher wird es *Kumbhīrāsana* oder Krokodilstellung genannt.

42. Variation zu Kumbhīrāsana (Krokodilstellung)

Technik: Praktizieren Sie diese Übung genauso wie *Kumbhīrāsana,* nur mit dem Unterschied, dass Sie das rechte Bein anwinkeln und die Fußsohle neben die Außenseite des linken Knies auf den Boden stellen (s. Abb. 64). Dann drehen Sie den Körper zur linken und den Kopf zur rechten Seite, wie zuvor beschrieben (s. Abb. 65). Wechseln Sie dann die Beinstellung und praktizieren Sie die Übung zur anderen Seite hin (s. Abb. 66). Alle sonstigen Einzelheiten entsprechen der vorher beschriebenen Stellung.

Konzentration: Wie bei *Kumbhīrāsana.*

Wirkung: Alle Vorteile von *Kumbhīrāsana* können durch diese Variation noch schneller erreicht werden.

Bemerkung: Oft wird *Kumbhīrāsana* (Krokodilstellung) auch *Makarāsana* genannt, dies vor allem im bengalischen Sprachgebiet. *Makara* bedeutet gleichzeitig ›Delphin‹ und auch ›Krokodil‹. Da es eine Delphinstellung gibt*, die in der Yogaliteratur oft mit *Makarāsana* bezeichnet wird, ist die Krokodilstellung in diesem Buch mit *Kumbhīrāsana* benannt.

* wird in diesem Buch nicht behandelt, ist aber ähnlich wie *Bhujaṁgāsana*, die Kobrastellung (s. Seite 80 f.).

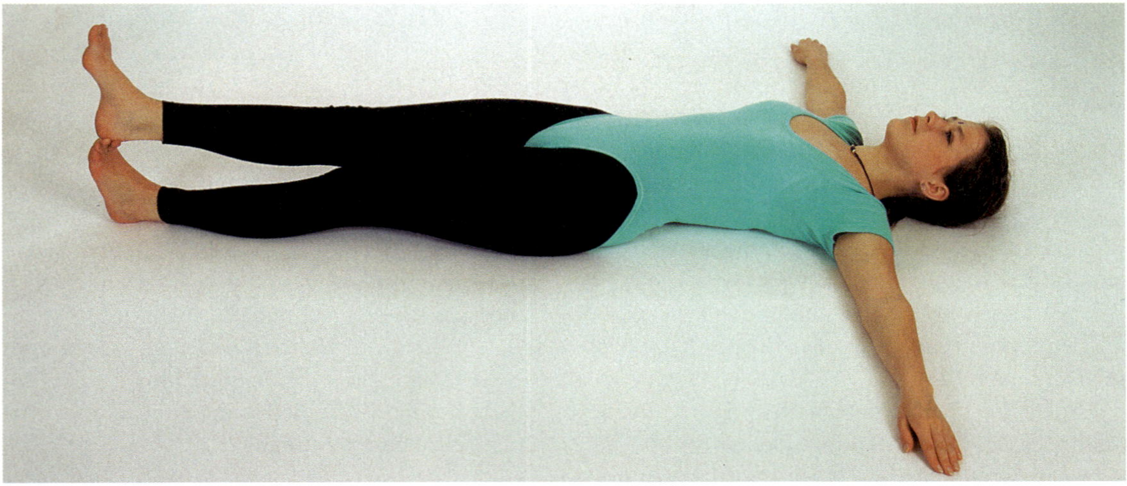

61

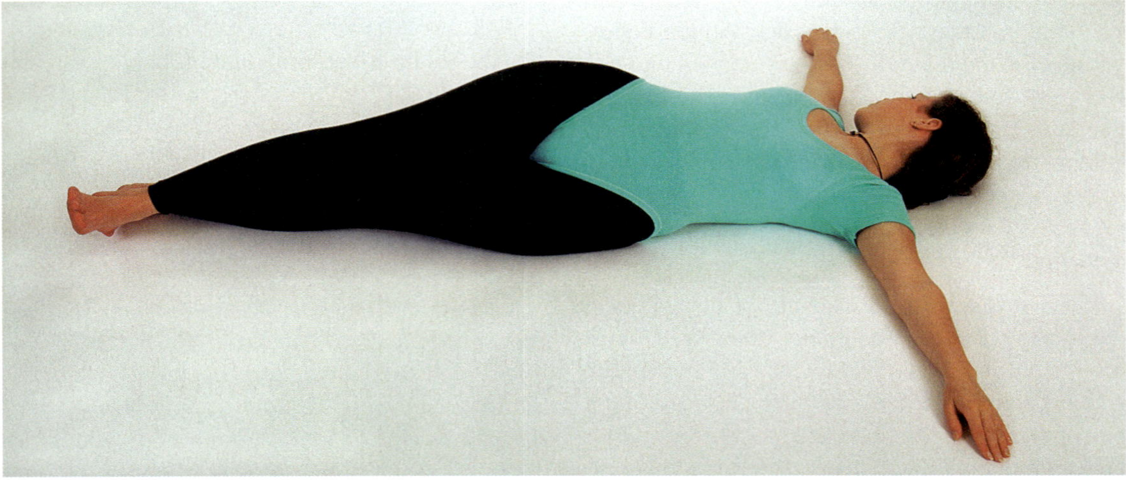

62

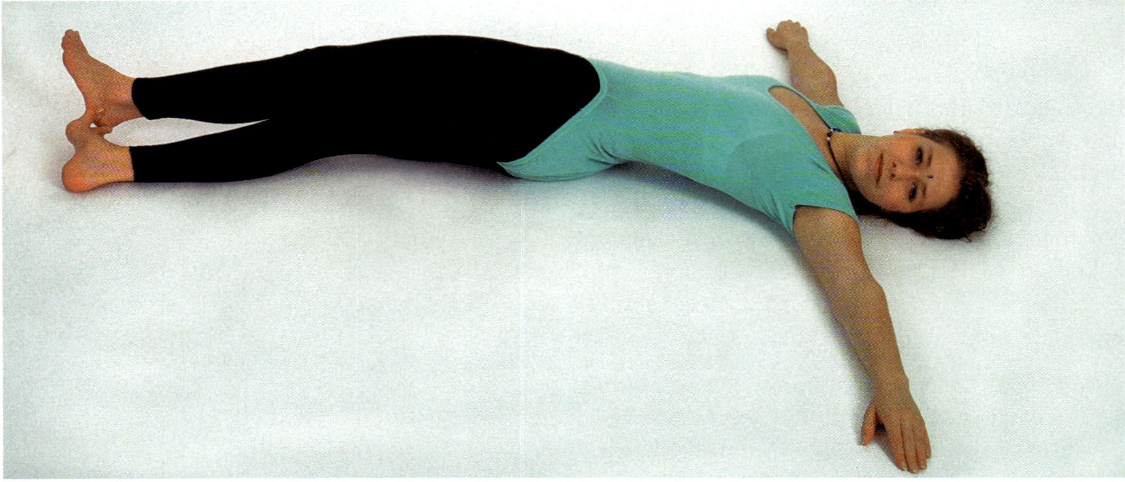

63

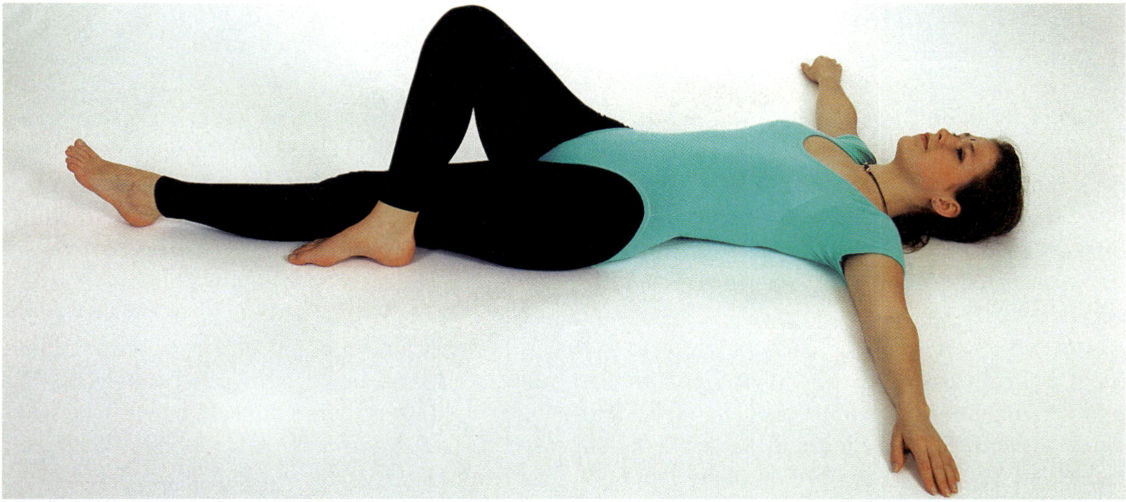
64

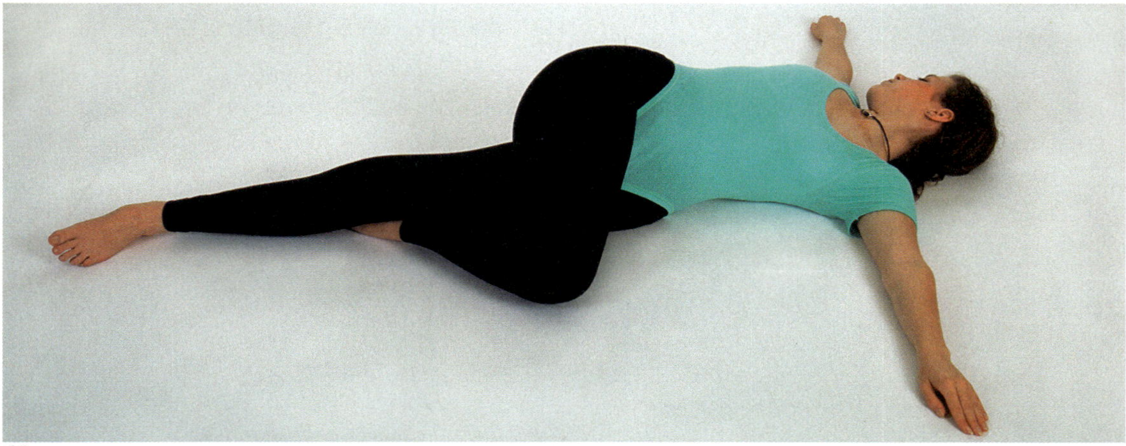
65

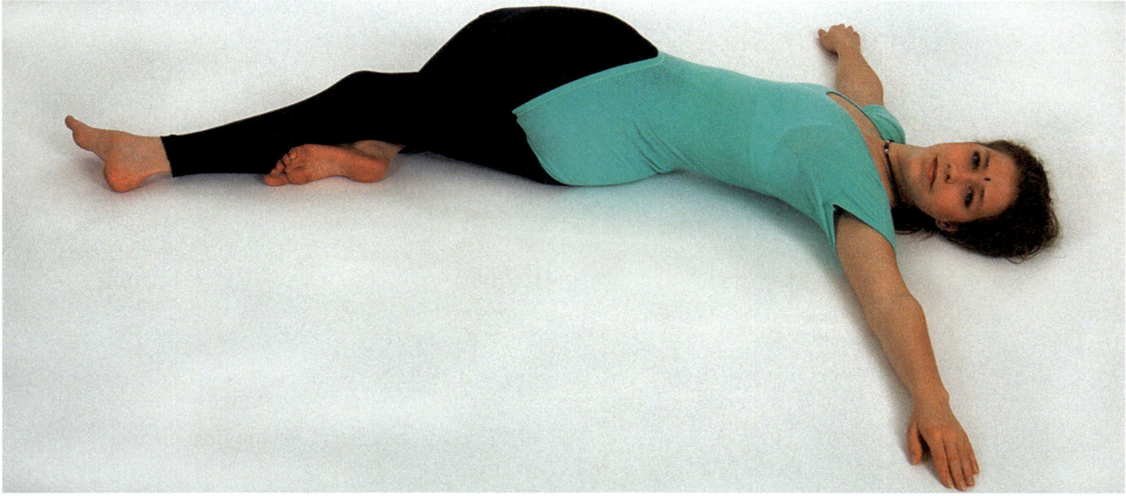
66

43. Utthita Pādāsana *(Beinhebestellung)*

Technik: Legen Sie sich auf den Rücken und lassen Sie die Arme seitlich neben dem Körper liegen. Halten Sie die Beine geschlossen und heben Sie sie mit dem Einatmen gemeinsam hoch, bis sich die Füße 30 bis 40 cm über dem Boden befinden. Dabei sollten beide Beine gestreckt bleiben (s. Abb. 67).

Atmen Sie normal und bleiben Sie so lange wie möglich in dieser Stellung. Atmen Sie dann aus und senken Sie die Beine wieder zum Boden. Üben Sie drei Runden und entspannen Sie sich nach jeder Runde in *Śavāsana* (s. Seite 110 f.).

Konzentration: Konzentrieren Sie sich während dieser Übung besonders auf den Bauch. Vergegenwärtigen Sie sich in der nachfolgenden Entspannung die unten genannten Wirkungen dieser Übung.

Wirkung: Dieses *āsana* entfernt Fett vom Unterleib und Bauch. Die Bauchmuskeln werden gestärkt. Es heilt darüber hinaus Bruchleiden und verhilft der Prostata zu einer guten Durchblutung.

Für schwangere Frauen ist *Utthita Pādāsana* eine gute Geburtsvorbereitungsübung. Wenn dieses *āsana* ab der vierten Woche nach der Entbindung drei Monate lang geübt wird, können Frauen, deren Haut durch Schwangerschaft und Geburt erschlafft ist, ihre schöne Figur zurückgewinnen. Durch regelmäßiges Üben kann auch eine Gebärmuttersenkung verhindert werden.

Vorsicht bei Bandscheibenproblemen: Winkeln Sie die Beine beim Heben und Senken an.

Utthita bedeutet ›heben‹, und *pāda* bedeutet ›Beine‹. Da bei diesem *āsana* die Beine angehoben werden, nennt man es *Utthita Pādāsana.*

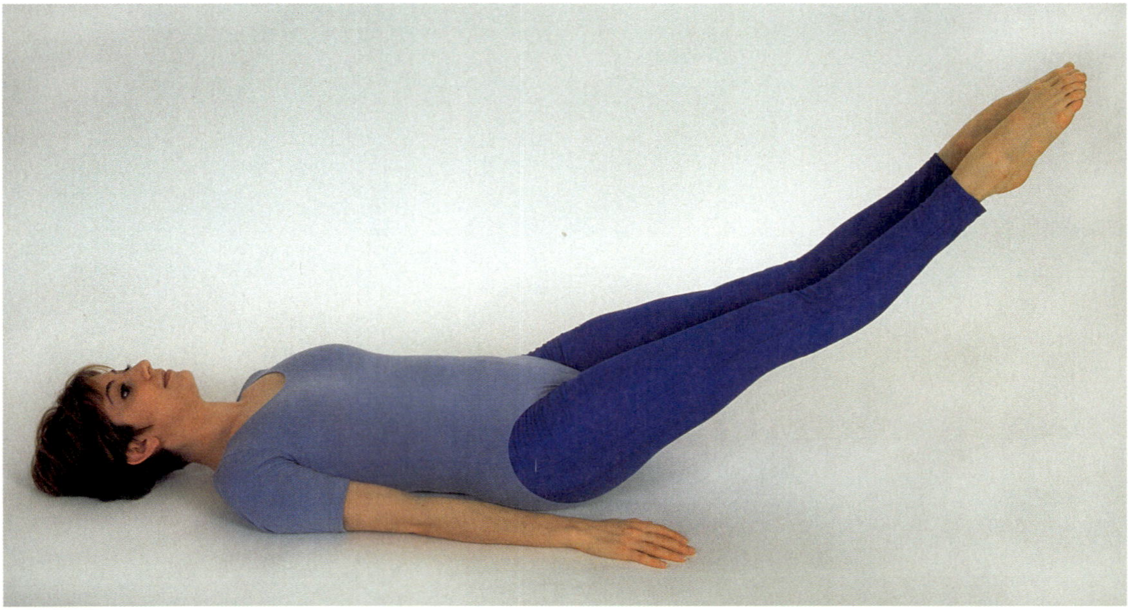

67

44. Dolāsana (Schaukelstellung)

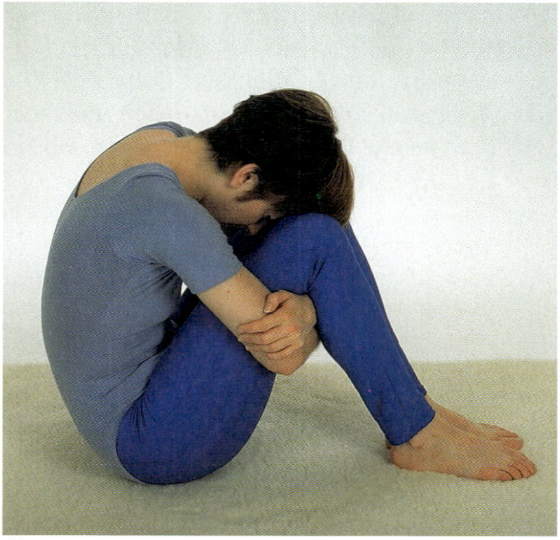

68

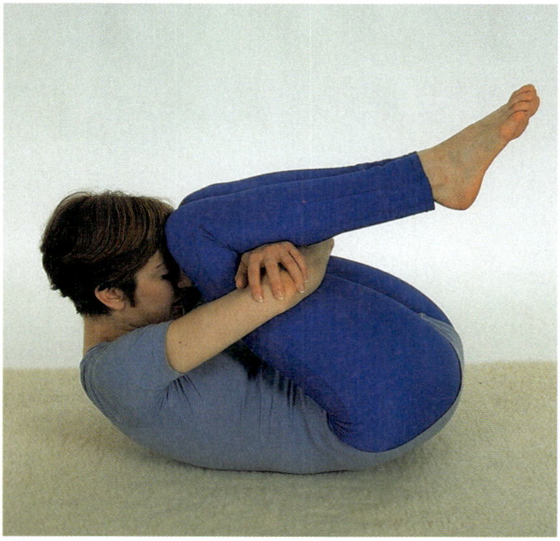

69

Technik: Sitzen Sie mit nach vorne gestreckten Beinen. Halten Sie die Wirbelsäule aufrecht. Beugen Sie nun die Knie und ziehen Sie die Füße nahe zum Gesäß. Schieben Sie beide Hände unter die Kniebeuge zwischen Oberschenkel und Unterschenkel und umfassen Sie die Ellbogen. Beugen Sie den Kopf nach vorne, so dass die Stirn die Knie berührt, und runden Sie den Rücken (s. Abb. 68). Rollen Sie nach hinten auf den Rücken (s. Abb. 69) und atmen Sie gleichzeitig ein. Rollen Sie anschließend mit dem Ausatmen wieder nach vorne, bis Sie sitzen und beide Fußsohlen auf dem Boden aufliegen. Berühren Sie weiterhin mit der Stirn die Knie. Schaukeln Sie auf diese Weise zehn- bis fünfzehnmal hin und her. Danach entspannen Sie sich in *Śavāsana* (s. Seite 110 f.).

Konzentration: Konzentrieren Sie sich während dieser Übung hauptsächlich auf die Wirbelsäule. Vergegenwärtigen Sie sich in der nachfolgenden Entspannung die unten genannten Wirkungen dieser Übung.

Wirkung: Dies ist eine Vorbereitungsübung für *Sarvāṅgāsana* oder die Kerze (s. Seite 68 f.). Sie fördert eine gute Durchblutung des ganzen Körpers, besonders des Kopfes und der Wirbelsäule. Die Muskeln und Nerven des Rückens werden gestärkt.

Dolā bedeutet ›Schaukel‹. Bei diesem *āsana* schaukelt der Übende mit dem Körper vor und zurück. Es heißt daher *Dolāsana.*

Einschränkung: Bei hohem Blutdruck und Herzproblemen sollten Sie dieses *āsana* nicht praktizieren.

45. Sarvāṅgāsana (Kerze)

Technik: Liegen Sie mit nach vorne gestreckten Beinen auf dem Rücken und legen Sie beide Hände neben den Körper. Schließen Sie die Beine. Gehen Sie nun in die halbe Kerze *(Ardha Sarvāṅgāsana),* indem Sie beide Beine senkrecht nach oben heben. Lassen Sie dabei das Gesäß am Boden (s. Abb. 70).

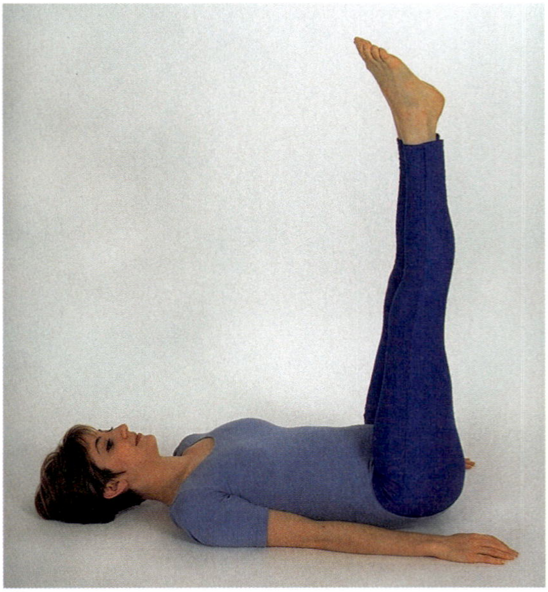

70

Bewegen Sie zuerst die Zehen ein paar Sekunden lang, damit das Blut gut durch die Beine hinunter fließen kann. Atmen Sie dann normal und bleiben Sie 10 bis 15 Sekunden in dieser Stellung. Gehen Sie dann in die volle Kerze, indem Sie die Hüften und den Rücken vom Boden anheben, bis Sie auf den Schultern stehen. Stützen Sie sich mit beiden Händen am Rücken auf und pressen Sie das Kinn gegen die Brust. Lassen Sie die Schultern am Boden (s. Abb. 71). Versuchen Sie, den Körper ganz ruhig zu halten und bewegen Sie wiederum für kurze Zeit Ihre Zehen.

Bleiben Sie am Anfang drei Minuten in dieser Stellung und steigern Sie die Dauer Ihren Möglichkeiten entsprechend.

Rollen Sie nun den Rücken langsam ohne ruckartige Bewegungen Wirbel für Wirbel ab, bis Sie

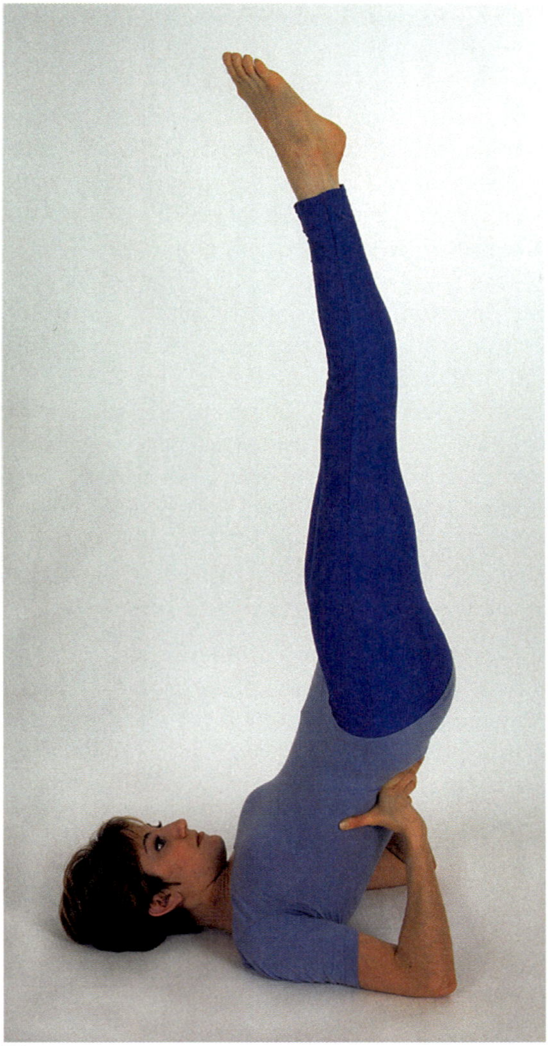

71

wieder ganz auf dem Boden liegen. Der Kopf bleibt auf dem Boden, die Beine sind gestreckt. Entspannen Sie sich danach in *Śavāsana* (s. Seite 110 f.). Es ist vorteilhaft, dieses *āsana* zweimal täglich zu üben.

Nach der Kerze ist es notwendig, eine Rückwärtsbeugeübung zu machen, bei der die Nebenschilddrüsen gepresst werden. Geeignet sind *Matsyāsana* (Fischstellung, s. Seite 84 f.) oder *Uṣṭrāsana* (Kamelstellung, s. Seite 52). Zusätzlich ist auch *Setubandhāsana* (Brückenstellung, s. Seite 72) eine vorteilhaft ergänzende Übung.

Konzentration: Konzentrieren Sie sich während der halben Kerze besonders auf den Bauch. Während der vollen Kerze konzentrieren Sie sich zuerst auf das Gehirn, dann auf das Gesicht, dann auf alle Teile des Halses, anschließend auf das Herz, die Bronchien und die Lungen. Vergegenwärtigen Sie sich während der nachfolgenden Entspannung die unten genannten Wirkungen dieser Übung.

Wirkung: Dieses *āsana* ist für den ganzen Körper (*sarvāṅga*) gut, und die Vorteile sind sehr zahlreich. Es ist eines der größten Geschenke der alten Weisen an alle Generationen.

Durch dieses *āsana* werden die Zirbeldrüse, die Hypophyse, das ganze Gehirn und alle Nerven und Zellen gut mit Blut versorgt. Dadurch wird geistige Erschöpfung beseitigt und die Geisteskraft erhöht. Schilddrüse, Nebenschilddrüsen, Mandeln und alle übrigen Organe im Hals bleiben gesund und arbeiten gut.

Unser Herz muss ständig gegen die Schwerkraft arbeiten und ist dadurch sehr schnell erschöpft. Durch Üben von *Sarvāṅgāsana* bekommt das Herz Ruhe, denn das Blut strömt automatisch in den oberen Teil des Körpers.

Mandelentzündung, Asthma, Störungen von Leber und Milz, Verstopfung, Gebärmuttersenkung, Störungen der Genitalorgane, Hämorrhoiden, Krampfadern usw. können durch regelmäßiges Üben dieses *āsanas* geheilt werden, zudem ist diese Übung gut für die Nieren und Nebennieren.

Sarvāṅga bedeutet ›der ganze Körper‹. Da dieses *āsana* für alle Teile des Körpers gut ist, heißt es *Sarvāṅgāsana.*

Einschränkung: Sobald die Hypophyse, die Schilddrüse und die Nebenschilddrüsen vollständig aktiviert sind, wird das Kind zum Jugendlichen. Bei einer vorzeitigen Aktivierung dieser Drüsen in der Kindheit wird das Kind einerseits vorzeitig geschlechtsreif, andererseits wird das Längenwachstum gehemmt, und die geistige Entwicklung bleibt zurück. Es ist ein Naturgesetz, dass diese Drüsen in der Kindheit nicht aktiv sind. Dies ist der Grund, warum Kinder unter zwölf Jahren *Sarvāṅgāsana,* aber auch *Matsyāsana* (Fischstellung s. Seite 84 f.) sowie andere Übungen, (s. Anhang, Seite 246) nicht üben dürfen.

Ebenso sollten Personen mit hohem Blutdruck, Schilddrüsenüberfunktion, akuten Augenkrankheiten und Schleudertrauma diese Übung nicht praktizieren.

Patienten mit Herzproblemen sollten ihren Gesundheitszustand berücksichtigen. Wenn dieser stabil ist, kann man vorsichtig diese Übung praktizieren. Sobald Sie aber während der Übung ein Druckgefühl verspüren oder sich angestrengt fühlen, sollte die Kerze sofort abgebrochen werden.

Bei Schilddrüsenüberfunktion ist es zunächst notwendig, die Funktion der Schilddrüse durch *Uḍḍīyānabandhamudrā* (s. Seite 116 f.) und *Śīrṣāsana* (Kopfstand, s. Seite 104 ff.) unter Kontrolle zu bekommen. Wenn sich die Funktion der Schilddrüse normalisiert hat, kann man ohne Schaden *Sarvāṅgāsana* üben.

Die Symptome einer Schilddrüsenüberfunktion sind: Kropfbildung, Übersäuerung des Magens*, hoher Blutdruck, Verdauungsstörungen, schnelle Atmung, körperliche Frühreife, unterentwickelte Brüste, Gewichtsverlust, schneller Puls, usw.

Die Symptome einer Schilddrüsenunterfunktion sind: Kropfbildung, Verlust der Haare, schadhafte Zähne, Zahnausfall, raue und trockene Haut, Herzschwäche, schwacher Puls, niedriger Blutdruck, Kopfschmerzen, rasche Erschöpfung, Gedächtnisverlust, Verstopfung, Nachlassen des Verdauungsfeuers, Fettleibigkeit, und anderes mehr.

Bei einer Schilddrüsenfehlfunktion können manchmal gerade gegenteilige Symptome, wie oben beschrieben, beobachtet werden. Eine eindeutige Bestimmung lässt sich oft nur durch einen Schilddrüsentest beim Arzt feststellen.

* gemäß *Āyurveda*

46. Halāsana (Pflugstellung)

Technik: Praktizieren Sie zuerst *Sarvāṅgāsana* (Kerze, s. Seite 68 f.). Strecken Sie dann langsam die Beine hinter den Kopf. Halten Sie die Knie gestreckt und berühren Sie mit den Zehen hinter dem Kopf den Boden. Legen Sie die Arme nach vorne (s. Abb. 72). Atmen Sie normal und bleiben Sie am Anfang 30 Sekunden in der Stellung und steigern Sie allmählich auf eine bis drei Minuten. Gehen Sie dann ganz langsam auf den Boden zurück. Praktizieren Sie am Anfang insgesamt drei Runden zu je 30 Sekunden und entspannen Sie sich nach jeder Runde in *Śavāsana* (s. Seite 110 f.). Wenn Sie die Übung beherrschen, so können Sie bis zu drei Minuten in der Stellung bleiben, üben Sie jedoch nur eine Runde. Entspannen Sie sich danach in *Śavāsana*.

Konzentration: Konzentrieren Sie sich während der Übung besonders auf den Halsbereich. Vergegenwärtigen Sie sich in der nachfolgenden Entspannung die unten genannten Wirkungen dieser Übung.

Wirkung: Dies ist ein sehr gutes *āsana* für alle Organe im Hals. Es heilt Rheumatismus im Nacken, in den Schultern und Armen. Die meisten Vorteile von *Sarvāṅgāsana* (Kerze, s. Seite 68 f.) können auch durch dieses *āsana* erreicht werden. Darüber hinaus werden die Unterleibsorgane durch die Kontraktion verjüngt. Durch die Vorwärtsbeugung wird die Wirbelsäule sehr gut mit Blut versorgt. Sie wird dadurch beweglich, und Rückenschmerzen werden erleichtert. Auch bei Magenschmerzen kann man durch *Halāsana* Erleichterung bekommen.

Hala bedeutet ›Pflug‹. Diese Stellung sieht dem Umriss eines Pfluges sehr ähnlich und wird daher *Halāsana* oder Pflugstellung genannt.

Einschränkung: Für *Halāsana* gelten die gleichen Einschränkungen wie für *Sarvāṅgāsana* (Kerze, s. Seite 68 f.). Bei Herzproblemen sollte auf dieses *āsana* verzichtet werden.

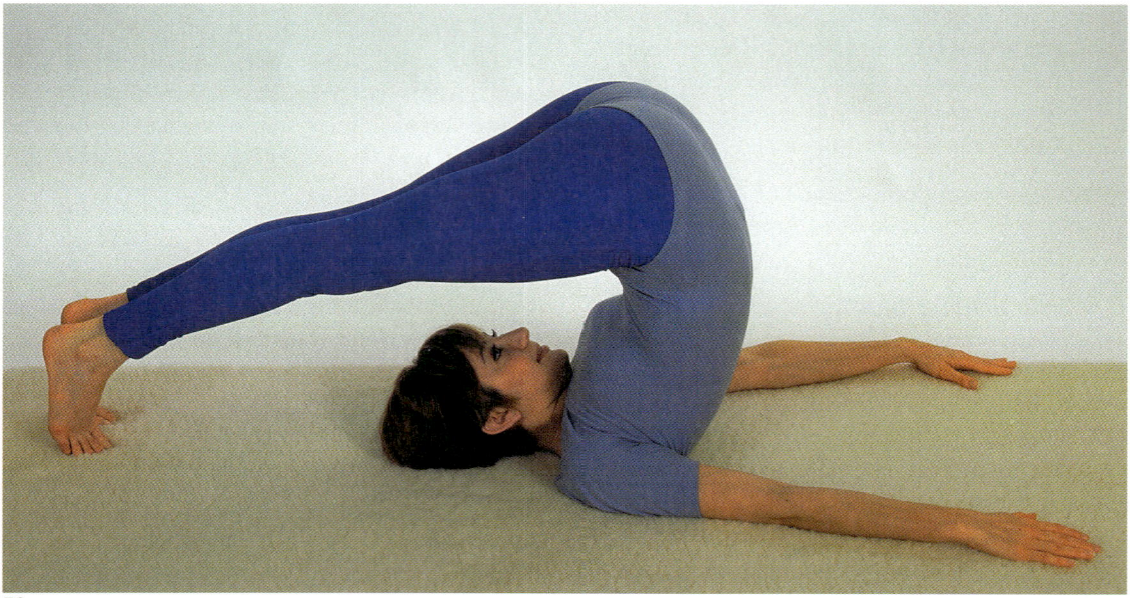

72

47. Karṇa-Pīḍāsana (Ohr-Kniestellung)

Technik: Praktizieren Sie *Halāsana* (Pflugstellung, s. Seite 70). Wenn Sie *Halāsana* beendet haben, winkeln Sie die Beine an, so dass die Knie auf dem Boden aufliegen und gegen die Ohren drücken (s. Abb. 73). Die Füße sollten Sie gestreckt halten.

Atmen Sie normal und bleiben Sie 30 bis 60 Sekunden in dieser Stellung. Strecken Sie dann die Beine wie bei *Halāsana.* Gehen Sie langsam zurück und entspannen Sie sich in *Śavāsana* (s. Seite 110 f.).

Konzentration: Konzentrieren Sie sich während dieser Übung auf den Hals, besonders auf die Lymphknoten des Halses und auf die Mandeln. Vergegenwärtigen Sie sich in der nachfolgenden Entspannung die unten genannten Wirkungen dieser Übung.

Wirkung: Alle Vorteile von *Halāsana* können durch dieses *āsana* erreicht werden. Zudem bringt es den Oberkörper und damit das Herz wie auch die Beine in eine wohltuende Ruhestellung. Die Wirbelsäule wird noch mehr gedehnt als bei *Halāsana,* und dadurch werden die ganze Wirbelsäule und die Taillenregion gut durchblutet.

Einschränkung: Für *Karṇa-Pīḍāsana* gelten die gleichen Einschränkungen wie für *Halāsana* (s. Seite 70).

Karṇa bedeutet ›Ohr‹, und *pīḍ* bedeutet ›pressen‹. Da die Knie bei dieser Übung gegen die Ohren gepresst werden, wird sie *Karṇa-Pīḍāsana* genannt.

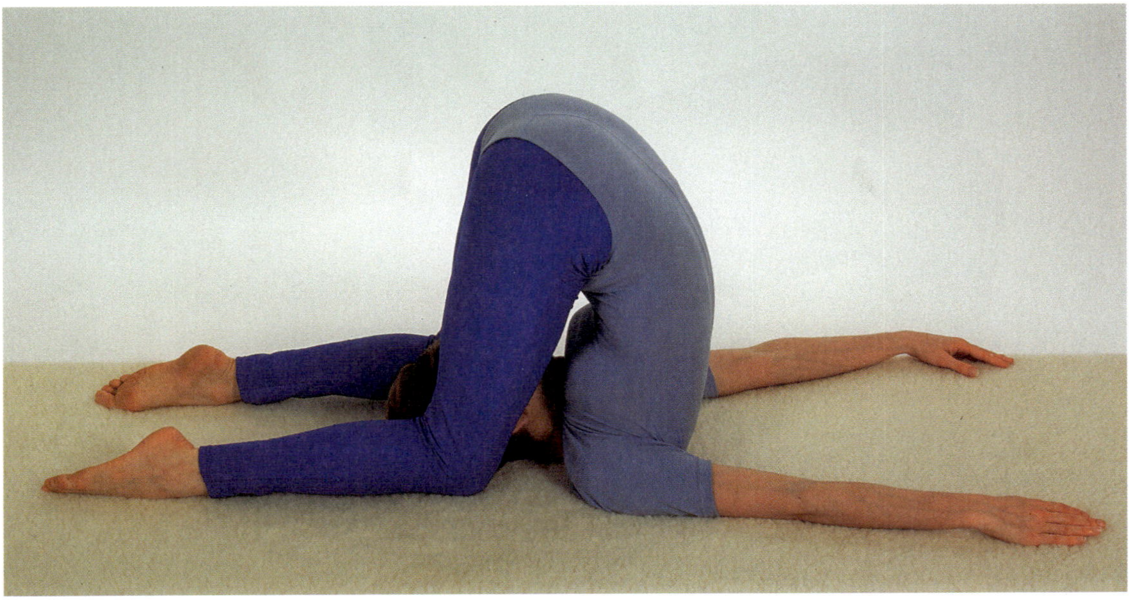

73

48. Setubandhāsana (Brückenstellung)

Technik: Üben Sie *Sarvāṅgāsana* (Kerze, s. Seite 68 f.). Winkeln Sie die Beine an und lassen Sie sie sehr langsam nach unten sinken, bis Sie die Fußsohlen auf den Boden stellen können. Dies geht leichter, wenn Sie zuerst nur ein Bein auf den Boden aufsetzen und dann das zweite. Stützen Sie die Hüften weiterhin mit den Händen. Der Nacken, die Schultern und die Arme bis zu den Ellbogen sollen auf dem Boden bleiben (s. Abb. 74).

Atmen Sie normal und bleiben Sie eine bis drei Minuten in dieser Stellung. Lösen Sie dann die Hände von den Hüften und lassen Sie Gesäß, Rücken und Beine mit dem Ausatmen langsam auf den Boden sinken. Entspannen Sie sich in *Śavāsana* (s. Seite 110 f.).

Dieses *āsana* kann im Anschluss an *Sarvāṅgāsana* geübt werden, damit der Brust- und Lendenwirbelbereich der Wirbelsäule in die entgegengesetzte Richtung gedehnt wird. Sie können *Setubandhāsana* aber auch separat üben, indem Sie drei Runden zu je 20 bis 30 Sekunden üben und sich dazwischen in *Śavāsana* entspannen.

Konzentration: Konzentrieren Sie sich bei dieser Übung besonders auf den Nacken, den Hals und das Kreuz. Vergegenwärtigen Sie sich in der nachfolgenden Entspannung die unten genannten Wirkungen dieser Übung.

Wirkung: Dieses *āsana* erzeugt eine Rückwärtsdehnung der Wirbelsäule und entfernt die Spannung im Nacken und in den Schultern, die durch *Sarvāṅgāsana* (Kerze, s. Seite 68 f.) und *Halāsana* (Pflugstellung, s. Seite 70) hervorgerufen werden kann. Sie erhält die Nerven der Wirbelsäule gesund, Kreuzschmerzen können gelindert werden.

Setu bedeutet ›Brücke‹ und *bandha* bedeutet ›gebaut‹ oder ›kontrahiert‹. Mit seinem Körper baut der Übende eine Brücke, außerdem ist durch die Kinnpresse während der Übung die Schilddrüse blockiert. Daher wird diese Stellung *Setubandhāsana* oder Brückenstellung genannt.

Einschränkung: Kinder unter 12 Jahren sollten dieses *āsana* nicht üben, da sonst die Schilddrüse zu früh angeregt wird. Bei Schilddrüsenüberfunktion sollte *Setubandhāsana* nicht geübt werden.

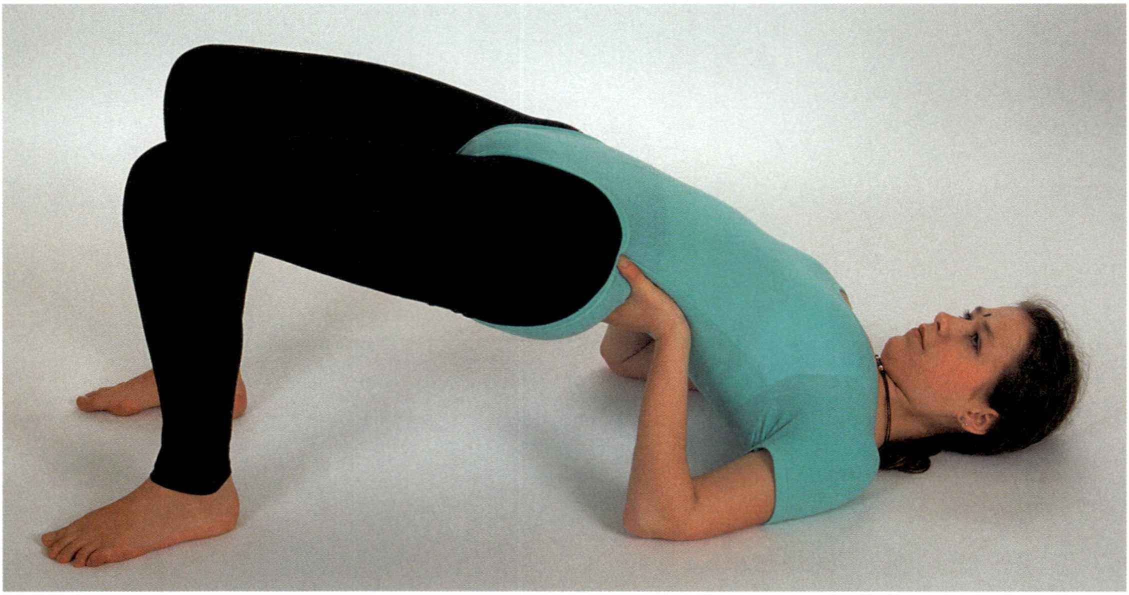

74

49. Pavanamuktāsana (gegen Blähungen)

Technik: Legen Sie sich auf den Rücken. Beugen Sie zuerst das rechte Bein und ziehen Sie es zum Bauch. Drücken Sie es mit beiden Händen auf die rechte Seite des Bauchs (s. Abb. 75). Atmen Sie tief ein, halten Sie den Atem für 3 bis 5 Sekunden an, atmen Sie dann aus. Atmen Sie auf diese Weise nochmals zweimal tief ein und aus. Lösen Sie dann die Hände, strecken Sie das Bein und legen Sie es auf den Boden. Praktizieren Sie dann das gleiche mit dem linken Bein (s. Abb. 76) und anschließend mit beiden Beinen (s. Abb. 77). Das ist eine Runde. Praktizieren Sie drei Runden und entspannen Sie sich nach jeder Runde in *Śavāsana* (s. Seite 110 f.).

Bei einer Variation zu dieser Übung berühren Sie mit der Stirn die Knie, während Sie den Atem anhalten. Die Wirkung dieses *āsanas* wird dadurch noch intensiver.

Diese Variation darf von Personen, die an Herz- und Lungenkrankheiten oder an hohem Blutdruck leiden, nicht praktiziert werden.

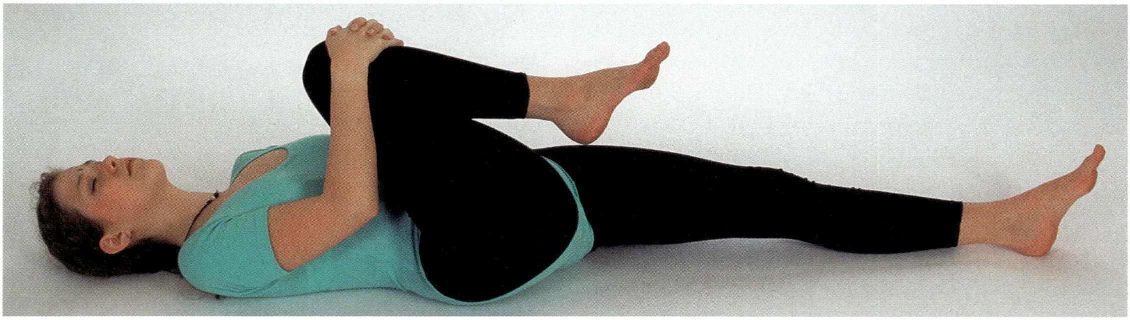

75

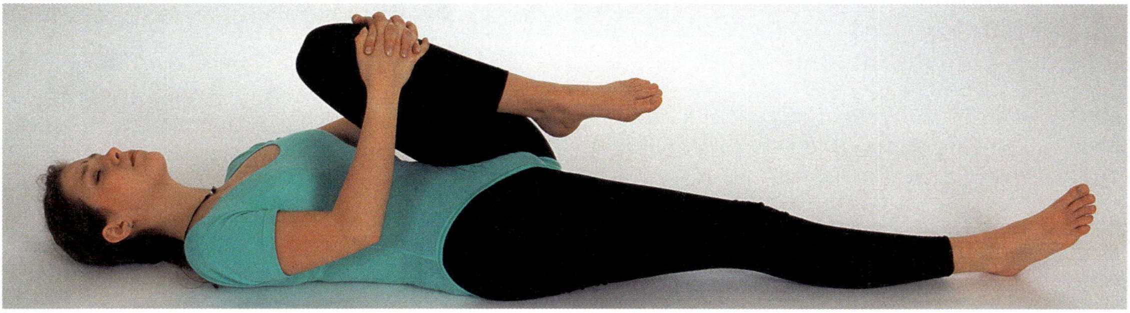

76

Dieses *āsana* sollte immer mit dem rechten Bein begonnen werden, da die peristaltische Bewegung des Darms von rechts nach links verläuft. Diejenigen, die keinen ausreichenden Druck auf dem Bauch verspüren, können, um ein besseres Ergebnis zu erhalten, ein Kissen zwischen Bauch und Bein schieben.

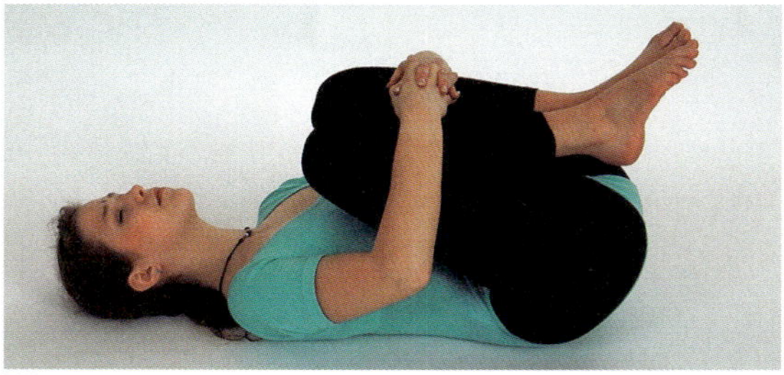

77

Konzentration: Wenn Sie das rechte Bein auf den Bauch pressen, konzentrieren Sie sich auf die Leber. Wenn Sie das linke Bein auf den Bauch pressen, konzentrieren Sie sich auf Magen und Milz, und wenn Sie beide Beine auf den Bauch pressen, auf die Bauchspeicheldrüse. Vergegenwärtigen Sie sich in der nachfolgenden Entspannung die unten genannten Wirkungen dieser Übung.

Wirkung: Dieses *āsana* bewirkt eine sehr gute Durchblutung aller Organe des Bauchs sowie des Unterleibs und erhält somit alle Organe dieses Bereiches gesund. Durch regelmäßiges Üben dieses *āsanas* wird die Stuhlentleerung leicht und normal. Krankheiten der Leber, der Milz, des Magens, der Bauchspeicheldrüse, der Prostata, der Eierstöcke, der Gebärmutter und des Darms können geheilt werden. Dieses *āsana* ist hilfreich, um den Darm von Blähungen zu befreien. Es vermindert den Fettansatz im Unterleibsbereich und erhöht die Elastizität der Knie und der Hüften. Wer an chronischer Verstopfung leidet, sollte am Morgen nach dem Aufstehen ein halbes Glas lauwarmes Wasser trinken und mindestens drei Runden dieses *āsanas* üben. Auf diese Weise kann Verstopfung beseitigt werden.

Pavana bedeutet ›Wind‹ und *mukta* bedeutet ›befreit‹. Dieses *āsana* befreit den Darm von Winden, daher nennt man es *Pavanamuktāsana.*

50. Naukāsana auf dem Rücken (Bootstellung auf dem Rücken)

Technik: Legen Sie sich mit gestreckten Beinen auf den Rücken. Legen Sie beide Hände auf die Oberschenkel. Atmen Sie ein und heben Sie nun gleichzeitig die Beine und den Oberkörper an. Halten Sie die Knie und die Füße gestreckt. Balancieren Sie den Körper auf dem Gesäß. Der Kopf und die Zehen befinden sich auf gleicher Höhe (s. Abb. 78).

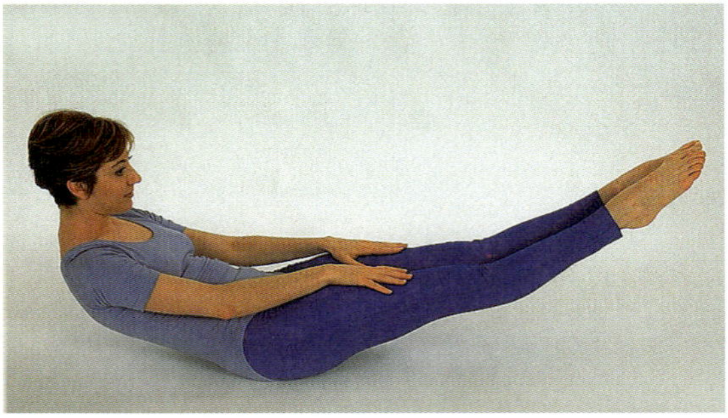

78

Atmen Sie normal und bleiben Sie 20 bis 30 Sekunden in dieser Stellung. Legen Sie sich mit dem Ausatmen wieder auf den Boden zurück. Praktizieren Sie drei Runden und entspannen Sie sich nach jeder Runde in *Śavāsana* (s. S. 110 f.).

Konzentration: Konzentrieren Sie sich besonders auf die Bauchmuskeln und die Bauchorgane. Vergegenwärtigen Sie sich in der nachfolgenden Entspannung die unten genannten Wirkungen dieser Übung.

Wirkung: Dieses *āsana* ist gut für die Leber, die Gallenblase, die Milz und den Darm. Es stärkt die Bauchmuskeln sowie die Muskeln und Nerven des Rückens, wodurch man sich noch im Alter an einer gesunden und beweglichen Wirbelsäule erfreuen kann.

Naukā bedeutet ›Boot‹. Diese Stellung sieht einem Boot sehr ähnlich und wird daher *Naukāsana* oder Bootstellung genannt.

51. Naukāsana auf dem Bauch (Bootstellung auf dem Bauch)

Technik: Legen Sie sich auf den Bauch und strecken Sie beide Hände so über den Kopf, dass die Arme die Ohren berühren. Schließen Sie die Beine. Atmen Sie nun ein und heben Sie den Oberkörper (von der Hüfte aufwärts) und beide Beine so weit wie möglich vom Boden hoch (s. Abb. 79). Atmen Sie normal und bleiben Sie 20 bis 30 Sekunden in dieser Stellung. Atmen Sie dann aus und lassen Sie Oberkörper und Beine sinken. Praktizieren Sie drei bis vier Runden und entspannen Sie sich nach jeder Runde in *Śavāsana* (s. Seite 110 f.).

Konzentration: Konzentrieren Sie sich während der Übung auf die Wirbelsäule, besonders auf das Kreuz. Vergegenwärtigen Sie sich in der nachfolgenden Entspannung die unten genannten Wirkungen dieser Übung.

Wirkung: Dieses *āsana* stärkt besonders die Nerven der Wirbelsäule, der Hüften und der Beine, da diese Teile gut durchblutet werden. Es entfernt Rücken- und Ischiasschmerzen in den Hüften und Beinen. Alle Organe des Unterleibs erhalten eine gute Massage und bleiben dadurch gesund. Auch die Muskeln des Nackens und der Schultern werden gekräftigt.

Worterklärung siehe ›*Naukāsana auf dem Rücken*‹ (s. Seite 74).

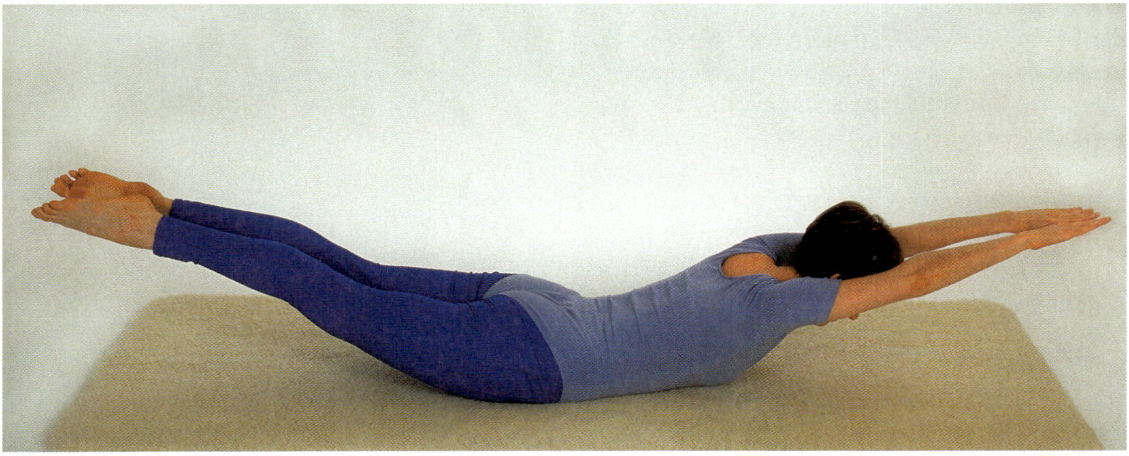

79

52. *Pūrvottānāsana (schiefe Ebene)*

Technik: Sitzen Sie mit nach vorne gestreckten Beinen. Legen Sie die Handflächen etwas hinter den Hüften auf den Boden, so dass die Finger in Richtung der Füße zeigen. Atmen Sie ein und heben Sie das Gesäß nach oben, bis der Körper eine schiefe Ebene bildet, die Fersen bleiben auf dem Boden, die Arme sind gestreckt. Beugen Sie den Kopf so weit wie möglich nach hinten (s. Abb. 80). Atmen Sie normal und bleiben Sie 30 Sekunden in dieser Stellung. Atmen Sie dann aus, beugen Sie die Ellbogen und die Knie, setzen Sie sich auf den Boden und entspannen Sie sich. Praktizieren Sie zwei bis drei Runden und entspannen Sie sich nach jeder Runde in *Śavāsana* (s. Seite 110 f.).

Konzentration: Konzentrieren Sie sich während der Übung besonders auf das Kreuz, die Knie und die Hände. Vergegenwärtigen Sie sich in der nachfolgenden Entspannung die unten genannten Wirkungen dieser Übung.

Wirkung: Dieses *āsana* kräftigt den Nacken, die Schultern, Arme, Hände, Füße und ganz besonders die Gelenke in diesen Bereichen. Auch die Beweglichkeit der Schulter-, Arm- und Fußgelenke wird verbessert. Darüber hinaus entfernt es die Anspannung, die durch das Praktizieren anstrengender Vorwärtsbeugeübungen hervorgerufen werden kann.

Pūrva bedeutet ›östlich‹. *Uttāna* bedeutet ›strecken‹. Bei dieser Übung streckt man die östliche Seite des Körpers, das ist nach der Yogaphilosophie die Vorderseite, indem man sie hochhebt. Deshalb wird sie *Pūrvottānāsana* genannt. Da die Namenbedeutung nicht direkt übersetzbar ist, kann man dieses *āsana* auf Deutsch schiefe Ebene nennen.

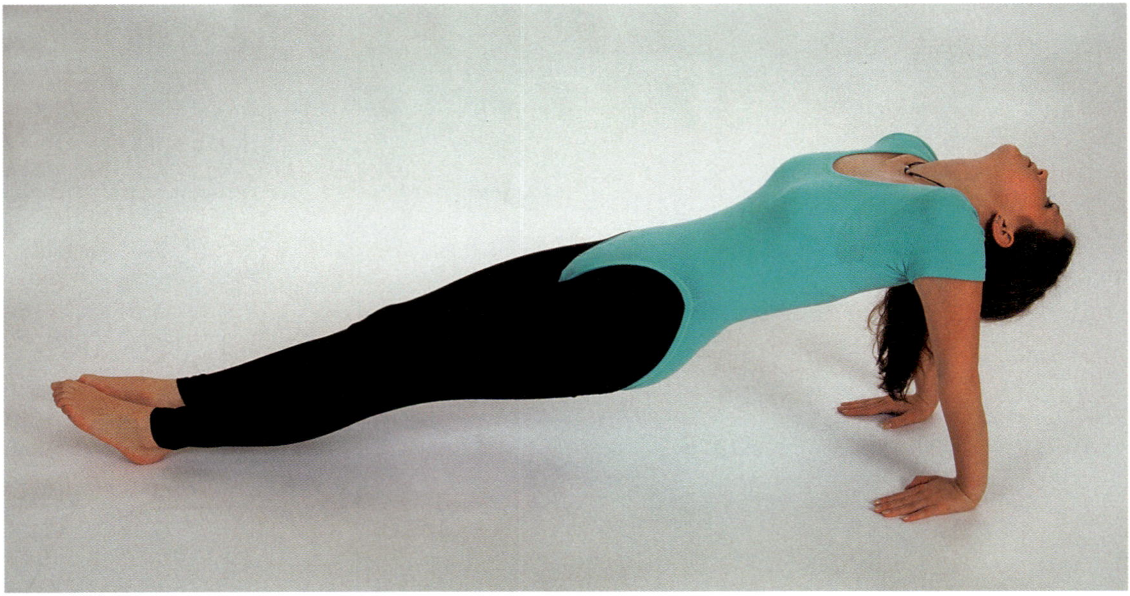

80

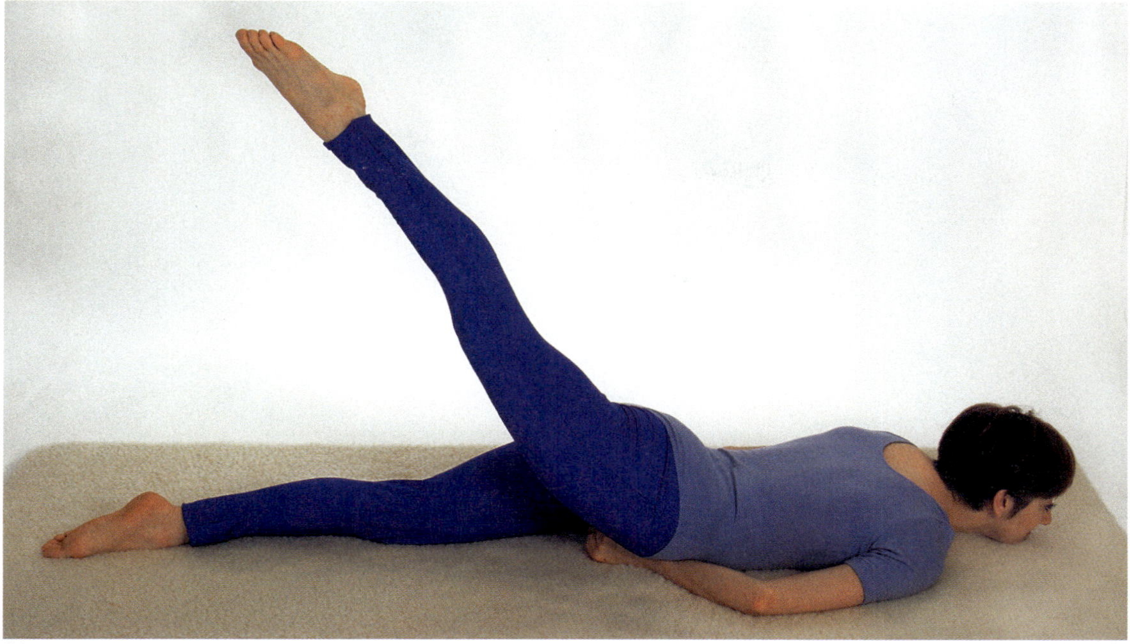

81

53. Ardha Śalabhāsana
(halbe Heuschreckenstellung)

Technik: Legen Sie sich auf den Bauch, berühren Sie mit dem Kinn den Boden und schließen Sie die Beine. Schieben Sie nun die Hände unter die Oberschenkel, so dass die Handflächen auf den Boden zeigen, oder machen Sie eine Faust. Stützen Sie sich mit den Händen oder den Fäusten auf dem Boden ab. Atmen Sie ein und heben Sie gleichzeitig das rechte Bein so hoch wie möglich (s. Abb. 81).

Atmen Sie normal und bleiben Sie 10 bis 15 Sekunden in dieser Stellung. Achten Sie darauf, dass Sie Zehen und Fußgelenke locker lassen. Dann senken Sie das Bein wieder auf den Boden und atmen Sie gleichzeitig aus. Wiederholen Sie die Übung mit dem linken Bein (s. Abb. 82). Praktizieren Sie drei Runden und entspannen Sie sich nach jeder Runde in *Śavāsana* (s. Seite 110 f.).

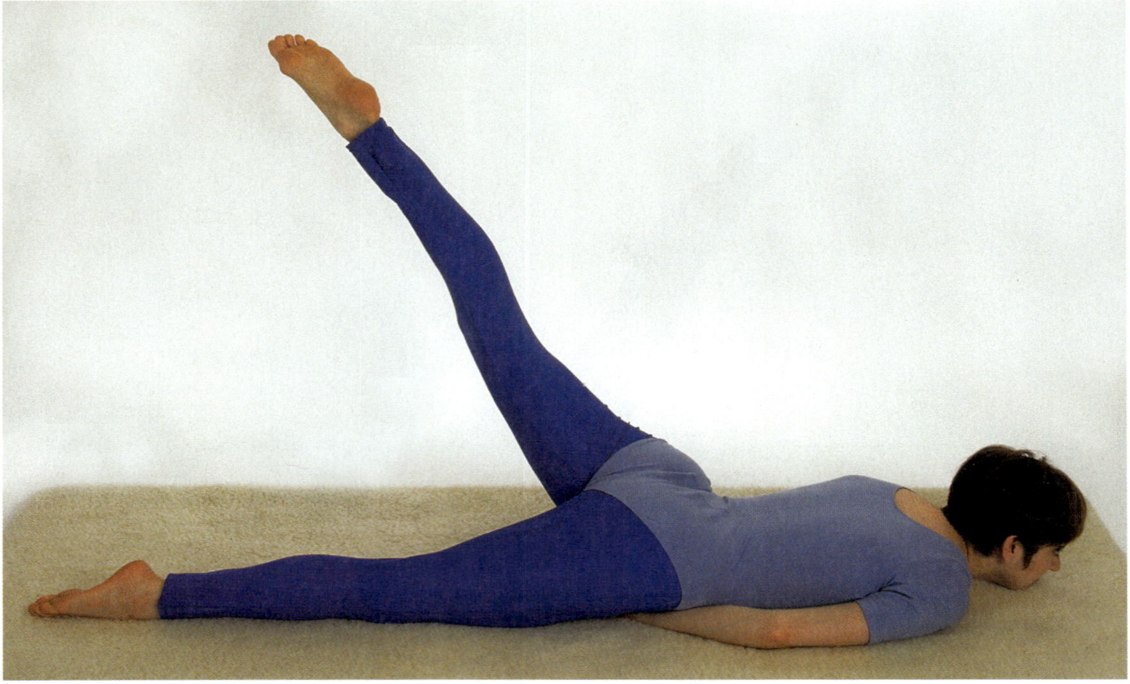

82

Bei einer Variation dieser Übung können Sie das hochgehobene Bein mit dem anderen abstützen. Das ist am Anfang nicht so anstrengend (s. Abb. 83).

Konzentration: Konzentrieren Sie sich auf die rechte Hüfte, wenn Sie das rechte Bein heben, und auf die linke Hüfte, wenn Sie das linke Bein heben. Vergegenwärtigen Sie sich in der nachfolgenden Entspannung die unten genannten Wirkungen dieser Übung.

Wirkung: Dieses *āsana* beseitigt alle Arten von Hüftschmerzen und kräftigt den Kreuzbein- und Steißbeinbereich. Es verhindert und beseitigt Ischiasprobleme. Auch rheumatische Beschwerden, chronische Menstruationsschmerzen, Gebärmutterknickung und Verstopfung können durch dieses *āsana* geheilt werden. Es verstärkt das Verdauungsfeuer, gibt einen guten Appetit und vermindert übermäßige Fettansammlung an Bauch und Taille. Zudem ist es eine gute Übung für die Nieren und Nebennieren. Die Ausscheidung harnpflichtiger Substanzen wird angeregt.

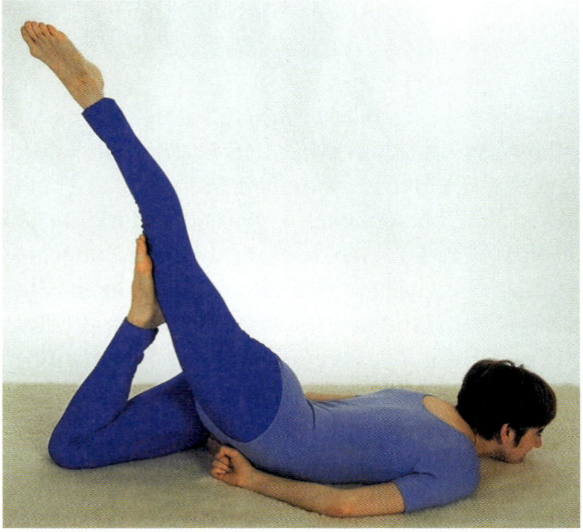

83

Ardha bedeutet ›halb‹, und *śalabha* bedeutet ›Heuschrecke‹. Dieses *āsana* sieht aus wie eine Heuschrecke, die ein Bein hochhebt. Daher heißt es *Ardha Śalabhāsana.*

54. Pūrṇa Śalabhāsana
(volle Heuschreckenstellung)

Technik: Legen Sie sich auf den Bauch, berühren Sie mit dem Kinn den Boden und schließen Sie die Beine. Schieben Sie die Hände unter die Oberschenkel, so dass die Handflächen nach unten zeigen, oder machen Sie eine Faust. Stützen Sie sich mit den Händen auf dem Boden ab, atmen Sie ein und heben Sie gleichzeitig beide Beine so hoch wie möglich. Halten Sie die Beine geschlossen und lassen Sie Fußgelenke und Zehen locker (s. Abb. 84). Atmen Sie normal und bleiben Sie 10 bis 20 Sekunden in dieser Stellung. Atmen Sie aus und legen Sie die Beine langsam auf den Boden zurück. Praktizieren Sie drei Runden und entspannen Sie sich nach jeder Runde in *Śavāsana* auf dem Bauch (s. Seite 110 f.).

Konzentration: Konzentrieren Sie sich während der Übung auf die Hüften. Vergegenwärtigen Sie sich in der nachfolgenden Entspannung die unten genannten Wirkungen dieser Übung.

Wirkung: Alle Vorteile von *Ardha Śalabhāsana* (s. Seite 77 f.) können durch dieses *āsana* sehr schnell erreicht werden.

Śalabha bedeutet ›Heuschrecke‹, und *pūrṇa* bedeutet ›voll‹. Da bei diesem *āsana* beide Beine nach oben gehoben werden, nennt man es *Pūrṇa Śalabhāsana.*

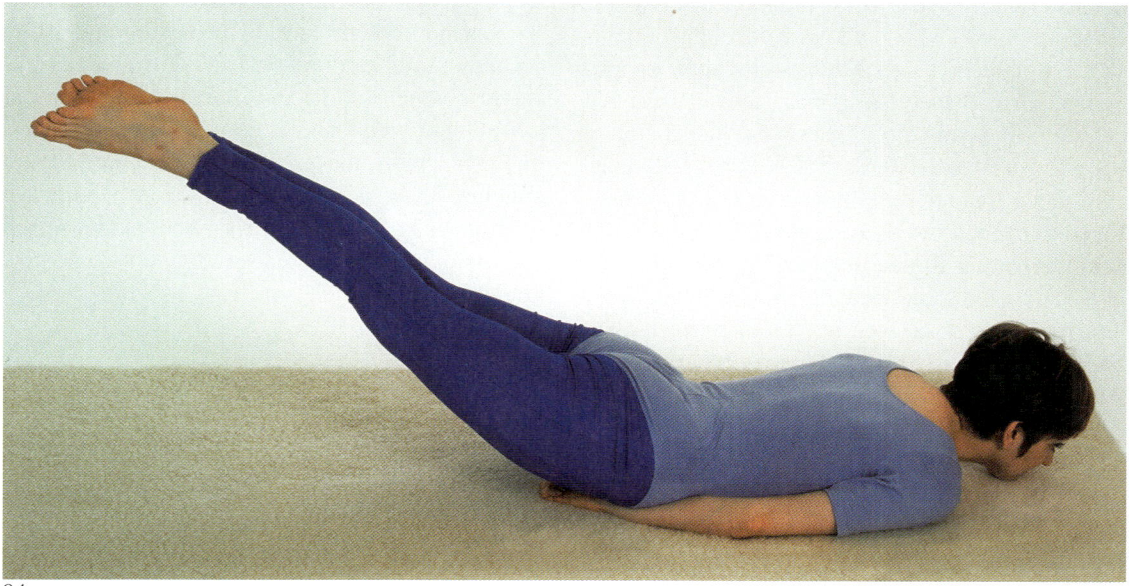

84

55. Bhujaṁgāsana (Kobrastellung)

Technik: Legen Sie sich auf den Bauch, halten Sie die Beine geschlossen und berühren Sie mit der Stirn den Boden. Stützen Sie sich mit den Händen etwa in Schulterhöhe leicht auf dem Boden auf. Die Fingerspitzen sollten nach vorne zeigen und Arme und Hände parallel zum Oberkörper sein.

Heben Sie den Oberkörper in der ersten Runde ohne die Kraft der Arme zu benützen, nur mit der Rückenmuskulatur, langsam vom Boden. Atmen Sie dabei gleichzeitig ein und legen Sie den Kopf in den Nacken. Atmen Sie normal und bleiben Sie ca. 20 - 30 Sekunden in dieser Stellung. Atmen Sie aus und kehren Sie gleichzeitig langsam in die Ausgangsstellung zurück. Entspannen Sie sich danach in *Śavāsana* in Bauchlage (s. Seite 110 f.).

In der zweiten Runde beugen Sie den Oberkörper etwas weiter zurück, indem Sie diesen mit Hilfe der Arme (50%) und der Rückenmuskulatur (50%) hochheben. Der Nabel sollte aber am Boden bleiben. Atmen Sie normal und bleiben Sie ca. 20 - 30 Sekunden in dieser Stellung. Atmen Sie dann aus und kehren Sie gleichzeizig langsam in die Ausgangsstellung zurück. Entspannen Sie sich danach in *Śavāsana* in Bauchlage.

In der dritten Runde nehmen Sie die Beine etwas voneinander und beugen Sie den Oberkörper von der Taille an so weit wie möglich nach oben und hinten, indem Sie nun die volle Stützkraft der Arme verwenden. Der Unterleib, die Beine und Zehen bleiben dabei am Boden liegen (s. Abb. 85). Gehen Sie mit dem Ausatmen langsam Wirbel für Wirbel in die Ausgangsstellung zurück und entspannen Sie sich danach in *Śavāsana* in Bauchlage (s. Seite 110 f.).

Bei einer Variation dieser Übung winkeln Sie die Knie an und berühren den Kopf mit den Füßen (s. Abb. 86). Dadurch erreichen Sie eine stärkere Dehnung der Wirbelsäule.

Konzentration: Konzentrieren Sie sich während der ersten Runde auf das Kreuz, während der zweiten Runde auf Gallenblase, Leber, Magen und Milz; während der dritten Runde auf das Herz und den Brustbereich. Vergegenwärtigen Sie sich in der nachfolgenden Entspannung die unten genannten Wirkungen dieser Übung.

Wirkung: Alle Arten von Rückenschmerzen können durch dieses *āsana* geheilt werden, denn es stärkt alle Muskeln des Rückens. Die Beweglichkeit der Wirbelsäule wird verbessert. Es gibt guten Appetit, verbessert die Verdauung, heilt Verstopfung, hält Leber, Milz, Nieren und Nebennieren gesund und erhöht die Durchblutung der Gebärmutter und der Eierstöcke. Viele Frauenkrankheiten können mit diesem *āsana* geheilt werden.

Wer an hohem Blutdruck leidet, kann bei regelmäßiger Übung dieses *āsanas* sehr gute Erfolge erzielen. Dies ist außerdem eine gute Übung bei Angina pectoris*. Diese Krankheit kann durch regelmäßiges Praktizieren von *Bhujaṁgāsana* verhindert werden.

Bhujaṁga bedeutet ›Schlange‹. Da diese Stellung einer sich aufbäumenden Kobra mit gespreiztem Hals gleicht, wird sie *Bhujaṁgāsana* oder Kobrastellung genannt. Eine weitere Bezeichnung für dieses *āsana* ist *Sarpāsana. Sarpa* bedeutet ebenfalls ›Schlange‹.

* Angina pectoris ist eine Durchblutungsstörung der Herzkranzgefäße.

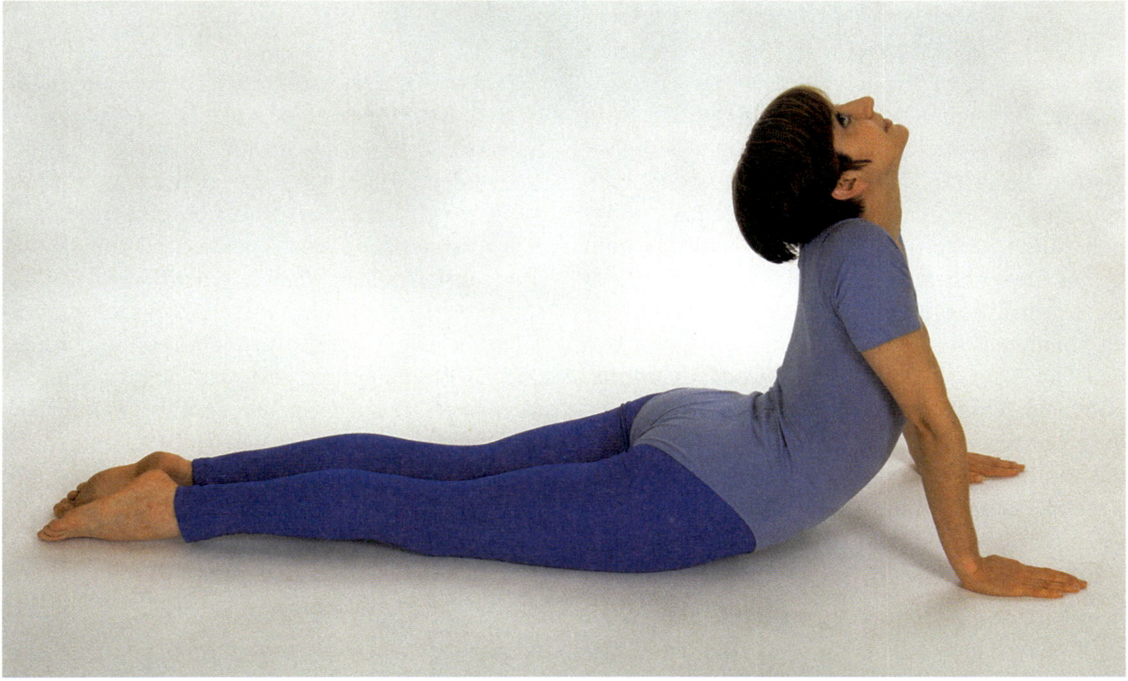
85

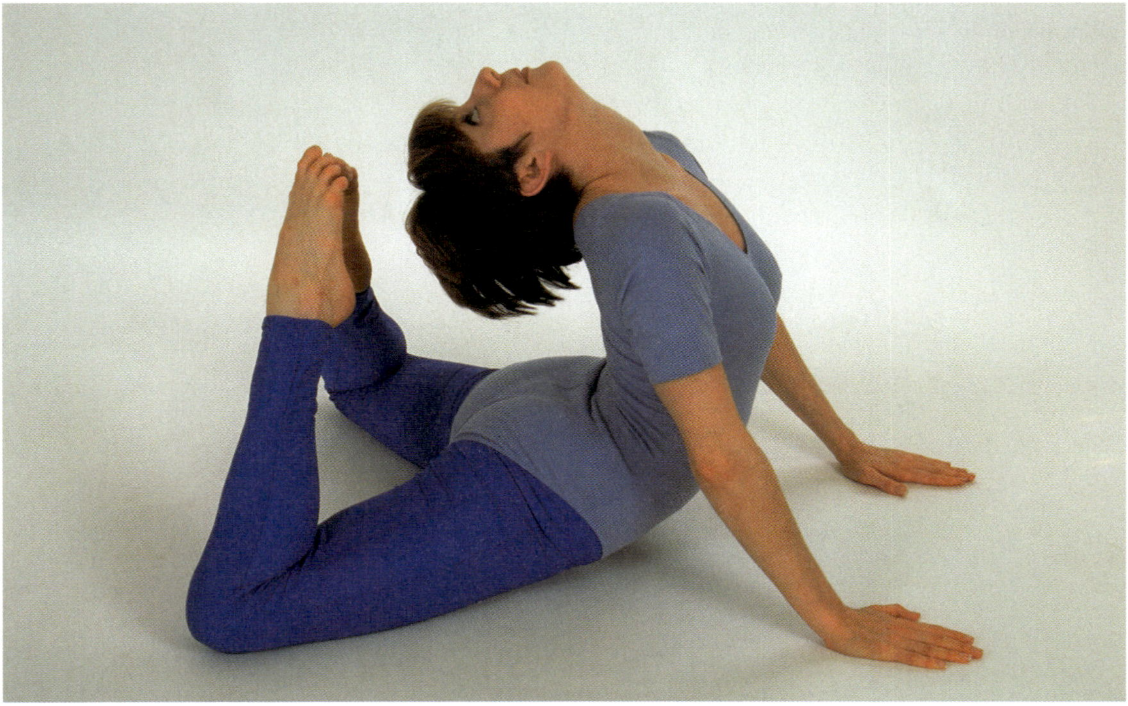
86

56. Dhanurāsana (Bogenstellung)

Technik: Legen Sie sich auf den Bauch, schließen Sie die Beine und berühren Sie mit der Stirn den Boden. Winkeln Sie die Knie an und ergreifen Sie die Fußknöchel von hinten mit den Händen. Beugen Sie nun den Kopf so weit wie möglich zurück, heben Sie Brust und Knie mit dem Einatmen so hoch wie möglich und ziehen Sie gleichzeitig die Füße und Unterschenkel nach hinten. Spannen Sie die Wirbelsäule wie einen Bogen. Die Arme bleiben gerade. Atmen Sie normal und bleiben Sie 20 bis 30 Sekunden in dieser Stellung (s. Abb. 87). Atmen Sie aus und lösen Sie die Stellung auf. Praktizieren Sie drei bis vier Runden und entspannen Sie sich nach jeder Runde in *Śavāsana* auf dem Bauch (s. Seite 110 f.).

Konzentration: Konzentrieren Sie sich während der ersten Runde besonders auf die Nieren, während der zweiten Runde auf den Bauch und die Unterleibsorgane und während der dritten Runde auf die Wirbelsäule. Vergegenwärtigen Sie sich in der nachfolgenden Entspannung die unten genannten Wirkungen dieser Übung.

Wirkung: Dieses *āsana* ist besonders gut für die Nieren. Es führt zu einer guten Durchblutung der Nieren und beseitigt Störungen im Bereich der Nebennieren. Überschüssiges Fett an Bauch und Taille wird verringert. Bauchbeschwerden, wie z. B. Verstopfung und Zuckerkrankheit, sowie Frauenkrankheiten können geheilt werden. Diese Übung ist auch sehr gut bei Schilddrüsenüberfunktion. Die Thymusdrüse wird gut durchblutet und das Immunsystem gestärkt. Die Übung macht die Wirbelsäule biegsam und gesund, beseitigt Rückenschmerzen und führt zu einer guten Durchblutung der Nervenzentren in der Wirbelsäule. Auch die Leber wird gut durchblutet. *Dhanurāsana* erhöht die Schönheit und verbessert die Gesundheit der Frau durch vermehrte Ausschüttung weiblicher Hormone.

Dhanu bedeutet ›Bogen‹. Diese Stellung ähnelt einem Bogen und wird daher *Dhanurāsana* oder Bogenstellung genannt.

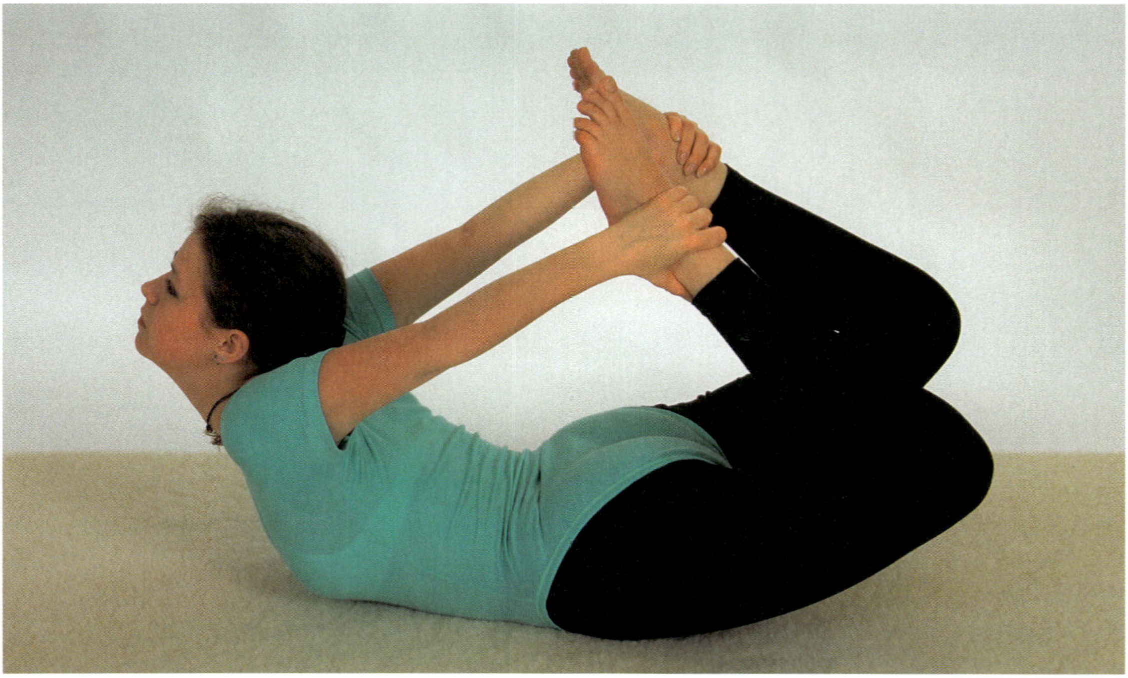

87

57. *Ardha Cakrāsana* *(halbe Radstellung)*

Technik: Legen Sie sich auf den Rücken. Setzen Sie Ihre beiden Handflächen neben dem Kopf parallel zur Schulter auf den Boden. Die Fingerspitzen zeigen in Richtung der Füße. Lassen Sie zwischen den Füßen etwas Abstand, winkeln Sie die Knie an und stellen Sie die Füße nahe zum Gesäß auf den Boden. Atmen Sie ein und heben Sie mit der Kraft der Arme und Beine die Taille und den Rücken wie zu einem Bogen nach oben (s. Abb. 88). Atmen Sie normal und bleiben Sie am Anfang zehn Sekunden in dieser Stellung und erhöhen Sie die Dauer allmählich auf 20 Sekunden. Kehren Sie langsam mit dem Ausatmen wieder in die Ausgangsposition zurück, bis Kopf, Schultern und Gesäß wieder auf dem Boden liegen. Legen Sie die Hände parallel zum Körper auf den Boden und strecken Sie die Beine. Praktizieren Sie drei Runden und entspannen Sie sich nach jeder Runde in *Śavāsana* (s. Seite 110 f.).

Konzentration: Konzentrieren Sie sich während der Übung besonders auf das Kreuz und auf den Bauch. Vergegenwärtigen Sie sich in der nachfolgenden Entspannung die unten genannten Wirkungen dieser Übung.

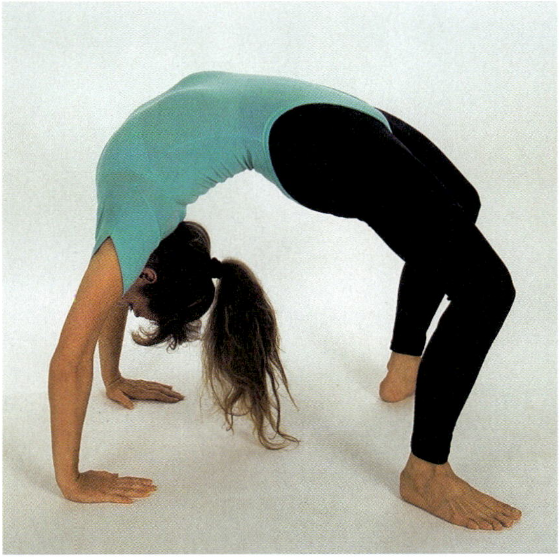

88

Wirkung: Dieses *āsana* erhöht die Schönheit der weiblichen Brüste und bringt den Brustkorb in eine gute Form. Es entfernt überschüssiges Fett an Bauch und Taille und stärkt die Bauchmuskulatur. Es verhilft den Nieren, den Nebennieren und der Thymusdrüse zu einer guten Funktion. Das Immunsystem wird gestärkt und die Widerstandskraft erhöht. Durch diese Übung werden die Handgelenke gestärkt sowie der Brustkorb erweitert und dadurch das Lugenvolumen vergrößert. Verstopfung kann beseitigt werden.

Ardha bedeutet ›halb‹, und *cakra* bedeutet ›Rad‹. Da dieses *āsana* einem halben Rad ähnelt, nennt man es *Ardha Cakrāsana.*

58. *Pūrṇa Cakrāsana* *(volle Radstellung)*

Technik: Praktizieren Sie *Ardha Cakrāsana* oder die halbe Radstellung und bringen Sie dann beide Hände ganz langsam nahe zu den Beinen. Umfassen Sie die Knöchel mit den Händen. Atmen Sie normal und bleiben Sie anfangs zehn Sekunden in dieser Stellung. Erhöhen Sie die Dauer allmählich auf 20 Sekunden. Atmen Sie aus und lassen Sie sich langsam nach unten sinken, bis Kopf, Schultern und Gesäß wieder auf dem Boden liegen. Legen Sie die Hände parallel zum Körper auf den Boden, und strecken Sie die Beine. Üben Sie drei Runden und entspannen Sie sich nach jeder Runde in *Śavāsana* (s. Seite 110 f.).

Konzentration: Wie bei *Ardha Cakrāsana.*

Wirkung: Alle Vorteile von *Ardha Cakrāsana* kann man auch durch dieses *āsana* erhalten. Darüber hinaus werden die Muskeln des Nackens gestärkt. Hüften, Taille, Knie und Beine werden stärker und beweglicher.

Pūrṇa bedeutet ›voll‹, und *cakra* bedeutet ›Rad‹. Da dieses *āsana* einem ganzen Rad ähnelt, nennt man es *Pūrna Cakrāsana.*

Einschränkung: Kinder unter 12 Jahren sowie Personen die an hohem Blutdruck oder Herzbeschwerden leiden, sollten diese Übung nicht praktizieren.

59. Matsyāsana (Fischstellung)

Technik: Sitzen Sie zuerst in *Padmāsana* (Lotosstellung, s. Seite 22 f.). Stützen Sie sich mit den Ellbogen ab und legen Sie sich auf den Rücken. Heben Sie den Rücken so hoch wie möglich, indem Sie sich mit den Händen abstützen und beugen Sie den Kopf nach hinten, so dass der mittlere Teil der Schädeldecke den Boden berührt. Legen Sie die Hände wieder nach vorne und ergreifen Sie mit beiden Zeigefingern die beiden großen Zehen. Dehnen Sie den Brustkorb so weit wie möglich, ohne Schmerzen zu spüren. Achten Sie darauf, dass die Knie und die Ellbogen auf dem Boden bleiben (s. Abb. 89).

Atmen Sie normal und bleiben Sie 15 bis 20 Sekunden in dieser Stellung. Lösen Sie die Stellung auf und legen Sie sich wieder auf den Rücken. Wechseln Sie die Beinstellung und wiederholen Sie die Übung. Dies ist eine Runde. Die Anzahl der Runden, die Sie praktizieren können, hängt davon ab, wie lange Sie zuvor in *Sarvāṅgāsana* (Kerze, s. Seite 68 f.) geübt haben. Praktizieren Sie ein bis zwei Runden, wenn Sie nur für kurze Zeit Kerze geübt haben, aber zwei bis drei Runden, wenn Sie längere Zeit in der Kerze verweilten. Entspannen Sie sich nach jeder Runde in *Śavāsana* (s. Seite 110 f.). Falls Sie *Matsyāsana* einzeln üben (nicht in Kombination mit der Kerze), praktizieren Sie drei Runden.

Wenn Sie *Padmāsana* nicht beherrschen, dann können Sie *Matsyāsana* auch im halben Lotossitz (*Ardha Padmāsana*) oder mit nach vorne gestreckten Beinen üben. Die Hände liegen dann auf den Oberschenkeln.

Konzentration: Konzentrieren Sie sich besonders auf die Nackenwirbel, den Hals und die Nebenschilddrüsen. Vergegenwärtigen Sie sich in der nachfolgenden Entspannung die unten genannten Wirkungen dieser Übung.

Wirkung: Wie die Sekretion der Schilddrüse, so ist auch die Sekretion der Nebenschilddrüsen für die Gesundheit wesentlich. Das Hormon, das die Nebenschilddrüsen produzieren (Parathormon), sorgt für die Kalziumaufnahme aus der Nahrung und für die Bereitstellung von Kalzium aus den Knochen, wodurch der Kalziumspiegel im Blut erhöht wird.

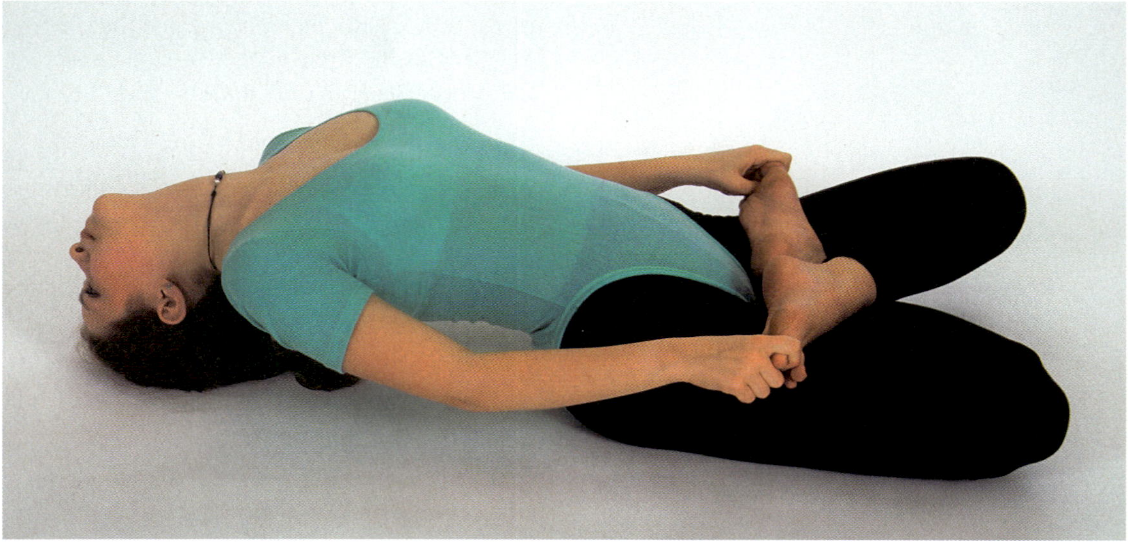

89

Wenn die Sekretion zu gering ist, kann nicht genügend Kalzium bereitgestellt werden. Die Folgen davon sind z.B. trockene Haut, brüchige Nägel, Muskelkrämpfe, Verdauungsstörungen*, Verstopfung*, Magengeschwüre*, Zahnfleisch-* und Hauterkrankungen, Blinddarmentzündung*, Bruchleiden*, und andere Krankheiten.

Ist die Sekretion dieser Drüsen zu hoch, kann es zu hohem Blutdruck kommen.

Diese Übung sollte man unmittelbar nach *Sarvāṅgāsana* (Kerze, s. Seite 68 f.) praktizieren, dann werden Schilddrüse und Nebenschilddrüsen gesund erhalten. Durch *Sarvāṅgāsana* wird die Schilddrüse und durch *Matsyāsana* werden die Nebenschilddrüsen entwickelt; darum gehören diese Stellungen als eine einzige Übung zusammen.

Durch die Übung dieses *āsanas* kann sich eine vergrößerte Milz wieder zurückbilden. Bei Verformung der Rippen kann die richtige Form durch regelmäßiges Üben wiedererlangt werden. Hypophyse, Zirbeldrüse und Thymusdrüse werden gut durchblutet und die Luftröhre wird gesund erhalten. Dieses *āsana* beseitigt Nacken- und Lendensteife und ist hilfreich bei Asthma. Der Brustkorb wird erweitert und dadurch das Lungenvolumen gesteigert. *Matsyāsana* eine ist gute Übung für das Zahnfleisch.

Matsya bedeutet ›Fisch‹. Diese Stellung sieht einem Fisch ähnlich, daher wird sie *Matsyāsana* oder Fischstellung genannt.

Einschränkung: Kinder unter 12 Jahren dürfen dieses *āsana* nicht praktizieren.

Anmerkung: Wer an einer vergrößerten Milz leidet, sollte keine anderen *Svasthyāsanas* (kultivierenden Stellungen, s. Seiten 28 - 111) oder *Mudrās* üben, außer *Śīrṣāsana* (Kopfstand, s. Seite 104 ff.), *Sarvāṅgāsana* (Kerze, s. Seite 68 f.) und *Matsyāsana.* Von diesen *āsanas* hat *Sarvāṅgāsana* in diesem Fall die beste Wirkung.

* gemäß *Āyurveda*

60. Hastapādāsana (Hand-Fußstellung)

Technik: Stehen Sie gerade, schließen Sie die Beine und heben Sie beide Arme mit dem Einatmen über den Kopf. Atmen Sie nun langsam aus und beugen Sie den Oberkörper so weit nach vorne, so dass die Handflächen neben den Zehen auf dem Boden aufliegen und die Stirn die Knie berührt (s. Abb. 90).

Atmen Sie normal und bleiben Sie ca. 10 bis 15 Sekunden in dieser Stellung. Atmen Sie dann ein und gehen Sie ganz langsam in die Ausgangsstellung zurück. Wiederholen Sie dieses *āsana* fünfmal und entspannen Sie sich anschließend in *Śavāsana* (s. Seite 110 f.).

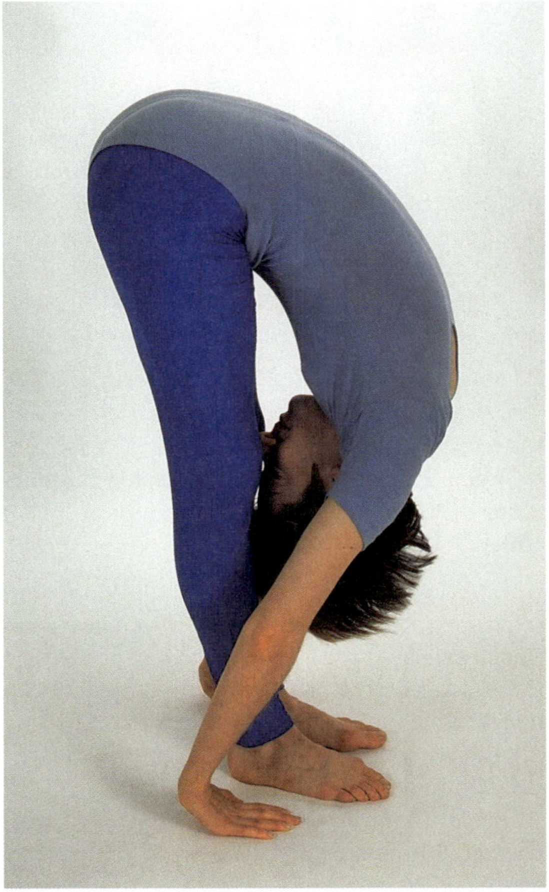

90

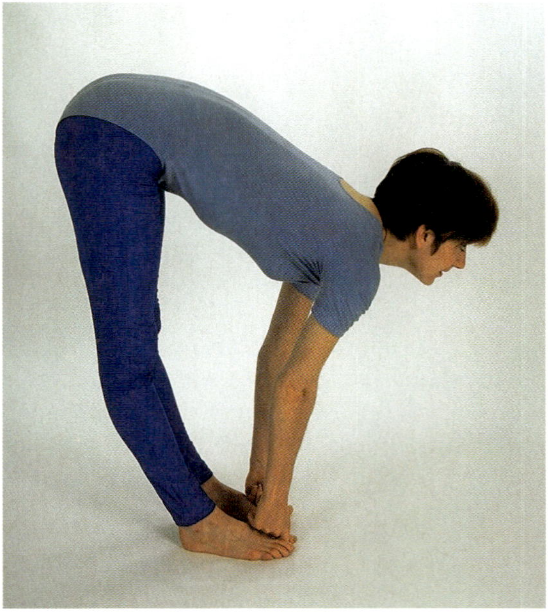

91

Am Anfang ist es schwierig, mit den Handflächen den Boden und mit der Stirn die Knie zu berühren. Sie können daher zuerst folgende Variation üben: Umfassen Sie mit dem rechten und linken Zeigefinger die rechte und linke große Zehe (s. Abb. 91) und versuchen Sie, die Stirn möglichst nahe gegen die Knie zu drücken (s. Abb. 92).

Konzentration: Konzentrieren Sie sich bei dieser Übung besonders auf den Bauch. Vergegenwärtigen Sie sich in der nachfolgenden Entspannung die unten genannten Wirkungen dieser Übung.

Wirkung: Hastapādāsana kann Magenbeschwerden heilen und hält Leber, Milz, Nieren und Bauchspeicheldrüse gesund. Es vermindert den Herzschlag und ist gut bei niedrigem Blutdruck und Anämie (s. Seite 217). Es stärkt die Muskeln des Bauchs und Unterleibs und erhöht die Schönheit der Taille und des Bauchs.

Dieses *āsana* beruhigt die Nervenzellen, entwickelt die Funktion der Hypophyse und beruhigt den Geist, indem geistige Aufregung beseitigt wird.

Hastapādāsana kann als vorbereitende Übung vor *Śīrṣāsana* (Kopfstand, s. Seite 104 ff.) geübt werden.

Einschränkung: Wer an hohem Blutdruck, Herzbeschwerden oder an einer akuten Augenkrankheit leidet, sollte dieses *āsana* nicht üben, solange sich sein Zustand nicht gebessert hat. Auch Kinder unter 12 Jahren sollten dieses *āsana* nicht praktizieren.

Vorsicht: Beugen Sie sich immer mit gestrecktem Rücken nach vorne, um Ihre Bandscheiben zu schonen.

Hasta bedeutet ›Hand‹, *pāda* bedeutet ›Fuß‹. Da in dieser Übung die Hände zu den Füßen gebracht werden, nennt man sie *Hastapādāsana.*

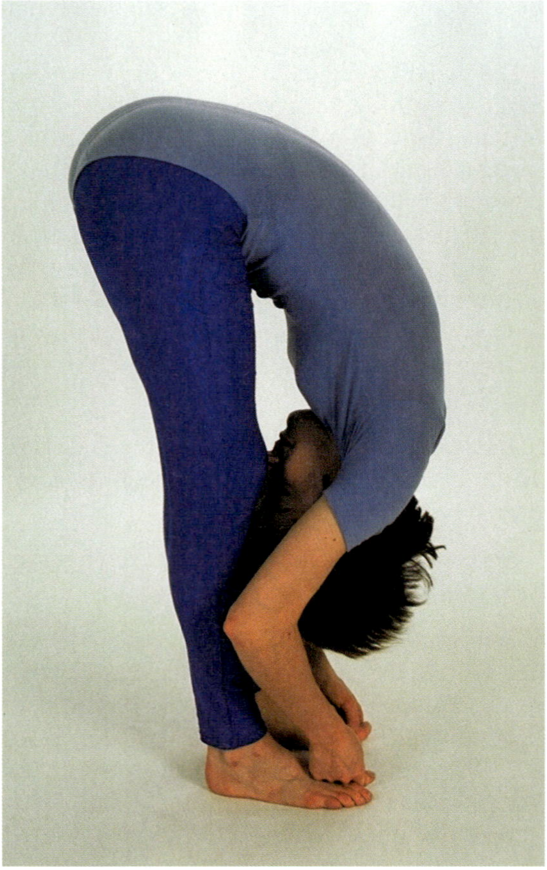

92

61. Ardha Candrāsana (Halbmondstellung nach hinten)

Technik: Stehen Sie gerade und schließen Sie die Beine. Heben Sie beide Hände nach oben, so dass die Arme die Ohren berühren, und ergreifen Sie beide Daumen. Atmen Sie nun ein und beugen Sie den Oberkörper von der Hüfte an so weit wie möglich nach hinten. Halten Sie dabei die Knie gestreckt (s. Abb. 93).

Versuchen Sie normal zu atmen und bleiben Sie ca. zehn Sekunden in dieser Stellung. Gehen Sie dann mit dem Ausatmen in die Ausgangsstellung zurück und lassen Sie die Arme sinken. Üben Sie dieses *āsana* fünfmal und entspannen Sie sich danach in *Śavāsana* (s. Seite 110 f.).

Konzentration: Konzentrieren Sie sich während der Übung besonders auf das Kreuz. Vergegenwärtigen Sie sich in der nachfolgenden Entspannung die unten genannten Wirkungen dieser Übung.

Wirkung: Durch das Üben dieses *āsanas* kann Verstopfung beseitigt werden. Die Bauchmuskeln werden gestärkt, beide Nieren werden gut durchblutet und bleiben gesund. Die Nebennieren funktionieren gut, und die Beweglichkeit der Wirbelsäule verbessert sich.

Ardha bedeutet ›halb‹, und *candra* bedeutet ›Mond‹. Da die Stellung von der Seite her gesehen an einen Halbmond erinnert, heißt sie *Ardha Candrāsana.*

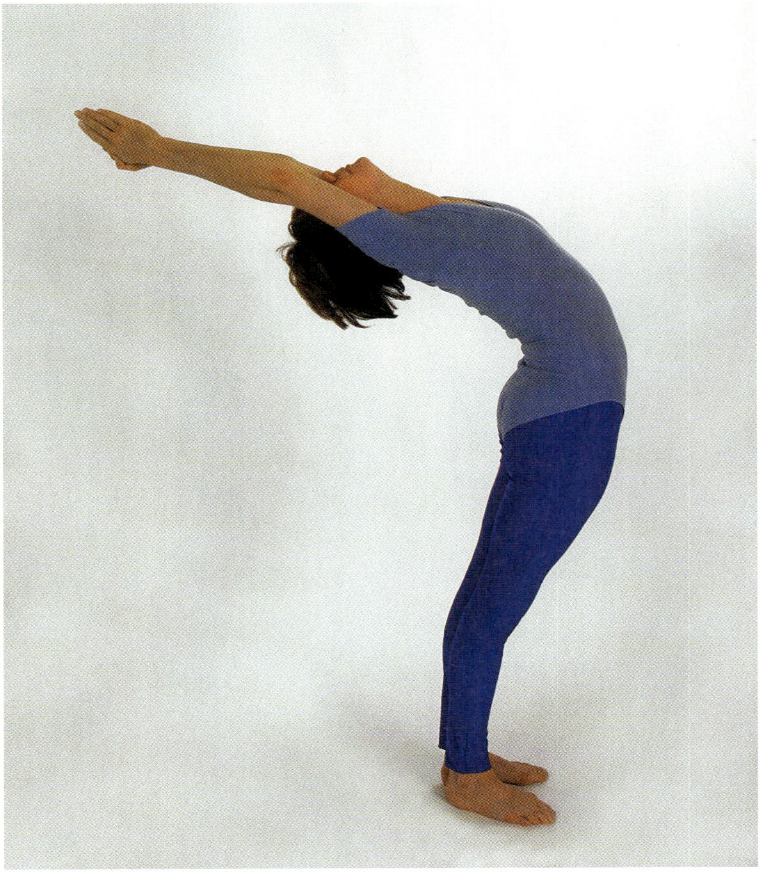

93

62. Ardha Candrāsana (Halbmondstellung zur Seite)

Technik: Stehen Sie aufrecht und schließen Sie die Beine. Heben Sie beide Arme mit dem Einatmen nach oben; die Arme berühren hinter den Ohren den Kopf. Halten Sie die Knie gestreckt. Atmen Sie nun aus und beugen Sie den Oberkörper von der Taille aufwärts so weit wie möglich nach rechts. Der Körper sollte weder nach vorn noch nach hinten geneigt werden (s. Abb. 94). Atmen Sie normal und bleiben Sie zehn Sekunden in dieser Stellung. Gehen Sie dann in die Ausgangsstellung zurück und atmen Sie gleichzeitig ein. Atmen Sie aus und lassen Sie die Arme sinken. Üben Sie das *āsana* anschließend zur linken Seite hin (s. Abb. 95). Praktizieren Sie drei Runden und entspannen Sie sich danach in *Śavāsana* (s. Seite 110 f.).

Konzentration: Bei der Beugung nach rechts konzentrieren Sie sich auf die linke Hüfte und die linke Niere, bei der Beugung nach links auf die rechte Hüfte und die rechte Niere. Vergegenwärtigen Sie sich in der nachfolgenden Entspannung die unten genannten Wirkungen dieser Übung.

Wirkung: Dieses *āsana* ist sehr gut für die Nieren und die Nebennieren. Diese Körperteile bleiben durch regelmäßige Praxis von *Ardha Candrāsana* gesund. Überschüssiges Fett an der Taille wird reduziert, und Schmerzen in der Taille und in den Hüften können beseitigt werden.

Worterklärung siehe *Ardha Candrāsana* (Halbmondstellung nach hinten, s. Seite 87).

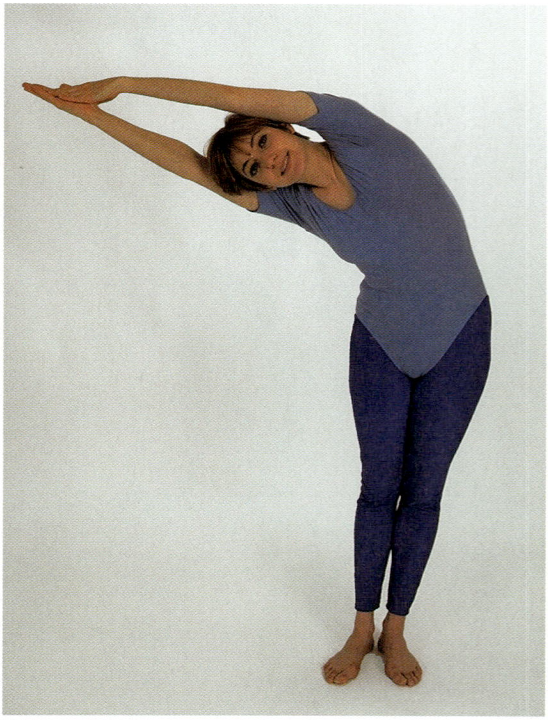

94

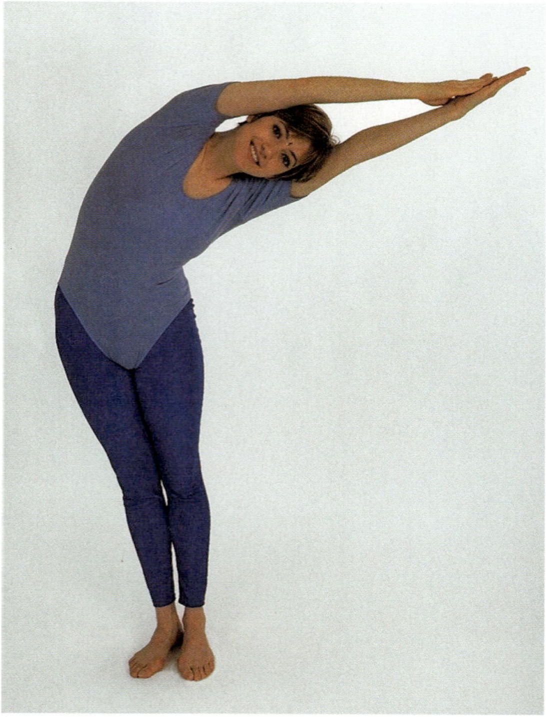

95

63. Trikoṇāsana (Dreieckstellung)

Technik: Stehen Sie aufrecht, spreizen Sie die Beine etwa einen halben Meter breit und halten Sie die Knie gestreckt. Drehen Sie den linken Fuß etwas nach außen und heben Sie die Arme mit dem Einatmen seitlich gestreckt in Schulterhöhe. Drehen Sie den Körper nach links und schauen Sie nach hinten. Atmen Sie aus und beugen Sie gleichzeitig den Oberkörper langsam nach vorne. Berühren Sie mit der rechten Hand den linken Fuß. Den linken Arm strecken Sie senkrecht nach oben, mit dem rechten in einer Linie. Schauen Sie auf Ihre linke Hand (s. Abb. 96). Atmen Sie normal und bleiben Sie zehn Sekunden in dieser Stellung. Atmen Sie ein und gehen Sie in die Ausgangsstellung zurück. Atmen Sie aus und lassen Sie die Arme sinken. Üben Sie dieses *āsana* zur anderen Seite (s. Abb. 97). Praktizieren Sie insgesamt drei Runden und entspannen Sie sich danach in *Śavāsana* (s. Seite 110 f.).

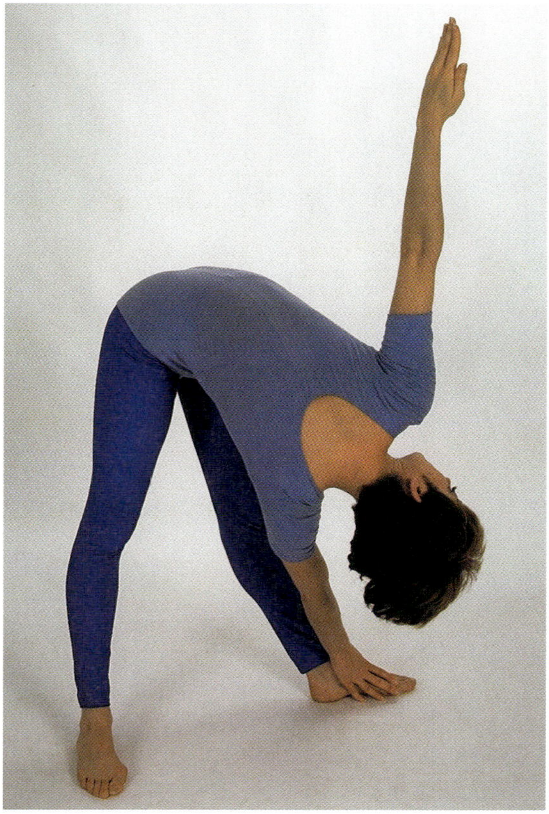

96

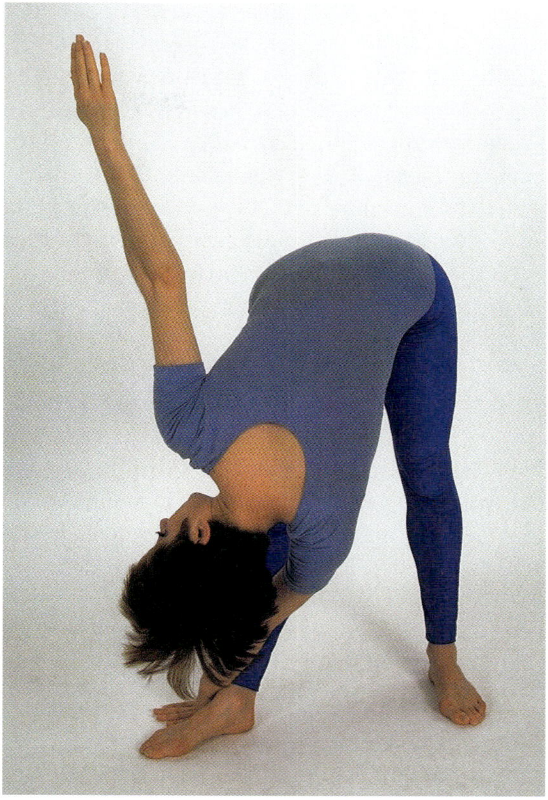

97

Konzentration: Konzentrieren Sie sich bei dieser Übung besonders auf die Knie und auf die Hüften. Vergegenwärtigen Sie sich in der nachfolgenden Entspannung die unten genannten Wirkungen dieser Übung.

Wirkung: Durch dieses *āsana* werden die Rumpfmuskeln kontrahiert, gedehnt und entspannt. Es gibt den Nerven der Wirbelsäule und den Unterleibsorganen Spannkraft und erhöht die Beweglichkeit der Wirbelsäule. Die peristaltische Bewegung des Darms wird verstärkt. *Trikoṇāsana* kräftigt die Muskeln der Beine und korrigiert Verformungen der Beine.

Trikoṇa bedeutet ›Dreieck‹. Da diese Stellung von vorne her gesehen wie ein Dreieck aussieht, wird sie *Trikoṇāsana* genannt.

64. Vṛkṣāsana (Baumstellung)

Technik: Stehen Sie aufrecht und schließen Sie die Beine. Beugen Sie nun das linke Knie und stellen Sie die linke Fußsohle gegen den oberen Teil des rechten Oberschenkels. Suchen Sie sich einen Punkt in Augenhöhe und blicken Sie ununterbrochen auf diesen Punkt. Balancieren Sie den Körper auf dem rechten Bein. Legen Sie nun die Hände vor der Brust zum indischen Gruß zusammen (s. Abb. 98), atmen Sie normal und bleiben Sie 10 Sekunden in dieser Stellung. Nehmen Sie nun beide Arme gestreckt zur Seite und bleiben Sie weitere 10 Sekunden so stehen (s. Abb. 100). Nehmen Sie nun für weitere 10 Sekunden beide Arme gestreckt nach oben (s. Abb. 101) und kommen Sie dann nochmals in die Position, wie sie bei Abb. 100 gezeigt ist, zurück. Lösen Sie dann die Stellung auf, indem Sie die Arme langsam senken und den linken Fuß auf den Boden stellen. Wechseln Sie die Beinstellung und wiederholen Sie die Übung. Praktizieren Sie insgesamt drei Runden und entspannen Sie sich danach in *Śavāsana* (s. Seite 110 f.).

Bei einer Variation dieser Übung legen Sie das Fußgelenk in die Leistenbeuge (s. Abb. 99), anstatt die Fußsohle gegen den oberen Teil des Oberschenkels zu legen.

Auch die Haltung der Arme kann variiert werden, indem Sie z. B. einen Arm nach oben und den anderen zur Seite strecken (s. Abb. 102).

Konzentration: Konzentrieren Sie sich während der Übung, wie oben beschrieben, auf einen Punkt oder auf die Beine und die Kniegelenke. Vergegenwärtigen Sie sich in der nachfolgenden Entspannung die unten genannten Wirkungen dieser Übung.

Wirkung: Dieses *āsana* erhält das Gleichgewicht des Körpers und kräftigt die Beine, die Oberschenkel, die Taille und die Wirbelsäule. Die Nerven der Beine und Oberschenkel werden gut durchblutet und die Widerstandskraft gestärkt. Auch das geistige Gleichgewicht, die Konzentrationsfähigkeit, die Toleranz und die Willenskraft erhöhen sich.

Vṛkṣa bedeutet ›Baum‹. Dieses *āsana* sieht aus wie ein Baum. Daher wird diese Stellung *Vṛkṣāsana* genannt.

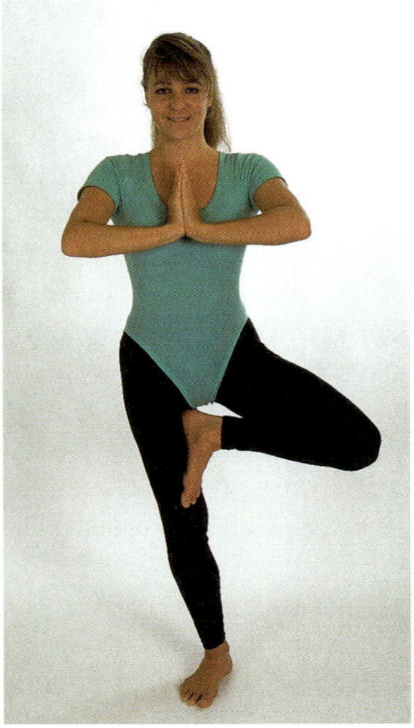

98

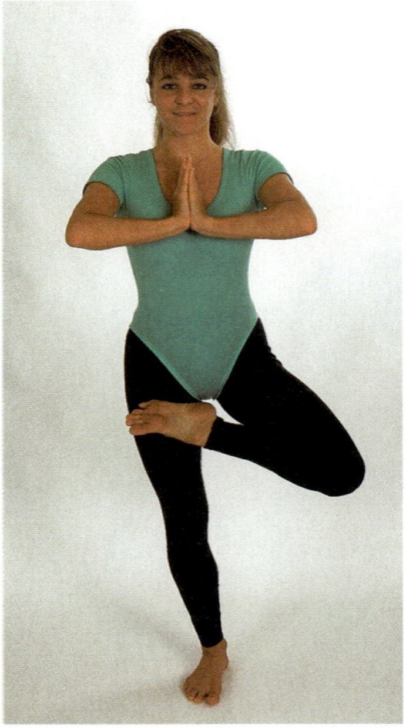

99

Falls Sie mit dem Balancieren Mühe haben, so können Sie sich durch die in Abb. 103 gezeigten Stellung auf dieses *āsana* vorbereiten.

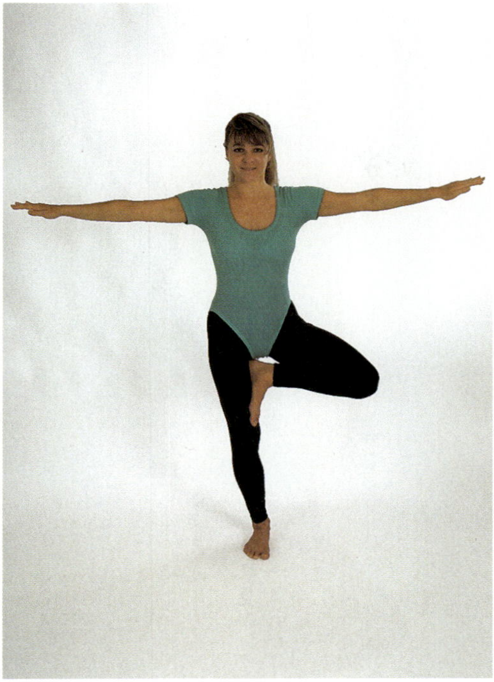
100

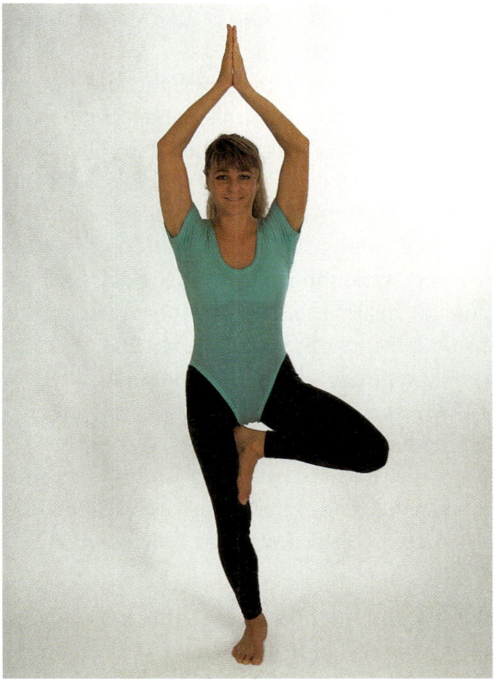
101

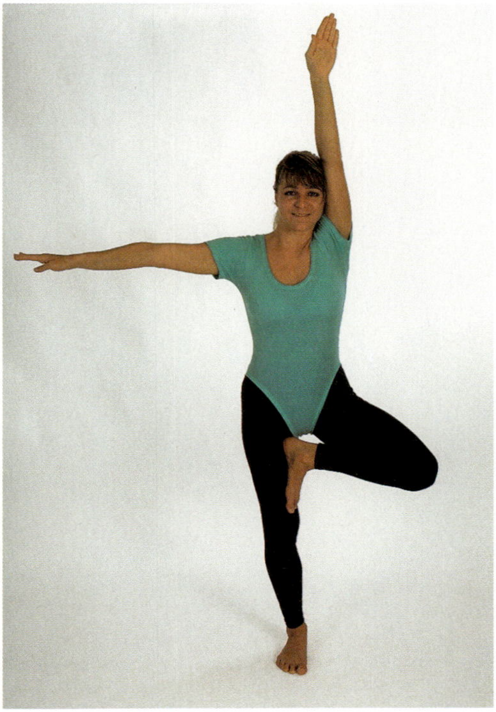
102

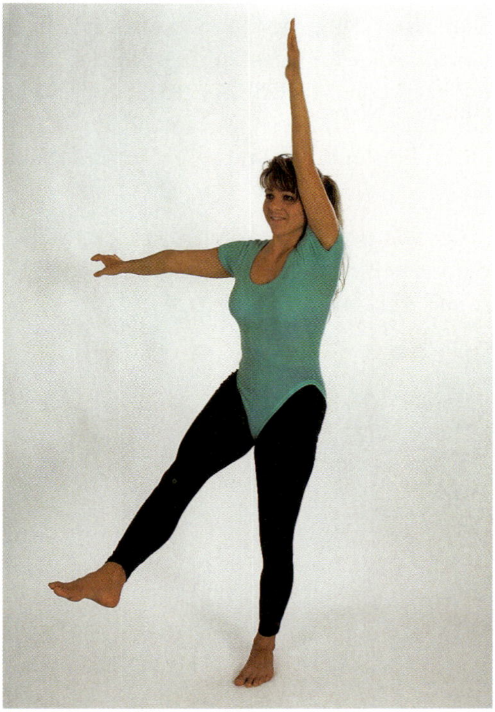
103

65. Garuḍāsana (Adlerstellung)

Technik: Stehen Sie aufrecht und beugen Sie das rechte Knie ein wenig. Legen Sie nun das linke Bein oberhalb des rechten Knies über das rechte Bein und umfassen Sie das rechte Bein mit dem Knie und dem Knöchel des linken Beines. Balancieren Sie nun auf dem rechten Bein. Beugen Sie den rechten Ellbogen, drehen Sie den linken Ellbogen in die Beuge des rechten hinein und falten Sie in dieser Stellung die beiden Handflächen oder berühren Sie mit der linken Hand die Nase (s. Abb. 104). Atmen Sie normal und bleiben Sie zehn Sekunden in dieser Stellung. Wechseln Sie dann die Arm- und Beinstellung und wiederholen Sie die Übung. Praktizieren Sie drei Runden und entspannen Sie sich danach in *Śavāsana* (s. S.110 f.).

Konzentration: Konzentrieren Sie sich während der Übung auf die Beine, die Knie,- Fuß- und Handgelenke und die Ellbogen. Vergegenwärtigen Sie sich in der nachfolgenden Entspannung die unten genannten Wirkungen dieser Übung.

Wirkung: Durch dieses *āsana* werden Arme und Beine stark und bekommen eine schöne Form. *Garuḍāsana* entfernt Steifheit in den Schultern und stärkt die Muskeln der Beine und Oberschenkel. Dieses *āsana* ist wohltuend für diejenigen, die an Leistenbruch und vergrößerter Prostata leiden.

Garuḍa bedeutet ›Adler‹. Da diese Stellung an die Form eines Adlers erinnert, wird sie *Garuḍāsana* genannt.

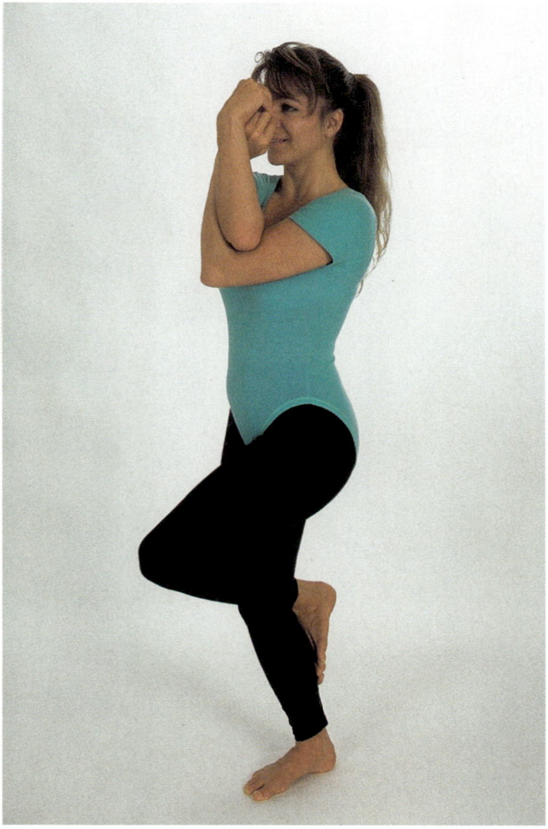

104

66. Vīrāsana (Heldstellung)

Technik: Stehen Sie auf dem rechten Bein und nehmen Sie das linke Bein angewinkelt nach oben. Umfassen Sie das Fußgelenk des linken Beines mit der linken Hand, berühren Sie das Gesäß mit der linken Ferse und strecken Sie die rechte Hand nach oben. Suchen Sie im Raum einen bestimmten Punkt und konzentrieren Sie sich auf ihn (s. Abb. 105). Dadurch ist es leichter, das Gleichgewicht zu halten. Atmen Sie normal und bleiben Sie 30 Sekunden in dieser Stellung. Wechseln Sie dann die Bein- und Armstellung und wiederholen Sie die Übung. Praktizieren Sie insgesamt drei Runden und entspannen Sie sich danach in *Śavāsana* (s. Seite 110 f.).

Bei einer Variation können Sie den entsprechenden Fuß mit der entgegengesetzten Hand umfassen (s. Abb. 106).

Konzentration: Konzentrieren Sie sich während der Übung wie oben beschrieben auf einen Punkt. Vergegenwärtigen Sie sich in der nachfolgenden Entspannung die unten genannten Wirkungen dieser Übung.

Wirkung: Die Muskeln, Nerven und Zellen der Beine und des Rektums werden gut durchblutet und gestärkt. Das Gleichgewicht des Körpers verbessert sich, ebenso das geistige Gleichgewicht und die Willenskraft.

Vīra bedeutet ›Held‹. Dieses *āsana* sieht aus wie die Haltung eines Helden. Deshalb wird es *Vīrāsana* genannt.

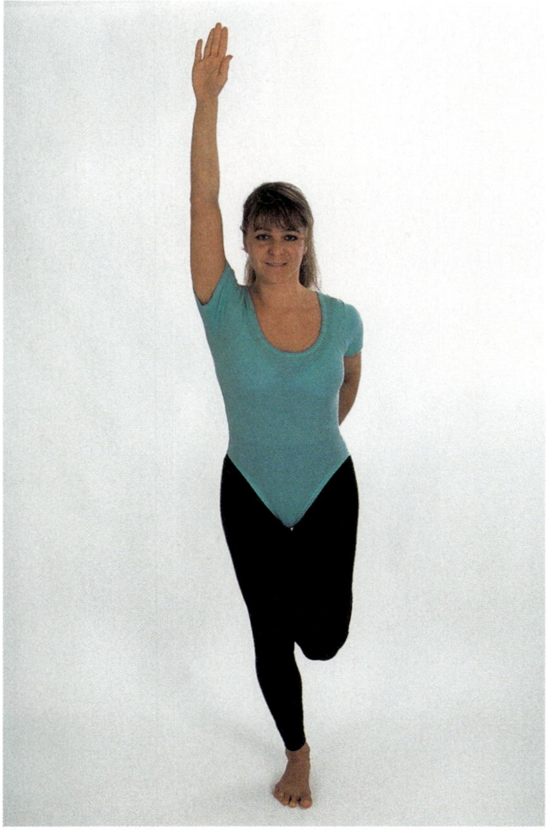

105

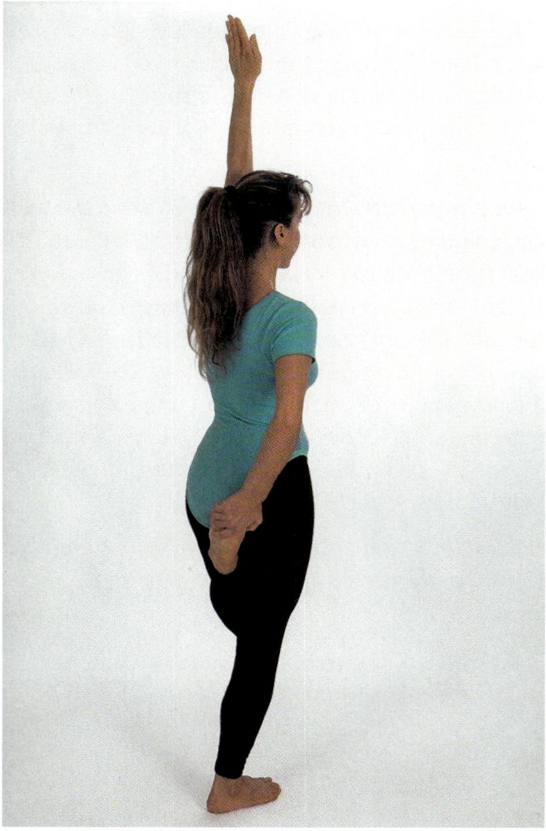

106

67. Variation zu Vīrāsana
(Variation zu Heldstellung)

Technik: Wenn Sie *Vīrāsana* (Heldstellung, s. Seite 93) beherrschen, dann können Sie versuchen, die unten beschriebene Variation zu üben. Praktizieren Sie zuerst *Vīrāsana.* Wenn Sie Ihr Gleichgewicht gefunden haben, beugen Sie sich mit dem Ausatmen nach vorne. Umfassen Sie das rechte Fußgelenk mit der rechten Hand und berühren Sie mit der Stirn das Knie (s. Abb. 107). Atmen Sie normal und bleiben Sie zehn Sekunden in dieser Stellung. Atmen Sie dann ein, lösen Sie die rechte Hand und stehen Sie auf. Gehen Sie in die Ausgangsposition zurück und lockern Sie die Beine, indem Sie sie bewegen. Wiederholen Sie die Übung auf der anderen Seite. Üben Sie zwei bis drei Runden und entspannen Sie sich danach in *Śavāsana* (s. Seite 110 f.).

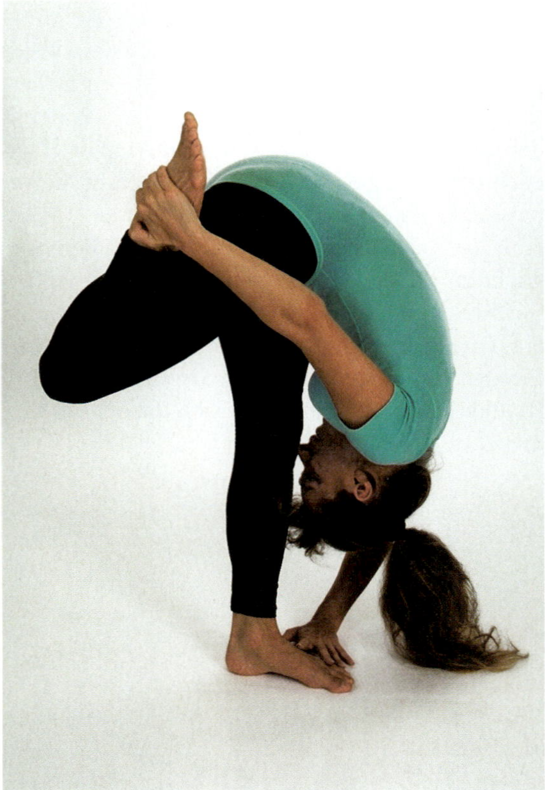

107

Konzentration: Konzentrieren Sie sich während der Übung besonders auf das Kreuz. Vergegenwärtigen Sie sich in der nachfolgenden Entspannung die unten genannten Wirkungen dieser Übung.

Wirkung: Alle Vorteile von *Vīrāsana* können auch durch diese Variation erreicht werden. Es wirkt noch intensiver und kräftigt die Muskeln der Beine noch mehr. Außerdem ist dieses *āsana* gut für alle Drüsen, Zellen und Nerven im Gehirn, besonders für die Hypophyse. Die Wirbelsäule, alle Organe im Bauch und im Unterleib werden gut durchblutet. Im geistigen Bereich stärkt diese *Variation zu Vīrāsana* die Konzentrationsfähigkeit und die Willenskraft.

Einschränkung: Bei hohem Blutdruck und bei Herzbeschwerden sollte diese Übung nicht praktiziert werden.

Wortbedeutung siehe *Vīrāsana* (s. Seite 93).

68. Naṭarājāsana (Tänzerstellung)

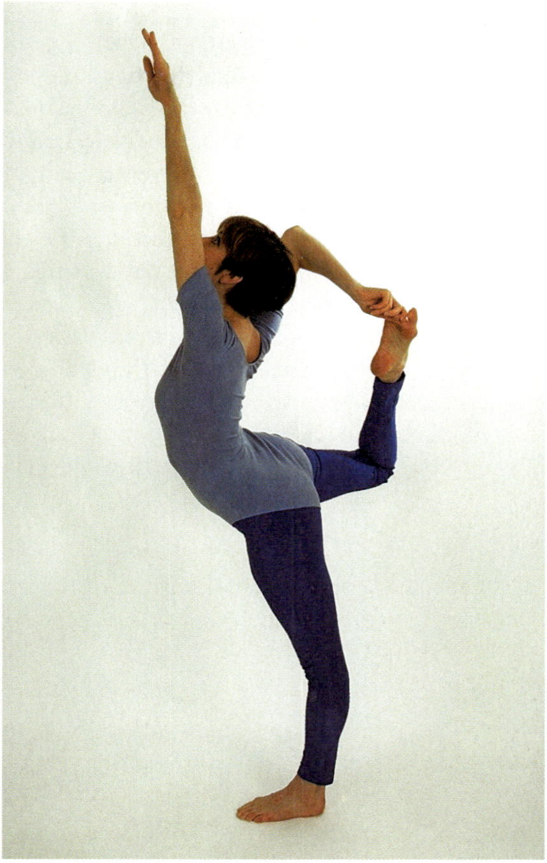

108

Technik: Stehen Sie aufrecht. Verlagern Sie Ihr Gewicht auf das linke Bein. Beugen Sie nun das rechte Knie und heben Sie das rechte Bein nach hinten. Ergreifen Sie die große Zehe von oben her mit der rechten Hand und ziehen Sie das rechte Bein so nahe wie möglich zum Kopf. Strecken Sie nun den linken Arm nach oben (s. Abb. 108) wie bei *Vīrāsana* (Heldstellung, s. Seite 93).

Atmen Sie normal und bleiben Sie 20 bis 30 Sekunden in dieser Stellung. Lassen Sie dann den linken Arm sinken, lösen Sie die rechte Hand von der rechten großen Zehe und stellen Sie sich wieder auf beide Beine. Wiederholen Sie diese Stellung, auf dem rechten Bein stehend. Praktizieren Sie drei Runden und entspannen Sie sich danach in *Śavāsana* (s. Seite 110 f.).

Konzentration: Konzentrieren Sie sich während der Übung besonders auf die Oberschenkel und die Wirbelsäule. Vergegenwärtigen Sie sich in der nachfolgenden Entspannung die unten genannten Wirkungen dieser Übung.

Wirkung: Dies ist eine wunderbare Übung für die Beinmuskeln und für die Wirbelsäule. Sie dehnt verschiedene Bänder des Körpers und macht ihn dadurch beweglicher. Außerdem stärkt sie die Muskeln der Hände und Arme und ist gut für die Nieren.

Gemäß der indischen Mythologie ist *Śiva* der Gott des Tanzes und der Musik. Er wird auch Lord *Naṭarāja,* d.h. König des Tanzes genannt. Diese Stellung nahm *Śiva* während seines Tanzes ein, daher wird sie *Naṭarājāsana* genannt.

69. Vīrabhadrāsana (Stellung des Vīrabhadra)

Technik: Stehen Sie aufrecht und heben Sie mit dem Einatmen beide Arme über den Kopf. Legen Sie die Handflächen zusammen, die Ellbogen bleiben dabei gerade (s. Abb. 109). Spreizen Sie die Beine etwa einen halben Meter. Drehen Sie nun den Oberkörper sowie den rechten Fuß nach rechts, so dass er in einer Linie mit dem Oberkörper steht (s. Abb. 110). Auch der linke Fuß wird ein wenig nach rechts gedreht.

Beugen Sie nun das rechte Knie so, dass der rechte Oberschenkel nahezu parallel zum Boden und das rechte Schienbein senkrecht zum Boden steht. Nehmen Sie das linke Bein gestreckt nach hinten. Verlagern Sie jetzt das ganze Gewicht nach vorne auf das rechte Bein, indem Sie den Oberkörper nach vorne beugen und atmen Sie gleichzeitig aus. Das linke Bein liegt in einer Waagechten mit den Armen und dem Körper. Strecken Sie das rechte Knie und sehen Sie auf die Hände (s. Abb. 111).

Atmen Sie normal und bleiben Sie 10 bis 15 Sekunden in dieser Stellung. Atmen Sie dann ein und kehren Sie in die Ausgangsstellung zurück. Wechseln Sie nun die Beinstellung und wiederholen Sie die Übung auf der linken Seite. Praktizieren Sie zwei bis drei Runden und entspannen Sie sich danach in *Śavāsana* (s. Seite 110 f.).

Die in den Abbildungen gezeigten drei Positionen entsprechen der Reihe nach den Stadien, wie sich der Held in den Kampf begibt: Der Held bereitet sich auf den Kampf vor (Abb. 109), Kampfbereitschaft - es kann losgehen (Abb. 110), Attacke, der Angriff hat begonnen (Abb. 111).

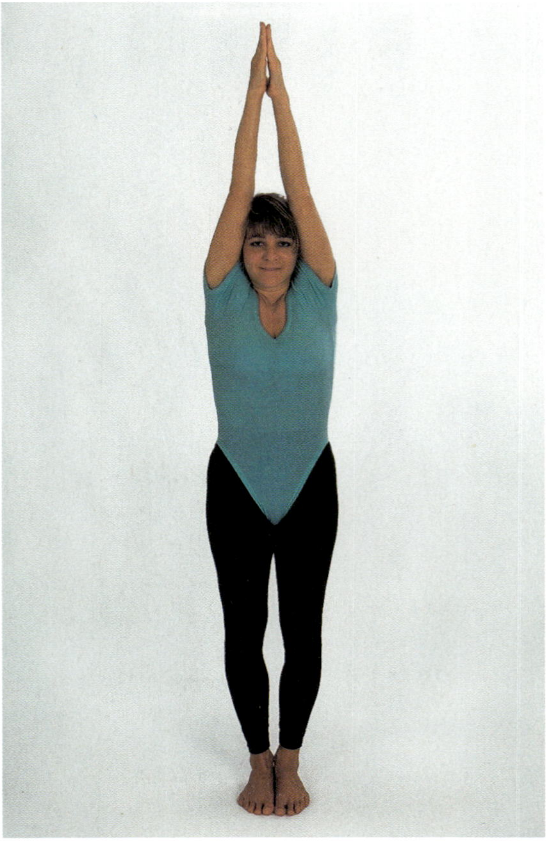

109

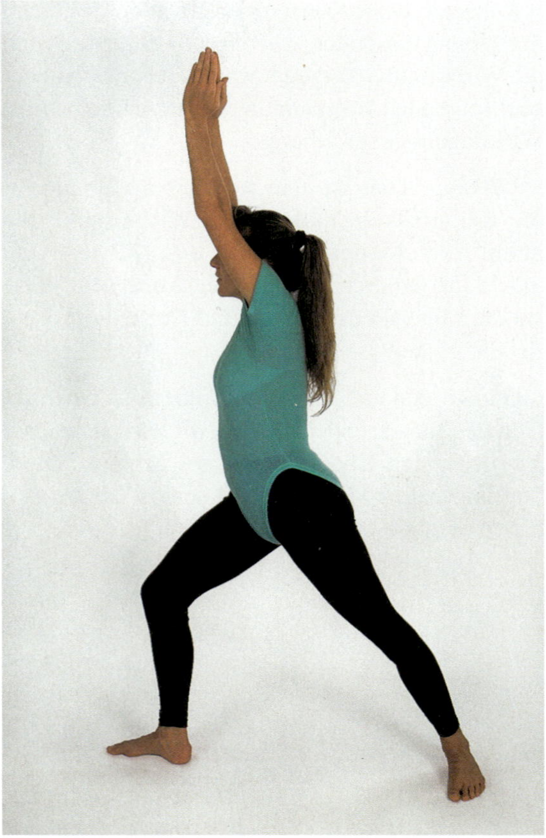

110

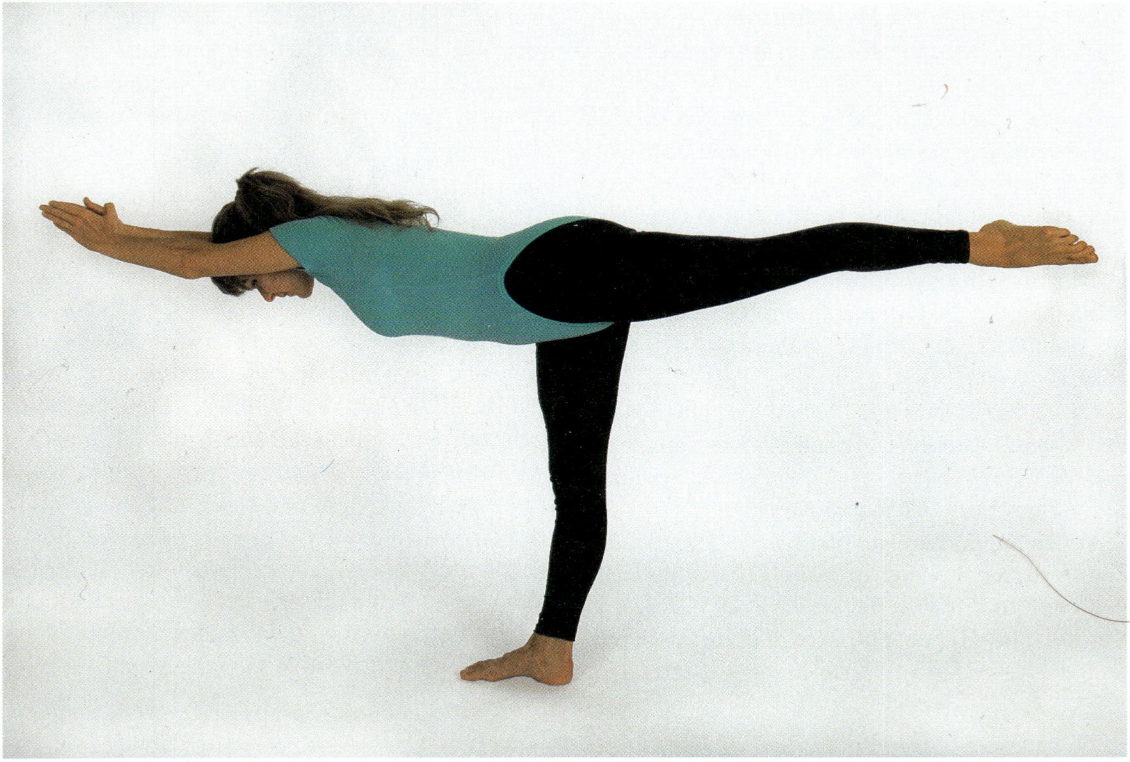

111

Konzentration: Konzentrieren Sie sich bei diesem *āsana* auf keine bestimmte Körperteile. Vergegenwärtigen Sie sich in der nachfolgenden Entspannung die unten genannten Wirkungen dieser Übung.

Wirkung: Diese Stellung verschafft Erleichterung bei Steifheit im Nacken, in den Schultern und im Rücken. Sie vermindert Fett im Hüftbereich und stärkt Knöchel und Knie.

Einschränkung: Dies ist ein sehr anstrengendes *āsana*. Wer an einer Herzkrankheit leidet oder ein schwaches Herz besitzt, sollte dieses *āsana* nicht üben. Auch Gesunde sollten nicht allzu lange in dieser Stellung bleiben.

Gemäß der indischen Mythologie wurde dieses *āsana* für die Helden erschaffen. Eines Tages zelebrierte König *Dakṣa* (der Vater *Satīs* und Schwiegervater *Śivas)* eine große Opferhandlung, aber er lud *Śiva* und *Satī* nicht dazu ein. *Satī* wollte jedoch unbedingt an dieser Opferhandlung teilnehmen und ging zum Haus ihres Vaters. Aber ihr Vater beschimpfte sie und sprach sehr schlecht über *Śiva. Satī* konnte diese Beleidigungen nicht ertragen, daher sprang sie ins Feuer und verbrannte. Als *Śiva* dies hörte, war er sehr zornig. Er riss ein Haar von seinem Kopf und erschuf daraus einen mächtigen Helden, dem er die Anweisung gab, die Opferhandlung zu zerstören. Der Name dieses Helden war *Vīrabhadra.* Er erschien in der oben beschriebenen Stellung, um den Auftrag auszuführen. Daher wird dieses *āsana Vīrabhadrāsana* genannt.

70. Pārśvottānāsana (Seitenstreckstellung)

Technik: Stehen Sie aufrecht und strecken Sie das rechte Bein etwa eine Schrittweite nach vorne und drehen Sie den linken Fuß etwas nach außen. Halten Sie die Knie gestreckt und erweitern Sie die Brust. Legen Sie die Hände auf dem Rücken zum indischen Gruß zusammen oder verschränken Sie die Arme auf dem Rücken. Atmen Sie ein und neigen Sie die Schultern und den Kopf zurück (s. Abb. 112).

Atmen Sie normal und bleiben Sie zehn Sekunden in dieser Stellung. Atmen Sie dann aus, beugen Sie sich gleichzeitig nach vorne und berühren Sie mit der Stirn das rechte Knie.

Atmen Sie normal und bleiben Sie zehn Sekunden in dieser Stellung (s. Abb. 113). Atmen Sie dann ein und richten Sie sich wieder auf. Lösen Sie nun die Hände und lockern Sie diese ein wenig. Praktizieren Sie die Übung nun zur anderen Seite hin, indem Sie mit dem Kopf das linke Knie berühren. Üben Sie drei Runden und entspannen Sie sich danach in *Śavāsana* (s. S. 110 f.).

Konzentration: Konzentrieren Sie sich während der Übung besonders auf das Kreuz, die Knie und die Hände. Vergegenwärtigen Sie sich in der nachfolgenden Entspannung die unten genannten Wirkungen dieser Übung.

Wirkung: Dieses *āsana* stärkt die Beine, die Knie und die Wirbelsäule und führt zu einer größeren Beweglichkeit der Wirbelsäule und der Hüftgelenke. Die Spannkraft der Unterleibsmuskeln wird erhalten. Das *āsana* entfernt die Steifheit von Armen und Schultern und beseitigt Schmerzen in den Armgelenken und den Ellbogen. Wer Tennis spielt oder oft mit dem Schraubendreher arbeiten muss, kann durch dieses *āsana* von Steifheit und Schmerzen befreit werden. Zudem fördert es das körperliche und geistige Gleichgewicht.

Pārśva bedeutet ›Seite‹, und *uttāna* bedeutet ›strecken‹. Da man sich bei dieser Übung zur rechten und zur linken Seite neigt und dabei jeweils die entsprechende Seite des Körpers streckt, wird sie *Pārśvottānāsana* oder Seitenstreckstellung genannt.

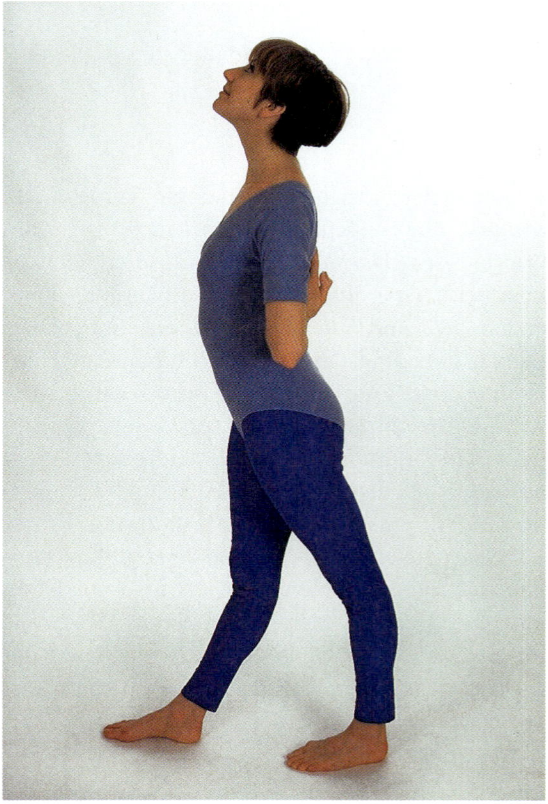

112

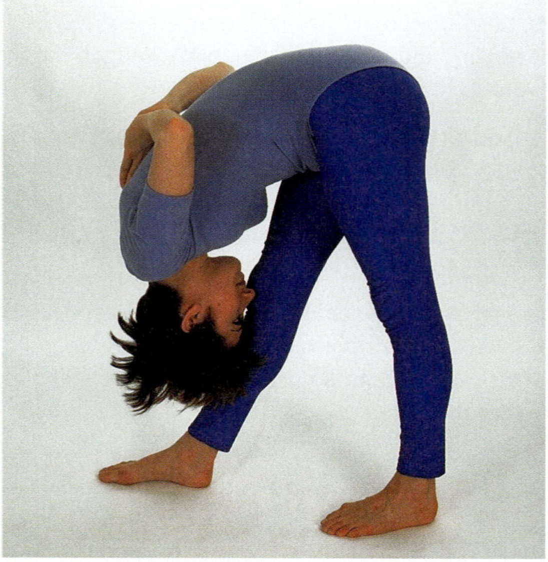

113

71. Prasārita Pādottānāsana *(Kopf-zur-Erde-Stellung)*

Technik: Stehen Sie aufrecht. Stemmen Sie die Hände in die Hüften, spreizen Sie die Beine und halten Sie die Knie gestreckt. Atmen Sie nun aus, beugen Sie den Oberkörper gleichzeitig nach vorne und legen Sie die Hände auf den Boden, so dass sie mit den Schultern eine Linie bilden. Atmen Sie nun ein und heben Sie den Kopf (s. Abb.114). Atmen Sie normal und bleiben Sie 10 Sekunden in dieser Stellung. Beugen Sie die Ellbogen, atmen Sie gleichzeitig aus und kommen Sie mit dem Kopf zum Boden, so dass die Schädeldecke auf dem Boden aufliegt (s. Abb. 115). Verlagern Sie das Körpergewicht nicht auf den Kopf, sondern halten Sie das Körpergewicht auf den Beinen.

Atmen Sie tief ein und aus und bleiben Sie 20 bis 30 Sekunden in dieser Stellung. Atmen Sie nun ein, heben Sie den Kopf vom Boden und strecken Sie die Arme (s. Abb. 114). Bleiben Sie 10 Sekunden lang in dieser Stellung bei normaler Atmung. Atmen Sie dann ein und gehen Sie in die Ausgangsstellung zurück. Praktizieren Sie drei Runden. Entspannen Sie sich nach jeder Runde ein wenig im Stehen und nach der dritten Runde in *Śavāsana* (s. Seite 110 f.).

Bei einer Variation dieser Übung können Sie die Hände auf dem Rücken zum indischen Gruß zusammenlegen, während Sie mit dem Kopf den Boden berühren (s. Abb. 116). Zusätzlich zu den Wirkungen von *Prasārita Pādottānāsana* erhöht diese Variation den Gleichgewichtssinn.

Konzentration: Konzentrieren Sie sich während dieses *āsanas* besonders auf die Knie und das Kreuz. Vergegenwärtigen Sie sich in der nachfolgenden Entspannung die unten genannten Wirkungen dieser Übung.

Wirkung: Durch dieses *āsana* wird eine sehr gute Blutzirkulation im Kopf und in der Wirbelsäule erreicht. Es erhöht die Verdauungskraft und ist gut für alle Organe im Bauch und im Unterleib. Die Muskeln der Beine und Oberschenkel werden stark. Wer nicht in der Lage ist, *Śīrṣāsana* (Kopfstand, s. Seite 104 ff.) zu üben, kann statt dessen dieses *āsana* praktizieren.

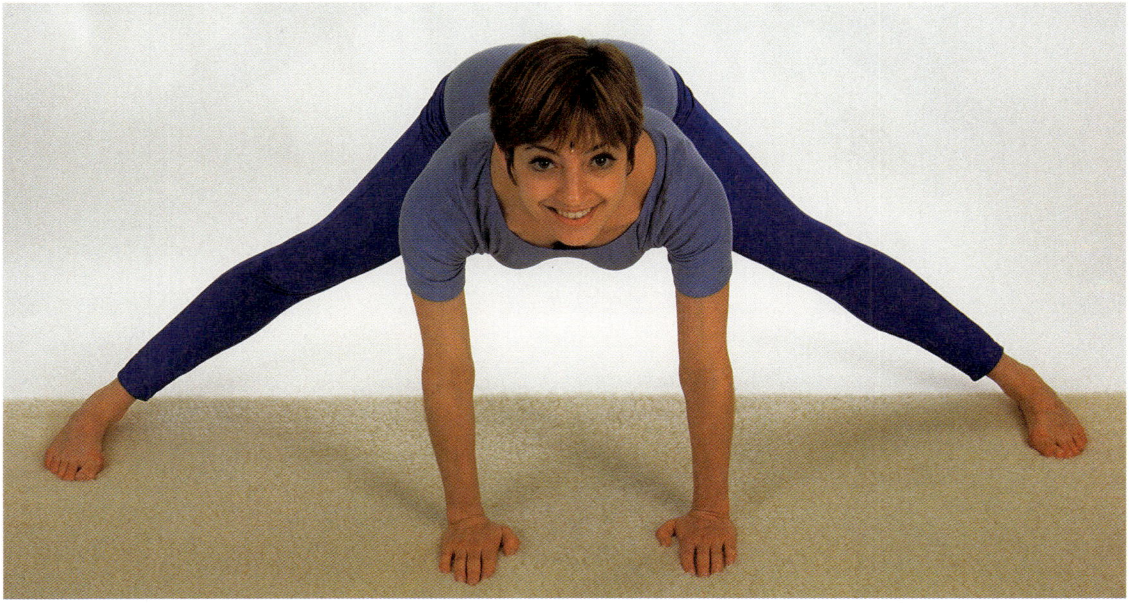

114

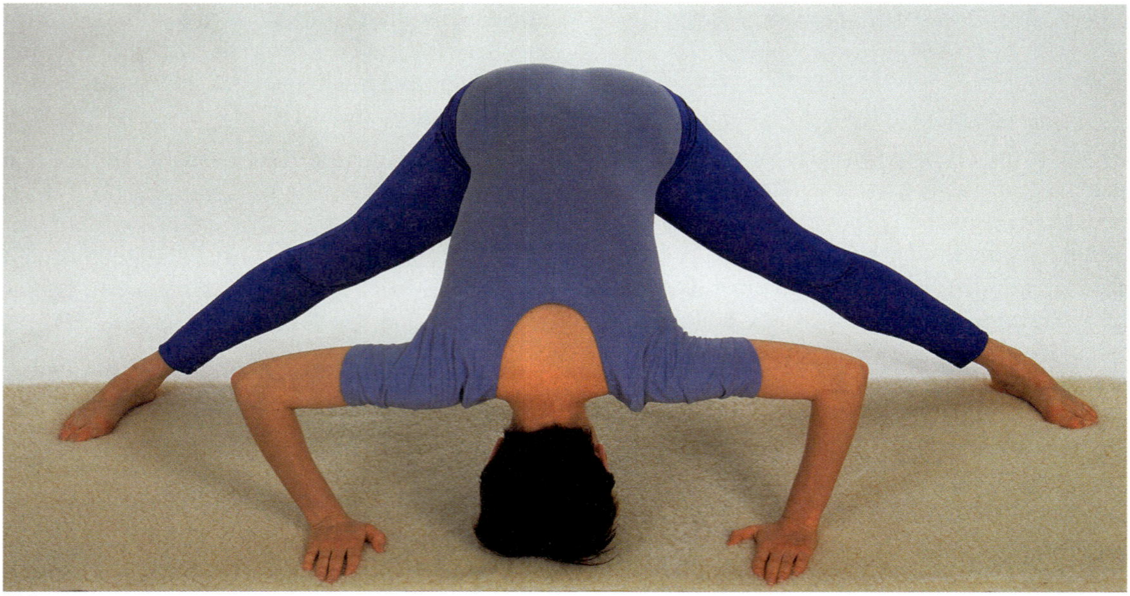

115

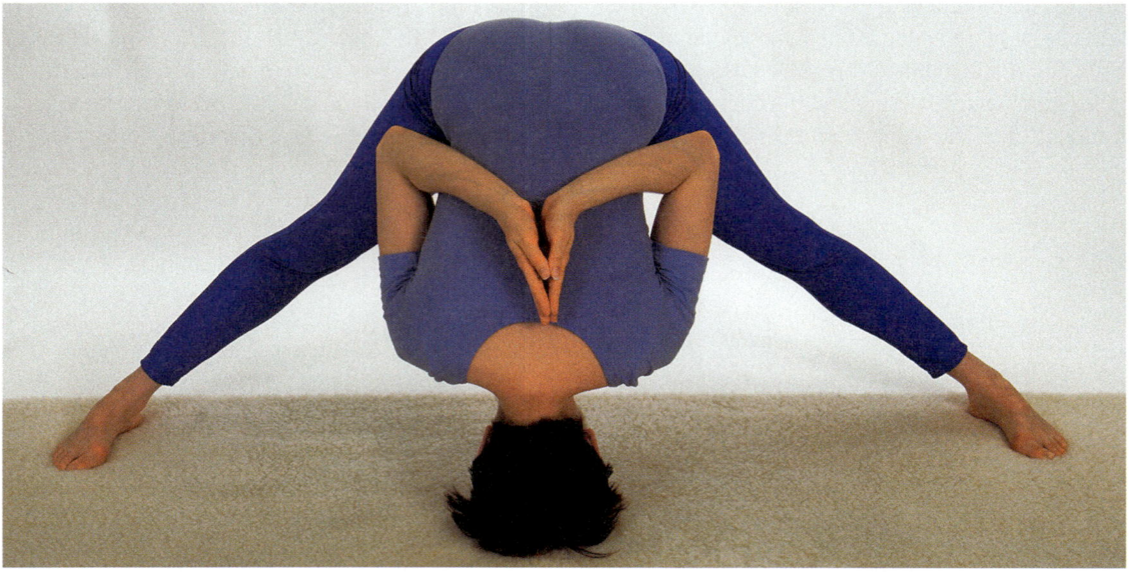

116

Prasārita bedeutet ›ausgedehnt‹ oder ›gestreckt‹, *pāda bedeutet* ›Fuß‹ oder ›Bein‹ und *uttāna* ›strecken‹. In dieser Stellung werden die Beine gespreizt und zugleich gestreckt, daher wird dieses *āsana Prasārita Pādottānāsana* genannt. Da die Namenbedeutung nicht direkt übersetzbar ist, kann man dieses *āsana* Kopf-zur-Erde-Stellung nennen.

Einschränkung: Bei hohem Blutdruck, bei Herzbeschwerden sowie bei akuten Augenkrankheiten sollte nur die Ausgangsstellung (s. Abb. 114) geübt werden. Das Gleiche gilt für Kinder unter 12 Jahren. Die Stellungen, die in Abb. 115 und 116 zu sehen sind, sollten vermieden werden.

72. Vātāyanāsana (Pferdegesichtstellung)

Technik: Sitzen Sie auf dem Boden. Beugen Sie das rechte Knie und legen Sie den rechten Fuß in die linke Leistenbeuge. Heben Sie das Gesäß vom Boden, Sie können sich dabei mit den Händen abstützen, und stellen Sie die Spitze des rechten Knies auf den Boden. Stellen Sie den linken Fuß nahe an das gebeugte rechte Knie und halten Sie den linken Oberschenkel parallel zum Boden. Schieben Sie das Becken nach vorne und drücken Sie den Rücken durch. Halten Sie das Gleichgewicht (s. Abb. 117). Heben Sie die Hände und falten Sie die Handflächen vor der Brust oder verschlingen Sie die Arme (s. Abb. 118) wie bei *Garuḍāsana* (Adlerstellung, s. Seite 92). Atmen Sie normal und bleiben sie 20 bis 30 Sekunden in dieser Stellung. Lösen Sie die Arme, setzen Sie sich auf den Boden und strecken Sie die Beine. Wiederholen Sie die Übung auf der anderen Seite. Praktizieren Sie drei Runden und entspannen Sie sich anschließend in *Śavāsana* (s. Seite 110 f.).

Konzentration: Konzentrieren Sie sich während der Übung hauptsächlich auf die Knie und die Oberschenkel. Vergegenwärtigen Sie sich in der nachfolgenden Entspannung die unten genannten Wirkungen dieser Übung.

Wirkung: Bei diesem *āsana* werden die Hüftgelenke gut durchblutet, und geringfügige Deformationen der Hüften und Oberschenkel werden korrigiert. Dieses *āsana* bringt dem unteren Teil des Körpers Beweglichkeit und Stärke.

Vātāyana bedeutet ›Pferd‹. Diese Stellung erinnert an das Gesicht eines Pferdes, daher ist ihr Name *Vātāyanāsana* oder Pferdegesichtstellung.

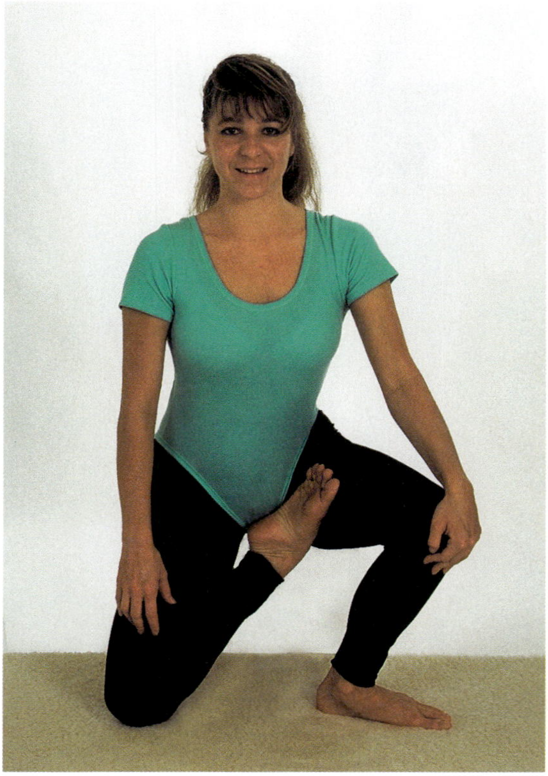

117

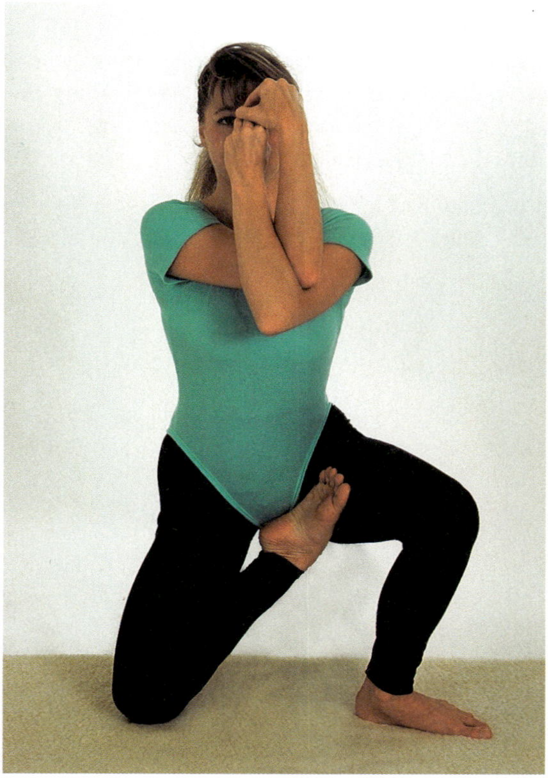

118

73. Mayūrāsana (Pfauenstellung)

Technik: Knien Sie auf dem Boden. Beugen Sie sich nach vorne und legen Sie die Handflächen so auf den Boden, dass die Finger in Richtung der Füße zeigen (s. Abb. 119) und beugen Sie die Ellbogen. Die Unterarme stehen dicht beieinander. Stützen Sie sich in Höhe des Zwerchfells auf die Ellbogen auf (s. Abb. 120). Strecken Sie die geschlossenen Beine und Verlagern Sie das Gewicht des Körpers auf die Armgelenke und die Hände (s. Abb. 121). Heben Sie die Beine vom Boden und balancieren Sie den ganzen Körper mit gestreckten und geschlossenen Beinen parallel zum Boden (s. Abb. 122).

Atmen Sie normal und bleiben Sie anfangs zehn Sekunden in dieser Stellung. Erhöhen Sie die Dauer allmählich auf 30 bis 60 Sekunden. Kehren Sie in die Ausgangsstellung zurück. Praktizieren Sie drei Runden und entspannen Sie sich nach jeder Runde in *Śavāsana* (s. Seite 110 f.).

Bei einer Variation von *Mayūrāsana* legen Sie die Beine zum Lotossitz zusammen. Anschließend nehmen Sie die oben beschriebene Stellung ein. Dadurch ist es leichter, das Gleichgewicht zu halten (s. Abb. 123).

Konzentration: Konzentrieren Sie sich bei dieser Übung besonders auf den Bauch, die Hände, den Nacken und die Schultern. Vergegenwärtigen Sie sich in der nachfolgenden Entspannung die unten genannten Wirkungen dieser Übung.

Wirkung: Dies ist eine wundervolle Übung, die den Unterleibsorganen eine gute Durchblutung und Spannkraft gibt. Sie kann Krankheiten des Magens und der Milz heilen und verhindert die Ansammlung von Giften, die durch falsche Essgewohnheiten entstehen. Dieses *āsana* ist für Diabetiker sehr wohltuend. Es stärkt außerdem die Unterarme, die Ellbogen und die Handgelenke.

Mayūra bedeutet ›Pfau‹. Dieses *āsana* sieht einem Pfau ähnlich, daher heißt es *Mayūrāsana*.

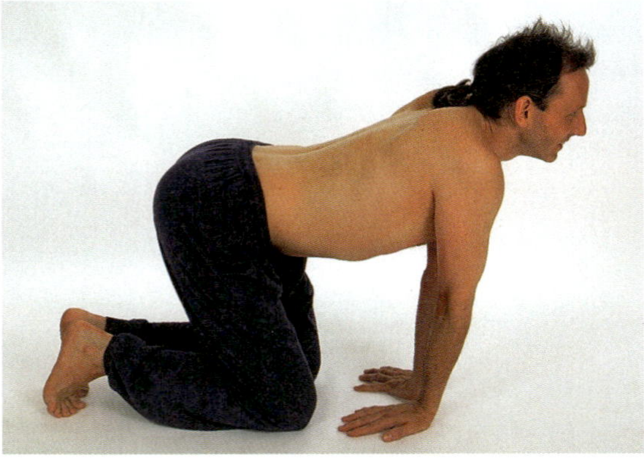

119

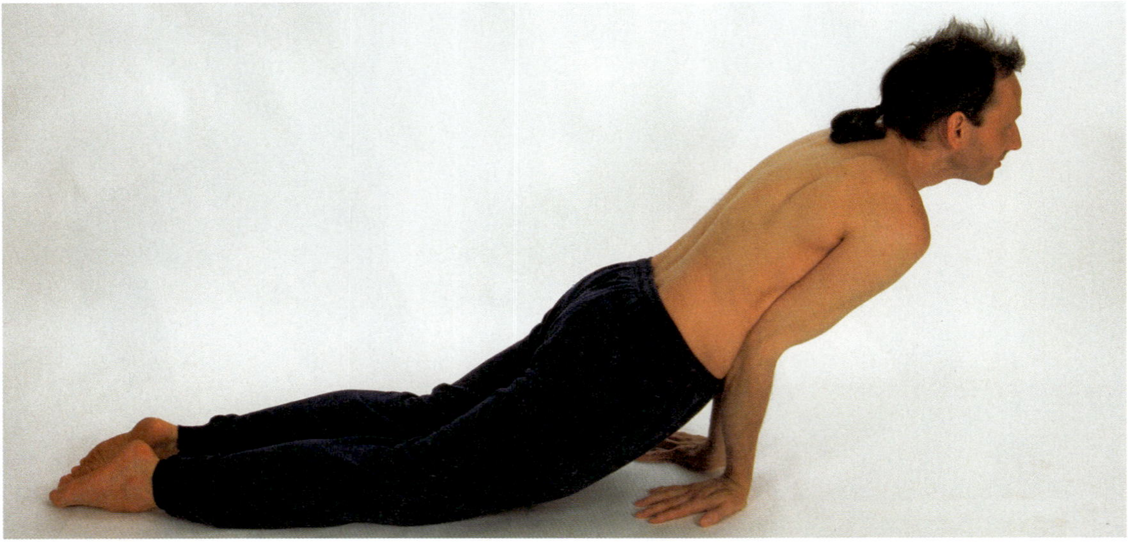

120

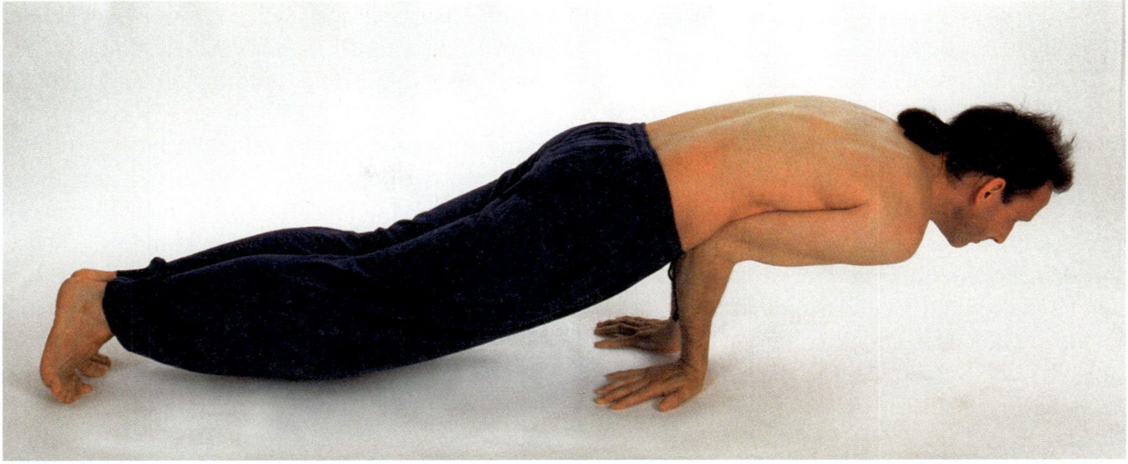
121

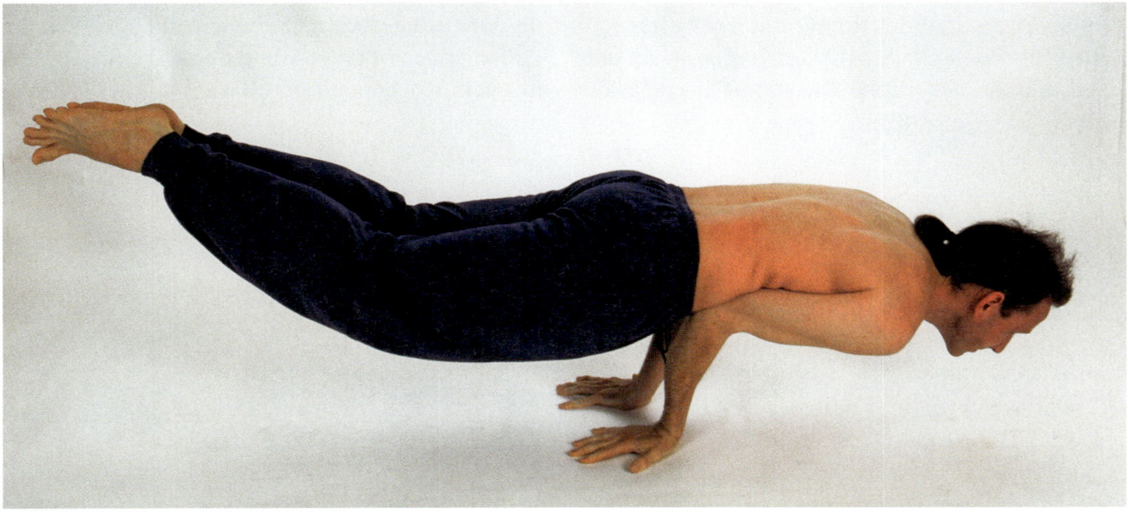
122

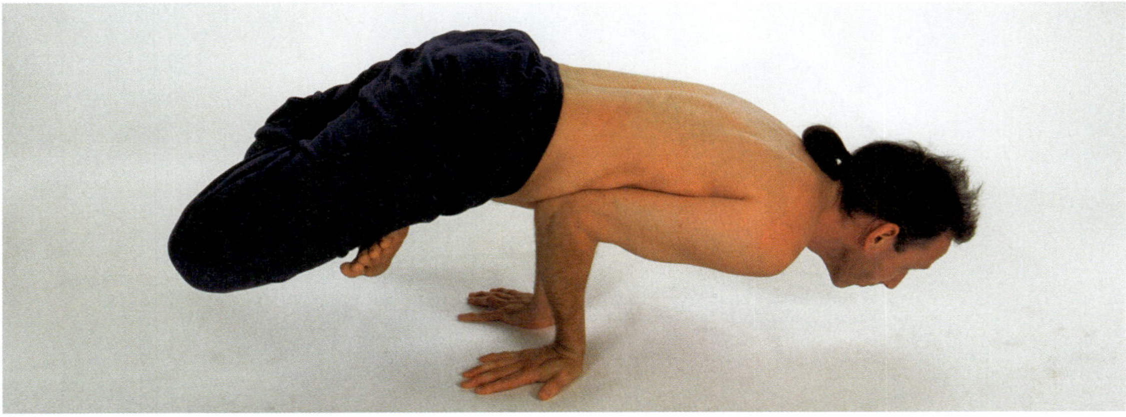
123

74. Śīrṣāsana oder Śirāsana (Kopfstand)

Technik: Nehmen Sie eine viermal gefaltete Decke oder ein weiches Kissen, legen Sie sie auf den Boden und knien Sie sich davor hin. Verschränken Sie die Hände und legen Sie die Hände so auf die Decke, dass sie mit den beiden Ellbogen ein Dreieck bilden (s. Abb. 124). Legen Sie den Kopf mit dem Scheitel auf die Decke und stützen Sie den Hinterkopf mit den verschränkten Händen ab (s. Abb. 125). Der Druck sollte auf dem vorderen Teil der Schädeldecke, der sich zwischen Fontanelle und Stirn befindet, lasten. Auf die Fontanelle selbst sollten Sie keinen Druck ausüben. Strecken Sie nun die Beine durch und lassen Sie die Zehen zunächst noch am Boden, um den Körper im Gleichgewicht zu halten (s. Abb.126). Verlagern Sie Ihr Gewicht dann auf den Kopf und die Unterarme und heben Sie langsam den Körper hoch, bis sich das Gesäß genau über dem Kopf befindet (s. Abb. 128). Dann strecken Sie langsam die Beine und halten Sie diese geschlossen (s. Abb. 129). Atmen Sie normal und bleiben Sie am Anfang zehn Sekunden in dieser Stellung. Sie können diese Zeitspanne allmählich bis auf 15 Minuten erhöhen. Atmen Sie immer durch die Nase, nie durch den Mund.

Dann senken Sie die Beine ganz langsam und ohne ruckartige Bewegungen. Zuerst kommen die Zehen und dann die Knie wieder auf den Boden. Stehen Sie nicht sofort auf, sondern legen Sie den Kopf auf beide Fäuste (s. Abb. 127) und bleiben Sie so für einige Zeit, damit sich der Blutdruck normalisieren kann. Legen Sie sich dann auf den Rücken in *Śavāsana* (s. Seite 110 f.). Personen, die *Śīrṣāsana* noch nicht beherrschen, sollten am Anfang nur vor einer Wand üben, damit sie nicht mit dem Rücken auf den Boden fallen.

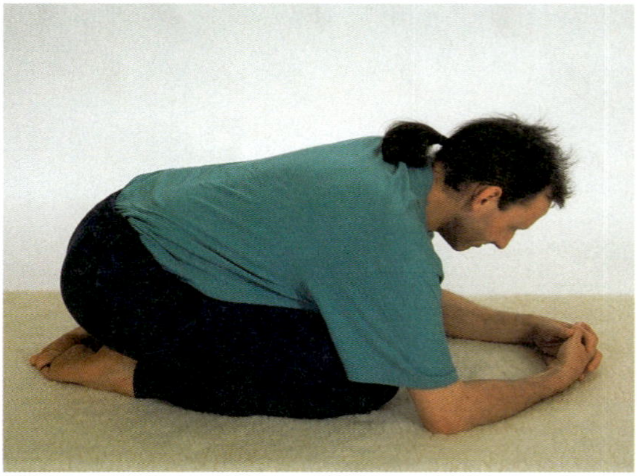

124

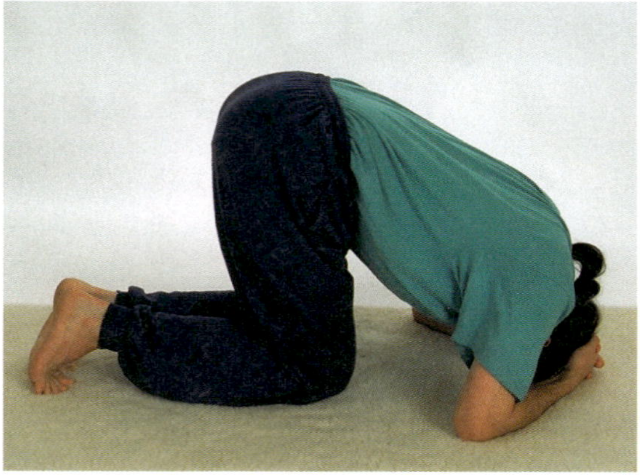

125

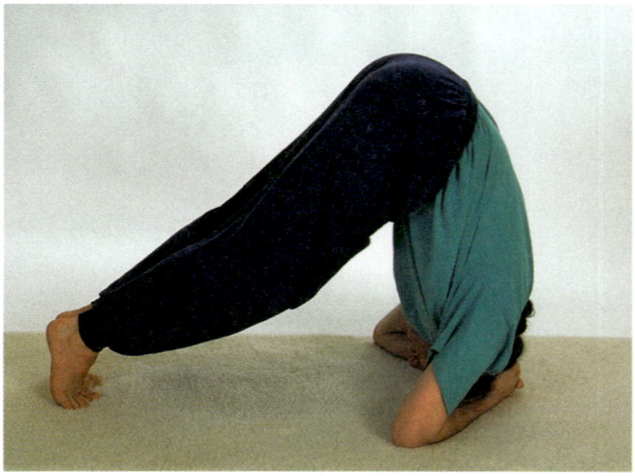

126

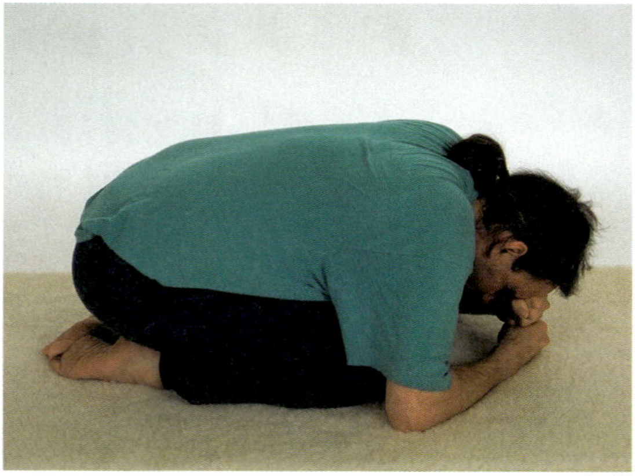

127

Als Variation zu diesem *āsana* können Sie die Beine spreizen (s. Abb. 130) oder den Lotossitz praktizieren (s. Abb. 131), während Sie *Śīrṣāsana* üben. Das verbessert die Beweglichkeit des Körpers und den Gleichgewichtssinn.

Konzentration: Konzentrieren Sie sich während der Übung zunächst auf den Kopf, dann auf das Gesicht und schließlich auf den Hals- und Brustbereich. Vergegenwärtigen Sie sich in der nachfolgenden Entspannung die unten genannten Wirkungen dieser Übung.

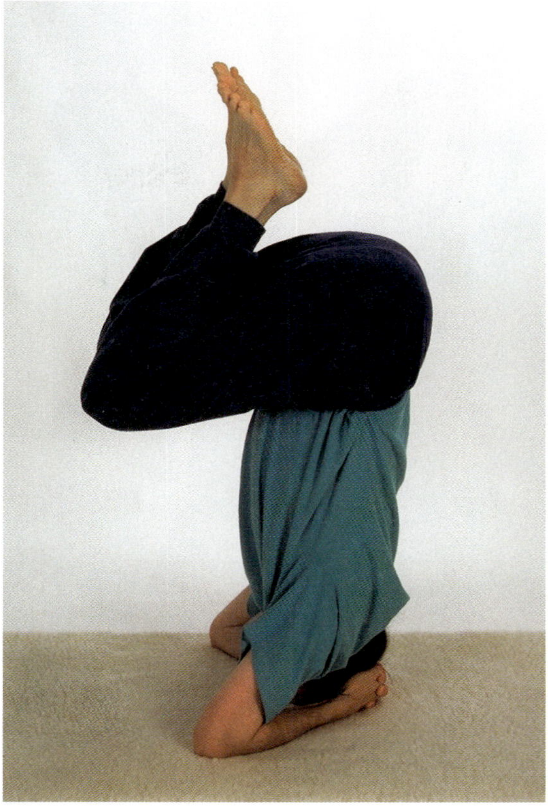

128

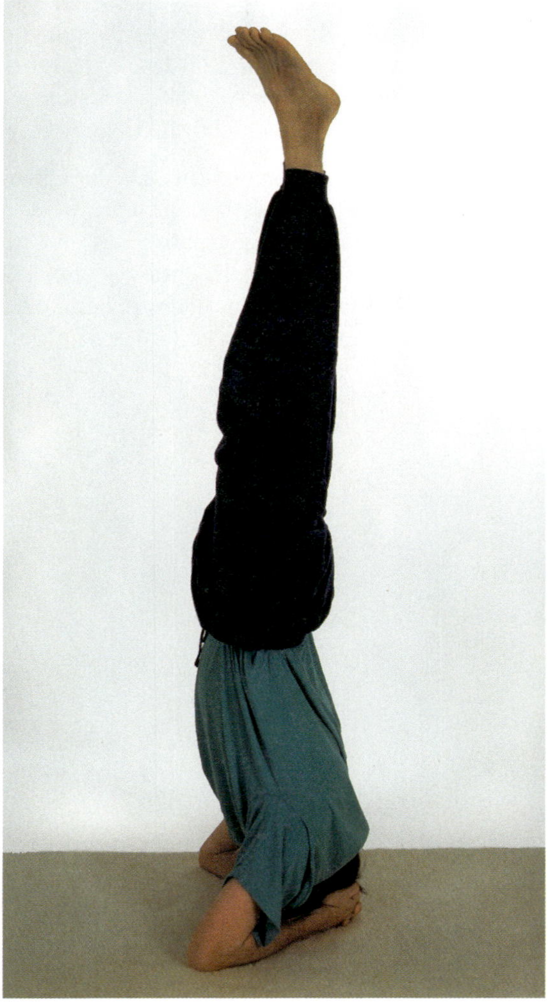

129

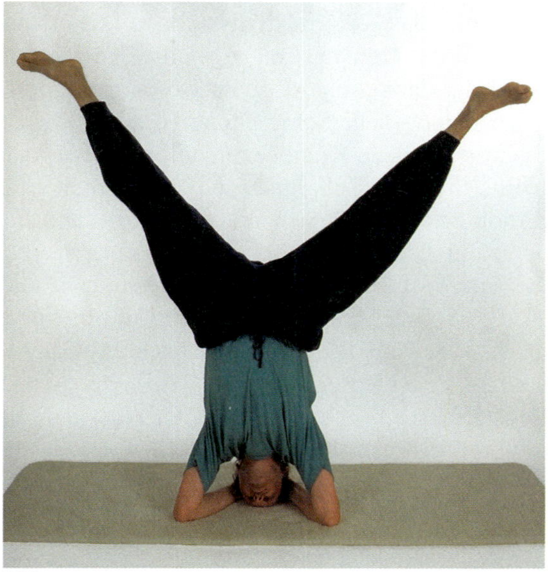

130

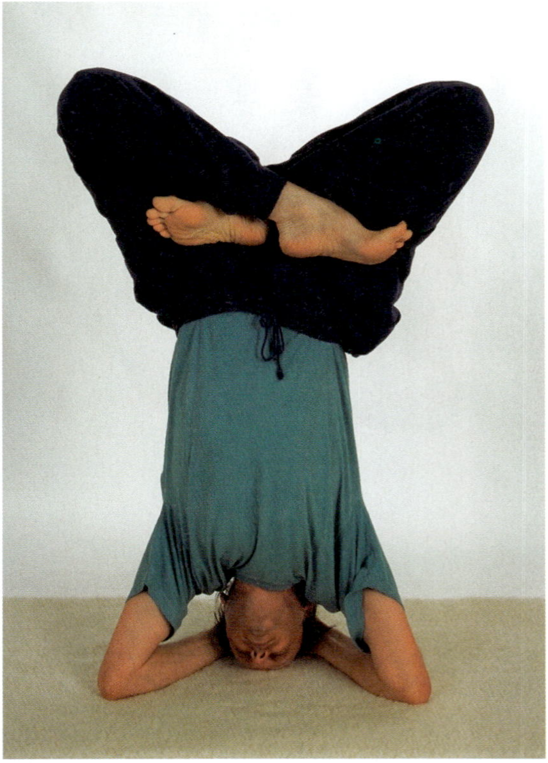

131

Wirkung: mit Hilfe der efferenten Nerven (s. Seite 209) und des Herzens wird das Blut von den unteren Teilen des Körpers zum Gehirn, der höchsten Stelle des Körpers, transportiert. Diese Nerven und das Herz müssen gegen die Schwerkraft arbeiten, daher sind sie sehr schnell erschöpft. Durch eine solche Schwächung wird der Körper für verschiedene Krankheiten anfällig. Genauso, wie sich durch Ruhe nach schwerer Arbeit eine Erholung ergibt, können sich die Nerven und das Herz durch *Śīrṣāsana* und *Sarvāṅgāsana* (Kerze, s. Seite 68 f.) erholen und ihre Gesundheit und Aktivität wiedergewinnen, denn durch diese *āsanas* fließt der Blutstrom sehr leicht ins Gehirn, und das gesamte Nervensystem wird angeregt und funktioniert gut. Durch *Śīrṣāsana* kann Schilddrüsenüberfunktion reduziert werden.

Wenn die Hypophyse nicht richtig arbeitet, kommt es zu übermäßigem Fettansatz am Körper. Der Mensch wird dadurch träge und untätig, oder der Körper wird mager und schwach. *Śīrṣāsana* unterstützt die Hormonsekretion der Hypophyse und anderer Drüsen des Gehirns und erhält dadurch die Körperfunktionen gesund.

Dieses *āsana* verhindert Kopfschmerzen, Sodbrennen, Diabetes, Verstopfung, Harnbeschwerden und Hämorrhoiden.

Durch regelmäßiges Üben von *Śīrṣāsana* kann ergrautes Haar seine normale Farbe zurück gewinnen, und die Schönheit des Gesichts nimmt zu. Dieses *āsana* hilft, die Jugend lange Zeit zu erhalten.

Die Geisteskraft nimmt zu, das Gedächtnis verbessert sich, und die erschöpften Gehirnzellen werden regeneriert. *Śīrṣāsana* ist gut für das ganze Gehirn, die Ohren, die Augen und die Zähne.

Einschränkung: Kinder unter zwölf Jahren und Menschen, die an hohem Blutdruck, Herzbeschwerden oder an akuten Augenkrankheiten leiden, sollten dieses *āsana* nicht praktizieren.

Śīrṣa oder *śiras* bedeutet ›Kopf‹. Da der Übende bei diesem *āsana* auf dem Kopf steht, wird es *Śīrṣāsana* oder *Śirāsana* genannt.

Śīrṣa bedeutet auch ›das Höchste‹, womit gemeint ist, dass *Śīrṣāsana* das höchste, beste oder wirkungsvollste aller *āsanas* ist.

75. Sūrya Namaskāra (Sonnengruß oder Sonnengebet)

Technik: Stehen Sie aufrecht mit dem Gesicht zur Sonne. Halten Sie die Beine geschlossen und legen Sie die Hände vor der Brust zum indischen Gruß zusammen (s. Abb. 132). Atmen Sie ein, heben Sie die Arme gestreckt über den Kopf, so dass sie den Kopf seitlich berühren, und beugen Sie den Oberkörper nach hinten (s. Abb. 133).

Atmen Sie aus und beugen Sie sich so weit nach vorne, dass sich die Hände in einer Linie mit den Füßen befinden. Berühren Sie mit der Stirn die Knie (s. Abb. 134).

Atmen Sie ein, beugen Sie das rechte Bein und strecken Sie gleichzeitig das linke Bein nach hinten. Sehen Sie nach vorne (s. Abb. 135).

Strecken Sie nun auch das rechte Bein nach hinten, so dass es in einer Linie mit dem linken Bein liegt und halten Sie den Atem kurzzeitig an. Das Körpergewicht ruht jetzt auf den Händen und den Füßen (s. Abb. 136).

Atmen Sie aus und senken Sie den Körper auf den Boden. In dieser Stellung berühren acht Teile des Körpers den Boden - die Zehen beider Füße, die Knie, die Hände, die Brust und die Stirn. Das Gesäß wird angehoben (s. Abb. 137).

Atmen Sie ein, beugen Sie die Wirbelsäule und heben Sie den Oberkörper so weit wie möglich nach oben (s. Abb. 138).

Atmen Sie aus und heben Sie das Gesäß nach oben. Halten Sie die Füße und die Fersen flach auf dem Boden (s. Abb. 139).

Atmen Sie ein und stellen Sie den linken Fuß nahe den Händen auf den Boden. Berühren Sie mit den Zehen und dem Knie des rechten Beins den Boden. Sehen Sie nach vorne (s. Abb. 140).

Atmen Sie aus. Stellen Sie dabei den rechten Fuß neben den linken und richten Sie sich gleichzeitig auf. Die Beine sind gestreckt, die Handflächen bleiben seitlich neben den Füßen auf dem Boden, die Stirn berührt die Knie (s. Abb. 141).

Atmen Sie ein, stehen Sie auf, heben Sie die Arme gestreckt über den Kopf und beugen Sie sich zurück (s. Abb. 142).

Atmen Sie aus und legen Sie die Hände vor der Brust zum indischen Gruß zusammen (s. Abb. 143).

Die oben beschriebene Abfolge (Abb. 132 - 143) ist eine Runde. Praktizieren Sie insgesamt drei bis fünf Runden und entspannen Sie sich danach in *Śavāsana* (s. Seite 110 f.).

Bei der beschriebenen Technik geht es weniger darum, diese perfekt auszuführen. Vielmehr sollten Sie diese Übung mit innerer Hingabe ausführen.

Konzentration: Während dieser Übung konzentrieren Sie sich auf keine besonderen Körperteile. Vergegenwärtigen Sie sich jedoch in der nachfolgenden Entspannung die unten genannten Wirkungen dieser Übung.

Wirkung: Diese Übung stärkt das Nervensystem und verbessert den Blutkreislauf, die Atmung und die Verdauung. Die Ansammlung von überschüssigem Fett wird verhindert. Dieses *āsana* erzeugt Wärme im Körper und macht die Wirbelsäule und die Glieder beweglich. Schultern, Arme, Hände, Brust, Rücken, Hüften, Unterleib und Beine werden wohlgeformt. Nach dem Üben von *Sūrya Namaskāra* ist es einfacher, andere *āsanas* zu praktizieren.

Sūrya bedeutet ›Sonne‹, und *namaskāra* bedeutet ›Begrüßung‹. Seit undenklichen Zeiten pflegten die weisen Männer Indiens dieses *āsana* früh am Morgen bei Sonnenaufgang zu üben, um den Sonnengott zu grüßen. Sie glaubten, dass die Sonne die Quelle aller Energien ist und dass sie in den Besitz dieser Energien kommen würden, wenn sie den Sonnengott zufrieden stellen können. Auf diese Weise bemühten sie sich darum, ihre Stärke und Vitalität zu vermehren, um ihren Körper auf das Ziel des *Yoga* vorzubereiten. Diese Stellungen, die Ausdruck ihrer Huldigung sind, wurden uns über die Jahrhunderte als *Sūrya Namaskāra* überliefert.

Einschränkung: Personen mit schweren Herzproblemen sollten *Sūrya Namaskāra* nicht praktizieren, da diese Übung sehr anstrengend ist. Personen mit Asthma und Atemproblemen sollten *Sūrya Namaskāra* im eigenen Rhythmus üben und sich nach jeder Runde kurz entspannen.

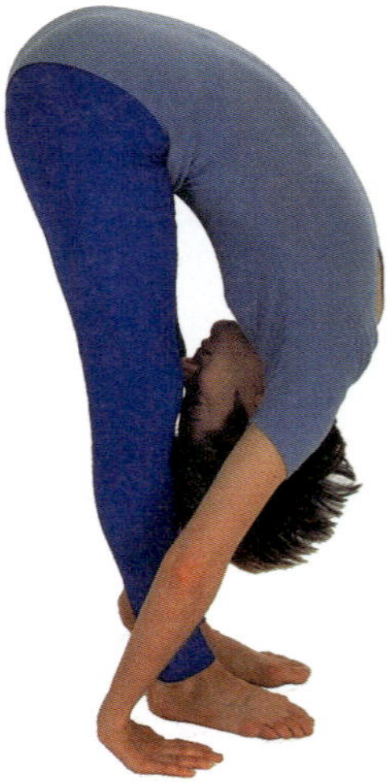

141

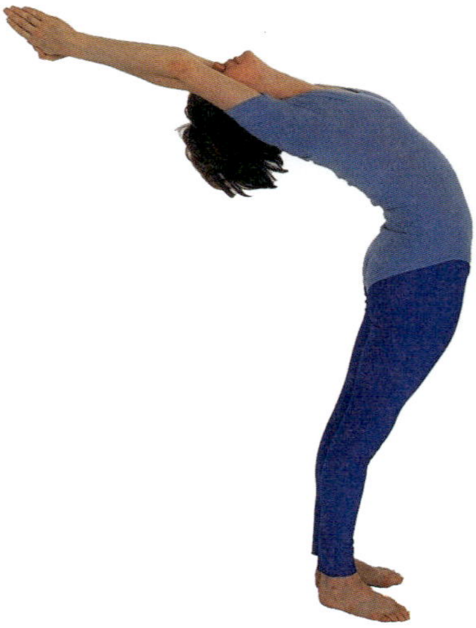

142

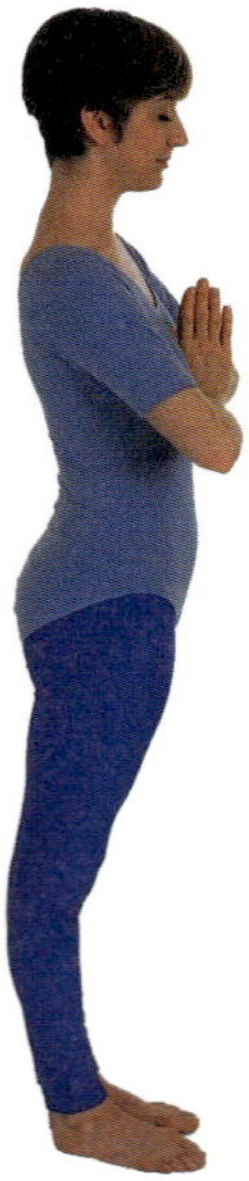

143

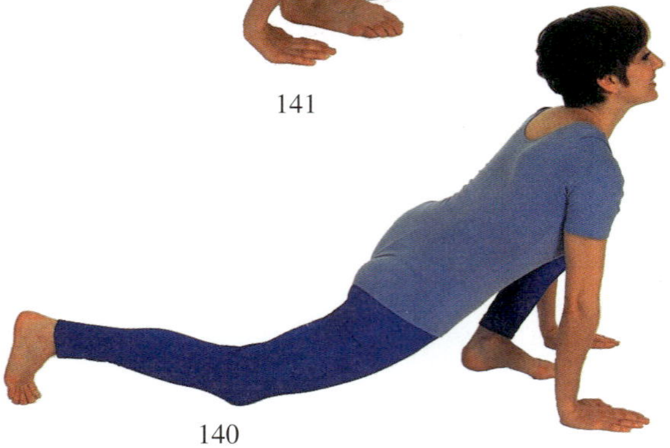

140

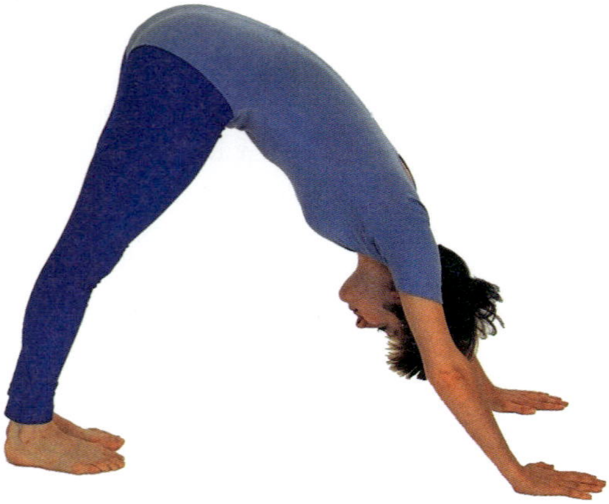

139

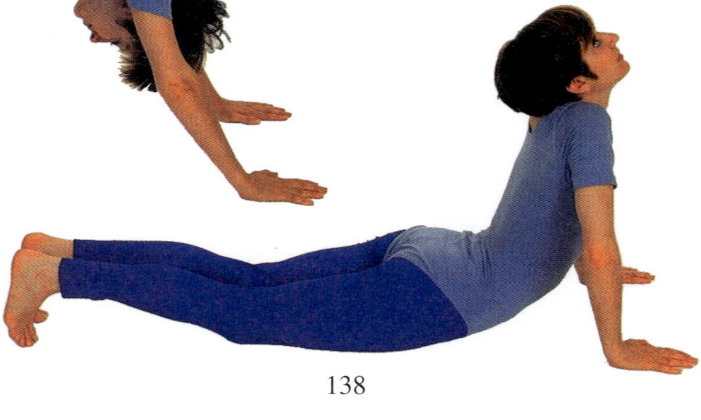

138

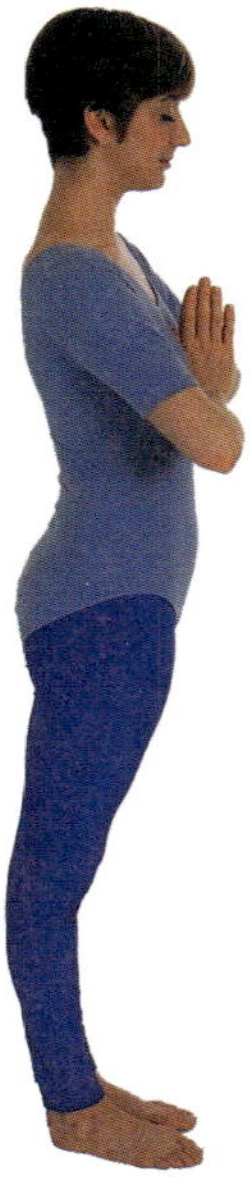

132

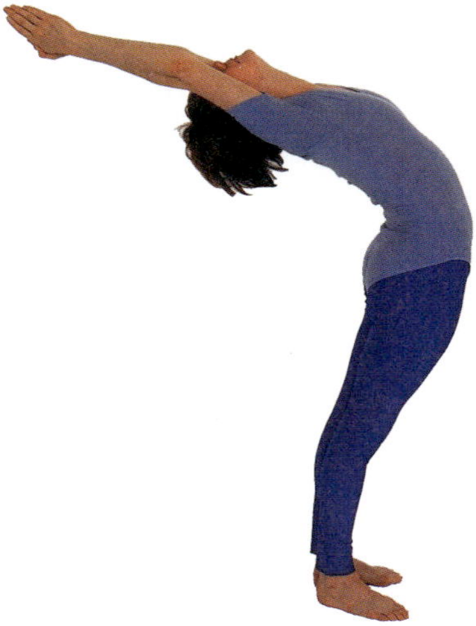

133

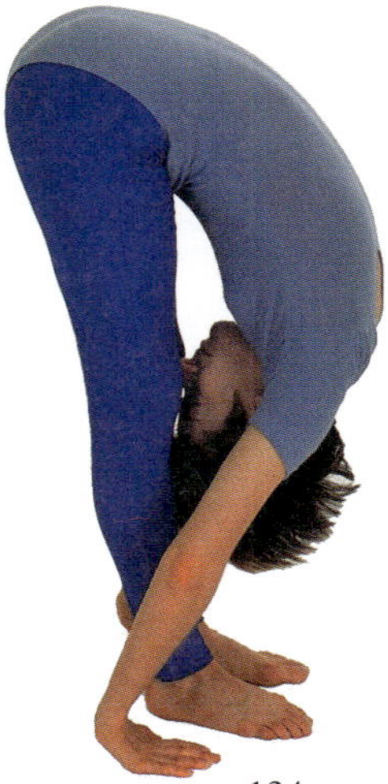

134

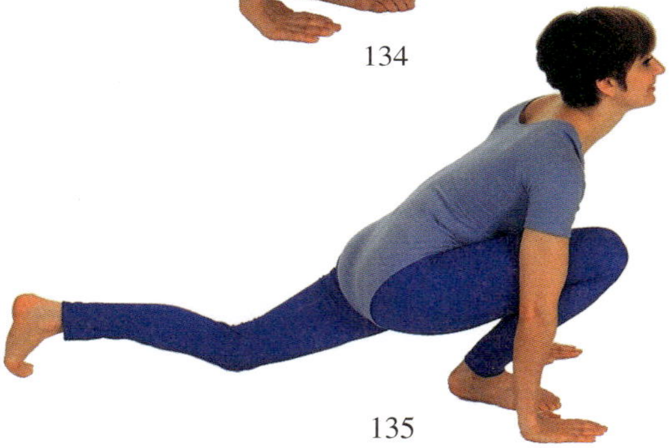

135

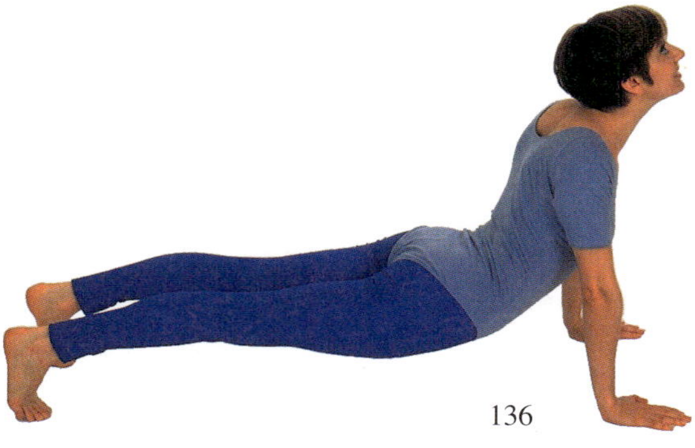

136

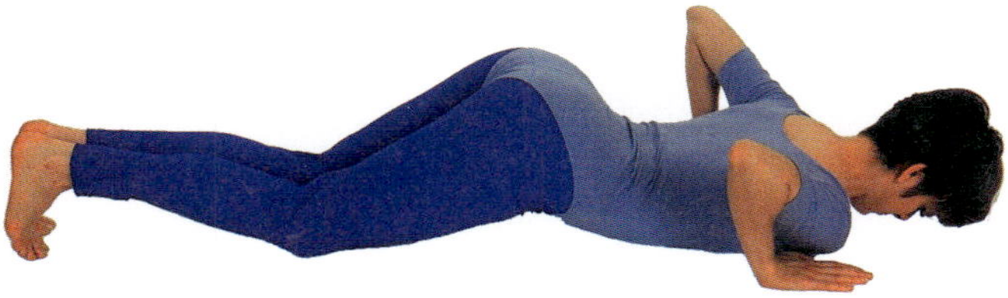

137

76. Śavāsana
(Totenstellung)

Technik: Legen Sie sich mit gestreckten Beinen auf den Rücken. Legen Sie die Hände neben den Oberschenkeln auf den Boden, die Handflächen zeigen nach oben. Entspannen Sie alle Glieder, Muskeln und Nerven (s. Abb. 144). Ihr ganzes Bewußtsein ist weit weg. Sie sind sich ihres Körpers nicht mehr bewusst. Sie sind frei von Gedanken, Ängsten und Sorgen. Ihr Atem ist tief und regelmäßig.

Sie können *Śavāsana* auf die gleiche Weise auch in Bauchlage üben (s. Abb. 145). Beachten Sie dabei, dass Sie nach jeder Runde bzw. nach jedem *āsana* die Seite, auf die Sie den Kopf drehen, wechseln.

Bei einer Variation zu *Śavāsana* liegen Sie auf dem Bauch, ziehen das rechte oder das linke Bein leicht angewinkelt nach oben. Beugen Sie den Arm, welcher auf der gleichen Seite wie das angewinkelte Bein liegt, und legen die Hand über dem Kopf auf den Boden (s. Abb. 146). Der andere Arm wird locker ausgestreckt. Wenn Sie diese Variation zu *Śavāsana* nach den *āsanas* praktizieren, dann sollten Sie darauf achten, dass Sie nach jedem *āsana* bzw. nach jeder Runde die Seite wechseln.

Die allgemeine Regel ist: Nach den *āsanas* in Rückenlage *Śavāsana* in Rückenlage und nach den *āsanas* in Bauchlage *Śavāsana* in Bauchlage zu praktizieren. Wenn Sie sich sowohl vor als auch nach dem Üben der *āsanas* für einige Minuten in *Śavāsana* entspannen, dann werden Sie gute Ergebnisse mit den *āsanas* erzielen. Für die Entspannung in *Śavāsana* sollte die gleiche Zeit wie für die Übung des *āsanas* aufgewendet wird.

Wirkung: Während der Übung eines *āsanas* wird die Blutzirkulation an gewissen Stellen im Körper teilweise unterbrochen. Dadurch erhöht sich die Blutzirkulation in diesem Teil sehr, während man *Śavāsana* praktiziert. Der verstärkte Blutstrom reißt Giftstoffe, Schlacken und Ablagerungen mit sich fort. Außerdem entfernt dieses *āsana* schlechte Gedanken, Ängste, Sorgen und Ermüdung von Körper und Geist. Die Glieder und Nerven werden entspannt, und man wird von Erregung und Verwirrung befreit.

Tagsüber arbeitet man oft im Stehen, und das Herz hat eine große Arbeit gegen die Schwerkraft zu leisten. Aber wenn man liegt, ist die Arbeit gegen die Schwerkraft nur gering, so dass es für das Herz nicht schwer ist, das Blut durch den ganzen Körper zu pumpen und in ihm zu verteilen.

Śava bedeutet ›toter Körper, Leichnam‹. Während der Übung dieses *āsanas* bleibt der Körper unbewegt wie eine Leiche. Daher wird diese Stellung *Śavāsana* oder Totenstellung genannt.

Anmerkung: Personen mit Herzbeschwerden sollten unbedingt bei *Śavāsana* in Bauchlage die Variation mit dem angezogenen Bein (s. Abb. 146) praktizieren, um so das Herz zu entlasten.

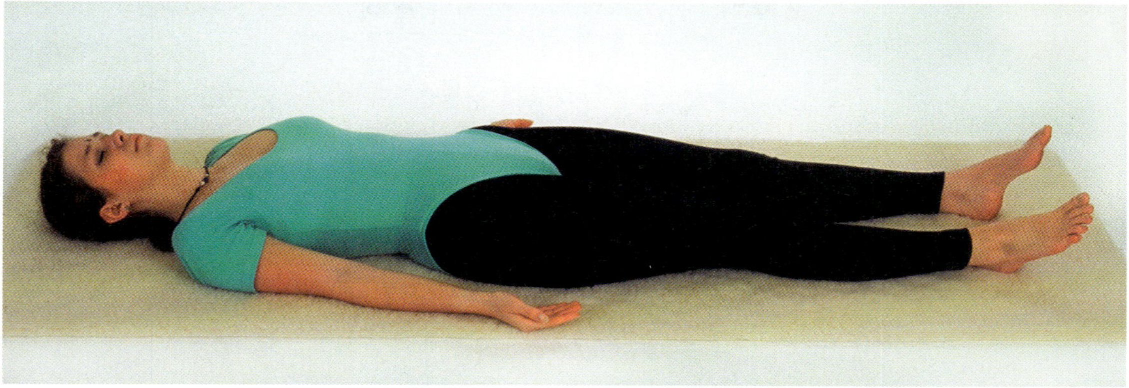

144

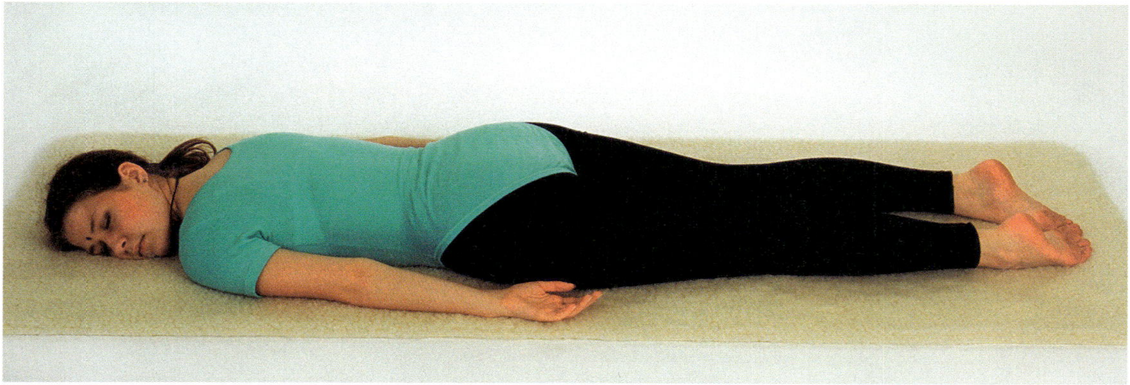

145

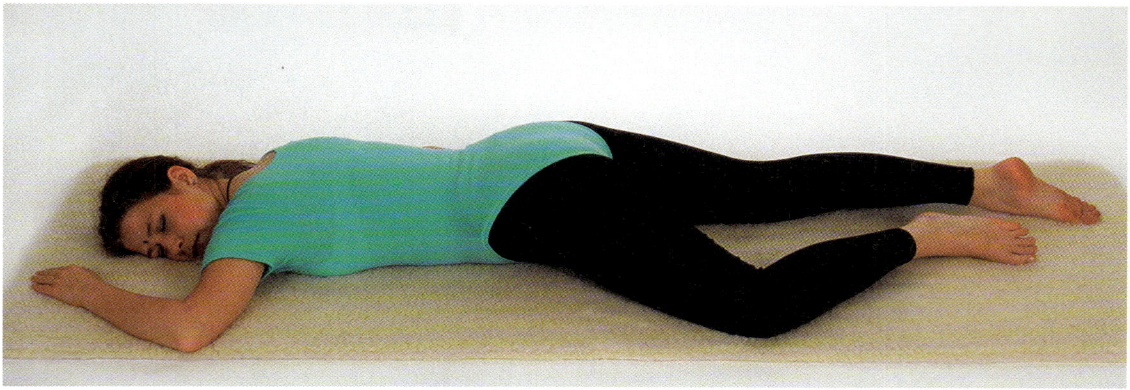

146

Teil 3: *Mudrās (Gesten)*

Mud bedeutet ›Freude‹, *rā* bedeutet ›geben‹. Das, was Freude gibt, heißt *mudrā.*

Die *mudrās* werden zwischen *āsana* und *prāṇāyāma* eingeordnet. Es sind Gesten, die Körperübungen mit einer besonderen Atmung verbinden. Auch bei den *āsanas* gibt es einzelne Übungen, bei denen bestimmte Atemregeln befolgt werden, meistens jedoch ist die Atmung normal.

Das Üben der *mudrās* wirkt sich insbesondere auf das Drüsensystem und die Gelenke der Beine und Oberschenkel positiv aus. Die endokrinen und exokrinen Drüsen werden harmonisiert und in ihrer Funktion gestärkt sowie die Gelenke der Beine und Oberschenkel gesund erhalten. Aber auch für die inneren Organe, die Muskeln und die Wirbelsäule ist das Praktizieren von *mudrās* nützlich.

mūlapadme kuṇḍalinī yāvad nidrāyitā prabho tābad kiṁcit na siddhyeta tantra mantra arcanādikam | *Yogaśāstra*

Das bedeutet: ›Solange *kuṇḍalinī śakti* (s. Seite 149) nicht erwacht ist, ist es vergeblich, *tantra** zu praktizieren, *mantren* (s. Seite 16) zu rezitieren oder seine Andacht zu verrichten.‹

Das Ziel des *Yoga* ist Gottesbewusstsein. Dieses Bewusstsein kann man aber nur erreichen, wenn *kuṇḍalinī śakti* erweckt wird. *Kuṇḍalinī śakti* ist das Wissen. Sie schläft im Steißbeinzentrum, dem untersten der sieben Zentren in der Wirbelsäule (s. Seite 144 f.). Wenn sie erwacht, dann fließt sie durch *suṣumnā nāḍī* (s. Seite 145 ff.), den mittleren Kanal in der Wirbelsäule, nach oben, und alle Zentren der Wirbelsäule (*cakren*) öffnen sich. Auf *kuṇḍalinī śakti* wird im Kapitel über *prāṇāyāma* noch näher eingegangen (s. Seite 149). Das Üben der *mudrās* ist neben *prāṇāyāma, pratyāhāra, dhāraṇā* und *dhyāna* sehr wichtig, um *kuṇḍalinī śakti* zu erwecken.

* *Tan* bedeutet ›Du‹, und *tatra* bedeutet ›dort‹. Wenn das menschliche Bewusstsein dort, d.h. in das seelische Bewusstsein zurückgezogen ist, dann ist das *tantra.*

Im Zustand des *samādhi* (s. Seite 174 ff.) ist *kuṇḍalinī* bis zum *sahasrāra*-Zentrum (das oberste Zentrum in der Wirbelsäule, dessen Ort die Fontanelle ist, s. Seite 144 f.), aufgestiegen, und alle Tore des Überbewusstseins haben sich geöffnet.

3-1 *mahāmudrā nabhomudrā uḍḍīyānaṁ jalaṁdharam* | *mūlabandhaṁ mahābandhaṁ mahāvedhaśca khecarī* || 3-2 *viparītkarī yonirvajrolī śakticālanī* | *taḍāgī māṇḍukī mudrā śāṁbhavī pañcadhāraṇā* || 3-3 *aśvinī pāśinī kākī mataṅgī ca bhujaṁginī* | *pañcaviṁśatimudrāśca siddhidā iha yogināṁ* || *Gheraṇḍa-Saṁhitā*

Das bedeutet: ›Es gibt 25 Arten von *mudrās,* die in den Yogaschriften beschrieben werden:

1. Mahāmudrā, 2. Nabhomudrā, 3. Uḍḍīyānabandhamudrā, 4. Jālandharabandhamudrā, 5. Mūlabandhamudrā, 6. Mahābandhamudrā, 7. Mahāvedhamudrā, 8. Khecarīmudrā, 9. Viparītakaraṇīmudrā, 10. Yonimudrā, 11. Vajrolīmudrā, 12. Śakticālanīmudrā, 13. Tāḍāgīmudrā, 14. Māṇḍukīmudrā, 15. Śāṁbhavīmudrā, 16-20. Pañcadhāraṇāmudrā (bestehend aus folgenden fünf *mudrās: 16. Pṛthivīdhāraṇāmudrā , 17. Āmbhasīdhāraṇāmudrā , 18. Āgneyīdhāraṇāmudrā , 19. Vāyavīdhāraṇāmudrā , 20. Ākāśīdhāraṇāmudrā), 21. Aśvinīmudrā, 22. Pāśinīmudrā, 23. Kākīmudrā, 24. Mātaṅginīmudrā, 25. Bhujaṁginīmudrā.*‹

Ein anderes wichtiges *mudrā,* das auch sehr gut für die Gesundheit ist, sich aber nicht unter den oben genannten 25 *mudrās* befindet, ist *Yogamudrā.*

Es ist wichtig, bei der Übung der *mudrās* den Unterweisungen eines Lehrers zu folgen. Kinder unter zwölf Jahren dürfen keine *mudrās* praktizieren, da sonst das gesamte Drüsensystem stark angeregt und dadurch die körperliche Entwicklung beschleunigt und die geistige gehemmt wird.

1. Mahāmudrā (große Geste)

3-6 *pāyumūlaṁ vāmagulphe saṁpīḍya dṛḍhayatnataḥ | yāmyapādaṁ prasāryātha kare dhṛtapadāṅgulaḥ* || 3-7 *kaṇṭhasaṁkocanaṁ kṛtvā bhruvormadhyaṁ nirīkṣayet | mahāmudrābhidhā mudrā kathyate caiva sūribhī* ||

Dieses Zitat aus der *Gheraṇḍa-Saṁhitā* beschreibt die Technik, die unten sinngemäß wiedergegeben ist.

Technik: Setzen Sie sich auf die linke Ferse und strecken Sie das rechte Bein nach vorne. Sitzen Sie gerade und halten Sie die Zehen mit beiden Händen. Atmen Sie ein und pressen Sie das Kinn gegen die Brust. Halten Sie den Atem an, solange dies angenehm ist. Richten Sie den Kopf wieder auf und atmen Sie aus. Üben Sie die oben beschriebene Technik auf der anderen Seite. Dies ist eine Runde. Praktizieren Sie drei Runden.

Folgende Variation zu *Mahāmudrā* ist in der Wirkung effektiver, als das in den Schriften erwähnte Original-*Mahāmudrā:*

Variation zu Mahāmudrā (große Geste)

Technik: Setzen Sie sich auf die linke Ferse, winkeln Sie das rechte Bein an und pressen Sie es mit den Händen fest gegen die rechte Seite des Bauches (s. Abb. 147). Halten Sie die Wirbelsäule gerade und drücken Sie das Kinn gegen die Brust. Bei Schilddrüsenüberfunktion sollten Sie Abstand zwischen Kinn und Brust lassen, indem Sie den Kopf gerade halten. Atmen Sie zweimal tief ein und aus, dann atmen Sie ein wenig ein, halten den Atem an und strecken das rechte Bein nach vorne. Halten Sie die große rechte Zehe mit beiden Zeigefingern fest. Berühren Sie mit der Stirn das rechte Knie (s. Abb. 148), die Ellbogen liegen auf dem Boden auf. Bleiben Sie mit angehaltenem Atem fünf bis zehn Sekunden in dieser Stellung. Setzen Sie sich wieder auf, ziehen Sie das rechte Bein zum Körper zurück und geben Sie einen festen Druck auf die rechte Seite des Bauches, während Sie ausatmen (s. Abb. 147).

Wiederholen Sie diesen Vorgang auf der anderen Seite, indem Sie sich auf die rechte Ferse setzen, das linke Bein anwinkeln und mit den Händen fest gegen die linke Seite des Bauches pressen usw. (s. Abb. 149 u. 150).

Setzen Sie sich nun ganz auf den Boden, winkeln Sie beide Beine an und pressen Sie sie mit den Händen fest gegen den Bauch. Üben Sie Druck auf den mittleren Teil des Bauches aus. Pressen Sie das Kinn gegen die Brust (bei Schilddrüsenüberfunktion Abstand zwischen Kinn und Brust lassen) und halten Sie die Wirbelsäule gerade (s. Abb. 151). Atmen Sie zweimal tief ein und aus. Atmen Sie dann ein wenig ein, halten Sie den Atem an, strecken Sie beide Beine nach vorne und halten Sie die rechte große Zehe mit dem rechten Zeigefinger und die linke große Zehe mit dem linken Zeigefinger fest. Berühren Sie mit der Stirn beide Knie (s. Abb. 152), die Ellbogen liegen auf dem Boden auf. Bleiben Sie fünf bis zehn Sekunden mit angehaltenem Atem in dieser Stellung. Nehmen Sie dann beide Beine zurück, üben Sie Druck auf den mittleren Teil des Bauches aus und atmen Sie aus (s. Abb. 151).

Dies ist eine Runde. Praktizieren Sie drei Runden und entspannen Sie sich danach in *Śavāsana* (s. Seite 110 f.). Es ist wichtig, dieses *mudrā* mit dem Druck auf die rechte Seite des Bauchs zu beginnen, da die peristaltische Darmbewegung von rechts nach links geht. Sonst werden die Abfallprodukte des Darmes wieder zurückgeschoben.

Wirkung: Dies ist ein *mudrā*, das von großem Nutzen ist. Es ist das einzige *mudrā*, das für alle inneren und äußeren Teile des Körpers vorteilhaft ist, insbesondere für das endokrine Drüsensystem: Es bewirkt eine exakte Hormonsekretion der Hypophyse, der Schilddrüse, der Nebenschilddrüsen, der Thymusdrüse, der Nebennieren, der Bauchspeicheldrüse, der Eierstöcke und der Hoden. Ebenso bleiben Mandeln, Leber, Magen, Milz und Gebärmutter durch das regelmäßige Üben von *Mahāmudrā* gesund, denn dieses *mudrā* bewirkt eine gute Durchblutung dieser Organe. Erkrankungen der Schilddrüse und der Nebenschilddrüsen können geheilt werden.

Es heilt Erkrankungen der Augen und des Zahnfleisches. *Mahāmudrā* befreit die Nasendurchgänge und verbessert das harmonische Zusammenwirken im Bereich der Lungen und des ganzen Atmungssystems. Alle Nerven und Nervenverzweigungen werden durch die gute Durchblutung ausreichend ernährt.

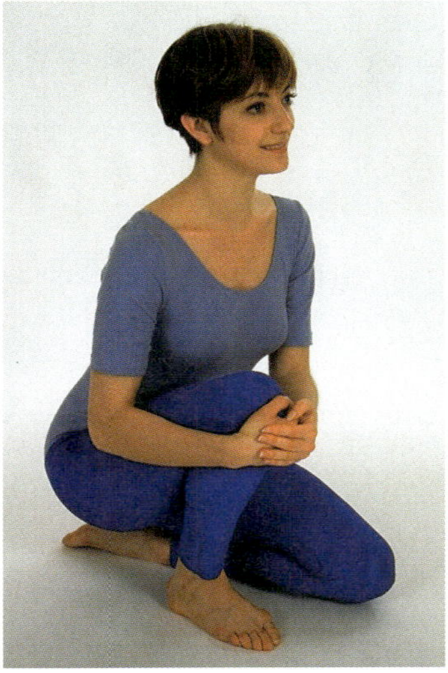
147

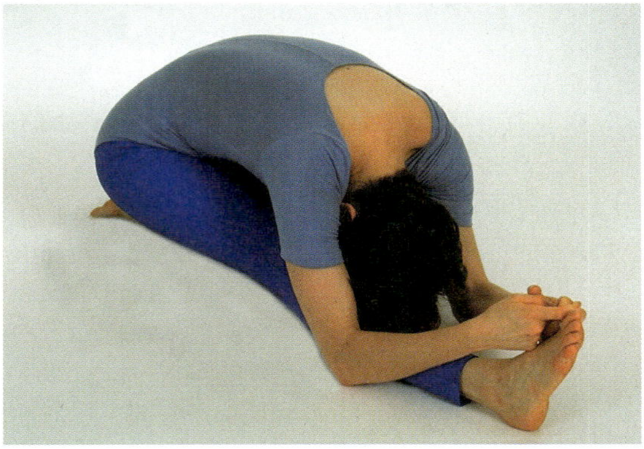
148

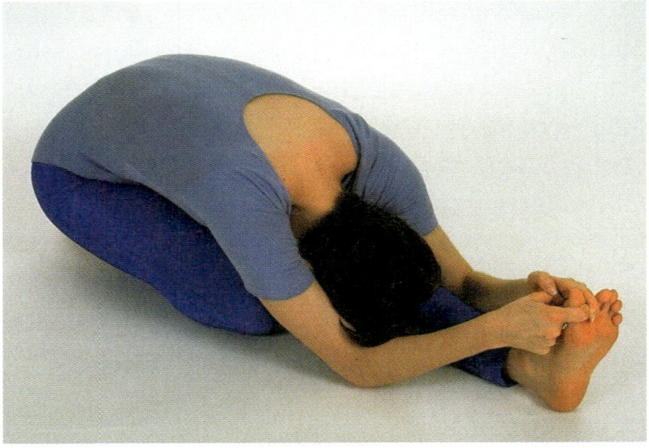
150

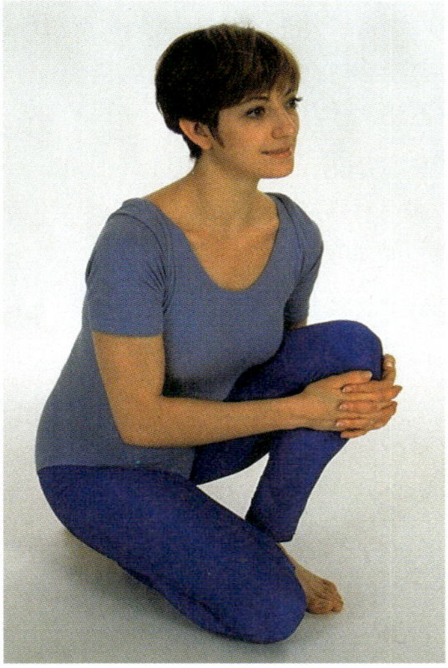
149

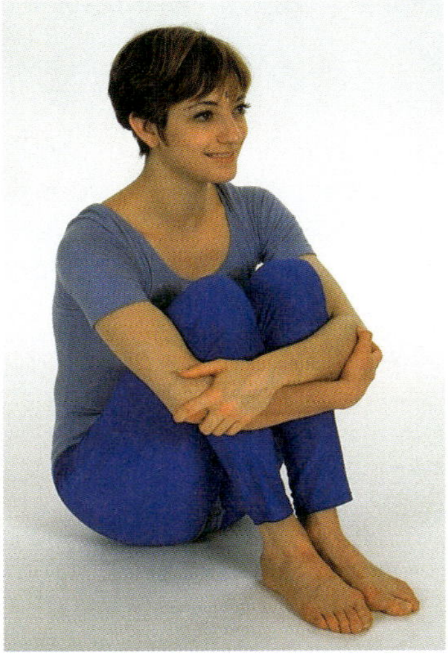
151

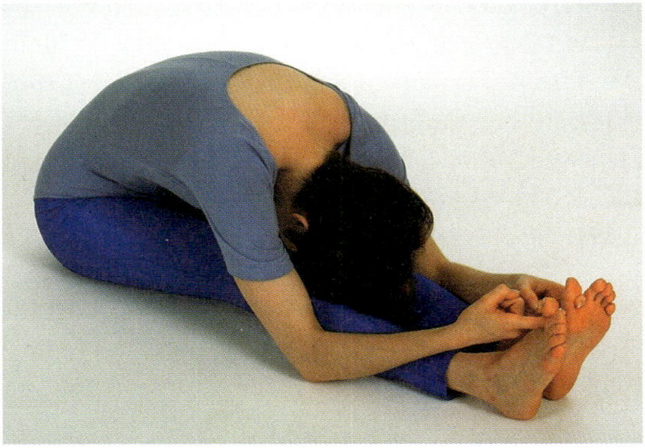
152

Die Wirbelsäule und die Gelenke der Hüften und Beine werden durch regelmäßiges Üben von *Mahāmudrā* beweglich und stark.

Dieses *mudrā* hilft bei Zuckerkrankheit und jeder anderen Unausgewogenheit im Verdauungssystem. Es bewirkt eine gute peristaltische Bewegung des Darms und verhindert Verstopfung. In den Schriften steht geschrieben, dass ein Mensch, der zweimal täglich *Mahāmudrā* übt, sogar giftiges Essen verdauen kann.

Beim Praktizieren von *Mahāmudrā* werden Samenleiter und Mastdarm massiert und der Schließmuskel gestärkt. Darum können Impotenz und Hämorrhoiden durch regelmäßige Praxis dieses *mudrās* geheilt werden. Außerdem erhöht *Mahāmudrā* die Schönheit und den Glanz des Körpers. Das Gehirn wird sehr gut mit frischem Blut versorgt, wodurch die Geisteskraft erhöht wird. Darüber hinaus hilft dieses *mudrā kuṇḍalinī śakti* (s. Seite 149) zu erwecken.

Konzentration: Normalerweise konzentriert man sich beim Üben aller *mudrās* auf das *ājñā cakra**, es sei denn, es wird ein besonderer Hinweis gegeben. Das gilt auch für *Mahāmudrā.*

Das Wort *mahā* bedeutet ›groß‹. *Mahāmudrā* bedeutet ›große Geste‹. Da diese Stellung für alle Teile des Körpers von großem Nutzen ist, wird sie *Mahāmudrā* genannt.

Einschränkung: Frauen sollten *Mahāmudrā* während der Menstruation nicht üben, da die durch *Mahāmudrā* ausgeschütteten Hormone weggeschwemmt würden; dies wäre eine unnötige Verschwendung.

Das Gleiche gilt auch für schwangere Frauen: Ab dem 4. Schwangerschaftsmonat sollte dieses *mudrā* nicht mehr praktiziert werden. Etwa ein bis zwei Monate nach der Entbindung kann man mit *Mahāmudrā* wieder beginnen.

Wie bei allen *mudrās* sollten Kinder unter 12 Jahren dieses *mudrā* nicht praktizieren.

* Das ist das sechste Zentrum, es wird auch Zentrum des Kommandos oder verlängertes Mark genannt (siehe auch Seite 144 f.).

2. *Nabhomudrā (Himmelsgeste)*

3-9 *yatra yatra sthito yogī sarvakāryeṣu sarvadā | ḥrdhvajihvaḥ sthiro bhūtvā dhārayet pavanaṁ sadā | nabhomudrā bhavadeṣā yogināṁ roganāśinī ||*

Dieses Zitat aus der *Gheraṇḍa-Saṁhitā* beschreibt die Technik, die unten sinngemäß wiedergegeben ist.

Technik: Ein *Yogī* sollte immer, auch bei allen Tätigkeiten, seine Zunge nach oben rollen, so dass die Unterseite der Zunge den Gaumen berührt. Dabei sollte er ständig einen ausgewogenen Geisteszustand bewahren und das Einatmen so lange wie möglich zurückhalten, ohne dass dies für ihn anstrengend ist.

Wirkung: Durch dieses *mudrā* fließt eine ausreichende Menge an Speichel aus den drei Speicheldrüsenpaaren. Dadurch wird schlechter Mundgeruch beseitigt, und der Übende erhält eine gute Verdauung. Die Fähigkeit, mühelos zu sprechen, verbessert sich. Stottern kann durch *Nabhomudrā* geheilt werden. Die Geschmacksnerven werden gut durchblutet. Der Geist wird von vielen Gedanken, von Ärger und Leidenschaft befreit und erhält Ruhe. Dies trägt dazu bei, den Zustand der Selbstverwirklichung zu erreichen.

Nabho bedeutet ›Himmel‹. Da bei diesem *mudrā* der Geist in den „Himmel" des Körpers zurück gezogen wird, heißt es *Nabhomudrā.*

3. *Uḍḍīyānabandhamudrā*

3-10 *udare paścimaṁ tānaṁ nābherūrdhvaṁ tu kārayet | uḍḍīnaṁ kurute yasmādaviśrāntaṁ mahākhagaḥ | uḍḍīyānaṁ tvasau bandho mṛtyumātaṅgakesarī ||*

Dieses Zitat aus der *Gheraṇḍa-Saṁhitā* beschreibt die Technik, die unten sinngemäß wiedergegeben ist.

Technik: Stehen Sie aufrecht, spreizen Sie die Beine ca. 20 cm und entspannen Sie alle Muskeln des Körpers. Winkeln Sie die Knie ein wenig an und beugen Sie den Oberkörper leicht nach vorne. Legen Sie beide Handflächen auf die Oberschenkel. Atmen Sie nun vollständig aus und ziehen Sie die Bauchmuskeln so weit wie möglich nach innen und auch etwas nach oben (s. Abb. 162, Seite 134). Achten Sie darauf, dass Sie keinen Druck im Herzen oder in den Lungen verspüren.

Halten Sie den Atem an und bleiben Sie fünf bis zehn Sekunden in dieser Stellung. Atmen Sie dann ein, stehen Sie auf und entspannen Sie sich etwas, indem Sie fünf- bis sechsmal tief ein- und ausatmen. Praktizieren Sie dies fünfmal und entspannen Sie sich anschließend in *Śavāsana* (s. Seite 110 f.).

Wirkung: Uḍḍīyānabandhamudrā wird gemäß den Yogaschriften als eines der Wirkungsvollsten aller *mudrās* genannt. Es eine sehr gute Übung für den Unterleib und die Verdauungsogane. Sie verstärkt das Verdauungsfeuer, beseitigt Verdauungsstörungen, Verstopfung, Blinddarmentzündung, Amöbenruhr, Hämorrhoiden und Leberbeschwerden. Dieses *mudrā* ist auch eine gute Übung für Asthmatiker und Diabetiker und kann außerdem viele Frauenkrankheiten bessern oder heilen. Es ist außerdem eine sehr gute Übung bei Schilddrüsenüberfunktion.

Einschränkung: Kinder unter zwölf Jahren und alle, die ein schwaches Herz oder schwache Bauchmuskeln haben, sollten diese Übung nicht praktizieren. Asthmapatienten sollten zuerst mit den *āsanas* beginnen und dann mit dieser Übung fortfahren.

Uḍḍīyāna bedeutet ›hoch- oder auffliegen‹, und *bandha* bedeutet ›zusammenziehen‹. Da durch das Üben dieses *mudrās* der große Vogel (Atem) auffliegt und durch *suṣumnā nāḍī* (der mittlere Wirbelsäulenkanal, s. Seite 145 ff.) aufsteigen kann, wird es *Uḍḍīyānabandhamudrā* genannt.

4. *Jālandharabandhamudrā*

3-12 *kaṇṭhasaṁkocanaṁ kṛtvā cibukaṁ hṛdaye nyaset* | *jālandhare kṛte bandhe ṣoḍaśādhārabandhanam* | *jālandharamahāmudrā mṛtyośca kṣayakāriṇī* ||

Dieses Zitat aus der *Gheraṇḍa-Saṁhitā* beschreibt die Technik, die unten sinngemäß wiedergegeben ist.

Technik: Sitzen Sie in einer bequemen Stellung. Atmen Sie nun ein, pressen Sie das Kinn gegen

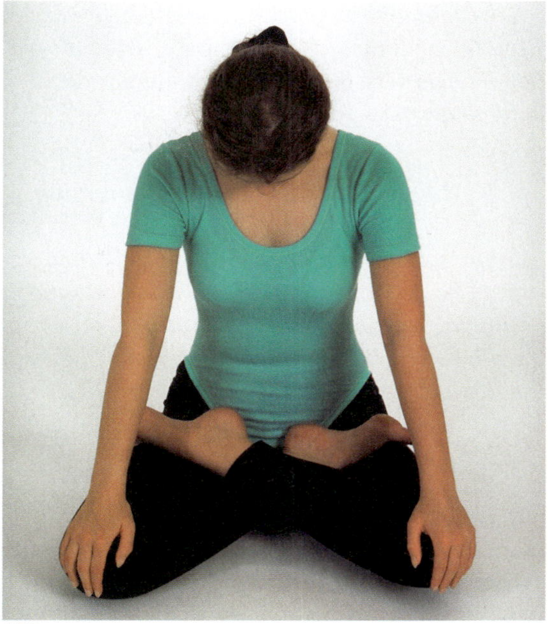

153

die Brust und halten Sie den Atem an, solange dies ohne Anstrengung möglich ist (s. Abb. 153). Heben Sie dann den Kopf und atmen Sie langsam aus. Am ersten Tag sollten Sie fünf solcher Runden üben, am zweiten zehn und vom dritten Tag an 20 Runden. Praktizieren Sie dieses *mudrā* anfangs zweimal und nach dem dritten Tag dreimal täglich.

Wirkung: Dieses *mudrā* erzeugt einen starken Druck auf die Schilddrüse, die Nebenschilddrüsen, die Lymphknoten und die Mandeln, wodurch Schwierigkeiten in diesen Bereichen vorgebeugt werden können. Es erzeugt im Körper Hitze und neutralisiert Gift. Erkältung und Husten können geheilt werden.

In der *Haṭha-Yoga-Pradīpikā* steht geschrieben, dass man drei *bandhas* gemeinsam üben soll: *Mūlabandha, Uḍḍīyānabandha* und *Jālandharabandha* (s. Seite 118 f., *Mahāvedhamudrā*). Der Übende erreicht dadurch großen Erfolg. Geist und *prāṇa* (s. Seite 141 ff.) werden ganz ruhig, und die Jugend kann lange erhalten werden.

Einschränkung: Wer an Schilddrüsenüberfunktion leidet, sollte das Kinn nicht zu stark gegen die Brust pressen.

Yogī Jālandharnātha hat diese Übung entdeckt. *Bandha* bedeutet ›Kontraktion‹. *Jālandharabandhamudrā* ist die Kontraktionsübung, die *Yogī Jālandharnātha* entdeckte.

5. *Mūlabandhamudrā (Analkontraktion)*

3-14 *pārṣṇinā vāmapādasya yonimākuñcayettataḥ* | *nābhigranthiṁ merudaṇḍe saṁpīḍya yatnataḥ sudhīḥ* ||3-15 *meḍhraṁ dakṣiṇagulphe tu dṛḍhabandhaṁ samācaret* | *jarāvināśinī mudrā mūlabandho nigadyate* ||

Dieses Zitat aus der *Gheraṇḍa-Saṁhitā* beschreibt die Technik, die unten sinngemäß wiedergegeben ist.

Technik: Sitzen Sie in *Padmāsana* (s. Seite 22 f.) oder in einer anderen bequemen Stellung, oder setzen Sie Ihre linke Ferse unter den Analbereich (wie z. B. bei *Siddhāsana,* s. Seite 24) und üben Sie mit der Ferse Druck gegen den Damm aus. Ziehen Sie die Muskeln des Afters gleichzeitig zusammen und nach oben, atmen Sie langsam ein und verharren Sie fünf Sekunden lang in dieser Stellung. Atmen Sie dann langsam aus und entspannen Sie die Muskeln. Praktizieren Sie dieses *mudrā* am Anfang zweimal täglich zehn Runden. Sie können die Anzahl der Runden allmählich bis auf 20 erhöhen. Wechseln Sie nach der Hälfte der Runden die Beinstellung.

Wirkung: Mūlabandhamudrā ist gut gegen Verstopfung, Impotenz, Menstruationsbeschwerden, viele andere Frauenkrankheiten und Hämorrhoiden. Es hilft, den Samen zurückzuhalten und den Stuhl und Urin zu halten.

Wenn die *apāna*-Luft durch das Üben dieses *mudrās* zum Nabel aufsteigt, dann verstärkt sich *agni* oder das Verdauungsfeuer. Normalerweise ist *apāna* nach unten gerichtet, aber durch das Üben dieses *mudrās* steigt sie auf und verbindet sich mit der *prāṇa*-Luft. *Mūlabandhamudrā* hilft auch, *kuṇḍalinī śakti* (s. Seite 149) zu erwecken.

Mūla bedeutet ›Wurzel‹, und *bandha* bedeutet ›Kontraktion‹. Da bei dieser Übung die Muskeln des Afters, also die Wurzel der Wirbelsäule, zusammengezogen werden, heißt sie *Mūlabandhamudrā.*

6. *Mahābandhamudrā*

3-18 *vāmapādasya gulphena pāyumūlaṁ nirodhayet* | *dakśapādena tadgulphaṁ saṁpīḍya yatnataḥ sudhīḥ* || 3-19 *śanaiḥ śanaiścālayet pārṣṇiṁ yonimākuñcayecchanaiḥ* | *jālandhare dhārayet prāṇaṁ mahābandho nigadyate* ||

Dieses Zitat aus der *Gheraṇḍa-Saṁhitā* beschreibt die Technik, die unten sinngemäß wiedergegeben ist.

Technik: Sitzen Sie in *Padmāsana* (s. Seite 22 f.) oder in einer anderen bequemen Stellung. Dann setzen Sie sich auf die linke Ferse, verschließen Sie mit ihr die Öffnung des Afters und legen Sie den rechten Fuß auf den linken Oberschenkel. Atmen Sie nun langsam ein, ziehen Sie den After zusammen (*Mūlabandhamudrā*, s. oben) und pressen Sie das Kinn gegen die Brust (*Jālandharabandhamudrā*, s. Seite 117 f.). Halten Sie den Atem ca. fünf Sekunden an, dann lösen Sie das Kinn von der Brust. Atmen Sie langsam aus und entspannen Sie die Analmuskeln. Üben Sie zehn Runden. Wechseln Sie dann die Beinstellung und praktizieren Sie nochmals zehn Runden *Mahābandhamudrā.*

Wirkung: Durch dieses *mudrā* werden die männlichen und weiblichen Fortpflanzungsorgane gesund erhalten, und Krankheiten finden keine Angriffsfläche. Diese Übung gibt dem Körper Schönheit und Glanz. Ein *Yogī* erreicht durch sie großen Erfolg, denn sie hilft *kuṇḍalinī śakti* (s. Seite 149) zu erwecken.

Mahā bedeutet ›groß‹, und *bandha* bedeutet ›Kontraktion‹. Diese Kontraktionsübung umfasst zwei verschiedene Stellungen, daher wird sie *Mahābandhamudrā* genannt.

7. *Mahāvedhamudrā*

3-21 *rūpayauvanalāvaṇyaṁ nārīṇāṁ puruṣaṁ vinā* | *mūlbandhamahābandhau mahāvedhaṁ vinā tathā* ||3-22 *mahābandhaṁ samāsādya uḍḍānakumbhakaṁ caret* | *mahāvedhaḥ samākhyāto yogināṁ siddhidāyakaḥ* ||

Dieses Zitat aus der *Gheraṇḍa-Saṁhitā* beschreibt die Technik, die unten sinngemäß wiedergegeben ist.

Genauso wie die Schönheit, die Jugend und der Glanz einer Frau ohne den Mann fruchtlos sind, so sind *Mūlabandhamudrā* und *Mahābandhamudrā* ohne *Mahāvedhamudrā* fruchtlos.

Technik: Sitzen Sie in einer meditativen Stellung. Atmen Sie aus und halten Sie den Atem an, solange dies angenehm ist. Üben Sie mit angehaltenem Atem gleichzeitig *Mahābandhamudrā* (s. Seite 118) und ziehen Sie wie bei *Uḍḍīyānabandhamudrā* (s. Seite 116 f.) die Bauchmuskeln ein. Dann entspannen Sie die Kontraktion und atmen anschließend wieder ein. Dies wird *Mahāvedhamudrā* genannt. Üben Sie dies zehnmal.

Wirkung: Durch die regelmäßige Praxis dieses *mudrās* bleibt die Haut immer elastisch, und das Körpergewebe bleibt bis ins hohe Alter fest und gesund. Der Körper wird nicht zittrig, und das Haar wird nicht grau. Darüber hinaus erzielt der Übende die guten Wirkungen von *Mūlabandhamudrā, Uḍḍīyānabandhamudrā und Jālandharabandhamudrā. Kuṇḍalinī śakti* (s. Seite 149) kann erweckt werden. Außerdem kann der *Yogī* durch dieses *mudrā* die acht *siddhis* (s. Seite 182) erlangen.

Vedha bedeutet ›das, was durchdringt‹, und *mahā* bedeutet ›groß‹. Mit Hilfe dieser *mudrās* kann man den feinen Kanal in der Wirbelsäule (*suṣumnā nāḍī*, s. Seite 145 ff.) durchdringen, daher wird es *Mahāvedhamudrā* genannt.

8. Khecarīmudrā

3-25 *jihvādho nāḍīṁ saṁchinnāṁ rasanāṁ cālayet sadā | dohayennavanītena lauhayantreṇa karṣayet ||* 3-26 *evaṁ nityaṁ samabhyāsāllambikā dīrghatāṁ vrajet | yāvadgacched bhruvormadhye tadāgachhati khecarī ||* 3-27 *rasanāṁ tālumadhye tu śanaiḥ śanaiḥ praveśayet | kapālakuhare jihvā praviṣṭā viparītagā | bhruvormadhye gatā dṛṣṭirmudrā bhavati khecharī ||*

Dieses Zitat aus der *Gheraṇḍa-Saṁhitā* beschreibt die Technik, die unten sinngemäß wiedergegeben ist.

Technik: Unterhalb der Zunge ist das Zungenbändchen. Zuerst ist es notwendig, dieses Zungenbändchen zu durchschneiden und dann immer mit der Zungenspitze die Schnittstelle zu berühren. Die Instruktionen für das Einschneiden des Zungenbändchens werden in der *Haṭha-Yoga-Pradīpikā* (Kapitel 3, 34. *śloka*) wie folgt gegeben:

snuhīpatranibhaṁ śarātraṁ sutīkṣṇaṁ snigdhanirmalaṁ samādāya tatastena romamātraṁ samucchinet |

Verwenden Sie eine saubere, sterilisierte, scharfe Klinge, wie etwa das Blatt eines *Manasa* Baumes (eine Kakteenart), und schneiden Sie das Zungenbändchen etwa einen Millimeter ein.

Dann reiben Sie sieben Tage lang an der Schnittstelle etwas Steinsalz ein. Nach diesen sieben Tagen schneiden Sie weitere zwei Millimeter ein. Dann legen Sie eine Ruhepause von sieben Tagen ein. Fahren Sie auf diese Weise sechs Monate lang fort. Die Zunge wird dann ohne Schwierigkeiten über den Bereich des Gaumens nach innen gelangen. Nehmen Sie diesen Schnitt nicht selbst, ohne die Unterweisung eines erfahrenen Lehrers, vor.

Bemerkung des Autors: Die oben beschriebene Methode ist ein künstlicher Prozess. Es wird eher folgende natürliche Methode empfohlen, bei der das Zungenbändchen nach und nach gedehnt wird:

Reiben Sie die Zunge mit etwas Butter ein und reinigen Sie die Zunge mit Hilfe eines eisernen Zungenreinigers. Ziehen Sie die Zunge jeden Tag mit den Fingern heraus, wodurch sie immer länger wird. Dann rollen Sie Ihre Zunge aufwärts zum Gaumen, wie bei *Nabhomudrā* (s. S. 116), und konzentrieren Sie sich dabei auf den Punkt in der Mitte zwischen beiden Augenbrauen. Das Hochrollen der Zunge wird *Khecarīmudrā* genannt.

Wirkung: Wer dieses *mudrā* übt, wird niemals von Durst, Hunger oder Schwäche geplagt. Faulheit und Furcht vor Krankheiten, dem Alter und dem Tod verschwinden. Die Zunge wird gut durchblutet und dadurch gesund erhalten. Der Übende erhält eine schöne Erscheinung und kann *samādhi* (s. Seite 174 ff.) erreichen. Er kann den Geschmack verschiedener Säfte schmecken und Tag für Tag sehr glücklich werden. Zudem können die gleichen Wirkungen erzielt werden, wie bei bei *Nabhomudrā* (s. Seite 116).

Khecarī bedeutet ›was in den Himmel fliegt‹. Da durch dieses *mudrā* der Geist in den Himmel zurückgezogen wird, heißt es *Khecarīmudrā*. Gemäß der Yogaphilosophie existieren Himmel, Erde und Hölle im menschlichen Körper. Der Ort des Himmels befindet sich im Schädel, von der Medulla oblongata, dem verlängerten Rückenmark, an aufwärts.

9. *Viparītakaraṇīmudrā*

3-33 *nābhīmūle vaset sūryastālumḥle ca candramāḥ* | *amṛtaṁ grasate sūryastato mṛtyuvaśo naraḥ* ||3-34 *ūrdhvaṁ ca yojayet sūryaṁ candraṁ ca adha ānayet* | *viparītakarī mudrā sarvatantreṣu gopitā* ||3-35 *bhūmau śiraśca saṁsthāpya karayugmaṁ samāhitaḥ* | *ūrdhvapādaḥ sthiro bhūtvā viparītakarī matā* ||

Dieses Zitat aus der *Gheraṇḍa-Saṁhitā* beschreibt die Technik, die unten sinngemäß wiedergegeben ist.

Der Ort von *sūrya* (der Sonne) befindet sich in der Wurzel des Nabels, und der Ort von *candra* (dem Mond) in der Wurzel des Gaumens. Eine anregende Kraft, die in der Sprache der *Yogīs* Nektar genannt wird, kommt vom *sahasrāra* oder der Fontanelle herunter. *Sūrya* trinkt diesen Nektar, und dadurch sterben die Geschöpfe. Wenn dieser Nektar (*amṛta*) von *candra* getrunken wird, sterben sie niemals. Deshalb ist es wichtig, den Sonnenstrom nach oben und den Mondstrom nach unten zu bringen. Durch *Viparītakaraṇīmudrā* ist dies möglich. Dieses *mudrā* wird in jedem *Tantra Śāstra* (Schriften über *Tantra*) als sehr geheim bezeichnet.

Technik: Legen Sie sich auf den Rücken. Die Arme liegen seitlich neben dem Körper. Winkeln Sie die Knie an und ziehen Sie sie an den Bauch. Dann heben Sie den Unterkörper von der Taille an nach oben wie bei *Sarvāṅgāsana* (Kerze oder Schulterstand, s. Seite 68 f.). Stützen Sie das Gesäß mit den Händen. Strecken Sie die Beine und halten Sie sie geschlossen. Neben der anderen Atemtechnik besteht der Unterschied zu *Sarvāṅgāsana* darin, dass der Oberkörper nicht im 90°-Winkel, sondern in einem Winkel von etwa 45° zum Boden steht (s. Abb. 154). Atmen Sie tief ein und halten Sie den Atem an, solange dies ohne Anstrengung möglich ist. Atmen Sie dann aus und wiederholen Sie dies drei- bis fünfmal. Nach drei Wochen Übung können Sie bis zehnmal steigern. Bleiben Sie anfangs drei Minuten in dieser Stellung. Nach einiger Zeit regelmäßiger Übung können Sie bis zu fünf Minuten in dieser Stellung bleiben, aber nur, wenn dies ohne Anstrengung möglich ist.

Dieses *mudrā* ist *Sarvāṅgāsana* sehr ähnlich. Nach dem Praktizieren dieses *mudrās* können Sie *Sarvāṅgāsana* (Kerze, s. Seite 68 f.) üben, oder die Stellung auflösen.

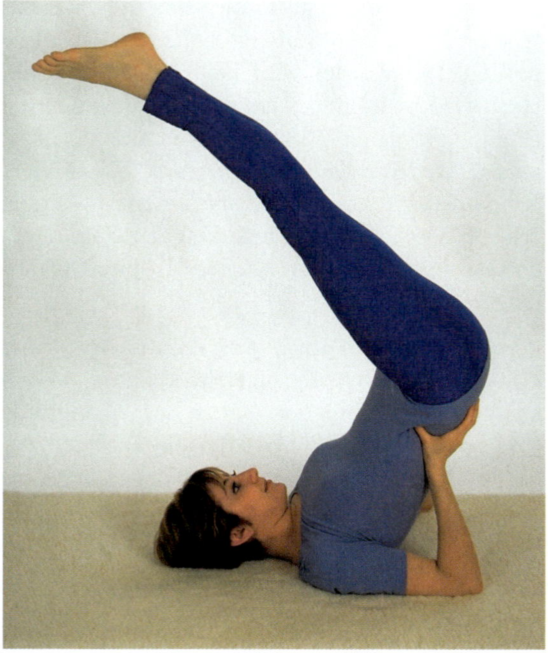

154

Wirkung: Die meisten Wirkungen von *Sarvāṅgāsana* können auch durch dieses *mudrā* erreicht werden. Darüber hinaus können Krankheiten sowie der Alterungsprozess nicht im Körper Einzug halten. Der Übende erlangt allseitigen Erfolg.

Viparītakaraṇī bedeutet ›umgekehrt‹. Da bei diesem *mudrā* die unteren Teile des Körpers nach oben gekehrt werden, heißt es *Viparītakaraṇīmudrā*.

Einschränkung: Personen mit hohem Blutdruck, akuten Augenkrankheiten, Herzproblemen und Schilddrüsenüberfunktion sowie Kinder unter 12 Jahren sollten dieses *mudrā* meiden.

10. Yonimudrā

3-37 *siddhāsanaṁ samāsādya karṇācakṣurnasomukham | aṅguṣṭhatarjanīmadhyānāmādibhiśca sādhayet ||* 3-38 *kākībhiḥ prāṇaṁ saṁkṛṣya apāne yojayettataḥ | ṣaṭcakrāṇi kramāddhyātvā huṁhaṁsamanunā sudhīḥ ||* 3-39 *caitanyamānayeddevīṁ nidritā yā bhujaṅginī | jīvena sahitāṁ śaktiṁ samutthāpya karāmbuje ||* 3-40 *śaktimayaṁ svayaṁ bhūtvā paraṁ śivena saṅgamam | nānāsukhaṁ vihāraṁ ca cintayet paramaṁ sukham ||*
3-41 *śiva-śaktisamāyogādekāntaṁ bhuvi bhāvayet | ānandamānaso bhūtvā ahaṁ brahmeti saṁbhavet ||*

Dieses Zitat aus der *Gheraṇḍa-Saṁhitā* beschreibt die Technik, die unten sinngemäß wiedergegeben ist.

Technik: Sitzen Sie in *Siddhāsana* (s. Seite 24) oder in einer anderen bequemen Stellung. Schließen Sie die Ohren mit den Daumen, die Augen mit den Zeigefingern, die Nase mit den Mittelfingern und den Mund mit den Ringfingern (s. Abb. 155 und 156). Öffnen Sie die Nasenlöcher ein wenig und atmen Sie tief ein. Stellen Sie sich vor, dass *Śakti* (s. Seite 149) vom Steißbeinzentrum nach oben steigt und sich mit *Śiva,* dessen Ort die Fontanelle ist (s. Seite 144 f.), vereint. Sagen Sie während der Einatmung geistig ›*sa*‹. Schließen Sie die Nasenlöcher, öffnen Sie den Mund und atmen Sie durch den Mund aus. Sagen Sie während der Ausatmung geistig ›*haṁ*‹. Das *mantra:* ›*sa haṁ*‹ (gesprochen *so hom*) bedeutet ›ER ist ich‹. Stellen Sie sich vor, dass *Śakti* wieder zurück ins Steißbeinzentrum kehrt. Praktizieren Sie dieses *mudrā* siebenmal.

Wirkung: Dieses *mudrā* ist gut für die Augen, die Ohren und das Gehirn. Durch dieses *mudrā* kann die Atmung reguliert werden. *Yonimudrā* hilft *kuṇḍalinī śakti* (s. Seite 149) zu erwecken. Der Übende kann durch regelmäßiges Praktizieren dieses *mudrās samādhi* (s. Seite 174 ff.) erreichen.

Yoni bedeutet ›Vagina‹. Durch das Üben dieses *mudrās* erscheint innerlich ein Licht, das die Form einer Vagina hat. Daher wird es *Yonimudrā* genannt.

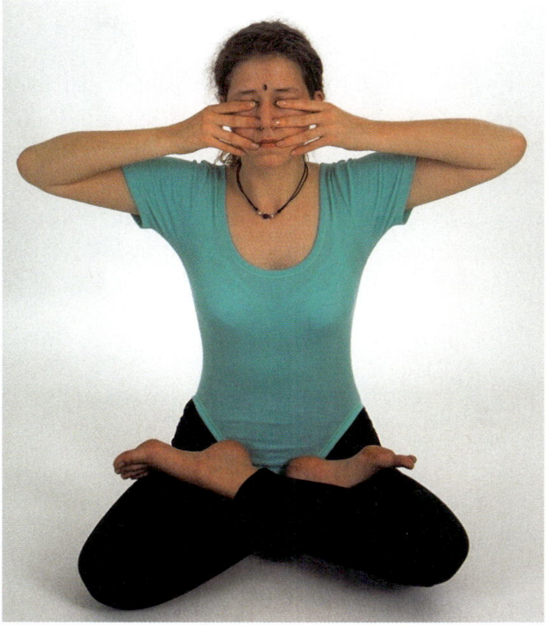

155

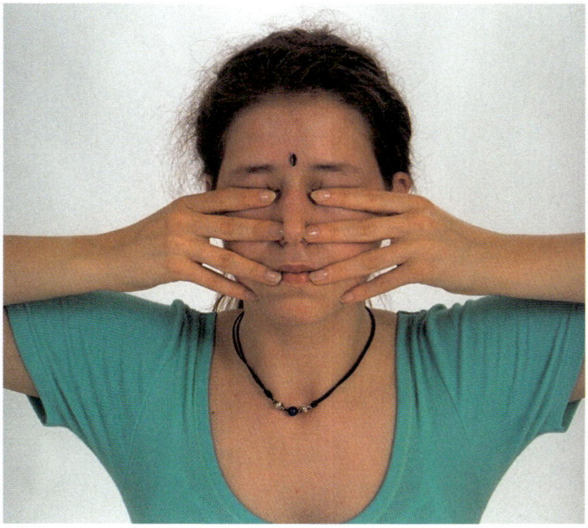

156

11. Vajrolīmudrā

3-45 *dharāmavaṣṭabhya karayostalābhyāmūrdhvaṁ kṣipetpādajugaṁ śiraḥ khe | śaktiprabodhāya cirajīvanāya vajrolīmudrāṁ munayo vadanti ||*

Dieses Zitat aus der *Gheraṇḍa-Saṁhitā* beschreibt die Technik, die unten sinngemäß wiedergegeben ist.

Technik: Sitzen Sie auf dem Boden mit nach vorne gestreckten Beinen. Setzen Sie beide Handflächen neben den Oberschenkeln auf den Boden. Heben Sie nun mit der Kraft der Hände ganz langsam den ganzen Körper hoch. Der ganze Körper sollte durchgestreckt und bewegungslos bleiben (s. Abb. 157).

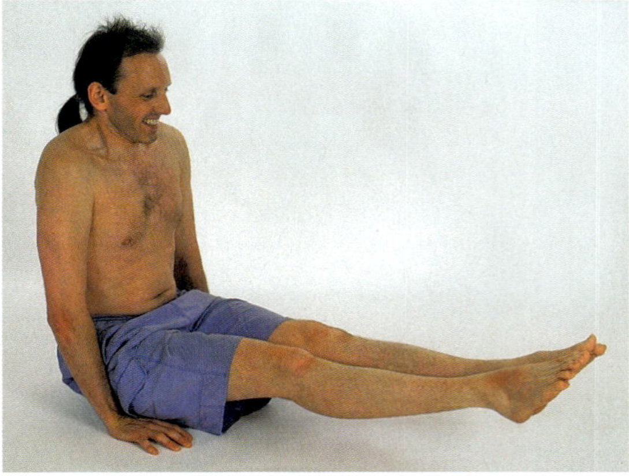

157

Atmen Sie normal und bleiben Sie zehn bis fünfzehn Sekunden in dieser Stellung. Gehen Sie dann langsam in die Ausgangsstellung zurück. Praktizieren Sie drei Runden und entspannen Sie sich nach jeder Runde in *Śavāsana* (s. Seite 110 f.)

Wirkung: Alle Vorteile von *Vṛścikāsana* (Skorpionstellung, s. Seite 62) kann der Übende durch dieses *mudrā* erhalten. Der Körper wird stark, und die Lebensdauer verlängert sich.

Vajrolī bedeutet ›wie Donner‹. Durch das Üben dieses *mudrās* wird der ganze Körper stark wie Donner, daher wird es *Vajrolīmudrā* genannt.

12. Śakticālanīmudrā

3-54 *bhāsmanā gātraṁ saṁlipya siddhāsanaṁ samācaret | nāsābhyaṁ prāṇamākṛṣya apāne yojayedbalāt ||* 3-55 *tāvadākuñcayedguhyaṁ śanairaśvinīmudrayā | yāvadgacchet suṣumnāyāṁ vāyuḥ prakāśayeddhaṭhāt ||* 3-56 *tadā vāyuprabandhena kumbhikā ca bhujaṁginī | baddhaśvāsastato bhūtvā ūrdhvamārga prapadyate ||*

Dieses Zitat aus der *Gheraṇḍa-Saṁhitā* beschreibt die Technik, die unten sinngemäß wiedergegeben ist.

Technik: Sitzen Sie in *Siddhāsana* (s. Seite 24) oder in einer bequemen Stellung. Halten Sie beide Knie mit den Händen fest. Atmen Sie nun ein, ziehen Sie gleichzeitig den After zusammen und den Bauch nach oben. Halten Sie den Atem so lange an, wie dies ohne Anstrengung möglich ist. Dann atmen Sie aus, und lösen Sie gleichzeitig ganz langsam die Kontraktion des Bauches und des Afters. Dies ist eine Runde. Praktizieren Sie 20 Runden. Üben Sie dieses *mudrā* zweimal täglich.

Konzentration: Konzentrieren Sie sich während der Übung besonders auf den After oder das Steißbeinzentrum.

Wirkung: Der Übende kann durch regelmäßiges Praktizieren dieses *mudrās* sexuelle Leidenschaften kontrollieren. Der Samen kann zurückgehalten werden, und der Körper bleibt gesund, schön und stark. Wer an feuchten Träumen leidet, kann durch dieses *mudrā* geheilt werden. Diese Übung hilft den Stuhl und Urin zu halten. Auch bei Erkrankungen der Geschlechtsorgane ist eine Heilung durch *Śakticālanīmudrā* möglich.

Śakti bedeutet ›Kraft‹, und *cālanī* bdeutet ›transportieren‹. Durch *Śakticālanīmudrā* wird *kuṇḍalinī śakti* (s. Seite 149) nach oben gebracht, so dass sie im ganzen Körper genutzt werden kann.

13. Tāḍāgīmudrā

3-61 *udaraṁ paścimottānaṁ kṛtvā ca taḍāgākṛti* | *taḍāgī sā parāmudrā jarāmṛtyuvināśinī* ||

Dieses Zitat aus der *Gheraṇḍa-Saṁhitā* beschreibt die Technik, die unten sinngemäß wiedergegeben ist.

Technik: Nehmen Sie die Ausgangsstellung von *Paścimottānāsana* (Rückenstreckung, s. Seite 45) ein. Atmen Sie aus, beugen Sie sich nach vorne und ziehen Sie gleichzeitig den Bauch ein. Halten Sie den Atem so lange an, wie es ohne Anstrengung möglich ist. Dann atmen Sie ein, setzen Sie sich langsam auf und entspannen Sie die Kontraktion der Bauchmuskeln.

Wirkung: Dieses *mudrā* kann Verstopfung, Beschwerden im Bereich von Leber, Magen und Milz heilen und Schwierigkeiten mit der Bauchspeicheldrüse beseitigen. Außerdem werden die Bauchmuskeln stärker.

Tāḍāgī bedeutet ›Teich‹. Wenn der Bauch eingezogen wird, entsteht die Form eines Teiches. Daher wird dieses *mudrā Tāḍāgīmudrā* genannt.

14. Māṇḍukīmudrā

3-62 *mukhaṁ saṁmudritaṁ kṛtvā jihvāmūlaṁ pracālayet* | *śanairgrasedamṛtaṁ tanmāṇḍukīṁ mudrikāṁ viduḥ* ||

Dieses Zitat aus der *Gheraṇḍa-Saṁhitā* beschreibt die Technik, die unten sinngemäß wiedergegeben ist.

Technik: Sitzen Sie in einer bequemen Stellung. Schließen Sie den Mund. Rollen Sie die Zunge nach oben wie bei *Nabhomudrā* (s. Seite 116) oder *Khecarīmudrā* (s. Seite 119 f.). Wenn Sie in dieser Übung erfolgreich sind, tropft eine Flüssigkeit, welche die *Yogīs amṛta* (Nektar) nennen, von der Fontanelle herunter. Dieser Nektar wird von der Zunge aufgenommen und hinuntergeschluckt.

Wirkung: Durch dieses *mudrā* kann der Körper jung erhalten und graues Haar verhindert werden. Zudem können viele Wirkungen von *Khecarīmudrā* erreicht werden.

Maṇḍūkī bedeutet ›weiblicher Frosch‹. Frösche fangen Insekten mit Hilfe ihrer klebrigen Zunge. Bei *Māṇḍukīmudrā* wird die Flüssigkeit ebenfalls mit der Zunge aufgefangen.

15. Śāṁbhavīmudrā

3-64 *netrāñjanaṁ samālokya ātmārāmaṁ nirīkṣayet* | *sā bhavecchāmbhavī mudrā sarvatantreṣu gopitā* ||

Dieses Zitat aus der *Gheraṇḍa-Saṁhitā* beschreibt die Technik, die unten sinngemäß wiedergegeben ist.

Technik und Konzentration: Sitzen Sie in einer meditativen Stellung. Drücken Sie das Kinn leicht gegen die Brust. Ihre Augenlider sind halb geöffnet und sollten völlig unbewegt bleiben. Konzentrieren Sie sich, ohne dabei mit den Augen zu blinzeln, auf die Stelle zwischen den Augenbrauen. Ihr äußerer Blick ist unentwegt auf diesen Punkt gerichtet (s. Abb. 158), aber Ihre innere Vorstellungskraft befindet sich im zweiblättrigen Lotos des *ājñā cakras*. Dieses Zentrum befindet sich in der Medulla oblongata. Atmen Sie kurz ein und aus und spüren Sie, dass Sie in dieses Zentrum ein- und ausatmen. Wenn Sie in dieser Stellung beobachtet werden, dann könnte der Eindruck entstehen, dass Ihr Blick nach außen gerichtet ist. In Wirklichkeit ist aber nur das *ājñā cakra,* der Ort der individuellen göttlichen Seele (s. Seite 144 f.), in Ihrem Bewusstsein. Bleiben Sie bis zu drei Minuten in dieser Stellung.

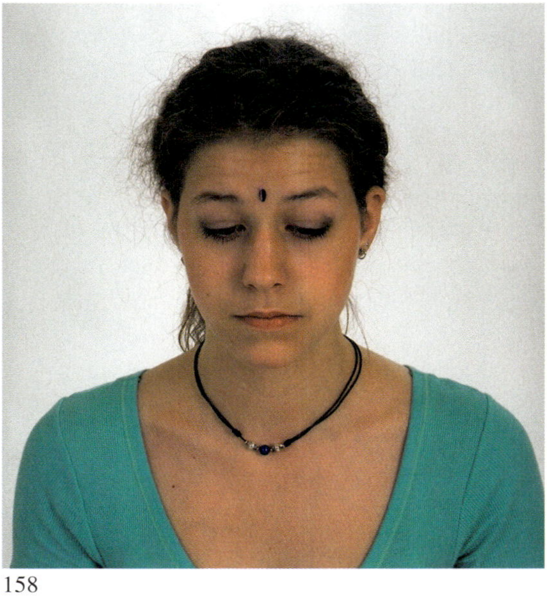

158

Wirkung: *Śāṁbhavīmudrā* wird hauptsächlich während der Meditation geübt. Es dient in erster Linie der spirituellen Entwicklung. Die Konzentration auf das *ājñā cakra* gibt der Hypophyse und der Zirbeldrüse (Epiphyse) Impulse, die wiederum helfen, verschiedene Botschaften aus dem geistigen und spirituellen Bereich zu erhalten. Wenn der Übende dieses *mudrā* lange und erfolgreich praktiziert, wird er frei von der materiellen Verhaftung an Sinnesobjekte. Er entwickelt seine Intuition und erhält die Fähigkeit, richtig zu urteilen sowie die richtigen Entscheidungen zu fällen. Er erfährt verschiedene göttliche Visionen und kann Wissen über die Seele erhalten sowie Selbstverwirklichung erreichen. Im geistigen Bereich führt dieses *mudrā* zu größerer Konzentrationsfähigkeit, zu Willenskraft und fördert ein gutes Gedächtnis. Der körperliche Nutzen dieser Übung besteht darin, dass die Sehkraft gestärkt wird.

Śāṁbhavī hat viele verschiedene Bedeutungen. *Śama* bedeutet ›Ende, Stillstand, Einstellung, Ablassen, Abstand nehmen, Erleichterung, Milderung, Linderung, Besänftigung, Abschwächung, sinnliche und geistige Ruhe, Bezähmen der Sinne und des Geistes, Nachlassen und Unterwerfen der Wünsche‹. *Bhāvin* bedeutet ›Sein‹. Durch dieses *mudrā* erlangt der Übende Ruhe der Sinne und des Geistes. Er nimmt Abstand von der materiellen Welt sowie den materiellen Wünschen und findet Erleichterung vom weltlichen Chaos. Daher wird dieses *mudrā* *Śāṁbhavīmudrā* genannt.

Śāṁbhavī kann auch von *Śaṁbhu,* einem Beinamen *Śivas,* abgeleitet werden. *Śiva* wird oft auf Bildern meditierend mit halboffenen Augen dargestellt. Seine Augenstellung wird auch *Śiva netra* genannt, *netra* bedeutet ›Auge‹.

16.- 20. *Pañcadhāraṇāmudrā*

3-68 *kathitā śāṁbhavīmudrā śṛṇuṣva pañcadhāraṇām | dhāraṇāni samāsādya kiṁ na sidhyati bhūtale ||*

Dieses Zitat aus der *Gheraṇḍa-Saṁhitā* beschreibt die Technik, die unten sinngemäß wiedergegeben ist.

Pañca bedeutet ›fünf‹, und *dhāraṇā* bedeutet ›Konzentration‹. Bei diesem *mudrā* konzentriert sich der Übende auf fünf verschiedene Orte. Diese entsprechen den fünf unteren Zentren (*cakren*) in der Wirbelsäule und den dazugehörigen Elementen (s. Abb. A2 und Abb. A3, Seite 253 f.). Die Konzentration auf diese fünf verschiedenen Orte wird unter dem Begriff *Pañcadhāraṇāmudrā* zusammengefasst. Es sollte unter der Leitung eines erfahrenen Lehrers praktiziert werden. Wer Erfolg in diesem *mudrā* erlangt, erhält die Meisterschaft über alles in diesem Universum.

16. Pṛthivīdhāraṇā (Konzentration auf das Element Erde)

3-70 *yattattvaṁ haritāladeśaracitaṁ bhaumaṁ lakārānvitaṁ vedāsraṁ kamalāsanena sahitaṁ kṛtvā hṛdi sthāyinam | prāṇaṁ tatra vilīya pañcaghaṭikāścittānvitaṁ dhārayedeṣā stambhakarī sadā kṣitijayaṁ kuryādadhodhāraṇā ||*

Dieses Zitat aus der *Gheraṇḍa-Saṁhitā* beschreibt die Technik, die unten sinngemäß wiedergegeben ist.

Technik: Die Region von *pṛthivī* oder der Erde ist das Steißbeinzentrum. Sein Lotos besitzt vier Blütenblätter. Es hat die Form eines Quadrates, seine Farbe ist gelb, und sein Samenbuchstabe ist ›*laṁ*‹.

Konzentration: Konzentrieren Sie sich jeden Tag zweieinhalb Stunden lang in der Meditation auf das Steißbeinzentrum und ziehen Sie den Atem in dieses Zentrum zurück. Während der Konzentration sollten Sie Schwingungen in diesem Zentrum fühlen und durch dieses Zentrum ein- und ausatmen. Natürlich atmen Sie in Wirklichkeit weiter durch die Nase ein und aus, aber während Sie dieses *mudrā* üben, sollten Sie durch Ihre Konzentration die Bewegung der Luft im Steißbeinzentrum spüren.

Wirkung: Wenn der Übende dieses *dhāraṇā* mit Erfolg praktiziert, dann wird er frei von allen Sünden und er erreicht die Meisterschaft in dieser Welt.

17. Āmbhasīdhāraṇā (Konzentration auf das Element Wasser)

3-72 *śaṅkhendupratimañca kundadhavalaṁ tattvaṁ kilālaṁ śubhaṁ tatpīyūṣavakārabīja-sahitaṁ yuktaṁ sadā viṣṇunā | prāṇaṁ tatra vilīya pañcaghaṭikāścittānvitaṁ dhārayedeṣā duḥsahatāpapāpaharaṇī syādāmbhasī dhāraṇā* ||

Dieses Zitat aus der *Gheraṇḍa-Saṁhitā* beschreibt die Technik, die unten sinngemäß wiedergegeben ist.

Technik: Die Region von *āpaḥ* oder *ambhas* (bedeutet ›Wasser‹) ist das Kreuzbeinzentrum. Sein Lotos besitzt sechs Blütenblätter. Es hat die Form eines Halbmondes, seine Farbe ist weiß, wie die Schale einer Seemuschel, und sein Samenbuchstabe ist ›*vaṁ*‹.

Konzentration: Konzentrieren Sie sich jeden Tag in der Meditation zweieinhalb Stunden lang auf das Kreuzbeinzentrum, und ziehen Sie den Atem in dieses Zentrum zurück. Während der Konzentration sollten Sie Schwingungen in diesem Zentrum fühlen und durch dieses Zentrum ein- und ausatmen. Natürlich atmen Sie in Wirklichkeit weiter durch die Nase ein und aus, aber während Sie dieses *mudrā* üben, sollten Sie durch Ihre Konzentration die Bewegung der Luft im Kreuzbeinzentrum spüren.

Wirkung: Wenn der Übende dieses *dhāraṇā* mit Erfolg praktiziert, dann wird er von Sünden befreit und erreicht die Meisterschaft über das Element Wasser. Er wird niemals durch Wasser sterben, selbst dann nicht, wenn er in einen Strudel gerät.

18. Āgneyīdhāraṇā (Konzentration auf das Element Feuer)

3-75 *yannābhisthitamindragopasadṛśaṁ bījaṁ trikoṇānvitaṁ tattvaṁ tejomayaṁ pradīpta-maruṇaṁ rudreṇa yatsiddhidam | prāṇaṁ tatra vilīya pañcaghaṭikāścittānvitaṁ dhārayedeṣā kālagabhīrabhītiharaṇī vaiśvānarī dhāraṇā* ||

Dieses Zitat aus der *Gheraṇḍa-Saṁhitā* beschreibt die Technik, die unten sinngemäß wiedergegeben ist.

Technik: Die Region von *tejas* oder dem Element Feuer ist das Nabelzentrum. Sein Lotos besitzt zehn Blütenblätter. Es hat die Form eines Dreiecks, seine Farbe ist rot, und sein Samenbuchstabe ist ›*raṁ*‹.

Konzentration: Konzentrieren Sie sich jeden Tag zweieinhalb Stunden lang in der Meditation auf das Nabelzentrum, und ziehen Sie den Atem in dieses Zentrum zurück. Während der Konzentration sollten Sie Schwingungen in diesem Zentrum fühlen und durch dieses Zentrum ein- und ausatmen. Natürlich atmen Sie in Wirklichkeit weiter durch die Nase ein und aus, aber während Sie dieses *mudrā* üben, sollten Sie durch Ihre Konzentration die Bewegung der Luft im Nabelzentrum spüren.

Wirkung: Wenn der Übende dieses *dhāraṇā* mit Erfolg praktiziert, dann wird er niemals durch Feuer sterben. Er wird von allen Krankheiten im Bereich des Bauches geheilt.

19. Vāyavīdhāraṇā (Konzentration auf das Element Luft)

3-77 *yadbhinnāñjanapuñjasannibhamidaṁ dhūmrāvabhāsaṁ paraṁ tattvaṁ sattvamayaṁ yakārasahitaṁ yatreśvaro devatā | prāṇaṁ tatra vilīya pañcaghaṭikāścittānvitaṁ dhārayedeṣā khe gamanaṁ karoti yamināṁ syādvāyavī dhāraṇā* ||

Dieses Zitat aus der *Gheraṇḍa-Saṁhitā* beschreibt die Technik, die unten sinngemäß wiedergegeben ist.

Technik: Die Region von *vāyu* oder dem Element Luft ist das Herzzentrum. Sein Lotos besitzt zwölf Blütenblätter. Es hat die Form eines Hexagramms, seine Farbe ist rauchiges Schwarz, und sein Samenbuchstabe ist ›*yaṁ*‹.

Konzentration: Konzentrieren Sie sich jeden Tag zweieinhalb Stunden lang in der Meditation auf das Herzzentrum, und ziehen Sie den Atem in dieses Zentrum zurück. Während der Konzentration sollten Sie Schwingungen in diesem Zentrum fühlen und durch dieses Zentrum ein- und ausatmen. Natürlich atmen Sie in Wirklichkeit weiter durch die Nase ein und aus, aber während Sie dieses *mudrā* üben, sollten Sie durch Ihre Konzentration die Bewegung der Luft im Herzzentrum spüren.

Wirkung: Wenn der Übende dieses *dhāraṇā* mit Erfolg praktiziert, wird er niemals durch einen Sturm sterben, und er erhält die Fähigkeit zur Levitation. Er behält immer ein jugendliches Aussehen.

20. *Ākāśīdhāraṇā* *(Konzentration auf das Element Äther)*

3-80 *yat sindhau varaśuddhavārisadṛśaṁ vyomaṁ paraṁ bhāsitaṁ tattvaṁ devasadāśivena sahitaṁ bījaṁ hakārānvitam | prāṇaṁ tatra vilīya pañcaghaṭikāścittānvitaṁ dhārayedeṣā mokṣakavāṭabhedanakarī kūryānnabhodhāraṇā* ||

Dieses Zitat aus der *Gheraṇḍa-Saṁhitā* beschreibt die Technik, die unten sinngemäß wiedergegeben ist.

Technik: Die Region von *ākāśā* oder dem Element Äther ist das Nackenzentrum. Sein Lotos besitzt 16 Blütenblätter. Es hat die Form eines Kreises, seine Farbe ist blau oder rauchig, und sein Samenbuchstabe ist ›*haṁ*‹.

Konzentration: Konzentrieren Sie sich jeden Tag zweieinhalb Stunden lang in der Meditation auf das Nackenzentrum, und ziehen Sie den Atem in dieses Zentrum zurück. Während der Konzentration sollten Sie Schwingungen in diesem Zentrum fühlen und durch dieses Zentrum ein- und ausatmen. Natürlich atmen Sie in Wirklichkeit weiter durch die Nase ein und aus, aber während Sie dieses *mudrā* üben, sollten Sie durch Ihre Konzentration die Bewegung der Luft im Nackenzentrum spüren.

Wirkung: Wenn der Übende dieses *dhāraṇā* mit Erfolg praktiziert, ist er furchtlos in Zeiten der Zerstörung. Er erreicht die Meisterschaft über den Himmel und erlangt die Fähigkeit zur Levitation.

21. *Aśvinīmudrā*

3-82 *ākuñcayedgudadvāraṁ prakāśayet punaḥ punaḥ | sā bhavedaśvinī mudrā śaktiprabodhakāriṇī* ||

Dieses Zitat aus der *Gheraṇḍa-Saṁhitā* beschreibt die Technik, die unten sinngemäß wiedergegeben ist.

Technik: Sitzen Sie in einer meditativen Stellung und halten Sie die Wirbelsäule gerade. Atmen Sie ein, halten Sie den Atem an und ziehen Sie den After immer wieder, insgesamt siebenmal ohne Unterbrechung, so weit wie möglich nach oben. Entspannen Sie dann plötzlich die Kontraktion. Atmen Sie aus und erholen Sie sich ein wenig, indem Sie tief ein- und ausatmen.

Praktizieren Sie fünf Runden und entspannen Sie sich anschließend in *Śavasana* (s. Seite 110 f.). Üben Sie dieses *mudrā* zweimal täglich.

Aśvinīmudrā ähnelt *Mūlabandhamudrā* (s. Seite 118). Bei *Aśvinīmudrā* wird jedoch der After häufiger kontrahiert als bei *Mūlabandhamudrā*, und bei *Mūlabandhamudrā* wird die Kontraktion länger gehalten. Außerdem werden bei *Mūlabandhamudrā* zuerst die Muskeln des Afters kontrahiert und dann eingeatmet, bei *Aśvinīmudrā* ist es umgekehrt.

Konzentration: Konzentrieren Sie sich bei diesem *mudrā* genauso wie bei *Śakticālanīmudrā* (s. S. 122) auf den After oder das Steißbeinzentrum.

Wirkung: Alle Arten von Krankheiten im Anal- und Genitalbereich wie Hämorrhoiden, Fisteln, ein Vorfall des Rektums oder der Gebärmutter (Gebärmuttersenkung) und verschiedene Frauenkrankheiten können durch das Üben dieses *mudrās* geheilt werden. Es beugt der Impotenz vor und bringt den Samenerguss unter Kontrolle. Auch Stuhl und Urin können durch diese Übung besser gehalten werden.

Aśvinī bedeutet ›Stute‹. Dieses *mudrā* gleicht der Analkontraktion einer Stute bei der Stuhlentleerung. Es wird daher *Aśvinīmudrā* genannt.

Einschränkung: Nicht während der Menstruation üben.

22. *Pāśinīmudrā*

3-84 *kaṇṭhapṛṣṭhe kṣipet pādau pāśavaddṛḍhabandhanaṁ | sā eva pāśinī mudrā śaktiprabodhakāraṇī* ||

Dieses Zitat aus der *Gheraṇḍa-Saṁhitā* beschreibt die Technik, die unten sinngemäß wiedergegeben ist.

Technik: Sitzen Sie mit nach vorne gestreckten Beinen. Winkeln Sie das linke Knie an, heben Sie das linke Bein nach oben und legen Sie den linken Unterschenkel auf den Nacken. Winkeln Sie das rechte Knie an, heben Sie das rechte Bein nach oben und legen Sie den rechten Unterschenkel über den linken. Der Nacken wird fest von beiden Unterschenkeln umschlossen. Atmen Sie ein und bleiben Sie fünf bis zehn Sekunden mit angehaltenem Atem in dieser Stellung. Atmen Sie aus und wechseln Sie anschließend die Beinstellung, indem Sie zuerst das rechte Bein nach oben nehmen und dann das linke. Das ist eine Runde. Praktizieren Sie drei Runden und entspannen Sie sich nach jeder Runde in *Śavāsana* (s. S. 110 f.).

Wirkung: Alle guten Wirkungen von *Dvipāda Śirāsana* (s. Seite 49) können auch durch dieses *mudrā* erreicht werden. Die Muskeln der Schultern werden stärker. Rheumatismus in den Hüft- und Beingelenken kann geheilt sowie Verstopfung beseitigt werden.

Pāśa bedeutet ›Lasso, Strick‹. Da der Kopf bei diesem *mudrā* wie von einem Lasso umschlossen wird, heißt es *Pāśinīmudrā.*

23. Kākīmudrā

3-86 *kākacañcuvadāsyena pibedvāyuṁ śanaiḥ śanaiḥ | kākīmudrā bhavedeṣā sarvarogavināśinī ||*

Dieses Zitat aus der *Gheraṇḍa-Saṁhitā* beschreibt die Technik, die unten sinngemäß wiedergegeben ist.

Technik: Sitzen Sie in einer einfachen, bequemen Stellung. Sie können auch auf einem Stuhl sitzen. Halten Sie die Wirbelsäule aufrecht. Spitzen Sie die Lippen wie den Schnabel einer Krähe (s. auch Abb. 161, Seite 130). Atmen Sie langsam durch den Mund ein, halten Sie den Atem einige Sekunden lang an und atmen Sie durch die Nase aus. Üben Sie das zwanzigmal hintereinander, und ruhen Sie sich anschließend ein wenig mit normaler Atmung aus. Das ist eine Runde. Praktizieren Sie insgesamt drei Runden.

Wirkung: Durch dieses *mudrā* bleibt der Übende gesund wie eine Krähe*. Das *mudrā* beugt Fieber und Magenbeschwerden vor. Es beseitigt Durst und regt die Nerven an.

Kākī bedeutet ›Krähe‹. Beim Praktizieren dieses *mudrās* spitzt der Übende den Mund wie den Schnabel einer Krähe, daher heißt es *Kākīmudrā.*

24. Mātaṅginīmudrā

3-88 *kaṇṭhamagnajale sthitvā nāsābhyāṁ jalamāharet | mukhānnirgamayet paścāt punarvaktreṇa cāharet ||*3-89 *nāsābhyāṁ recayet paścāt kuryādevaṁ punaḥ punaḥ | mātaṅginī parā mudrā jarāmṛtyuvināśinī ||*

Dieses Zitat aus der *Gheraṇḍa-Saṁhitā* beschreibt die Technik, die unten sinngemäß wiedergegeben ist.

Technik: Nehmen Sie eine, mit sauberem Wasser gefüllte, Schale. Atmen Sie das Wasser langsam durch die Nasenlöcher ein, und lassen Sie es wieder durch den Mund herausfließen. Praktizieren Sie diesen Vorgang zehnmal. Am Anfang kann dies von einem unangenehmen Gefühl begleitet sein, aber nach einigen Tagen werden Sie sich beim Praktizieren dieses *mudrās* wohl fühlen.

Wirkung: Dieses *mudrā* beugt Erkältung und Husten vor. Die Nasenlöcher und der Kehlkopf werden von Schleim befreit. Wer dieses *mudrā* übt, wird stark wie ein Elefant.

Mātaṅga bedeutet ›Elefant‹. Da Elefanten das Wasser durch den Rüssel aufnehmen und derjenige, der dieses *mudrā* übt, stark wird wie ein Elefant, heißt es *Mātaṅginīmudrā.*

25. Bhujaṁginīmudrā

3-92 *vaktraṁ kiṁcit suprasārya cānilaṁ galayā pibet | sā bhavedbhujagī mudrā jarāmṛtyuvināśinī ||*

Dieses Zitat aus der *Gheraṇḍa-Saṁhitā* beschreibt die Technik, die unten sinngemäß wiedergegeben ist.

Technik: Sitzen Sie in einer einfachen, bequemen Stellung. Sie können auch auf einem Stuhl

* In Indien bezeichnet man die Krähen als 'city cleaner birds' (Stadtreinigungsvögel). Obwohl der Müll, den sie auf der Straße fressen, giftige Bestandteile enthält, bleiben sie trotzdem gesund. Man hat beobachtet, dass die Krähen dauernd Luft durch den Schnabel einatmen und wieder ausatmen (s. auch *Vātasāra,* Seite 129 f.). Man erachtet dies als den Grund für ihre gute Gesundheit.

sitzen. Öffnen Sie den Mund und atmen Sie durch diesen ein, indem Sie sich auf den Kehlkopf konzentrieren (Kehlkopfatmung). Stellen Sie sich dabei vor, dass sich Ihre Nase im Kehlkopf befindet. Halten Sie den Atem für 2-3 Sekunden an und atmen Sie durch die Nase wieder aus. Atmen Sie auf diese Weise zehnmal ein und aus. Ruhen Sie sich dann aus und wiederholen Sie die Übung.

Wirkung: Dieses *mudrā* kann Dyspepsie (Verdauungsstörung mit Durchfall und Erbrechen) heilen. Chronische oder temporäre Übersäuerung des Magens kann beseitigt werden.

Bhujaṁgī bedeutet ›weibliche Schlange‹. Durch das Üben von *Bhujaṁginīmudrā* kann *kuṇḍalinī śakti* (s. Seite 149) erweckt werden.

26. Yogamudrā

Yogamudrā gehört nicht zu den 25 *mudrās*, die in der *Gheraṇḍa-Saṁhitā* beschrieben werden. Es ist aber auch ein sehr wichtiges *mudrā*, das die körperliche, geistige und spirituelle Entwicklung gleichsam fördert.

Technik: Sitzen Sie in *Padmāsana* oder in *Ardha Padmāsana* (s. Seite 22 f.). Legen Sie die Hände auf den Rücken und umfassen Sie die Unterarme. Atmen Sie ein und beugen Sie sich dann mit dem Ausatmen nach vorne, bis die Stirn den Boden berührt. Bleiben Sie, solange es Ihnen auf angenehme Weise möglich ist, mit angehaltenem Atem in dieser Stellung. Atmen Sie wieder ein und setzen Sie sich auf. Üben Sie sieben Runden und entspannen Sie sich nach der letzten Runde in *Śavāsana* (s. Seite 110 f.).

Sie können aber auch als Variation die Hände auf dem Rücken zum indischen Gruß zusammenlegen (s. Abb. 159) oder die Hände gegen den Unterleib pressen (s. Abb. 160).

Konzentration: Konzentrieren Sie sich während diesem *mudrā* auf den Punkt zwischen den Augenbrauen. Vergegenwärtigen Sie sich in der anschließenden Entspannung die unten genannten Wirkungen dieser Übung.

Wirkung: Der Kopf, die Wirbelsäule und alle Organe im Bauch werden gut durchblutet und bleiben dadurch gesund. Außerdem öffnet sich *suṣumnā nāḍī* (der zentrale Wirbelsäulenkanal, s. Seite 145 ff.), und *kuṇḍalinī śakti* (s. Seite 149) kann aufsteigen.

Yoga bedeutet ›Einheit‹. Durch dieses *mudrā* kann die Einheit von Körper, Geist und Seele bewusst erfahren werden, daher heißt es *Yogamudrā*.

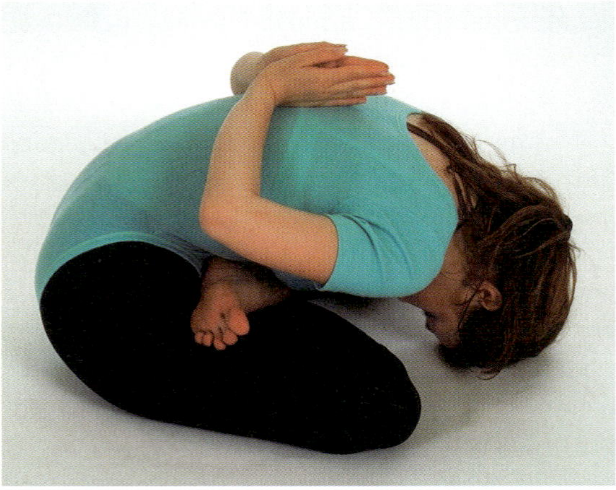

159

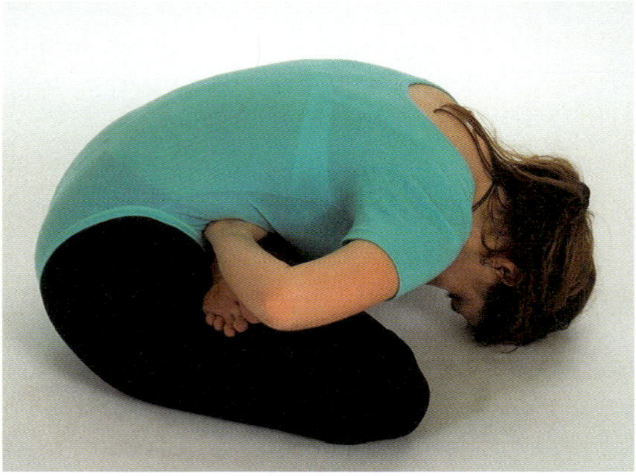

160

Teil 4:
Ṣaṭkarma (sechs Reinigungssysteme) und einfache Reinigungsprozesse

Übermäßiges Fett und Unausgewogenheiten der drei körperlichen Prinzipien gemäß *Āyurveda* (Luft, Galle und Schleim) sind Hindernisse, um *prāṇāyāma* zu üben. Um diese überschüssigen Bestandteile aus dem Körper zu entfernen und um die *nāḍīs* zu reinigen, gab das *Yogaśāstra* (eine Yogaschrift) die Anweisung, *ṣaṭkarma* oder die sechs Reinigungssysteme zu üben.

Im Altertum, als Abführmittel noch nicht entdeckt waren, haben die weisen *Yogīs* die Notwendigkeit gefühlt, ihren Körper durch natürliche Verfahren zu reinigen. *Ṣaṭkarma* ist ein wertvolles Geschenk von ihnen. Viele Menschen nehmen heutzutage zur Reinigung des Darmes Medikamente ein, die giftige Substanzen enthalten. Oder sie verwenden ein Klistier, denken aber nicht darüber nach, wie sehr sie dadurch die Nerven des Analbereichs verletzen. Durch diese Verfahren erhalten sie zwar zeitweise Erleichterung, aber sie werden Opfer chronischer Verstopfung. Die im *Yoga* beschriebene *ṣaṭkarma*-Methode ist einfach, bequem und frei von Nebenwirkungen. Es stärkt das Verdauungssystem und befreit den Körper von Krankheiten.

Alle Reinigungsverfahren, die im *Yoga* beschrieben werden, sollte der Praktizierende von einem erfahrenen Yogalehrer lernen. Der Lehrer kann die Techniken und Positionen genau erklären.

1-12 *dhautirbastistathā netirlaulikī trāṭakaṁ tathā । kapālabhātiścaitāni ṣaṭkarmāṇi samācaret ॥* *Gheraṇḍa-Saṁhitā*

Dies bedeutet: ›Die sechs Reinigungssysteme, welche *ṣaṭkarma* genannt werden, sind *Dhauti* (Reinigung durch Waschen), *Basti* (Reinigung des Analbereichs), *Neti* (Reinigung der Nasendurchgänge), *Laulikī* (Reinigung des ganzen Bauches), *Trāṭaka* (Reinigung durch eine bestimmte Art des Schauens) und *Kapālabhāti* (Reinigung der Stirn).‹

2-21 *medaśleṣmādhikaṁ pūrvaṁ ṣaṭkarmāṇi samācaret anyastu nācaret tāni doṣāṇāṁ samabhāvataḥ ।* *Haṭha-Yoga-Pradīpikā*

Das bedeutet: ›Alle, die überschüssiges Fett und Schleim im Körper haben, sollten die sechs Reinigungssysteme praktizieren, bevor sie *prāṇāyāma* üben. Wer kein überschüssiges Fett oder Schleim im Körper hat, braucht die sechs Reinigungsübungen nicht zu praktizieren.‹

1. *Aṅgadhauti* (Waschen des Körpers)

Das Hauptglied des *ṣaṭkarma* ist *Aṅgadhauti*. *Aṅga* bedeutet ›Körper‹, *dhauti* bedeutet ›Waschen‹. *Aṅgadhauti* bedeutet also ›Waschen des Körpers‹. Es gibt vier verschiedene Arten von *Dhautis: Antardhauti* (innere Waschung), *Dantadhauti* (Reinigung der Zähne), *Hṛddhauti* (Reinigung des Herzbereichs) und *Mūlaśodhana* (Reinigung des Anus).

Antardhauti (innere Waschung)

1-14 *vātasāraṁ vārisāraṁ vahnisāraṁ bahiṣkṛtam । ghaṭasya nirmalārthāya antardhautiścaturvidhā ॥* *Gheraṇḍa-Saṁhitā*

Dies bedeutet: ›Es gibt vier Arten von *Antardhautis: Vātasāra, Vārisāra, Vahnisāra* und *Bahiṣkṛta.*‹

Vātasāra (Reinigung mit Hilfe von Luft)

1-15 *kākacañcūvadāsyena pibedvāyuṁ śanaiḥ śanaiḥ । cālayedudaraṁ paścādvartmanā recayecchanaiḥ ॥*1-16 *vātasāraṁ paraṁ gopyaṁ dehanirmalakāraṇam । sarvarogakṣayakaraṁ dehānalavivardhakam ॥*

Dieses Zitat aus der *Gheraṇḍa-Saṁhitā* beschreibt die Technik, die unten sinngemäß wiedergegeben ist.

Technik: Setzen Sie sich in *Padmāsana* (s. Seite 22 f.). Spitzen Sie die Lippen wie den Schnabel einer Krähe (s. Abb.161). Atmen Sie jetzt ganz langsam durch den Mund ein, füllen Sie Ihren Bauch mit Luft, und atmen Sie sofort wieder durch den Mund aus. Praktizieren Sie diese Übung am Anfang zehnmal und steigern Sie allmählich bis auf 15-mal.

Wirkung: Diese Übung reinigt den Körper. Sie hilft, viele Krankheiten zu entfernen, und sie erhöht die Verdauungskraft.

Vāta bedeutet ›Luft‹, *Vātasāra* ist die Reinigung mit Hilfe von Luft.

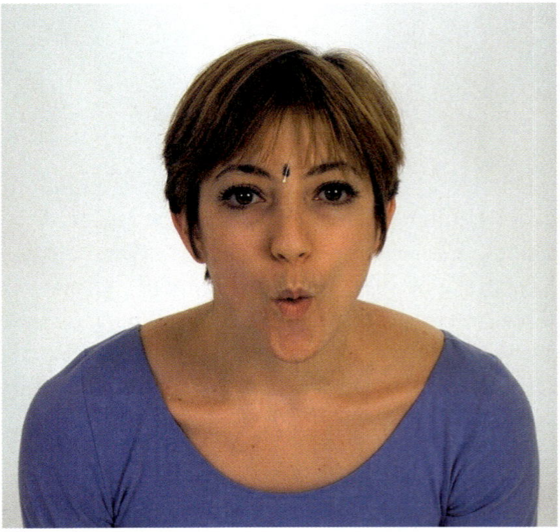

161

Vārisāra
(Reinigung mit Hilfe von Wasser)

1-17 *ākaṇṭhaṁ pūrayedvāri vaktreṇa ca pibecchanaiḥ* | *cālayedudareṇaiva codarādrecayedadhaḥ* || 1-18 *vārisāraṁ paraṁ gopyaṁ dehanirmalakārakam* | *sādhayettat prayatnena devadehaṁ prapadyate* ||

Dieses Zitat aus der *Gheraṇḍa-Saṁhitā* beschreibt die Technik, die unten sinngemäß wiedergegeben ist.

Technik: Trinken Sie eine große Menge Wasser, bis es Ihnen an der Kehle steht. Geben Sie Druck nach unten und lassen Sie es durch die Gedärme nach unten fließen.

Bemerkung des Autors: In Indien werden verschiedene Variationen ausgeführt, wo das Wasser wieder durch den Mund erbrochen wird. (s. einfache Reinigungsprozesse, Seite 137, Vārisāra-dhauti).

Wirkung: Diese Übung reinigt den Magen, die Speiseröhre sowie die Kehle und beugt vielen Krankheiten vor.

Vāri bedeutet ›Wasser‹, *Vārisāra* ist die Reinigung mit Hilfe von Wasser.

Vahnisāra oder Agnisāra
(Reinigung mit Hilfe von Feuer)

1-20 *nābhigranthiṁ merupṛṣṭhe śatavāraṁ ca kārayet* | *agnisārameṣā dhautiryoginaṁ yogasiddhidā* || 1-21 *udarāmayajaṁ tyaktvā jaṭharāgniṁ vivardhayet* | *eṣā dhautiḥ parā gopyā devānāmapi durlabhā* | *kevalaṁ dhautimātreṇa devadeho bhaveddhruvam* ||

Dieses Zitat aus der *Gheraṇḍa-Saṁhitā* beschreibt die Technik, die unten sinngemäß wiedergegeben ist.

Technik: Stehen Sie mit leicht gespreizten Beinen. Stützen Sie sich mit beiden Händen auf die Oberschenkel, und neigen Sie den Oberkörper nach vorne. Atmen Sie jetzt ein, und ziehen Sie dabei den Unterleib zurück, als wollten Sie damit die Wirbelsäule berühren. Bleiben Sie fünf Sekunden mit angehaltenem Atem in dieser Stellung. Atmen Sie dann langsam aus, und entspannen Sie den Unterleib allmählich wieder. Praktizieren Sie diese Übung 25- bis 30-mal, und steigern Sie mit der Zeit die Anzahl der Runden.

Wirkung: Diese Übung verstärkt den Hunger. Sie kann Übersäuerung des Magens, Verdauungsstörungen, Verstopfung und viele andere Krankheiten heilen.

Einschränkung: Herzkranke und Mädchen, die ihre Menstruation noch nicht haben, sollten diese Übung nicht praktizieren.

Vahni bedeutet ›Feuer‹, *Vahnisāra* ist die Reinigung mit Hilfe von Feuer. Durch Zurückziehen des Unterleibs wird *agni* oder das Verdauungsfeuer angeregt. *Agni* bedeutet ebenfalls ›Feuer‹.

Bahiṣkṛta (Reinigung des Dickdarmes)

1-22 *kākīmudrāṁ sādhayitvā pūrayedudaraṁ marut | dhārayedardhayāmantu cālayedardhavartmanā | eṣā dhautiḥ parā gopyā na prakāśyā kadācana* ||1-23 *nābhimagno jale sthitvā śaktināḍīṁ visarjayet | karābhyāṁ kṣālayennāḍīṁ yāvanmalavisarjanam | tāvatprakṣālya nāḍīṁ ca udare veśayet punaḥ* ||

Dieses Zitat aus der *Gheraṇḍa-Saṁhitā* beschreibt die Technik, die unten sinngemäß wiedergegeben ist.

Technik: Setzen Sie sich in *Padmāsana* (s. Seite 22 f.). Spitzen Sie Ihre Lippen wie den Schnabel einer Krähe (s. Abb. 161, s. Seite 130). Atmen Sie durch den Mund ein, und halten Sie den Atem an, solange es Ihnen ohne Schwierigkeiten möglich ist. Atmen Sie dann durch den Mund (mit gespitzten Lippen) aus und spüren Sie, dass die Luft durch Darm und After entweicht.

Wirkung: Diese Übung beseitigt Blähungen und Verstopfung. Sie hilft, Beschwerden im Bereich des Herzens, des Bauches und des Unterleibes vorzubeugen.

Bahi bedeutet ›raus, hinaus‹, und *ṣkṛta* bedeutet ›wie man es macht‹. *Bahiṣkṛta* ist eine Methode, um den Stuhl aus dem Dickdarm zu entfernen.

Dantadhauti (Reinigung der Zähne)

1-26 *dantamūlaṁ jihvāmūlaṁ randhraṁ ca karṇayugmayoḥ | kapālarandhraṁ pañcaite dantadhautirvidhīyate* || *Gheraṇḍa-Saṁhitā*

Dies bedeutet: ›Die fünf verschiedenen Arten von *Dantadhautis* sind: *Dantadhauti, Dantamūladhauti, Jihvādhauti, Karṇarandhradhauti* und *Kapālarandhradhauti.*‹

Die tägliche Reinigung der Zähne, wird *Dantadhauti* genannt. *Danta* bedeutet ›Zähne‹.

Wenn man die Zähne putzt, sollte man zur gleichen Zeit auch Zahnfleisch, Zunge, Ohren und Stirnhöhlen reinigen. Deshalb gehören *Dantamūladhauti, Jihvādhauti, Karṇarandhradhauti* und *Kapālarandhradhauti* zum Reinigungssystem des *Dantadhauti.*

Dantamūladhauti (Massage des Zahnfleisches)

Technik: Massieren Sie vor und nach dem Zähneputzen das Zahnfleisch mit den Fingern, und zwar auf beiden Seiten des Gaumens, vorne und hinten. Man sollte nach jeder Mahlzeit die Zähne bürsten und das Zahnfleisch massieren.

Wirkung: Durch die gute Blutzirkulation des Zahnfleisches bleiben die Zähne gesund. Karies und anderen Zahnkrankheiten sowie Parodontose wird vorgebeugt. Die Zähne bleiben für immer glänzend und hell.

Danta bedeutet ›Zähne‹, und *mūla* bedeutet ›Wurzel‹. Die Wurzeln der Zähne sitzen im Zahnfleisch. Durch die Massage des Zahnfleisches werden die Zahnwurzeln gesund erhalten, daher heißt diese Reinigungsübung *Dantamūladhauti.*

Jihvādhauti (Reinigung der Zunge)

Technik: Spülen Sie den Mund nach dem Reinigen der Zähne mit Wasser. Dann legen Sie Ihren Ring-, Mittel- und Zeigefinger auf die Zunge und reiben diese gründlich bis zur Zungenwurzel. Am Anfang kann dies zu Brechreiz führen, was aber bei regelmäßiger Praxis nachläßt.

Wirkung: Der ganze Schleim aus dem Bereich des Kehlkopfes und des Rachens kann durch diese Übung entfernt werden. Die Zunge wird gut durchblutet. Die Stimme wird kräftiger, und Stottern kann überwunden werden.

Jihvā bedeutet ›Zunge‹. *Jihvādhauti* ist das Reinigen der Zunge.

Karṇarandhradhauti (Reinigung der Ohren)

Technik: Reinigen Sie den Gehörgang mit dem Zeigefinger.

Wirkung: Dadurch wird schlechter Geruch und Schmutz beseitigt. Das Ohr bleibt gesund, und die Schwingungen können deutlich wahrgenommen werden.

Karṇa bedeutet ›Ohr‹, und *randhra* bedeutet ›Loch‹. *Karṇarandhradhauti* ist das Reinigen des Gehörganges.

Kapālarandhradhauti (Reinigung der Stirnhöhlen)

Technik: Waschen Sie die Augen mit Wasser. Dann nehmen Sie eine Handvoll Wasser, und schütten Sie es gegen die Stirn. Praktizieren Sie dies etwa zwanzigmal. Dann reiben Sie die Stirn mit dem rechten Daumen etwa drei- bis fünfmal, besonders in der Mitte sowie oberhalb der Augenbrauen.

Wirkung: Diese Übung beseitigt den Schleim, der sich hinter der Stirn angesammelt hat. Sie heilt Kopfschmerzen und hat eine besänftigende Wirkung auf die Augen und die Stirnhöhlen. Man sollte diese Übung viermal täglich wiederholen.

Kapāla bedeutet ›Stirn oder Schädel‹, und *randhra* bedeutet ›Loch‹. *Kapālarandhradhauti* ist die Reinigung der Stirnhöhlen.

Hṛddhauti (Reinigung des Herzbereichs)

1-36 *hṛddhautiṁ trividhāṁ kuryāddaṇḍavamana-vāsasā* | *Gheraṇḍa-Saṁhitā*

Dies bedeutet: ›Es gibt drei verschiedene Arten von *Hṛddhautis: Daṇḍadhauti, Vamanadhauti* und *Vāsodhauti.*‹ Unter allen *Hṛddhautis* ist *Vāsodhauti* das beste und das am häufigsten praktizierte. Deshalb wird auch nur *Vāsodhauti* in diesem Kapitel erläutert. *Vamanadhauti* (s. Seite 136 f.) wird auf ähnliche Weise praktiziert wie *Vārisāra.*

Hṛd bedeutet ›Herz‹. *Hṛddhauti* ist die Reinigung der Körperteile, die sich in der Nähe des Herzens befinden.

Vāsodhauti

Technik: Nehmen Sie ein sauberes Stück Musselinstoff, das vier Finger bzw. drei bis fünf Zentimeter breit und vier bis fünf Meter lang ist. Die Ränder dieses Tuches sollten gut gesäumt sein, so dass keinesfalls ein loser Faden an den Seiten herunterhängt. Legen Sie das Tuch in Salzwasser ein, bevor Sie es benutzen. Schlucken Sie es dann langsam der Länge nach hinunter. Zunächst schlucken Sie nur 30 bis 40 Zentimeter des Tuches. Holen Sie es dann langsam wieder heraus, waschen, desinfizieren und trocknen es. Dann legen Sie es in eine verschlossene Schachtel, in die kein Staub eindringen kann. Schlucken Sie jeden Tag 30 Zentimeter mehr hinunter, bis Sie das ganze Tuch bis auf das oberste Stück aufgenommen haben. Verfahren Sie jedes Mal auf die gleiche Weise wie beim ersten Mal.

Wirkung: Diese Übung reinigt Rachen und Kehlkopf, entfernt giftige Säure, welche sich in Magen und Kehlkopf angesammelt hat, und erhält den Körper dadurch frei von Krankheiten.

Vāso bezeichnet eine bestimmte Stoffart. *Vāsodhauti* ist die Reinigung, die mit Hilfe eines solchen Stoffes erfolgt.

Mūlaśodhana (Waschen des Anus)

Technik: Nach jedem Stuhlgang sollten Sie den Anus waschen. Stellen Sie sich unter die Dusche oder in die Badewanne und waschen Sie diesen Körperteil mit der Hand unter fließendem Wasser. Verwenden Sie eine milde Seife, welche die zarte Haut in diesem Bereich nicht verletzt.

Wirkung: Die regelmäßige Reinigung des Anus auf diese Weise ist notwendig, um viele Arten von Analkrankheiten wie z.B. Infektionen, Entzündungen und Hämorrhoiden zu verhindern.

Mūla bedeutet ›Wurzel‹. Der Anus liegt an der Wurzel der Wirbelsäule. *Śodhana* bedeutet ›Reinigung‹. *Mūlaśodhana* ist die Reinigung des Afters oder Anus.

2. *Basti prayoga* (Reinigung des Analbereichs)

Basti bedeutet ›Gesäß‹. *Basti prayoga* ist die Reinigung dieses Körperteils.

1-45 *jalabastiḥ śuṣkabastirbastiḥ syādadvividhā smṛtā । jalabastiṁ jale kūryācchuṣkabastiṁ sadā kṣitau ॥* *Gheraṇḍa-Saṁhitā*

Das bedeutet: ›Es gibt zwei Arten von *Bastis: Jalabasti* und *Śuṣkabasti.*‹ *Jalabasti* ist die Reinigung des Analbereichs mit Hilfe von Wasser, und *Śuṣkabasti* ist die Reinigung des Analbereichs ohne Wasser.

Jalabasti (Reinigung des Analbereichs mit Wasser)

1-46 *nābhimagnajale pāyuṁ nyastanālotkaṭāsanam । ākuñcanaṁ prasārañca jalabastiṁ samācaret ॥* 1-47 *pramehañca udāvartaṁ krūravayuṁ nivārayet । bhavetsvacchandadehaśca kāmadevasamo bhavet ॥*

Dieses Zitat aus der *Gheraṇḍa-Saṁhitā* beschreibt die Technik, die unten sinngemäß wiedergegeben ist.

Technik: Setzen Sie sich in einen Teich oder in die Badewanne. Das Wasser sollte bis zur Hüfte reichen. Praktizieren Sie *Upaviṣṭa Utkaṭāsana* (Hockestellung, s. Seite 46), und ziehen Sie das Wasser mit Hilfe des Rektums sowie des Schließmuskels nach innen und schütteln es im Darm hin und her. Pressen Sie das Wasser anschließend wieder nach draußen. Machen Sie die Übung fünfmal.

Man kann diese Übung auch auf eine andere Art praktizieren: Setzen Sie sich in eine mit Salzwasser gefüllte Wanne, und üben Sie *Upaviṣṭa Utkaṭāsana* (Hockestellung, s. Seite 46). Das Wasser sollte bis zum Nabel reichen. Nehmen Sie dann ein fünf Finger langes Bambusröhrchen, das zuvor mit Vaseline oder Rizinusöl eingefettet wurde, und führen Sie es etwa drei Finger breit in den After ein. Kontrahieren Sie jetzt den Schließmuskel des Afters, und ziehen Sie das Wasser dadurch in den Dickdarm hinein. Schütteln Sie das Wasser im Dickdarm gut hin und her, und pressen Sie es anschließend wieder nach draußen. Praktizieren Sie diese Übung dreimal.

Wirkung: Diese Übung reduziert ein Übermaß an Galle (*pitta*) und Schleim (*kapha*) im Körper. Sie heilt Krankheiten der Milz und des Magens, Verdauungsstörungen, Blähungen, Verstopfung und Harnbeschwerden.

Jala bedeutet ›Wasser‹. *Jalabasti* ist daher die Reinigung des Analbereichs mit Hilfe von Wasser.

Śuṣkabasti (Reinigung des Analbereichs ohne Wasser)

1-48 *bastiṁ paścimottānena cālayitvā śanairadhaḥ । aśvinīmudrayā pāyumākuñcayet prasārayet ॥*

Dieses Zitat aus der *Gheraṇḍa-Saṁhitā* beschreibt die Technik, die unten sinngemäß wiedergegeben ist.

Technik: Setzen Sie sich in *Paścimottānāsana* (Rückenstreckung, s. Seite 45) auf den Boden, und üben Sie langsam *Aśvinīmudrā* (s. Seite 126). Wiederholen Sie dies 15- bis 20-mal.

Wirkung: Diese Übung beseitigt Verstopfung und heilt Krankheiten des Analbereichs und der Geschlechtsorgane. Es ist eine gute Übung, die Hämorrhoiden und vielen Frauenkrankheiten vorbeugt.

Śuṣka bedeutet ›trocken‹. *Śuṣkabasti* ist daher die Reinigung des Analbereichs ohne Wasser.

3. *Neti* (Reinigung der Nasendurchgänge)

1-50 *vitastimānaṁ sūkṣmasūtraṁ nāsānāle praveśayet । mukhānnirgamayetpaścāt procyate netikarmakam ॥* 1-51 *sādhanānnetikarmasya khecarīsiddhimāpnuyāt । kaphadoṣā vinaśyanti divyadṛṣṭiḥ prajāyate ॥*

Deses Zitat aus der *Gheraṇḍa-Saṁhitā* beschreibt die Technik, die unten sinngemäß wiedergegeben ist.

Technik: Nehmen Sie einen dünnen, 30 bis 40 cm langen Faden, und führen Sie ihn sehr langsam durch das rechte Nasenloch ein. Am Anfang kann es vorkommen, dass Sie dabei mehrmals niesen müssen und dieser Vorgang von einer unangenehmen Empfindung begleitet ist. Das gibt sich aber nach ein paar Tagen regelmäßiger Übung. Nachdem Sie den Faden langsam eingeführt haben, holen Sie ihn aus dem Mund wieder heraus. Fassen Sie jetzt das eine Ende des Fadens mit Daumen und Zeigefinger der rechten Hand und das andere Ende mit Daumen und Zeigefinger der linken Hand. Ziehen Sie den Faden vier- bis fünfmal hin und her, wiederholen Sie anschließend den ganzen Vorgang mit dem linken Nasenloch.

Nachdem Sie diese Übung beendet haben, waschen Sie den Faden, legen ihn in Salzwasser, trocknen ihn und bewahren ihn in einer Schachtel auf, die frei von Staub ist.

Wirkung: Diese Übung reinigt die Nasendurchgänge und den Schädel von Schleim. Sie verbessert die Sehkraft und heilt Schnupfen. Wer häufig unter Erkältungskrankheiten, Husten und Migräne leidet, kann durch diese Übung eine große Hilfe erhalten.

In den Yogaschriften steht geschrieben, dass sich durch regelmäßiges Üben von *Neti* die Fähigkeit des Voraussehens entwickelt.

Neti bezeichnet ein textiles Band. Mit Hilfe eines solchen Bandes wird dieser Reinigungsprozess durchgeführt. Deshalb wird der ganze Prozess *Neti* genannt.

4. *Laulikīyoga: Uḍḍīyāna und Nauli* (Zusammenziehen der Muskeln des Unterleibs)

Lauli bedeutet ›der ganze Bauch‹. *Laulikī* ist die Reinigung dieses Körperteils.

Uḍḍīyāna wird im Teil 3, Seite 116 f. ausführlich beschrieben.

Nauli

Technik: Wer *Uḍḍīyānabandhamudrā* (s. Seite 116 f.) beherrscht, dem wird *Nauli* nicht schwer fallen.

Stehen Sie aufrecht. Nehmen Sie dann die gleiche Position wie bei *Uḍḍīyānabandhamudrā* (s. Abb. 162) ein. Atmen Sie dann aus und ziehen Sie den oberen Teil des Bauches so stark wie möglich ein. Versuchen Sie gleichzeitig auch die seitlichen Bauchmuskeln zusammenzuziehen und den mittleren Teil des Bauches dadurch nach vorne zu drücken.

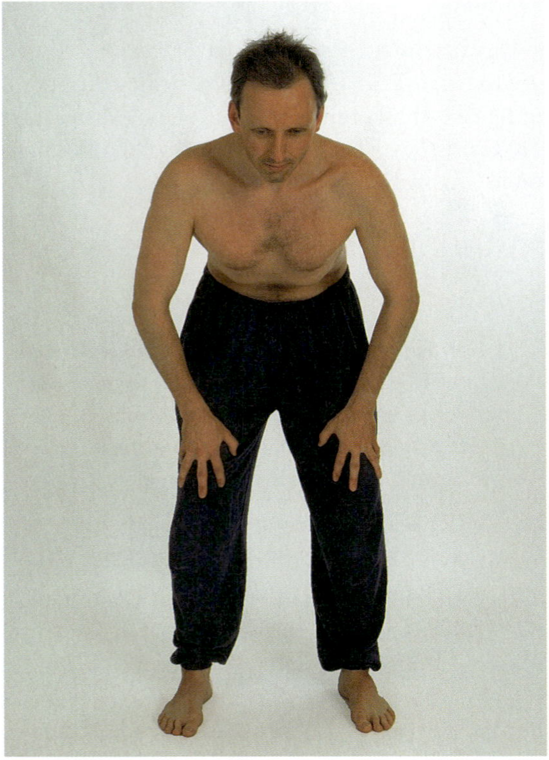

162

Bleiben Sie fünf bis zehn Sekunden mit angehaltenem Atem in dieser Stellung. Entspannen Sie dann die Bauchmuskeln, während Sie einatmen und in die Ausgangsposition zurückkehren. Entspannen Sie sich im Stehen, indem Sie fünfmal tief ein- und ausatmen. Praktizieren Sie diese Übung fünfmal auf die gleiche Weise.

Wirkung: Durch *Nauli* werden die Organe des Bauches und Unterleibes gesund erhalten. Der ganze Unterleib wird sehr gut durchblutet. Viele Frauenkrankheiten sowie Krankheiten der Geschlechtsorgane können durch diese Übung geheilt werden. Asthmatiker können durch diese

Übung Erleichterung erfahren. Sie können jedoch beim Praktizieren dieser Übung zunächst Schwierigkeiten bekommen, wenn sie gleichzeitig einen Druck auf die Bauchmuskeln ausüben und den Atem anhalten. Daher sollten sie zuerst einige andere *āsanas* praktizieren, ihre Lungen durch einige einfache Atemübungen trainieren und erst dann *Nauli* versuchen.

Einschränkung: wie *Uḍḍīyānabandhamudrā* (s. Seite 116 f.).

5. *Trāṭakayoga* (Fixierung der Augen auf ein Objekt)

1-53 *nimeṣonmeṣakaṁ tyaktvā sūkṣmalakṣyaṁ nirīkṣayet | yāvadaśrūni patati trāṭakaṁ procyate budhaiḥ* ||1-54 *evamabhyāsayogena śāṁbhavī jāyate dhruvam | netrarogā vinaśyanti divyadṛṣṭiḥ prajāyate* ||

Dieses Zitat aus der *Gheraṇḍa-Saṁhitā* beschreibt die Technik, die unten sinngemäß wiedergegeben ist.

Technik: Sie können diese Übung in einer meditativen Stellung oder stehend praktizieren. Blicken Sie ständig, ohne zu blinzeln, auf einen bestimmten Punkt, bis Ihre Augen zu tränen beginnen. Dann bedecken Sie die Augen mit beiden Handflächen und entspannen Sie diese so ein wenig. Dies wird *Trāṭaka* genannt.

Sie können auch auf die Nasenspitze (s. Abb. 163) schauen oder auf den Punkt in der Mitte zwischen den beiden Augenbrauen.

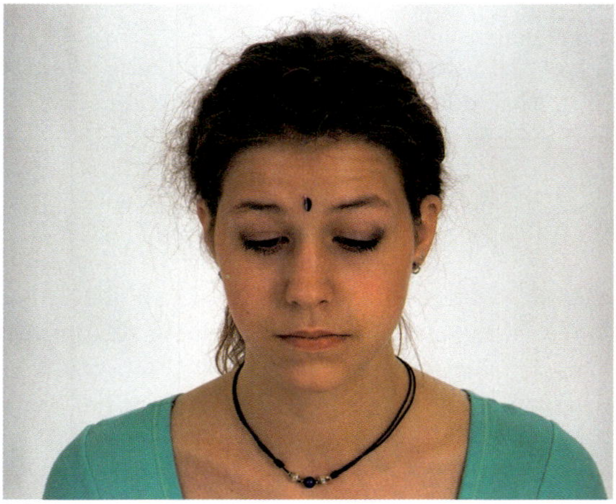

163

Durch diese Übung kann man *Śāṁbhavīmudrā* (s. Seite 123 f.) vollenden.

Eine sehr beliebte Variante von *Trāṭaka* ist das Fixieren des Blicks auf eine Kerzenflamme (s. Abb. 164 und auch Seite 167). Der Abstand zur Kerze sollte etwa 1,5 Meter betragen. Verwenden Sie eine Kerze aus natürlichem Material (z.B. Bienenwachs) oder eine Ghee-Lampe (Butteröl oder Butterschmalz).

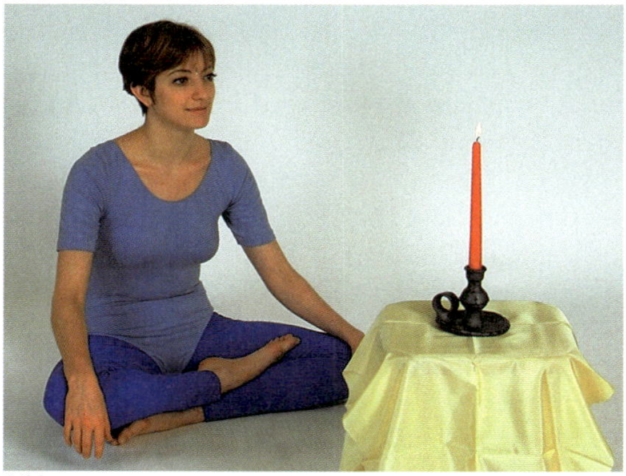

164

Wirkung: Trāṭakayoga reinigt die Augen, so dass alle Arten von Augenkrankheiten mit Hilfe dieser Übung geheilt werden können. Es ist eine Erfahrung, dass viele ihre Brillen weggeworfen haben, nachdem sie diese Übung regelmäßig praktiziert haben. Zudem verbessert sie die Konzentrationsfähigkeit, sie erhöht die Geisteskraft und reinigt den Geist von Unwissenheit. Der Übende kann göttliche Visionen erfahren. Die Fähigkeit zum Vorhersehen, zur Hypnose und zum Mesmerismus entwickelt sich.

Einschränkung: Bei grünem Star (Glaukom) oder grauem Star (Katarakt) nicht praktizieren.

Trāṭaka bezeichnet das Schauen auf eine ganz bestimmte Art und Weise.

6. *Kapālabhāti* (Reinigung der Stirn)

Kapālabhāti gehört zu den sechs Reinigungssystemen, aber auch als sogenannte Zwerchfellatmung zu den *prāṇāyāma*-Übungen. Eine ausführliche Beschreibung erfolgt auf Seite 157 im Teil 5.

7. Einfache Reinigungsprozesse

›Jeder menschliche Körper ist ein Tempel des lebendigen Gottes.‹ So wie wir einen Tempel reinigen, so sollten wir auch unseren Körper reinigen. Wenn sich Gifte für längere Zeit im Körper speichern, dann wird dieser ein Tempel der Krankheiten. Im Kapitel über *ṣaṭkarma* wird über die sechs Reinigungssysteme und ihre Verfahren berichtet. Diese Verfahren sind jedoch ein wenig schwierig für Einwohner von Städten, in denen es keine Teiche und keine Wasserquellen gibt, und auch für Menschen aus westlichen Ländern, die nicht daran gewöhnt sind, sich auf diese Art zu reinigen. Deshalb werden hier einige einfache Methoden beschrieben, wie man den Körper reinigen, und dadurch Krankheiten vorbeugen oder heilen kann.

Wenn man diese Reinigungsübungen regelmäßig praktiziert, dann leidet man nie unter irgendeiner Krankheit. *Yoga* ist eine vollständige Methode; zusammen mit den *āsanas* und *prāṇāyāma*-Übungen ist *ṣaṭkarma* ein Teil des *Yoga*, der dazu dient, den Körper vollkommen und frei von Krankheiten zu halten.

Dhautikriyā (gemeint sind *Agnisāradhauti, Vamanadhauti* und *Vārisāradhauti)* reinigt den Bauch, die Bronchien, die Lungen und die Brust. *Basti Kriyā* reinigt den Darm und den Unterleib. Es hilft Gift aus dem Körper durch Urin und Stuhlgang auszuscheiden.

Agnisāradhauti Nr.1

Technik: Stehen Sie aufrecht mit leicht gespreizten Beinen. Die linke Hand legen Sie auf den linken und die rechte Hand auf den rechten Oberschenkel. Beugen Sie sich ein wenig nach vorne. Jetzt atmen Sie langsam und tief ein. Mit dem Einatmen ziehen Sie den Nabel nach innen, als wollten Sie ihn an der Wirbelsäule befestigen. Sie sollten keinen Druck in einem anderen Körperteil, wie z.B. Herz, Lungen oder Rektum entstehen lassen. Dann atmen Sie aus. Entspannen Sie langsam den Nabel. Praktizieren Sie diese Übung zwanzigmal. Steigern Sie allmählich auf hundertmal. *Agnisāradhauti* sollten Sie morgens vor dem Frühstück üben, nachdem Sie Darm und Blase entleert haben.

Wirkung: Diese Methode verstärkt das Verdauungsfeuer. Dadurch erhält man einen guten Stuhlgang, und Durchfall wird beseitigt. Außerdem kann *Agnisāradhauti Nr. 1* Leber- und Milzkrankheiten heilen.

Agni bedeutet ›Feuer‹. *Agnisāradhauti Nr. 1* ist eine Methode, die das Verdauungsfeuer anregt und dadurch den Darm reinigt.

Agnisāradhauti Nr. 2

Technik: Stehen Sie aufrecht. Atmen Sie aus, halten Sie den Atem an und ziehen Sie den Nabel so oft wie möglich zur Wirbelsäule zurück. Wenn Sie den Atem nicht mehr länger anhalten können, atmen Sie langsam ein und entspannen Sie langsam die Kontraktion der Bauchmuskulatur. Atmen Sie wieder aus, halten Sie den Atem an und ziehen Sie die Muskeln so oft wie möglich zurück wie zuvor. Praktizieren Sie die Übung auf diese Weise drei- bis fünfmal und steigern Sie allmählich auf fünfzehn bis zwanzigmal. Denken Sie daran, dass diese Methode für Lungen und Herz nicht anstrengend sein sollte. Andere Körperteile sollten während der Übung nicht angespannt sein. *Agnisāradhauti* sollten Sie morgens vor dem Frühstück üben, nachdem Sie Darm und Blase entleert haben.

Wirkung: Dieses *Dhautikriyā* stärkt die Leber, die Milz, die Bauchspeicheldrüse und die Nebennieren. Es kann Verdauungsstörungen heilen und Übersäuerung des Magens sowie Verstopfung beseitigen.

Agni bedeutet ›Feuer‹. *Agnisāradhauti Nr. 2* ist eine Methode, die das Verdauungsfeuer anregt und dadurch den Darm reinigt.

Vamanadhauti

Technik: Trinken Sie eineinhalb bis zwei Liter Wasser, dann stecken Sie Zeige- und Mittelfinger in den Mund und bewegen langsam das Zäpfchen. Dadurch werden Sie sich übergeben müssen. Wer trotzdem nicht erbrechen kann, sollte anstelle von normalem Wasser Salzwasser verwenden. Wiederholen Sie diesen Vorgang immer wieder, bis Sie das ganze Wasser erbrochen haben.

An jenem Tag, an dem Sie *Vamanadhauti* praktizieren, sollten Sie nicht arbeiten. Diese Reinigungsübung darf frühestens nach einem Monat wiederholt werden. Es genügt *Vamanadhauti* zweimal im Jahr zu praktizieren.

Einschränkung: Wer ein schwaches Herz hat, sollte ganz auf *Vamanadhauti* verzichten.

Wirkung: Alle Säure, Galle und Schleim des Körpers, die für längere Zeit dort aufgespeichert wurden, kommen auf diese Weise heraus. Der Körper wird frei von Übersäuerung des Magens, schlechter Verdauung, Erkältung und Husten.

Vamana bedeutet ›erbrechen‹. Die Reinigung des Körpers erfolgt in diesem Prozess durch Erbrechen.

Vārisāradhauti

Technik Variante 1: Trinken Sie langsam eine große Menge Wasser, bis es Ihnen an der Kehle ansteht. Schütteln Sie dann den Unterleib und ziehen Sie den Bauch ein. Stecken Sie Ring-, Mittel- und Zeigefinger bis zur Zungenwurzel in den Mund, bis Sie das ganze Wasser erbrechen. Sie können auch Salzwasser verwenden; dies ist noch wirksamer.

Technik Variante 2 : Nehmen Sie einen Gummischlauch, der einen halben Meter lang ist und einen Durchmesser von zwei bis drei Zentimeter aufweist. Der Schlauch sollte weich sein. Desinfizieren Sie diesen Gummischlauch vor jedem Gebrauch, indem Sie ihn in heißem Wasser zusammen mit einer desinfizierenden Lösung kochen. Stehen Sie aufrecht und trinken Sie jetzt mindestens zwei Liter warmes Wasser. Nehmen Sie den Schlauch, führen Sie ihn langsam in den Mund ein, und schlucken Sie ihn sehr langsam bis zum Ende des Kehlkopfs hinunter. Das andere Ende des Schlauches hängt an der Seite des linken Oberschenkels. Am Anfang kann es passieren, dass Sie das ganze Wasser erbrechen, während Sie den Schlauch in den Rachen einführen. Doch nach ein paar Tagen, wenn Sie sich daran gewöhnt haben, kommt das Wasser zusammen mit Schleim, Galle und anderen unreinen Substanzen durch den Schlauch heraus. Versuchen Sie jeden Tag immer wieder, den Schlauch sehr langsam einzuführen. Seien Sie sehr vorsichtig, und gehen Sie nicht gewaltsam vor. Sie werden sehen, dass Sie den Schlauch jeden Tag ein bisschen weiter in den Bauch schieben können. Nach einigen Wochen bekommt man diesen Vorgang unter Kontrolle, und es wird möglich, den ganzen Schlauch zu verschlucken. Ein 10 cm langer Teil des Schlauchs muß jedoch immer draußen bleiben. Praktizieren Sie diese Technik nicht nur einmal, sondern fahren Sie so lange fort, bis der ganze Schleim, die ganze Galle und alle unverdauten Nahrungsreste herauskommen. Anschließend ziehen Sie den Schlauch sehr langsam heraus, reinigen Sie ihn mit flüssiger Seife, desinfizieren Sie ihn und hängen Sie ihn zum Trocknen in den Schatten.

Nachdem dieser Reinigungsprozess geübt wurde, sollte man mindestens eine halbe Stunde lang nichts essen. Den geeigneten Schlauch sollte man sehr sorgfältig auswählen und hierbei den Rat des Lehrers einholen.

Es ist sehr wichtig, dass Sie diesen Prozess von einem erfahrenen Lehrer lernen. Er wird Ihnen die richtige Durchführung zeigen. Sie können unter seiner Anleitung üben, bis Sie die Technik beherrschen. Dann können Sie *Vārisāradhauti* allein praktizieren.

Diese Methode ist überhaupt nicht schwer. Jeder kann sie anwenden. Am Anfang kann es vorkommen, dass man sich dabei unwohl fühlt, da es eine neue Erfahrung ist, aber nach einigen Tagen ist es angenehm, *Vārisāradhauti* zu praktizieren.

Wirkung: Dieser Reinigungsprozess hilft, allen Arten von Verdauungsschwierigkeiten wie z.B. Übersäuerung des Magens, Verstopfung, Magen- und Leberkrankheiten, aber auch Erkältungskrankheiten, Husten, chronischer Bronchitis, Nervosität, Lepra vorzubeugen oder sie zu heilen. Er reinigt den inneren Teil des Körpers und befreit diesen von Bakterien.

Vāri bedeutet ›Wasser‹. Dieser Prozess reinigt den inneren Teil des Körpers mit Hilfe von Wasser.

Einfaches Basti Kriyā (Sahaja Agnisāra)

Technik: Trinken Sie morgens nach dem Aufstehen einen Liter warmes Wasser, das mit Zitronensaft und etwas Salz vermischt ist. Üben Sie sofort danach drei Minuten lang *Viparītakaraṇīmudrā* (s. Seite 120), drei Runden *Pavanamuktāsana* (gegen Blähungen, s. Seite 73 f.) und fünfmal *Hastapādāsana* (Hand-Fußstellung, s. Seite 85 f.). Nachdem Sie diese Übungen praktiziert haben, können Sie das Bedürfnis bekommen, auf die Toilette zu gehen. Geben Sie diesem Bedürfnis nach und waschen Sie anschließend den Mund und den Körper.

Wer durch das Praktizieren dieser Übungen kein Ergebnis erzielt, kann zusätzlich zu den oben genannten Übungen, noch *Yogamudrā* (s. Seite 128), *Ardha Cakrāsana* (halbe Radstellung, s. Seite 83), *Bhujaṁgāsana* (Kobrastellung, s. Seite 80 f.) und *Dhanurāsana* (Bogenstellung, s. Seite 82) praktizieren.

Wirkung: Nachdem Sie das Zitronenwasser getrunken und anschließend *Viparītakaraṇīmudrā* geübt haben, fließt das ganze Wasser durch den Magen und den Darm und reinigt diese Organe, indem es übrig gebliebene Magensäfte, Schleim und unverdaute Nahrungsreste in den Darm schwemmt. Es macht den Stuhlgang flüssig und sorgt dafür, dass er aus dem Körper ausgeschieden werden kann. Auf diese Weise werden die inneren Teile des Körpers vollkommen gereinigt und von Giftstoffen befreit.

Zitronenwasser ist sehr gut, um das Verdauungsfeuer zu verstärken. Es enthält ein Höchstmaß an Vitamin C und Kalzium. Zitronenwasser ist sowohl eine Medizin als auch eine Diät. Es ist ein sehr gutes Mittel, um den Körper zu reinigen (s. Seite 216, die Bedeutung der Harnsäure).

Basti bedeutet ›Gesäß‹, und *kri* (*kṛ*) bedeutet ›handeln‹. Beim Praktizieren von *Basti Kriyā* werden Magen und Darm auf natürliche Weise von Giftstoffen befreit.

Einschränkung: Wer an hohem Blutdruck, Herzbeschwerden oder an einer akuten Augenkrankheit leidet, sollte *Hastapādāsana* weglassen, solange sich sein Zustand nicht gebessert hat. Kinder unter 12 Jahren sollten *Hastapādāsana* ebenfalls nicht üben.

Sonnenbad

Technik: Legen Sie sich auf den Bauch in die Sonne, wobei der Kopf im Schatten bleiben sollte. Wenn Ihr Rücken sehr warm geworden ist, dann wechseln Sie die Stellung, indem Sie sich auf den Rücken legen und die Sonne auf Brust, Bauch und Unterleib scheinen lassen. Wenn möglich, nehmen Sie das Sonnenbad unbekleidet. Sofern das nicht möglich ist, dann tragen Sie nur dünne Unterwäsche. Verwenden Sie für die Bestrahlung der Rückseite des Körpers 75% und für die Vorderseite 25% der Dauer des Sonnenbades.

Die geeignete Zeit für das Sonnenbad: Im Sommer ist die beste Zeit von der Morgendämmerung an bis 12.00 Uhr, im Winter von der Morgendämmerung an bis 14.00 Uhr. In tropischen Ländern ist die beste Zeit im Sommer von der Morgendämmerung an bis 9.00 Uhr, im Winter von der Morgendämmerung an bis 12.00 Uhr. Am Anfang sollten Sie zehn Minuten lang in der Sonne baden und allmählich die Zeitspanne erhöhen. Wenn Sie zu schwitzen beginnen oder sich sehr warm fühlen, sollten Sie das Sonnenbad beenden. Im Winter können und sollten Sie die Zeitspanne für das Sonnenbad verlängern, da es länger dauert, bis Sie sich erwärmt haben.

Wirkung: Das Sonnenbad trägt dazu bei, Erkältungskrankheiten, Husten, Asthma, Blutarmut, Nervenschwäche, Lähmung, Tuberkulose usw. zu bessern. Vitamin D ist ein wichtiger Nahrungsbestandteil. In der Haut des menschlichen Körpers existiert eine chemische Substanz, die sich mit den Sonnenstrahlen vermischt und zu Vitamin D umgewandelt wird. Vitamin D beeinflusst den Kalzium- und Phosphorstoffwechsel und ist daher wichtig für die Knochenbildung. Sonnenbäder stärken die Vitalität und die Widerstandskraft, und sie zerstören Krankheitskeime.

Die beste Zeit für ein Sonnenbad ist der frühe Morgen, von Sonnenaufgang bis 9.00 Uhr. Zu dieser Zeit enthalten die Sonnenstrahlen ein Höchstmaß an ultravioletter Strahlung, welche für den Körper sehr nützlich ist.

Zu viel in der Sonne zu baden, ist schädlich für die Haut und den ganzen Körper. Es zerstört die Zellen und man kann dadurch Herzklopfen, Sonnenstich sowie Hautkrebs bekommen. Wer unter Herzkrankheiten oder hohem Blutdruck leidet, sollte das Sonnenbad nicht nachmittags, sondern vom Sonnenaufgang an bis 9.00 Uhr nehmen. Wer Fieber hat, sollte ganz auf das Sonnenbad verzichten, bis das Fieber abgeklungen ist.

Wannenbad

Technik: Die Badewanne sollte so groß sein, dass Sie sich bequem hineinsetzen und die Beine ausstrecken können. Das Wasser sollte bis zur Taille reichen. Wählen Sie in kalten Ländern eine Badetemperatur von 33 bis 34 Grad Celsius im Winter und 30 bis 32 Grad Celsius im Sommer.

Setzen Sie sich in die Wanne, lassen Sie Taille und Nabel ruhig und entspannt ins Wasser sinken. Denken Sie, dass Ihr Körper gereinigt wird und dass alle Körpersysteme gesund sind und besänftigt werden. Ihr ganzer Körper wird gut durchblutet. Nehmen Sie am Anfang ein zehnminütiges Bad und erhöhen Sie die Badedauer allmählich auf eine halbe Stunde. Das Wasser sollte jedoch nicht zu heiß sein, denn dies ist sehr ungesund. Es ist schädlich für die Knochen, Bänder, Muskeln, Venen und Nerven, wenn man zu heiß badet.

Wirkung: Wannenbäder sind gut für Patienten, die unter Rheuma, Lähmung, Herzkrankheiten, hohem Blutdruck, Blutarmut, Magengeschwüren, Dickdarmkatarrh, Verstopfung, Verlagerung des Uterus, Tripper, Unfruchtbarkeit und Vergrößerung der Prostata leiden.

Teil 5:
Prāṇāyāma (Zurückhalten der kosmischen Energie)

1. *Prāṇa* oder die kosmische Energie

Leben ist Atem und Atem ist Leben. Jedes lebende Geschöpf hängt vom Atem ab. Der Atem beginnt im Moment der Empfängnis, und das Leben endet mit dem letzten Atemzug. Die richtige Atmung hat eine überragende Bedeutung für jeden in allen Lebensbereichen, denn Atem, Körper und Geist stehen in gegenseitiger Beziehung.

Für einen *Yogī* ist die richtige Atmung das oberste Prinzip. Ein *Yogī* zählt die Lebensdauer nach der Anzahl seiner Atemzüge. Seit dem Altertum kannten die weisen *Yogīs* Indiens die Wissenschaft des richtigen Atmens. Sie selbst haben den Nutzen des richtigen Atmens erfahren und dadurch zur Evolution der Nation beigetragen. Sie konnten viele Krankheiten verhindern, sie haben ihren Geist entwickelt und einen hohen spirituellen Bewusstseinszustand erreicht.

Auch Menschen, die ein Familienleben führten, gaben der Atmung in ihrem täglichen Leben eine besondere Beachtung. Während der Zeit des Gottesdienstes, während ihrer religiösen und spirituellen Praktiken, vor dem Essen, Trinken und Schlafen und vor dem Ausüben aller weltlichen Pflichten achteten sie auf ihren Atem. Sie waren verdienstvoll, besaßen gute Gesundheit, Wohlstand, Reinheit, Frieden und Glück. Es ist schade, dass die meisten Menschen durch den Einfluss der modernen Zivilisation die traditionelle Art des Lebens vergessen haben. Dadurch wurden sie Opfer von neuartigen Krankheiten und von innerer und äußerer Armut, ausgelöst durch viele geistige Hindernisse wie Konflikte, Zweifel, Unzufriedenheit usw.

Prāṇāyāma ist die vierte Stufe des *Aṣṭāṅga-Yoga*. Im 49. *Yogasūtra* erklärt *Rishi* (*ṛṣi*) *Patañjali prāṇāyāma* folgendermaßen:

tasmin sati śvāsa-praśvāsayor gati-vicchedaḥ prāṇāyāmaḥ |

Tasmin bedeutet ›dort‹, *sati* bedeutet ›wie dies‹, *śvāsa* bedeutet ›Ausatem‹, *praśvāsayor* bedeutet ›Einatem‹, *gati* bedeutet ›Geschwindigkeit‹, *vicchedaḥ* bedeutet ›unterbrechen, anhalten‹; *gati-vicchedaḥ* bedeutet in diesem Zusammenhang ›Atem anhalten‹ und *prāṇāyāma* bedeutet ›Zurückhalten der Lebenskraft‹

Die Bedeutung des ganzen *sūtras* lautet: ›Wenn man darin (den *āsanas*) gefestigt ist, erfolgt *prāṇāyāma*. Dies ist die Kontrolle des Atems durch die Unterbrechung der Ein- und Ausatmung.‹ Nachdem man die *āsanas* gut trainiert hat, beginnt die Kontrolle über *prāṇa*.

Die *Yogīs* sagen, dass die richtige Atmung (Kehlkopfatmung, s. Seite 152, Atemübung Nr. 1, Absatz 3) ein Teil von *prāṇāyāma* ist. Der Atem ist der äußere Ausdruck von *prāṇa*. Das Wort *prāṇa* bedeutet weder Sauerstoff noch Atem, sondern es ist die kosmische Lebensenergie, welche überall existiert. *Ayāma* bedeutet ›zurückhalten‹. *Prāṇāyāma* ist das Zurückhalten oder Speichern der Lebensenergie. Dies kann unter anderem durch die richtige Art des Atmens erreicht werden.

Prāṇa kann durch Nahrung, Wasser, Sonnenlicht und Luft aufgenommen werden. Durch jede Handlung wird *prāṇa* verbraucht, dies sowohl durch körperliche Bewegungen als auch durch geistige Aktivitäten, besonders aber durch emotionale Ausbrüche. *Prāṇa* ist die Brücke zwischen dem physischen Körper und dem Astralleib. Wenn sich das *prāṇa* in den Astralkörper zurückgezogen hat, dann tritt der Tod des physischen Körpers ein.

In der *Praśna Śruti* (*Praśna Upaniṣad*) steht geschrieben: ›*Prāṇa* befindet sich in den Augen, Ohren, im Mund und in der Nase. *Prāṇa* kommt durch die Funktion des Geistes in den Körper.‹

Im *Śānti Parva,* einem Teil des *Mahābhārāta,* dem großen Epos der Hindus, wird gesagt: ›Im ganzen Körper werden Geist, Intelligenz, Ego und die grobstofflichen Elemente von *prāṇa* gesteuert. *Prāṇa* befindet sich im Gehirn. Durch *prāṇa* wird dieser Körper aufgebaut, entwickelt und ernährt. *Prāṇa* bewegt die Zellen, das Gewebe sowie die Muskeln des Körpers und bringt Empfindung in alle Glieder.‹

Die göttliche Natur von prāṇa

Prāṇa ist die Kraft von *ātmā* (der individuellen göttlichen Seele). *Ātmā* erhält das Leben der Geschöpfe durch den Atem. Bei jedem Atemzug sollten wir den Segen und die Gegenwart von *ātmā* fühlen. Ohne *ātmā* gibt es weder *prāṇa* noch Leben. *Prāṇa* existiert im physischen wie im geistigen Körper. *Prāṇa* reguliert die Gedanken, pulsiert in den Nerven, vibriert im Herz, im ganzen Körper sowie im ganzen Universum. Ein *Yogī* versucht, das ganze kosmische *prāṇa* zu verwirklichen. Auf dem Weg zur Vollendung erwirbt er verschiedene mysteriöse Kräfte und vereint sich schließlich mit dem allumfassenden Bewusstsein oder Gottesbewusstsein. Dies ist das endgültige Ziel eines *Yogī*.

In dieser modernen Welt begegnen wir dauernd Unruhe und Unfrieden. Wenn wir diese Unruhe und diesen Unfrieden von uns abhalten können, indem wir tief in die inneren Teile unseres Körpers tauchen und unser inneres Bewusstsein dabei entwickeln, so ist nichts wünschenswerter als das. Hinter dem unruhigen *prāṇa* verbirgt sich das *prāṇa* vollkommener Ruhe, und man kann äußerstes körperliches und geistiges Wohlbefinden in dieser Ruhe finden. Dieses Wohlbefinden, diese Behaglichkeit, Erholung und Ruhe ist von göttlicher Natur. *Prāṇa* ist die Natur des Göttlichen. Das ruhige und stille *prāṇa* wird Seele genannt. Der äußere Teil von *prāṇa,* welcher den Illusionen unterworfen und unwissend ist, wird Natur genannt. Wenn sich dieses äußere *prāṇa* in das innere *prāṇa* zurückzieht, hat der *jīva* (Mensch) das Bewusstsein der Seele erreicht.

Der *jīva*, der sich mit seinem Körper identifiziert und mit seinen Sinnen der materiellen Welt verhaftet ist, erbaut sich eine Wand der Dualität, die zwischen ihm und der allumfassenden göttlichen Seele steht. In Wirklichkeit ist er jedoch nicht von der ewig ruhigen und ewig segensreichen, allumfassenden Seele getrennt. Wenn der *jīva* sehr stark unter dem weltlichen Theater zu leiden hat und des Lebens überdrüssig wird, dann bemüht er sich darum, seine wahre Natur herauszufinden, obgleich das für ihn mit harter Arbeit und großer Ernsthaftigkeit verbunden ist. Wenn er dabei seine eigenen Fehler entdeckt, versucht er diese zu berichtigen. Diese Sorgfalt, Ernsthaftigkeit und beständige Übung heißt *sādhana*.

Warum befindet sich der *jīva* in diesem Zustand der Verblendung? Dieser Zustand entsteht durch den Einfluss von *māyā* (Illusion oder Täuschung). Die Heiligen haben durch ihre Weisheit erkannt, dass der *jīva* nicht bereit ist, seine göttliche Natur kennen zu lernen und dadurch die Wahrheit vergisst. Dies vor allem durch den Einfluss der illusionären Wünsche der materiellen Welt, die durch die Verwandlung des ruhigen *prāṇas* in unruhiges *prāṇa* entstehen. Solange es dem *jīva* nicht gelingt, das in ihm aktive unruhige *prāṇa* in das ruhige, göttliche *prāṇa* zurückzuziehen, hat er keine Möglichkeit, seine wahre Natur zu erkennen. Denn dieses unruhige *prāṇa* steuert den Geist durch die unruhige Luft und zieht ihn ständig zu den materiellen Wünschen. Wo immer dieses unruhige *prāṇa* existiert, kommt es zu einem Tauziehen zwischen materiellen Wünschen, Körperbewusstsein und Sinnlichkeit. Der Geist wird von den Sinnen und vom Ego zu diesen materiellen Wünschen hingezogen. Der Meister des Geistes ist die Luft, aber hinter der unruhigen Luft existiert eine grenzenlose Ruhe, und das ist *brahman*. Alle unruhige und ruhige Luft gehört ihm. Man kann nur dann die Befreiung erlangen, wenn die ganze unruhige Luft ruhig und rein geworden ist. Im Altertum haben die *Yogīs* ein großartigeres Leben entdeckt, da sie die Luftarten beherrscht und gereinigt haben. Der Weg dazu wird in den Yogaschriften aufgezeigt, doch werden diese wundervollen Methoden gegenwärtig vernachlässigt. Durch das moderne Leben müssen die meisten Menschen den Nutzen entbehren, den sie aus den wertvollen Yogaschriften bekommen könnten. Darüber hinaus sind in der Gegenwart wahre Sprecher des *Yoga* selten zu finden.

Über die Funktion der fünf Luftarten

Gemäß der Yogaphilosophie manifestiert sich *praṇa* (die kosmische Energie) im Körper durch fünf verschiedene Formen oder Luftarten (s. auch Abb. A1, Seite 252):
Apāna, prāṇa (Luft), *samāna, udāna* und *vyāna.*

Udāna kommt auch als folgende untergeordnete Formen oder Luftarten vor:
Nāga, kūrma, kṛkara, devadatta und *dhanaṁjaya.*

Die *apāna*-Luft arbeitet zwischen dem Steißbeinzentrum und dem unteren Teil des Nabelzentrums. Sie ist sowohl aufwärts als auch abwärts gerichtet. Der Sitz von *apāna* befindet sich in den Geschlechtsorganen und im After. Die *apāna*-Luft gibt einen Druck nach unten. Die wichtigste Funktion von *apāna* ist es, die *prāṇische* Luft (siehe unten) zusammenzuziehen und bei der Atmung zu helfen. *Apāna* trägt auch dazu bei, Harn, Stuhl und Menstruationsflüssigkeit auszuscheiden und von Darmwinden zu befreien. Außerdem hilft *apāna* der Gebärmutter, den Embryo nach der Empfängnis zu halten und das Kind zur richtigen Zeit zu gebären. Diese Luftart steht in direktem Zusammenhang mit folgenden *bhūtas* oder grobstofflichen Elementen: *kṣiti* (fest) und *āpaḥ* (flüssig, s. Seite 14). Die *apāna*-Luft kann man unter dem Begriff ›Ausscheidung‹ zusammenfassen.

Die *samāna*-Luft arbeitet zwischen dem Nabelzentrum und dem unteren Teil des Herzzentrums. Sie ist sowohl aufwärts als auch abwärts gerichtet. Sie assimiliert die feste und flüssige Nahrung und die Luft. Sie aktiviert die Verdauungskraft und regt den Magen sowie die Bauchspeicheldrüse an, Sekrete zu bilden. Die *samāna*-Luft hilft Blut und Hormone zu erzeugen und verteilt beides zu den Zellen und Nerven. Sie beseitigt die Abfallprodukte aus den Gedärmen und reguliert die Aktivität der *prāṇa*- und *apāna*-Luft. Zudem ist sie für die Regulierung des Körpergleichgewichts zuständig. Diese Luftart steht mit dem grobstofflichen Element *tejas* (gasförmig oder Feuer, s. Seite 14) in direktem Zusammenhang. Die *samāna*-Luft kann man unter dem Begriff ›Aufnahme und Anpassung‹ zusammenfassen.

Die *prāṇa*-Luft arbeitet vom Herzzentrum bis zum unteren Teil des Nackenzentrums und ist sowohl aufwärts als auch abwärts gerichtet. Sie reguliert die Tätigkeit des Herzens, erhält den Körper durch die Atmung und stellt Energie für alle Aktionen des Körpers zur Verfügung. Sie trägt dazu bei, die Nahrung mit Hilfe der *vyāna*-Luft in den Bauch zu bringen, das Blut in die Arterien zu verteilen und es regt die Venentätigkeit an. Diese *prāṇa*-Luft steht mit dem grobstofflichen Element *marut* (Luft, s. Seite 14) in direktem Zusammenhang. Die *prāṇa*-Luft kann man unter dem Begriff ›Kristallisierung und Reinigung‹ zusammenfassen.

Die *udāna*-Luft arbeitet zwischen dem Nackenzentrum und der Fontanelle und ist sowohl aufwärts als auch abwärts gerichtet. Der Sitz der *udāna*-Luft befindet sich im Bereich des Kehlkopfes, des Gaumens und des Gehirns. Die Funktion von *udāna* ist, Hitze im Körper zu erzeugen. *Udāna* hilft zu sprechen und zu singen. Der feinere Teil von *udāna* aktiviert den Geist, die Intelligenz, das Gedächtnis und ernährt den Körper. *Udāna* ist eng mit Leben und Tod verbunden. Wenn *udāna* den Körper verlässt, tritt der Tod ein, denn *udāna* trennt den astralen vom grobstofflichen Körper. Die *udāna*-Luft hilft dem Geist, den transzendentalen Zustand zu erreichen. In den Schriften wird gesagt, dass jemand, der die Kontrolle über *udāna* hat, auch den Tod kontrollieren kann. Diese Luftart steht mit dem grobstofflichen Element *vyoma* (Äther, s. Seite 14) in direktem Zusammenhang. Die *udāna*-Luft kann man unter dem Begriff ›Stoffwechsel‹ zusammenfassen.

Vom Herzen gehen 101 Nerven (*nāḍīs*) aus. Jeder Nerv hat 100 Verästelungen, wovon jeweils 72000 Haupt-*nāḍīs* ausgehen. Die *vyāna*-Luft arbeitet im ganzen Körper innerhalb dieser Nerven. Sie hilft, den ganzen Körper, je nach Bedarf, zu durchbluten. Sie steuert die Muskeln der Arterien und der Venen, die unwillkürlichen Muskeln sowie die motorischen Nerven. Sie treibt den Schweiß aus dem Körper und bringt den Eiter aus den Wunden. Außerdem werden alle Arten von Bewegungen mit Hilfe der *vyāna*-Luft ausgeführt. Diese Luftart steht mit allen fünf *bhūtas* (grobstoffliche Elemente, s. Seite 14) in direktem Zusammenhang. Die *vyāna*-Luft kann man unter dem Begriff ›Kreislauf‹ zusammenfassen.

Die Arbeit der fünf Luftarten (*prāṇas*) ist wie ein Netzwerk miteinander verbunden. Durch die Hilfe von *udāna* bringt *prāṇa* die Nahrung in den Körper, mit Hilfe von *vyāna* gelangt die Nahrung zur Verdauungsabteilung. *Samāna* assimiliert die verdaute Nahrung, und *apāna* hilft die Abfallprodukte zu beseitigen. *Vyāna* wiederum fördert die Durchblutung des ganzen Körpers und transportiert die Hormone, die mit dem Blut vermischt werden, im ganzen Körper. Auf diese Weise bauen die fünf Luftarten gemeinsam und in gegenseitiger Harmonie den ganzen Körper auf, entwickeln ihn und sorgen für seine Ernährung.

Funktion der untergeordneten prāṇas

Nāga erzeugt das Aufstoßen und den Schluckauf.
Kūrma öffnet und schließt die Augen.
Kṛkara erzeugt Hunger und Durst.
Devadatta bewirkt das Gähnen.
Dhanaṁjaya verursacht die Zersetzung des Körpers nach dem Tod.

2. Über *bhūtas*, *cakren*, *nāḍīs* und *kuṇḍalinī śakti*

Weitere Erläuterungen über *prāṇāyāma* müssen im Zusammenhang mit den *bhūtas* (grobstoffliche Elemente, s. unten), den *cakren* (Nervenzentren, s. unten), den *nāḍīs* (Nerven, s. 145 ff.) und *kuṇḍalinī śakti* (s. Seite 149) erfolgen.

Bestandteile und Elemente des Körpers

Der menschliche Körper besteht aus sieben Bestandteilen, nämlich aus Samen, Blut, Mark, Fett, Fleisch, Knochen und Haut. Diese sieben Bestandteile werden aus den fünf *bhūtas* (grobstoffliche Elemente) aufgebaut. Die fünf *bhūtas* sind: *kṣiti* (Erde), *āpaḥ* (Wasser), *tejas* (Gas oder Feuer), *marut* (Luft) und *vyoma* (Äther).

Knochen, Mark, Nägel, Haut, Fett, Fleisch und Haare werden vom Element Erde (*kṣiti*) erzeugt.

Samen, Blut, Stuhlgang und Urin entstehen aus dem Wasserelement (*āpaḥ*).

Schlaf, Hunger, Durst, Müdigkeit, Faulheit und Lethargie entstehen aus dem Feuerelement (*tejas*).

Aufnahme, Ventilation, Abstoßung, Zusammenziehung und Ausdehnung werden vom Luftelement (*marut*) verursacht.

Leidenschaft, Ärger, Gier, Illusion und Scham stammen vom Element Äther (*vyoma*).

Diese fünf *bhūtas* haben besondere feinstoffliche Wirkungszentren im Körper. Diese Orte werden *cakren* oder Nervenzentren genannt.

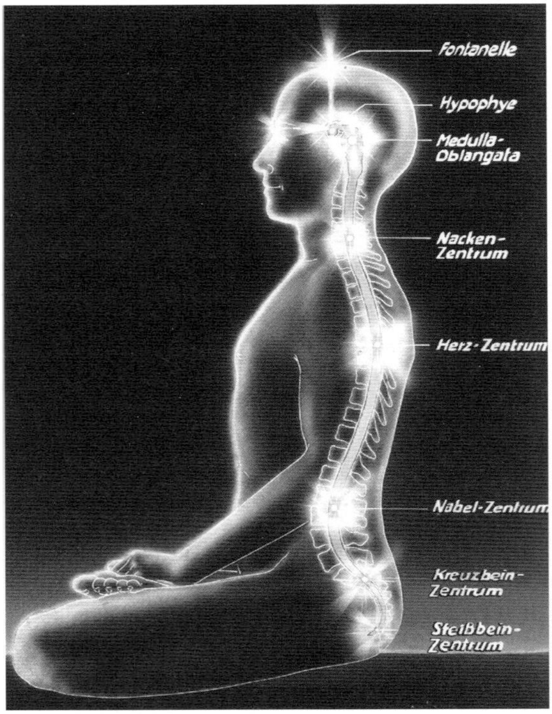

165

Über die cakren

Die *Yogīs* stellen sich die *cakren* (*cakra* bedeutet ›Rad‹) als Lotosblüten vor. Die *cakren* sind feinstoffliche Wirkungszentren im Astralkörper. Ihre besondere Bedeutung kann man durch Meditation oder Innenschau erfahren. Die körperliche Entsprechung der *cakren* sind die Nervengeflechte in der Wirbelsäule. Die Orte und die Bezeichnungen der *cakren* von unten nach oben sind folgende (s. auch Abb. 165):

Mūlādhāra (Steißbeinzentrum): Es befindet sich drei bis vier Zentimeter oberhalb des Afters, im letzten Wirbel in der Wirbelsäule. *Mūla* bedeutet ›Wurzel‹, *ādhāra* bedeutet ›Behälter oder Grundlage‹. *Mūlādhāra* bedeutet somit ›Wurzelbehälter‹.

Svādhiṣṭhāna (Kreuzbeinzentrum): Es befindet sich auf der Höhe der Peniswurzel in der Wirbelsäule. *Sva* bedeutet ›eigen, selbst‹, *adhiṣṭhāna* bedeutet ›Sitz, Residenz‹. *Svādhiṣṭhāna* bedeutet somit ›die eigene Residenz‹.

Maṇipūra (Nabelzentrum): Es befindet sich auf der Höhe des Nabels in der Wirbelsäule. *Maṇi* bedeutet ›Juwel‹, *pūra* bedeutet ›Ort‹. *Maṇipūra* bedeutet ›Ort des Juwels‹. An diesem Ort strahlt oder funkelt *tejas* (Feuer) wie ein Juwel.

Anāhata (Herzzentrum): Es befindet sich auf der Höhe des Herzens in der Wirbelsäule. *Anāhata* bedeutet ›ununterbrochen‹. In diesem *cakra* kann man den ununterbrochenen, kosmischen Ton (*anāhata*-Ton) wahrnehmen.

Viśuddha (Nackenzentrum): Es befindet sich in der Wurzel der Kehle in der Wirbelsäule. Beim Abtasten des Nackens kann man einen Wirbel fühlen, der etwas weiter hervorragt als die anderen. Dort ist das Nackenzentrum. *Viśuddha* bedeutet ›gereinigt‹. Die Halsorgane lassen keinen Schmutz und keine Viren in den Kopf.

Ājñā (6. Zentrum oder verlängertes Mark): Es befindet sich in der Medulla oblongata, nahe der Hypophyse. Wenn man genau in der Mitte zwischen beiden Augenbrauen waagerecht sechs bis zehn Zentimeter nach innen geht, erreicht man dieses Zentrum. *Ājñā* bedeutet ›Befehl‹ oder ›Auftrag‹. Es ist die Kommandozentrale des Menschen.

Sahasrāra (7. Zentrum oder Fontanelle): Dieses Zentrum befindet sich am Ort der vorderen vierseitigen Fontanelle. Man kann sie finden, wenn man von der Stelle zwischen den beiden Augenbrauen zwei Hände breit (ohne Daumen) nach oben abmisst. *Sahasra* bedeutet ›Tausend‹, *ara* bedeutet ›Speichen, Strahlen‹. Es ist der Ort der tausend Gedanken, Wünsche und Qualitäten.

Jedes *cakra* besitzt eine bestimmte Anzahl von Blütenblättern (s. Abb. A2 und A3, Seite 253 f.). Diese Blütenblätter symbolisieren die verschiedenen Eigenschaften oder Formen der Glückseligkeit. Es gibt 50 verschiedene Samen-Buchstaben im Sanskrit, die den Blütenblättern zugeordnet werden. *Mūlādhāra* besitzt vier Blütenblätter, *svādhiṣṭhāna* sechs, *maṇipūra* zehn, *anāhata* zwölf, *viśuddha* sechzehn, *ājñā* zwei und *sahasrāra* 1000.

In bestimmten *cakren* herrschen bestimmte *guṇas* (s. Seite 13 f.) vor. *Tama guṇa* arbeitet vorwiegend vom Steißbein- bis zum Nabelzentrum. *Raja guṇa* arbeitet vorwiegend vom Nabel- bis zum Nackenzentrum. *Sattva guṇa* arbeitet vorwiegend vom Nackenzentrum bis zum verlängerten Mark (*ājñā cakra*). Zwischen dem verlängerten Mark und der Fontanelle arbeitet kein *guṇa*. Dies wird *nirguṇa* (ohne *guṇa*) genannt.

Über die nāḍīs (Nerven)

Die *nāḍīs* entsprechen in etwa den Nerven. Sie haben jedoch nicht nur physische, sondern auch astrale oder feinstoffliche Bedeutung. Sie können als astrale Kanäle (*nāḍī* bedeutet ›Röhre‹ oder ›Ader‹) bezeichnet werden.

Gehirn und Wirbelsäule sind für einen *Yogī* sehr wichtig. Die Wirbelsäule ist innen hohl und besteht aus dem gleichen Material wie der Schädel. Durch die hohle Röhre in der Wirbelsäule führt ein feinstofflicher Nervenstrang vom Gehirn zum After. Der Sanskritname dieses Stranges ist *suṣumnā* (zentraler Wirbelsäulenkanal). Auf beiden Seiten dieses zentralen Kanals *suṣumnā* befindet sich je ein weiterer Nervenstrang (*nāḍī*), der in Sanskrit *iḍā* bzw. *piṅgalā* genannt wird. Diese beiden Nervenstränge reichen von den beiden Nasenlöchern via Basis des Schädels bis zum Steißbein.

Iḍā und *piṅgalā* sind Begriffe aus der Yogaphilosophie, die in etwa dem parasympathischen und sympathischen Nervenstrom entsprechen. *Iḍā* wird auch als Mondnerv bezeichnet, seine Wirkungsweise ist vorwiegend passiv. *Piṅgalā* wird auch als Sonnennerv bezeichnet, seine Wirkungsweise ist vorwiegend aktiv. Sie berühren sich in jedem Zentrum (s. Abb. 166). Gemäß der Yogaphilosophie fließt durch den *iḍā nāḍī* der Mondstrom und durch den *piṅgalā nāḍī* der Sonnenstrom.

Der sympathische und der parasympathische Nervenstrom leitet jeweils die Nervenimpulse weiter, die das Muskelgewebe der Eingeweide und der kleinen Arterien steuern. Die Spannung der Blutgefäße wird durch die Wirkungsweise des vasomotorischen Zentrums in den Nervenknoten des Rückenmarks aufrechterhalten. Sie beeinflussen und beherrschen den Blutkreislauf, die Verdauung und die Atmung.

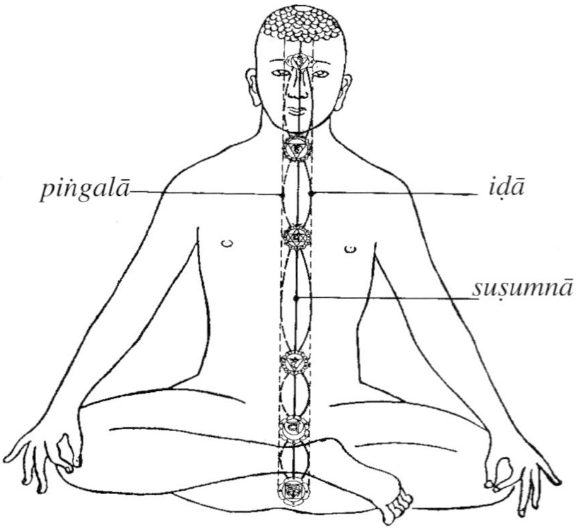

166

Unter den 72000 im menschlichen Körper existierenden Haupt-*nāḍīs* sind die folgenden 14 die wichtigsten: *iḍā, piṅgalā, suṣumnā, sarasvatī, vāruṇī,pūṣā,hastijihvā,yaśasvinī,viśvadhari, kuhū, śaṁkhinī, payasvinī, alaṁbuṣā und gāndhārī*. Unter diesen 14 wiederum sind *iḍā*, *piṅgalā* und *suṣumnā* die drei Wichtigsten. Unter diesen ist *suṣumnā* der Allerwichtigste, denn innerhalb dieses *nāḍī* befindet sich *vajrinī nāḍī* und innerhalb dieses *nāḍīs* liegt *citriṇī*. Der innerste Teil von *citriṇī nāḍī* wird *brahma nāḍī* genannt, dessen Durchmesser 1/10 eines Haares beträgt. Die *Yogīs* beschäftigen sich viel mit diesen *nāḍīs* und konzentrieren sich auf sie, denn *kuṇḍalinī śakti,* die Schlangenkraft, tritt in den Durchgang des *citriṇī nāḍī* ein und steigt durch diesen Nervendurchgang innerhalb der Wirbelsäule zur Fontanelle auf. Dadurch erreicht ein *Yogī* die Befreiung.

Normalerweise ist der Nervendurchgang des *suṣumnā* blockiert, aber durch die richtigen Übungen und die richtige Atmung öffnet sich der Durchgang des *suṣumnā. Kuṇḍalinī śakti* (s. Seite 149), die im *mūlādhāra* Zentrum schläft, erwacht und kann durch den Durchgang des *suṣumnā* und *citriṇī nāḍī* aufsteigen, um *sahasrāra* zu erreichen. Das hängt aber letztlich von der Gnade Gottes ab. Allein durch das Üben der *āsanas* ist es nicht möglich, diesen Zustand zu erreichen. Der Aspekt Gottes, der als *kuṇḍalinī* bekannt ist, muss dabei seine Gunst gewähren.

Die Orte der nāḍīs im *Körper: Suṣumnā* befindet sich im mittleren Kanal der Wirbelsäule; *iḍā,* der linke, parasympathische Nervenstrom, reicht vom linken Nasenloch via Schädelbasis bis zum Steißbeinzentrum; *piṅgalā,* der rechte, sympathische Nervenstrom, reicht vom rechten Nasenloch via Schädelbasis bis zum Steißbeinzentrum; *kuhū,* der Schamnerv des Kreuzbeinzentrums befindet sich auf der linken Seite der Wirbelsäule; *gāndhārī* befindet sich hinter dem linken, parasympathischen Nervenstrom und reicht von einer Ecke des linken Auges bis zum linken Bein; *hastijihvā* reicht von der großen Zehe des linken Fußes bis zur Ecke des linken Auges; *sarasvatī* befindet sich auf der rechten Seite von *suṣumnā* und reicht bis zur Zunge; *pūṣā* befindet sich rechts vom sympathischen Nervenstrom und reicht von der Ecke des rechten Auges bis zum Unterleib; *payasvinī* befindet sich zwischen *pūṣā* und *sarasvatī; śaṁkhinī* zwischen *gāndhārī* und *sarasvatī; yaśasvinī* auf der Vorderseite des rechten, sympathischen Nervenstromes und reicht vom rechten Daumen bis zum linken Bein; *vāruṇī* befindet sich zwischen *pūṣā* und *hastijihvā; alaṁbuṣā,* die Steißbeinnerven, reichen vom Kreuzbein bis zu den Geschlechtsorganen, und *viśvadhari,* der Nerv des Nabelzentrums, befindet sich zwischen *kuhū* und *hastijihvā.*

Diese Nerven sind sehr wichtig. Z. B. reicht *kuhū nāḍī* vom Steißbein- bis zum Kreuzbeinzentrum. Durch *Aśvinīmudrā* (s. Seite 126) oder *Mūlabandhamudrā* (s. Seite 118) kann die sexuelle Energie (diese Energie kommt von *kuṇḍalinī śakti*) zurückgezogen werden und durch *kuhū nāḍī* aufsteigen. Diese sexuelle Energie verwandelt sich dadurch in spirituelle Energie.

Der Zusammenhang von nāḍīs und guṇas:

Die *guṇas* (die drei kosmischen Kräfte, s. Seite 13), die *nāḍīs* und die Atmung sind voneinander abhängig. Entsprechend der Vorherrschaft der *guṇas* werden die Atmung und *nāḍīs* angeregt: Der Mondstrom fließt durch *iḍā nāḍī* oder den Mondnerv, der Sonnenstrom durch *piṅgalā nāḍī* oder den Sonnennerv.

Wenn *tama guṇa* arbeitet, dann fließt der Atem durch *iḍā nāḍī* und gleichzeitig ist das linke Nasenloch geöffnet. Der geistige Zustand zu dieser Zeit ist *tamasisch* oder träge. Wenn *raja guṇa* arbeitet, dann fließt der Atem durch *piṅgalā nāḍī* und gleichzeitig ist das rechte Nasenloch geöffnet. Der geistige Zustand zu dieser Zeit ist *rajasisch* oder dynamisch. Wenn *tama guṇa* in *raja guṇa* übergeht oder im umgekehrten Fall *raja guṇa* in *tama guṇa,* dann erscheint in der Zwischenzeit *sattva guṇa.* Der Atem fließt dann durch den mittleren Kanal in der Wirbelsäule, durch *suṣumnā nāḍī.* In dieser Zeit sind beide Nasenlöcher gleichermaßen geöffnet. Der geistige Zustand ist *sattvisch* oder ausgeglichen.

Die *guṇas* arbeiten auch in der Atmosphäre. Im Allgemeinen arbeitet in der Nacht meistens *tama guṇa,* am Tag eher *raja guṇa. Sattva guṇa* herrscht in der Morgendämmerung zwischen 3.30 und 5.30 Uhr vor sowie in der Abenddämmerung zwischen 17.00 und 19.00 Uhr. Dies ist der Grund, warum die *Yogīs* die Anweisung geben, zu diesen Zeiten zu meditieren.

Durch *prāṇāyāma*-Übungen werden Verfahren aufgezeigt, durch die man den Atem von einem Nasenloch zum anderen wechseln kann. Dadurch kann man auch den Einfluss der *guṇas* (s. Seite 13) verändern. Dieser Wechsel des Atems kann für kranke Menschen sehr wichtig sein, da sie dadurch Erleichterung bekommen können. Wenn ein Patient, der unter einer bestimmten Krankheit leidet, seinen Atemfluss wechseln kann, dann wird er zur Hälfte von dieser Krankheit befreit. Dieses Verfahren findet auch in der Yogatherapie seine Anwendung (s. Seite 216 ff.).

Neben bestimmten *prāṇāyāma*-Übungen gibt es auch noch eine andere Möglichkeit, den Atemfluss durch die *nāḍīs* und damit den Einfluss der *guṇas* zu wechseln. Wenn z. B. das rechte Nasenloch verschlossen ist, kann man sich auf die linke Seite legen und ein Kissen unter die Rippen schieben. Dadurch öffnet sich das rechte Nasenloch. Umgekehrt kann man sich bei verschlossenem linken Nasenloch auf die rechte Seite legen und ein Kissen unter die Rippen schieben. So kann sich das linke Nasenloch öffnen. Bei akuten Krankheiten und bei starker Erkältung kann es vorkommen, dass diese Methode nicht funktioniert. Dann sollte man die wechselseitige Atemübung (s. Seite 153, die 2. Atemübung) praktizieren.

Ein *Yogī* bemüht sich immer darum, dass beide Nasenlöcher gleichermaßen geöffnet sind. Auf diese Weise erhält er einen ausgewogenen Geisteszustand in der Meditation sowie in jeder Situation des Lebens. Er wird weder von Überaktivität noch von Trägheit beherrscht. Er ist aktiv in der Ruhe und ruhig in der Aktivität.

Aber wie kann man feststellen, durch welches Nasenloch der Atem hauptsächlich gerade strömt? Man kann sich direkt vor eine Glasscheibe stellen oder einen Spiegel vor die Nase halten und gleichzeitig durch beide Nasenlöcher ausatmen. Auf diese Weise entstehen zwei Dunstkreise, wovon der größere anzeigt, durch welches Nasenloch der Atem gerade stärker fließt. Dadurch kann festgestellt werden,welches *guṇa* im Moment vorherrscht.

Die Beobachtung des Atems und ihre Anwendung: Im Altertum waren die Weisen, die Mönche und sogar die Menschen, welche ein Familienleben führten, daran gewöhnt, ihren Atem zu beobachten, bevor sie eine Handlung ausführten. Dies unabhängig davon, ob sie spirituellen oder häuslichen Pflichten nachgingen. Sie befolgten ernsthaft die Anweisungen der Schriften, wodurch sich ihr Erfolg einstellen konnte.

Im *Pavanavijaya Svaradaya* (einer heiligen Schrift) wurde sehr deutlich über die Wahrheit der Beobachtung des Atems vor dem Ausführen einer Handlung geschrieben. Unten stehen einige Anweisungen, welche der Sammlung und Übersetzung des Autors *Kaliprasanna Kavyatīrtha* entstammen:

›Wenn *iḍā* oder der Mondnerv arbeitet und der Atem durch das linke Nasenloch strömt, sollte man auf Pilgerschaft gehen. Es ist eine geeignete Zeit für Meditation und Gottesdienst, für aussichtsreiche Arbeit, für den Beginn eines neuen Geschäfts usw. Diese Beschäftigungen werden in dieser Zeit erfolgreich sein.

Wenn *piṅgalā* oder der Sonnennerv arbeitet und der Atem durch das rechte Nasenloch strömt, kann man alle dynamischen Handlungen erfolgreich ausführen. Es ist die geeignete Zeit zum Essen, man erhält in dieser Zeit eine gute Verdauung. Der Geschlechtsakt, der Kampf mit Feinden usw. werden ebenfalls erfolgreich sein.

Wenn beide Nasenlöcher geöffnet sind, sollte man weder dynamischen noch spirituellen Beschäftigungen* nachgehen. Zu dieser Zeit sollte man nur an Gott denken. Es ist die Zeit, in der man weder Gewinne noch Verluste hat.

Bevor man an irgendeinen Ort geht, sollte man zuerst den Atem beobachten. Wenn der Atem durch das rechte Nasenloch strömt, sollte man mit dem rechten Bein den ersten Schritt tun, wenn der Atem durch das linke Naseloch strömt, mit dem linken Bein. Dann wird man erfolgreich und sicher sein.

Die fünf grobstofflichen Elemente steigen in beiden Nasenlöchern, dem Atem entsprechend, auf. Wenn die Luft während der Ein- und Ausatmung den oberen Teil des Nasenloches berührt, dann steigt das Element Feuer auf. Wenn der Atem den unteren Teil des Nasenloches berührt, dann steigt das Element Wasser auf. Wenn der Atem beide Seiten der Nasenlöcher berührt, steigt das Element Luft auf, und wenn der Atem durch den mittleren Teil der beiden Nasenlöcher strömt, dann steigt das Element Äther auf.

Wenn das Feuerelement aufsteigt, kommt es zu Schlachten, wenn das Wasserelement aufsteigt, dann gibt es Frieden. Während der Zeit, in der das Element Luft aktiv ist, gibt es Ausrottung und währenddem das Element Erde aktiv ist, Bewahrung. Wenn das Element Äther aktiv ist, entstehen Werke der Erlösung.

Wenn man den Anweisungen des *Svaradaya* Folge leistet, kann man über Feinde triumphieren, gute Freunde und viel Glück bekommen, sicher reisen, man kann die Nahrung durch das Essen gut aufnehmen, und es kommt zu einer guten Entleerung des Darmes. Man erhält Erfolg in allen Handlungen, wird berühmt und erreicht die Gottesverwirklichung. Es gibt sonst keinen großartigeren Freund als *Svaradaya*.

Iḍā nāḍī oder der Mondnerv ist der Herr des Ostens und des Nordens, *piṅgalā nāḍī* oder der Sonnennerv ist der Herr des Südens und des Westens. Wenn der Mondnerv arbeitet, sollte man nicht in Richtung Osten oder Norden gehen. Ebenso sollte man nicht Richtung Süden und Westen gehen, wenn der Sonnennerv arbeitet.

Wenn der Mondnerv arbeitet, ist es gut, folgende Arbeiten zu verrichten: mit dem Kopf arbeiten, neue Kleidung und Schmuckstücke tragen, an einen entfernten Ort oder ins Ausland reisen, an einer spirituellen Mission teilnehmen, ein neues Haus bauen, gut graben, einen Tempel errichten, Geschenke geben, heiraten, für den Frieden arbeiten, Medizin einnehmen, sich mit Chemie beschäftigen, den Lehrer besuchen, Freundschaften schließen, mit einem neuen Geschäft beginnen, ein neues Haus betreten, einen Patienten umsorgen, Boden bebauen, lernen, spirituelle Ämter ausüben, spirituelle Einweihung nehmen, auf einem Pferd reiten, musizieren, tanzen, Feldfrüchte und Holz einholen, Vorgesetzten dienen und *Yoga* praktizieren.

Wenn der Sonnennerv arbeitet, dann ist es gut, folgende Arbeiten zu verrichten: Für schwierige** und mystische Fächer lernen, Unterricht in allen Fächern geben, sich an der Sexualität erfreuen, segeln, sich gegen Feinde verteidigen, zum Jagen gehen, die eigenen Tiere verkaufen, Instrumente herstellen, bergsteigen, Schach spielen, reiten, Übungen machen, Medizin einnehmen***, einen

* *Bemerkung des Autors:* Dies wurde falsch interpretiert oder übersetzt, denn es ist die beste Zeit für Meditation und spirituelle Beschäftigungen, wenn beide Nasenlöcher geöffnet sind und somit *sattva guṇa* aktiv ist.

** gemeint sind jene Fächer, die für Sie persönlich schwierig sind. Für jeden sind andere Fächer schwierig.

*** Medizin kann sowohl eingenommen werden, wenn der Sonnennerv, als auch wenn der Mondnerv arbeitet.

Brief schreiben, kaufen und verkaufen, sich vergnügen, mit den Feinden kämpfen, ein Bad nehnehmen und essen. In dieser Zeit kann man alle dynamischen Arbeiten mit Erfolg erledigen.‹

Dies sind die Anweisungen aus der Schrift: *Pavanavijaya Svaradaya*, welche von *Kaliprasanna Kavyatīrtha* interpretiert wurde.

Wenn man morgens vom Bett aufsteht, sollte man zuerst den Atem beobachten, indem man auf die Handfläche ausatmet. Wenn man fühlt, dass der Atem durch das linke Nasenloch fließt, dann sollte man mit der Handfläche die linke Wange berühren und aufstehen, und wenn man spürt, dass der Atem durch das rechte Nasenloch fließt, dann sollte man mit der Handfläche die rechte Wange berühren und aufstehen. Wenn man diesen Anweisungen folgt, werden die Wünsche an diesem Tag erfüllt werden.

Was ist kuṇḍalinī śakti ?

Kuṇḍalinī śakti ist die göttliche kosmische Energie.

Das Wort *kuṇḍalin* bedeutet ›aufrollen, sich ringeln‹. Diese Energie befindet sich spiralförmig wie eine Schlange gewunden, im untersten Zentrum der Wirbelsäule (*mūlādhāra*). *Kuṇḍalinī* ist die weibliche Form von *kuṇḍala*. Diese Energie wird auch *bhujaṁgī* (Schlange) genannt.

Śakti bedeutet ›Kraft‹ oder ›Energie‹. Gemäß der indischen Philosophie ist *Śakti* weiblich.

Śakti ist das Wissen. Dieses Wissen schläft im Steißbeinzentrum, deshalb kann der *jīva* (die verkörperte Seele) die Wahrheit nicht finden. Solange *Śakti* schläft, bleibt der *jīva* in der Dunkelheit der Unwissenheit. Durch extreme Reinheit von Körper und Geist, durch die richtigen Übungen und richtige Atmung, durch Befolgung der Anweisungen eines erfahrenen Lehrers, und vor allem durch die Gnade Gottes kann diese Kraft erweckt werden.

Kuṇḍalinī śakti ist die göttliche Natur und die schöpferische Energie oder *para-prakṛti* (*para* bedeutet ›Gott‹, und *prakṛti* bedeutet ›Schöpfung‹), welche die Welt durch Ein- und Ausatmung erhält. Deshalb wird sie die göttliche Mutter des Universums genannt. Alle Geräusche und Kräfte sind IHRE Aspekte. *Śiva* oder *puruṣa* ist der Halter von *Śakti*. *Śiva* und *Śakti* sind ein und dasselbe. *Śiva* sendet *Śakti* aus und erschafft durch sie dieses Universum. *Śiva* repräsentiert den statischen, *Śakti* den aktiven Aspekt.*

Der menschliche Körper ist der Mikrokosmos. Beide, *Śiva* und *Śakti* durchdringen den menschlichen Körper; *Śiva* als reines Bewusstsein und *Śakti* als *kuṇḍalinī śakti*. Der Sitz von *Śiva* befindet sich im *sahasrāra* (Fontanelle), der Sitz von *Śakti* im *mūlādhāra* (Steißbeinzentrum). Das Ziel des *Yoga* ist es, *Śakti* zu erwecken, damit sie durch die Wirbelsäule aufsteigt, bis sie zum *sahasrāra* gelangt und sich dort mit *Śiva* oder dem reinen Bewusstsein vereinigt.

3. Informationen und Anweisungen zu den *prāṇāyāma*-Übungen

Der Nutzen der prāṇāyāma-Übungen

Bei jedem normalen Atemzug atmet der Mensch 0,5 Liter Luft ein und aus. Dies sind etwa 8 Liter Luft in der Minute. Wenn man nach einem normalen Atemzug noch einmal zusätzlich einatmet, kann man zusätzlich 1,5-2 Liter Luft aufnehmen. Das Gleiche gilt, wenn man nach einer normalen Ausatmung noch einmal soweit wie möglich ausatmet, dann entweichen noch einmal 1,5-2 Liter Luft. 1,2 Liter Luft verbleiben jedoch auch nach gewaltsamem Ausatmen immer in der Lunge.

Die Vitalkapazität liegt im Allgemeinen zwischen 3,5 und 6 Liter. Die Vitalkapazität ist das Volumen Luft, das nach maximaler Einatmung wieder ausgeatmet werden kann. Durch *prāṇāyāma*-Übungen vergrößert sich die Vitalkapazität. Lungen und Zwerchfell werden gekräftigt.

Durch den Gasaustausch in der Lunge wird das Blut gereinigt. Zwei Drittel der eingeatmeten Luft nehmen am Gasaustausch teil. Der Sauerstoff wird

* *Śiva* und *Śakti* drücken die gleiche Polarität aus wie *brahman* und *prakṛti*, s. Seite 12 f. In der *Sāṁkhya* Philosophie werden sie als *brahman* und *prakṛti*, in der Philosophie des *Tantra* als *Śiva* und *Śakti* bezeichnet.

durch das Blut von der Lunge zum Gewebe transportiert, und das Kohlendioxyd wird vom Gewebe zur Lunge transportiert. Durch bestimmte *prāṇāyāma*-Übungen kann man bei jedem Atemzug mehr Sauerstoff aufnehmen und mehr Kohlendioxyd abgeben. Dadurch wird es möglich, das Blut besser zu reinigen und langsamer zu atmen.

Das Verhältnis zwischen Puls und Atmung beträgt im allgemeinen 4:1. Während eines Atemzuges schlägt der Puls viermal. Durch langsames Atmen beruhigt sich die Herztätigkeit. Man erfährt einen Zustand tiefer Entspannung und Gelöstheit, in dem sich auch das Nervensystem erholt. Man bekommt guten Appetit und eine schöne Erscheinung. Viele Krankheiten können durch *prāṇāyāma*-Übungen geheilt werden.

Prāṇāyāma-Übungen erhöhen sogar die Lebensdauer. Je langsamer man atmet, desto mehr kann man die Lebensenergie speichern und dadurch die Lebensspanne verlängern. Umgekehrt verliert man mehr Lebensenergie oder *prāṇa,* und das Leben verkürzt sich, wenn man häufiger bzw. schneller atmet. Statistische Überlegungen zeigen die Wahrheit dieser Aussage an folgenden Beispielen: Ein Hund macht 35-40 Atemzüge in der Minute und lebt 10-15 Jahre; der Mensch atmet 16- 18-mal in der Minute und lebt im Durchschnitt 70-80 Jahre; ein Elefant atmet 8- 10-mal in der Minute und lebt 100-125 Jahre, und Schildkröten, Krokodile und Alligatoren atmen 3- 5-mal in der Minute und leben 300-325 Jahre. Natürlich muss man auch berücksichtigen, dass sich der Körperbau der verschiedenen Tiere voneinander und von dem des Menschen unterscheidet.

Prāṇāyāma-Übungen verstärken die Geisteskraft und entwickeln verschiedene psychische Qualitäten. Sie fördern Mut, Geduld, Unterscheidungsvermögen, Entscheidungskraft, Konzentration, Willenskraft und Zufriedenheit. In jeder Situation des Lebens erfreut man sich an einem ausgewogenen Geisteszustand.

In den Schriften steht geschrieben:

indriyāṇām manonāthaḥ I *manonāthastu*
marutaḥ I *marutasya layonāthaḥ* II

Dies bedeutet: ›Der Geist ist der Meister oder der Beherrscher der Sinne, der Beherrscher des Geistes ist die Luft oder der Atem, und der Beherrscher der Luft ist die Seele.‹

Prāṇāyāma-Übungen nehmen schlechte Gedanken hinweg und ermöglichen dem Übenden, sehr schnell eine gute Konzentration in der Meditation zu erhalten. Wer den Atem unter Kontrolle hat, kann auch das Selbst (hier: *jīva,* die verkörperte Seele) kontrollieren. *Prāṇāyāma*-Übungen helfen, *kuṇḍalinī śakti* zu erwecken und sie zum Aufsteigen durch den *suṣumnā nāḍī* zu bewegen. Dadurch erfahren die Übenden verschiedene Visionen. Letztendlich verschmilzt die individuelle göttliche Seele (*ātmā*) im Zustand des *samādhi* mit der allumfassenden göttliche Seele (*paramātmā*).

Drei verschiedene Komponenten und Arten von prāṇāyāma

Um das feinstoffliche *prāṇa* zu kontrollieren, praktizieren die *Yogīs* verschiedene *prāṇāyāma*-Übungen. In den *Yogasūtren* von *Rishi* (*ṛṣi*) *Patañjali* (Teil 2, 50. *sūtra*) steht geschrieben:

bāhya abhyantara stambha vṛttir deśa kāla
saṁkhyabhiḥ paridṛṣṭo dīrgha sūkṣmaḥ I

Dies bedeutet: ›*Prāṇāyāma* besteht aus einer äußeren (*bāhya*), inneren (*abhyantara*) und einer beständigen Komponente (*stambha*), welche unter Beobachtung der (Körper) Region (*deśa*), der Zeit oder Dauer (*kāla*) und der Zählung (*saṁkhyabhiḥ*) zueinander als langatmig (*dīrgha*) oder fein (*sūkṣmaḥ*) angesehen wird.‹

Bei den *prāṇāyāma*-Übungen finden drei verschiedene Vorgänge statt: *pūraka* (Einatmen), *kumbhaka* (Atem anhalten) und *recaka* (Ausatmen). Die Einatmung entspricht der inneren (*abhyantara*), das Anhalten des Atems der beständigen (*stambha*) und die Ausatmung der äußeren Komponente (*bāhya*).

Diese drei Komponenten von *prāṇāyāma* kann man auch unter folgenden Gesichtspunkten betrachten:

Normalerweise fühlt der Übende, dass der Atem von außen nach innen und von innen nach außen strömt. Dies ist die äußere Komponente (*bāhya*). Der geistige Zustand ist hierbei unruhig.

Die innere Komponente (*abhyantara*) ist, wenn der Übende fühlt, dass er in die inneren Teile des

Körpers ein- und ausatmet. So spürt er z. B. beim Einatmen, dass der Atem durch den feinen Kanal in der Wirbelsäule nach oben strömt und beim Ausatmen, dass der Atem durch den feinen Kanal in der Wirbelsäule nach unten strömt. Der Geist konzentriert sich bei dieser Atmung auf die inneren Teile des Körpers und ist ruhig und ausgeglichen.

Die beständige Komponente (*stambha*) des Atems ist, wenn der Übende sich des *kumbhaka* (Anhalten des Atems) nicht mehr bewusst ist. Der geistige Zustand ist bei dieser Atmung nicht vollkommen ruhig, aber auch nicht sehr unruhig.

Verschiedene Arten von prāṇāyāma:

Uttama - bedeutet ›höchste‹ (Stufe): Der Atem wird eine Periode von 32 Einheiten angehalten.

Madhyama - bedeutet ›mittlere‹ (Stufe): Der Atem wird 24 Einheiten lang angehalten.

Adhama - bedeutet ›unterste‹ (Stufe): Der Atem wird eine Periode von 12 Einheiten angehalten.

Das Verhältnis zwischen *pūraka, kumbhaka* und *recaka* ist immer 1:4:2. Bei der *adhama*-Übung atmet man zum Beispiel während einer Periode von 3 Einheiten ein, dann hält man den Atem 12 Einheiten lang an und atmet während einer Periode von 6 Einheiten aus.

Am Anfang sollte man bei den *prāṇāyāma*-Übungen einen Monat lang die *adhama*-Art praktizieren, dann kann man drei Monate lang die *madhyama*-Art üben. Erst dann ist es möglich, die *uttama*-Art zu praktizieren, aber nur, wenn sie nicht als anstrengend empfunden wird. Man kann auch das Atemverhältnis 4:16:8 üben, welches zwischen der *adhama*- und *madhyama*-Art liegt.

Wie oben erwähnt, besteht *prāṇāyāma* aus den drei Gliedern *pūraka, kumbhaka* und *recaka.* Es gibt zwei verschiedene Arten von *kumbhaka: Sahita kumbhaka* und *kevala kumbhaka.* Bei *sahita kumbhaka* wird das Anhalten des Atems (*kumbhaka*) zusammen mit *pūraka* und *recaka* praktiziert, bei *kevala kumbhaka* erfolgt *kumbhaka* nicht mit Hilfe der äußeren Luft, also ohne *pūraka* und *recaka. Kevala kumbhaka* kann der Übende nur mit Hilfe von *ātmā* praktizieren. Wenn sich ganz plötzlich Sinne und Geist nach innen zurückziehen, dann kommt es dem Übenden so vor, als ob er nicht mehr atmet. Der Atem ist in diesem Zustand sehr fein und kaum noch spürbar. Der Übende hat sein Körperbewusstsein weitgehend vergessen. Am Anfang sollte man *sahita kumbhaka* und dann allmählich *kevala kumbhaka* üben.

Kumbhaka trägt dazu bei, *kuṇḍalinī śakti* (s. Seite 149) zu erwecken. Wenn diese Kraft erwacht, dann öffnet sich die Türe von *suṣumnā nāḍī* (s. Seite 145 ff.). Dieser Kanal ist im Allgemeinen von karmischem Schmutz verschlossen. Daher kann die reine Luft diesen Kanal nicht frei durchdringen. Der Erfolg von *prāṇāyāma* hängt also von der Reinheit dieses Kanals ab. Deshalb haben die Yogaschriften die Anweisung gegeben, vor dem Praktizieren von *prāṇāyāma*-Übungen Reinigungsübungen durchzuführen.

Es gibt zwei verschiedene Möglichkeiten *suṣumnā nāḍī* zu reinigen: mit *samanu* und *nirmanu. Samanu* ist Reinigung des Kanals mit Hilfe von Schlüsselmantren. *Nirmanu* ist Reinigung des Kanals mit Hilfe der sechs Reinigungssysteme (*ṣaṭkarma*), die im vorhergehenden Teil erläutert wurden. *Samanu* ist ein geistiger, *nirmanu* ist ein körperlicher Vorgang.

Der geeignete Ort und die geeignete Zeit für prāṇāyāma-Übungen

Der Ort sollte einsam, schön und angenehm sein. Das Ufer eines Flusses, eines Sees oder Ozeans, der Gipfel eines Berges, der Wald oder ein gut durchlüfteter, abgelegener Raum sind die geeigneten Orte für *prāṇāyāma*-Übungen.

Mit *prāṇāyāma*-Übungen sollte man am Anfang des Frühlings oder des Herbstes beginnen. Der frühe Morgen ist die beste Zeit für *prāṇāyāma.*

Einige praktische Anweisungen für das Üben von prāṇāyāma

Nachdem Sie vom Bett aufgestanden sind, reinigen Sie den Mund und gehen Sie auf die Toilette. Ziehen Sie sich saubere und locker sitzende Kleidung an und setzen Sie sich zu den *prāṇāyāma*-Übungen hin. Vor oder nach *prāṇāyāma*, je nachdem, wie es Ihnen am besten passt, können Sie auch *āsanas* üben.

Prāṇāyāma sollten Sie regelmäßig und streng üben. Unterbrechen Sie Ihre regelmäßigen Übungen nur dann, wenn Sie krank sind. Denn wenn Sie nicht regelmäßig üben, können Sie auch das angestrebte Ergebnis nicht erreichen.

Wenn Sie *prāṇāyāma* üben, sollten Sie auch in anderen Bereichen Ihres Lebens Disziplin halten. Dazu gehört eine maßvolle, ordentliche Ernährung und angemessene Ruhe. Außerdem sollten Sie zu viel Sprechen, zu viel Schlaf und übermäßigen Geschlechtsverkehr vermeiden, denn dies sind Hindernisse für die *prāṇāyāma*-Übungen.

Üben Sie *prāṇāyāma* in einem Zustand völliger geistiger Zufriedenheit und lassen Sie die Gesichtsmuskeln locker. *Prāṇāyāma* sollten Sie auch dann üben, wenn Sie Depressionen haben. Dies wird Ihnen helfen, wieder fröhlich zu werden.

Wenn keine andere Anweisung gegeben wird, dann praktizieren Sie *prāṇāyāma*-Übungen, ohne dabei ein Geräusch zu machen. Wenn Sie während der *prāṇāyāma*-Übungen zu schwitzen beginnen, dann sollten Sie den Schweiß mit der Hand über den ganzen Körper verreiben. Wischen Sie ihn nicht mit einem Handtuch ab. Unmittelbar nach dem Üben von *prāṇāyāma* sollten Sie nicht baden oder duschen. Warten Sie damit mindestens eine halbe bis eine Stunde.

Es ist empfehlenswert, für das tägliche Praktizieren einige angenehme *prāṇāyāma*-Übungen auszuwählen und diese zusammen mit *Bhastrikā* (s. Seite 159 f.) und *Kapālabhāti* (s. Seite 157) zu üben. Gelegentlich können Sie auch *Śītalī* (s. Seite 159) und *Ujjāyī* (s. Seite 158 f.) hinzunehmen. *Śītalī* und *Sītkārī* sollten besonders im Sommer geübt werden, denn sie kühlen den Körper und stillen den Durst. *Sūryabheda* und *Ujjāyī* (beide s. Seite 158) hingegen erzeugen Hitze und sollten daher im Winter praktiziert werden. *Bhastrikā* bewahrt eine gleich bleibende Körpertemperatur.

Verlängern Sie die Zeitspanne, in der Sie einatmen, ausatmen oder den Atem anhalten, niemals über die eigene Kapazität hinaus, sonst wird der ganze Rhythmus gestört. Sie sollten die Übungen stets als leicht und angenehm empfinden. Auf keinen Fall sollte ein Druck in Herz oder Lungen entstehen. Passen Sie das Einatmen, das Anhalten des Atems und das Ausatmen Ihren eigenen Möglichkeiten an, und erhöhen Sie die Zeitspannen nur allmählich.

Alle *prāṇāyāma*-Übungen, auch die einfachen, dürfen nur unter Anleitung eines erfahrenen Lehrers geübt werden.

4. Einfache Atemübungen

1. Atemübung

Technik: Sitzen Sie in *Padmāsana* (Lotossitz, s. Seite 22 f.) oder einer anderen bequemen Stellung. Wenn Sie nicht auf dem Boden sitzen können, dann setzen Sie sich auch auf einen Stuhl. Halten Sie die Wirbelsäule aufrecht, schließen Sie die Augen und konzentrieren Sie sich auf den Punkt in der Mitte zwischen den Augenbrauen. Schließen Sie das rechte Nasenloch mit dem rechten Daumen. Atmen Sie jetzt ganz langsam und so lange, wie es Ihnen ohne Schwierigkeiten möglich ist, durch das linke Nasenloch ein. Halten Sie den Atem zwei bis drei Sekunden lang an, und atmen Sie dann wieder sehr langsam durch das gleiche, also das linke Nasenloch aus. Achten Sie darauf, dass die Dauer des Ausatmens länger ist als die des Einatmens. Atmen Sie auf diese Weise fünfmal ein und aus. Abb. 167 und 168 zeigen zwei Möglichkeiten, wie Sie das rechte Nasenloch mit dem Daumen schließen können.

Jetzt schließen Sie das linke Nasenloch mit dem Ringfinger der rechten Hand (Abb. 169). Öffnen Sie das rechte Nasenloch, und atmen Sie auf die gleiche Weise wie oben beschrieben fünfmal durch das rechte Nasenloch ein und aus. Dies ist eine Runde. Putzen Sie sich die Nase und üben Sie noch weitere vier Runden.

Sie können bei dieser Übung auch die Kehlkopfatmung anwenden. Bei der Kehlkopfatmung konzentrieren Sie sich auf den Kehlkopf und spüren, wie Sie von dort ein- und ausatmen, die Luft gelangt aber trotzdem durch die Nase. Auf diese Weise können Sie mehr Sauerstoff aufnehmen und mehr Kohlendioxyd abgeben. Die Ausatmung ist immer länger als die Einatmung.

Wirkung: Diese Übung hilft, verschlossene Nasendurchgänge zu öffnen, und eine harmonische Atmung zu erreichen.

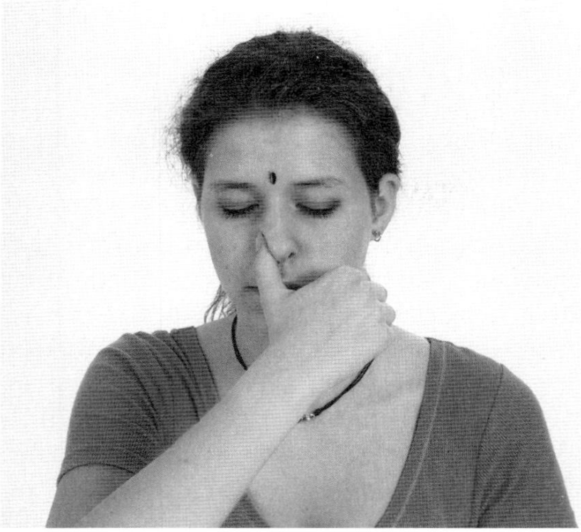

167

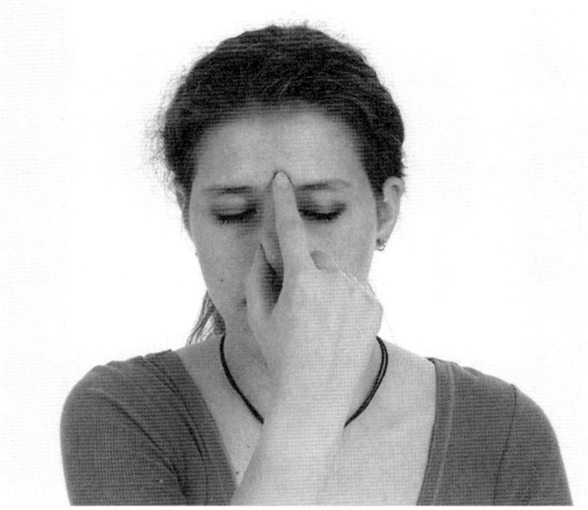

168

2. *Atemübung* (wechselseitige Atemübung)

Technik: Sitzen Sie in einer einfachen und bequemen Stellung. Schließen Sie die Augen und konzentrieren Sie sich auf den Punkt in der Mitte zwischen den Augenbrauen. Schließen Sie jetzt das rechte Nasenloch mit dem rechten Daumen und atmen Sie, so lange und so langsam es Ihnen ohne Anstrengung möglich ist, durch das linke Nasenloch ein. Dann schließen Sie das linke Nasenloch mit dem Ringfinger der rechten Hand, öffnen Sie das rechte Nasenloch und atmen Sie langsam durch das rechte Nasenloch aus. Achten Sie immer darauf, dass die Ausatmung länger ist als die Einatmung. Halten Sie die linke

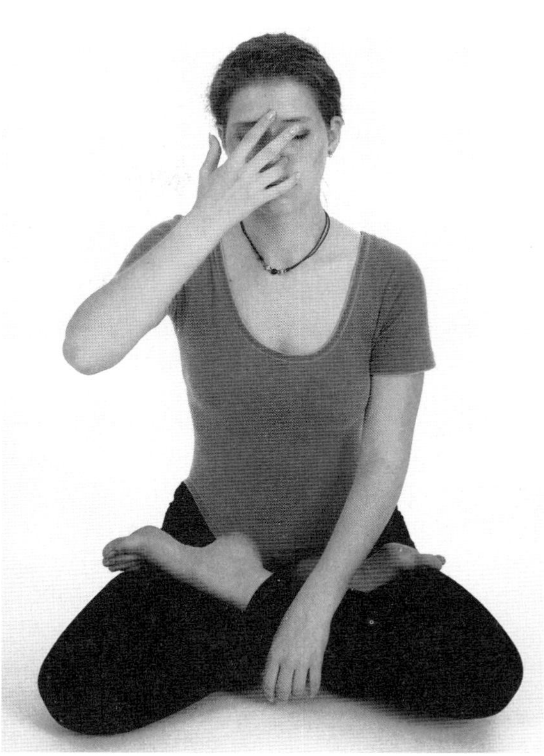

169

Nasenöffnung weiterhin mit dem Ringfinger der rechten Hand verschlossen, und atmen Sie jetzt wie zuvor langsam und ohne jede Anstrengung durch das rechte Nasenloch ein. Dann verschließen Sie das rechte Nasenloch mit dem rechten Daumen. Öffnen Sie das linke Nasenloch, und atmen Sie wieder so lange wie möglich durch das linke Nasenloch aus. Die Ausatmung dauert immer länger als die Einatmung. Dies ist eine Runde. Üben Sie in der ersten Woche täglich zwölf Runden und in jeder weiteren Woche eine Runde mehr, bis Sie 20 Runden erreicht haben.

Nach einer Mahlzeit können Sie diese Übung mit der Einatmung durch das rechte Nasenloch beginnen. Auf diese Weise kann das Verdauungsfeuer aktiviert werden.

Wirkung: Diese Atemübung hilft die Nasendurchgänge zu öffnen. Erkältungskrankheiten und Husten können verhindert werden. Sie fördert eine gute Verdauung, erhöht die Körpertemperatur und regt den Sonnen- und Mondnerv stark an.

3. Atemübung

Technik: Sitzen Sie in einer meditativen oder bequemen Stellung. Schließen Sie die Augen, und konzentrieren Sie sich auf den Punkt in der Mitte zwischen den Augenbrauen. Atmen Sie jetzt ein und zählen Sie in Gedanken von eins bis vier, halten Sie den Atem an und zählen Sie von eins bis 16. Atmen Sie aus und zählen Sie dabei von eins bis acht. Zählen Sie entsprechend Ihrer Lungenkapazität schneller oder langsamer. Auf keinen Fall sollten Sie sich angestrengt fühlen oder einen Druck in Herz oder Lungen spüren. Wenn Sie merken, dass sich Ihre Kapazität genügend vergrößert hat, können Sie beim Einatmen bis fünf, beim Anhalten des Atems bis 20 und beim Ausatmen bis zehn zählen. Üben Sie insgesamt 20 Runden.

Wirkung: Die Lungenkapazität wird vergrößert, und die Bewegungen des Zwerchfells werden perfekt. Der Körper wird leicht. Die Übung ist wohltuend für das Nervensystem und das Herz, und sie erhöht die Konzentrationsfähigkeit.

4. Atemübung

Technik: Legen Sie sich auf den Rücken, beide Arme liegen neben den Oberschenkeln auf dem Boden. Atmen Sie tief ein, heben Sie gleichzeitig die Arme an und legen Sie sie hinter dem Kopf auf den Boden, die Ellbogen bleiben gestreckt. Halten Sie den Atem in dieser Stellung an, solange es für Sie ohne Anstrengung möglich ist. Atmen Sie dann langsam und tief aus und legen Sie die Arme gleichzeitig gestreckt auf den Boden zurück. Die Ausatmung dauert immer länger als die Einatmung. Sie können diese Übung auch praktizieren, indem Sie während des Einatmens bis vier zählen, während der Atempause bis 16 und während des Ausatmens bis acht. Üben Sie insgesamt 20 Runden.

Wirkung: Auch diese Übung vergrößert die Lungenkapazität, macht die Bewegungen des Zwerchfells perfekt und bringt Harmonie in das Nervensystem. Sie regt die Durchblutung an, reinigt das Blut und fördert die Verdauung. Sie macht den Körper leicht, schenkt Entspannung, Ruhe und gute Konzentrationsfähigkeit.

5. Atemübung

Technik: Setzen Sie sich in *Vajrāsana* (Donnerstellung, s. Seite 27) und halten Sie die Wirbelsäule aufrecht. Legen Sie die rechte Hand auf den rechten, die linke Hand auf den linken Oberschenkel. Atmen Sie jetzt aus und lassen Sie beide Handflächen dabei langsam über die Knie nach unten auf den Boden gleiten, bis die Hände 15 bis 20 cm von den Knien entfernt auf dem Boden liegen. Halten Sie den Atem drei bis fünf Sekunden lang an, während Sie in dieser Stellung verharren. Kehren Sie dann mit dem Einatmen in die Ausgangsposition zurück, und lassen Sie die Hände dabei langsam wieder auf die Oberschenkel zurückgleiten. Die Ausatmung dauert immer länger als die Einatmung. Üben Sie 15 bis 20 Runden.

Sie können den Atem jeweils kurz anhalten, bevor Sie mit dem Ausatmen in die nächste Runde gehen. Ältere Menschen sowie Herzpatienten sollten zuerst normal atmen, bevor sie eine neue Runde beginnen.

Wirkung: Diese Atemübung verstärkt das Verdauungsfeuer und fördert dadurch eine gute Verdauung. Sie verhindert Übersäuerung des Magens und heilt verschiedene Krankheiten im Bereich des Bauches, wie Durchfall, Verdauungsstörungen, Ruhr u.a. Sie reduziert überschüssiges Fett am Bauch und kann auch Rheumatismus und Hämorrhoiden heilen.

6. Atemübung

Technik: Setzen Sie sich in *Vajrāsana* (Donnerstellung, s. Seite 27) oder in eine andere bequeme Stellung. Halten Sie die Wirbelsäule aufrecht. Atmen Sie jetzt aus und drücken Sie dabei das Kinn langsam gegen die Brust, und halten Sie den Atem ein bis zwei Sekunden lang an. Die Wirbelsäule bleibt weiterhin gerade. Atmen Sie dann ein, legen Sie den Kopf gleichzeitig in den Nacken und bleiben Sie ein bis zwei Sekunden mit angehaltenem Atem in dieser Stellung. Dies ist eine Runde. Üben Sie 10 bis 15 Runden. Das Ausatmen dauert immer länger als das Einatmen.

Wirkung: Die Übung beugt vielen Störungen im Bereich des Nackens, z.B. Spondylitis (Wirbelentzündung) vor. Sie verhindert und beseitigt schlechte Gedanken und Nervosität. Sie ist gut für die Schilddrüse, für Haut und Haare, und sie trägt dazu bei, *suṣumnā nāḍī* (s. Seite 145 ff.) gesund zu erhalten.

Einschränkung: Kinder unter 12 Jahren sollten diese Atemübung nicht praktizieren, damit die Schilddrüsenfunktion nicht zu früh angeregt wird.

7. Atemübung

Technik: Setzen Sie sich in *Vajrāsana* (s. Seite 27) oder in eine andere bequeme Stellung und halten Sie die Wirbelsäule aufrecht. Atmen Sie jetzt aus und drehen Sie dabei den Kopf langsam und behutsam, ohne jeden Druck so weit wie möglich nach links. Bemühen Sie sich darum, den Kopf so präzise und gleichmäßig wie eine Schallplatte zu drehen. Halten Sie den Atem ein bis zwei Sekunden lang an. Atmen Sie langsam ein und drehen Sie gleichzeitig den Kopf so weit wie möglich nach rechts. Halten Sie den Atem wieder ein bis zwei Sekunden lang an. Üben Sie dies zehnmal und kommen Sie beim letzten Einatmen nur noch bis zur Mitte zurück. Das Ausatmen dauert immer länger als das Einatmen.

Praktizieren Sie jetzt die Übung in umgekehrter Richtung. Atmen Sie langsam aus und drehen Sie gleichzeitig den Kopf so weit wie möglich nach rechts. Halten Sie den Atem ein bis zwei Sekunden lang an. Atmen Sie dann langsam ein und drehen Sie den Kopf dabei so weit wie möglich nach links. Praktizieren Sie diese Übung wieder zehnmal und kommen Sie beim letzten Ausatmen nur noch bis zur Mitte zurück.

Wirkung: Die Übung heilt Rheumatismus im Nacken und hält Nacken sowie Schultern gesund. Sie ist gut für die Ohren, bessert Schwerhörigkeit und wirkt vorbeugend gegen Infektionen im Bereich von Nase und Mund, bei Kehlkopfkrankheiten und bei Tuberkulose. Außerdem verbessert sie das Erinnerungsvermögen und erhöht die Geisteskraft.

8. Atemübung

Technik: Legen Sie sich auf den Rücken, halten Sie die Füße zusammen, und legen Sie die Hände neben die Oberschenkel. Atmen Sie jetzt sehr langsam ein und stellen Sie sich dabei vor, dass sich Ihr Körper allmählich aufbläht wie ein riesiger Ballon. Halten Sie den Atem zwei bis drei Sekunden lang an. Atmen Sie dann aus und stellen Sie sich währenddessen vor, dass ihr Körper kleiner und immer kleiner wird wie ein Ballon, aus dem alle Luft entweicht, bis er ganz leer ist. Das Ausatmen dauert immer länger als das Einatmen. Praktizieren Sie die Übung zwanzigmal.

Wirkung: Diese Übung hält die Luft im Körper in einem ausgewogenen Zustand; der Körper bleibt gesund, und das Körpergewicht wird reduziert. Mit Hilfe dieser Übung kann man den Geist sehr schnell kontrollieren. Sie verstärkt die Geistes- und Willenskraft und hält Nervosität, Unruhe, Sorgen und Ängste fern.

9. Atemübung

Technik: Legen Sie sich auf den Rücken, die Hände liegen neben den Oberschenkeln am Boden. Mit dem Einatmen heben Sie das rechte Bein gestreckt so weit wie möglich nach oben. Halten Sie den Atem zwei bis drei Sekunden an, atmen Sie dann aus und legen Sie dabei das Bein langsam auf den Boden zurück. Das Ausatmen sollte länger dauern als das Einatmen. Praktizieren Sie jetzt die Übung auf die gleiche Weise mit dem linken Bein. Dies ist eine Runde. Üben Sie insgesamt 20 Runden. Atmen Sie jeweils vor jeder neuen Runde zwei- bis dreimal normal.

Wirkung: Die Übung beugt Rheumatismus in der Taille, den Hüften und den Beinen vor. Die *apāna*-Luft (s. Seite 142 f.) beginnt gut zu arbeiten, wodurch keine Schwierigkeiten bei der Entleerung der Blase und des Darms entstehen. Diese Übung ist hilfreich bei Blähungen und wirkt vorbeugend bei Dickdarmentzündung (Kolitis) und Wasserbruch.

10. Atemübung

Technik: Legen Sie sich auf den Rücken, die Hände liegen neben den Oberschenkeln auf dem Boden. Atmen Sie langsam ein und heben Sie gleichzeitig beide Beine gestreckt* so weit wie möglich nach oben. Halten Sie den Atem zwei bis drei Sekunden lang an. Atmen Sie langsam aus und legen Sie die gestreckten Beine* gleichzeitig

* bei Bandscheibenproblemen Beine nicht strecken.

wieder auf den Boden zurück. Das Ausatmen sollte immer länger dauern als das Einatmen. Praktizieren Sie diese Übung zehn- bis fünfzehnmal. Atmen Sie jeweils normal, bevor Sie das nächste Mal die Beine heben.

Wirkung: Durch diese Atemübung können Sie die gleichen Vorteile erzielen, wie bei der vorhergehenden Atemübung. Außerdem kann Herzkrankheiten durch diese Atemübung vorgebeugt werden. Chronische Atembeschwerden können geheilt und festsitzender Schleim kann aus den Bronchien entfernt werden. Die Nerven und Muskeln der Oberschenkel und Beine bleiben gesund.

11. Atemübung

Technik: Legen Sie sich auf den Rücken und verschränken Sie die Hände hinter dem Kopf. Mit dem Ausatmen setzen Sie sich langsam auf. Beugen Sie den Oberkörper nach vorne, zur Außenseite des rechten Knies. Lassen Sie zwischen Knie und Kopf einen Abstand von 10 cm. Legen Sie sich dann mit dem Einatmen langsam wieder auf den Boden zurück. Setzen Sie sich mit dem Ausatmen wieder auf, und beugen Sie nun den Oberkörper nach vorne, zur Außenseite des linken Knies. Lassen Sie zwischen Knie und Kopf einen Abstand von 10 cm. Legen Sie sich mit dem Einatmen langsam wieder auf den Boden zurück. Das Ausatmen sollte immer länger dauern als das Einatmen. Praktizieren Sie zehn Runden. Ruhen Sie sich bei normaler Atmung etwas aus, bevor Sie mit der nächsten Runde beginnen.

Wirkung: Die Übung heilt verschiedene Wirbelsäulenerkrankungen und verbessert die Tätigkeit von Leber und Milz. Überschüssiges Fett am Bauch wird beseitigt, die Geschlechtsorgane bleiben gesund, die Nerven der männlichen Geschlechtsorgane werden angeregt und Impotenz wird verhindert. Die Übung kann Menstruationsbeschwerden und viele Frauenkrankheiten heilen.

12. Atemübung

Technik: Sitzen Sie in einer meditativen Stellung und halten Sie die Wirbelsäule und den Nacken aufrecht. Schließen Sie die Ohröffnungen mit den Daumen, die Augen mit den Zeige- und Mittelfingern, die Nase mit den Ringfingern und den Mund mit den kleinen Fingern. Öffnen Sie jetzt die Nasenlöcher, und beugen Sie den Kopf mit dem Einatmen nach hinten. Schließen Sie dann die Nasenlöcher mit den Ringfingern. Öffnen Sie den Mund und atmen Sie langsam durch diesen aus. Neigen Sie dabei den Kopf nach vorne, und drücken Sie das Kinn gegen die Brust. Schließen Sie den Mund wieder mit den kleinen Fingern. Öffnen Sie die Nasenlöcher, atmen Sie langsam ein, und beugen Sie den Kopf wieder zurück. Halten Sie den Atem ein bis zwei Sekunden an und beginnen wieder, wie oben beschrieben, von vorne. Praktizieren Sie diese Atemübung fünfzehnmal. Beenden Sie die Atemübung, indem Sie mit dem Ausatmen Kopf und Nacken in eine gerade Position bringen. Das Ausatmen sollte immer länger dauern als das Einatmen.

Wirkung: Diese Übung kann Schwerhörigkeit bessern und Kopfschmerzen entfernen. Festsitzender Schleim im Bereich von Stirn- und Nebenhöhlen kann dadurch beseitigt werden. Sie schützt Augen und Ohren, indem sie diese gut mit Blut versorgt. Sie verbessert das Gedächtnis, verhindert Ruhelosigkeit, stärkt die Geduld und beseitigt schlechte Gedanken. Durch diese Übung kann mit der Zeit der göttliche *anāhata*-Ton wahrgenommen werden.

Prāṇāyāma im Gehen

Technik: Suchen Sie zunächst eine geeignete Wegstrecke für diese Übung. Diese sollte eben sein, frei von Staub und Rauch, von giftigen Abgasen sowie von vielem Verkehr, und sie sollte von Pflanzen und Bäumen umgeben sein. Machen Sie jeden Morgen und Abend mit folgendem Atem- und Zählrhythmus einen Spaziergang:

Gehen Sie mit aufrechter Wirbelsäule drei Schritte vorwärts, atmen Sie gleichzeitig ein und zählen Sie bis drei. Bei den folgenden drei Schritten atmen Sie aus und zählen wiederum bis drei. Gehen auf diese Weise drei Minuten lang, indem Sie die gleiche Zeit für Ein- und Ausatmung aufwenden. Denken Sie immer daran, dass Sie sich während der Atmung nicht erschöpft fühlen und dass Sie keinen Druck in Herz oder Lungen spüren sollten. Gehen Sie daraufhin drei Minuten bei normaler Atmung weiter.

Dies ist eine Runde, bestehend aus drei Minuten *Prāṇāyāma im Gehen* und drei Minuten Spazieren bei normaler Atmung. Praktizieren Sie diese Übung auf diese Weise während drei bis vier Wochen, indem Sie anfänglich zwei Runden (= 12 Minuten) üben und allmählich auf drei Runden (dies entspricht 18 Minuten) steigern.

Steigern Sie dann nach diesen drei bis vier Übungswochen jeweils das Ein-/Atmungsverhältnis folgendermaßen*:

- *1. Steigerungsphase:* 3 Schritte mit Einatmung, 5 Schritte mit Ausatmung (Verhältnis 3:5).
- *2. Steigerungsphase*: 4 Schritte mit Einatmung, 6 Schritte mit Ausatmung (Verhältnis 4:6).
- *3. Steigerungsphase*: 5 Schritte mit Einatmung, 8 Schritte mit Ausatmung (Verhältnis 5:8).
- *4. und weitere Steigerungsphasen*: Wenn Ihnen das erreichte Ein-/Ausatmungsverhältnis mühelos gelingt, so können Sie dieses allmählich auf 6:9, 7:10, 8:12, weiter auf 10:15 und schließlich auf 12:20 steigern.

Auch mit der Rundenanzahl können Sie langsam steigern, bis Sie 4 Runden (dies entspricht 24 Minuten) erreicht haben.

Führen Sie *Prāṇāyāma im Gehen* nicht in Eile aus. Versuchen Sie auch nicht, zu schnell Fortschritte zu machen, sondern verändern Sie die Dauer der Übung und das Verhältnis von Ein- und Ausatmung langsam, Ihren Möglichkeiten entsprechend.

Wirkung: Dies ist eine sehr gute Atemübung, welche die Lungen, das Herz und die Abwehrkräfte des Körpers stärkt. Sie reinigt das Blut und beseitigt jede Art von körperlicher und geistiger Erschöpfung. Dieses *prāṇāyāma* stärkt die Widerstandskräfte im Körper und hilft bei der Heilung von Asthma, hohem Blutdruck, Herzbeschwerden, Schlaflosigkeit, Nervosität und jeder Art von Schwäche, Kopfschmerzen, Tuberkulose, Brustfellentzündung. Grippe (Influenza) kann vorgebeugt werden. Bei akuter Grippe sollte man *Prāṇāyāma im Gehen* nicht üben, da man nicht ins Freie gehen sollte. Wenn Sie dieses *prāṇāyāma* zweimal täglich zehn Minuten lang üben, können Sie frei von Krankheiten bleiben.

* Jede Steigerungsphase umfasst einige Wochen, welche je nach Lungenkapazität, Kondition und Gesundheitszustand verschieden lang bemessen werden sollte.

Kapālabhāti (Zwerchfellatmung)

Technik: Sitzen Sie in einer meditativen Stellung. Halten Sie die Wirbelsäule aufrecht und legen Sie die Hände auf die Knie. Schließen Sie die Augen. Atmen Sie jetzt sehr schnell und kraftvoll ein und aus wie der Blasebalg eines Schmiedes. Die Einatmung sollte etwas länger dauern als die Ausatmung. Bei dieser Atemübung wird der Atem zwischen der Ein- und Ausatmung nicht angehalten. Atmen Sie schnell und kräftig aus, indem Sie die Muskeln des Unterleibes mit einem Stoß zusammenziehen. Entspannen Sie während der Einatmung die Unterleibsmuskeln.

Üben Sie zunächst, die Luft einmal in der Sekunde auszustoßen, und steigern Sie dies allmählich auf zweimal pro Sekunde. Praktizieren Sie am Anfang zehn bis zwölf Runden am Morgen, und zehn bis zwölf Runden am Abend. Nach drei Wochen steigern Sie um eine Runde pro Woche, bis Sie 100 Runden erreicht haben.

Wirkung: Kapālabhāti reinigt das Atmungssystem, die Nasendurchgänge und beseitigt Bronchialkrämpfe. Asthma wird gebessert und kann allmählich geheilt werden. Die Muskeln der Lungen werden entwickelt. Das Blut wird gereinigt, Kohlendioxyd ausgeschieden, und alle Zellen, Organe und das Gewebe können eine große Menge Sauerstoff aufnehmen. Das Herz wird gekräftigt. Außerdem erhöht *Kapālabhāti* die Verdauungskraft. Es verleiht eine gute Darmbewegung, wodurch Verstopfung beseitigt werden kann.

Kapāla bedeutet ›Stirn‹ oder ›Schädel‹, *bhāti* bedeutet ›leicht‹ oder ›scheinen‹. *Kapālabhāti* ist die Übung, welche die Stirn zum Leuchten bringt.

Wer dieses *prāṇāyāma* zuvor praktiziert und gemeistert hat, kann *Bhastrikā Prāṇāyāma* (s. Seite 159 f.) leichter üben.

5. Klassische Atemübungen

Alle oben erwähnten Atemübungen dienen zur Vorbereitung für die klassischen Atemübungen. Es sollte erst dann mit den klassischen Atemübungen begonnen werden, wenn man die einfachen Atemübungen und die *āsanas* mit Leichtigkeit beherrscht. Zudem sollten die klassischen Atemübungen nur unter der Anleitung eines erfahrenen Lehrers praktiziert werden.

Die acht klassischen Atemübungen, die von den *Yogīs* im Allgemeinen praktiziert werden, sind folgende: 1. *Sūryabheda,* 2. *Ujjāyī,* 3. *Śītalī,* 4. *Bhastrikā,* 5. *Sītkārī,* 6. *Bhrāmarī,* 7. *Mūrcchā,* 8. *Plāvinī.*

1. Sūryabheda

Technik: Sitzen Sie in einer meditativen Stellung, schließen Sie die Augen und halten Sie die Wirbelsäule gerade. Schließen Sie jetzt das linke Nasenloch mit dem Ringfinger der rechten Hand und atmen Sie dann langsam, solange es ohne Anstrengung möglich ist, durch das rechte Nasenloch ein. Dann schließen Sie das rechte Nasenloch mit dem Daumen der rechten Hand. Pressen Sie das Kinn auf die Brust und halten Sie den Atem so lange an, bis Schweiß aus der Nasenspitze austritt oder solange es Ihnen aufgrund Ihrer Kapazität möglich ist. Dann atmen Sie langsam durch das linke Nasenloch oder durch beide Nasenlöcher aus und richten Sie den Kopf wieder auf. Beim Atmen sollte kein Geräusch entstehen. Wenn Sie es als unangenehm empfinden, beide Nasenlöcher geschlossen zu halten, dann können Sie auch das linke Nasenloch leicht öffnen, bevor Sie den Atem anhalten. Bei dieser Atemübung atmen Sie immer durch das rechte Nasenloch ein. Am Anfang sollten Sie die Übung nur zehnmal praktizieren. Allmählich können Sie die Anzahl der Runden auf 15 bis 20 und auch die Dauer des Atemanhaltens erhöhen.

Vorsicht: Wenn Sie an hohem Blutdruck oder Herzbeschwerden leiden oder schwache Lungen besitzen, sollten Sie den Atem nicht lange anhalten. Die Übung ist aber trotzdem hilfreich bei hohem Blutdruck. Wenn Sie mit dieser *prāṇāyāma*-Übung beginnen, sollten Sie beim Anhalten des Atems sehr vorsichtig sein. Auf keinen Fall sollten Sie Druck in den Lungen oder im Herzen spüren. Auch sollten Sie die Gesichtsmuskeln nicht verkrampfen.

Wirkung: Sūryabheda aktiviert *piṅgalā nāḍī*, den Sonnennerv und verstärkt die Hitze im Körper. Dieses *prāṇāyāma* ist gut für die Augen, heilt Schnupfen, Rheuma sowie verschiedene Nervenkrankheiten und reinigt das Blut. Es beseitigt Blähungen und Würmer im Darm. Außerdem stärkt *Sūryabheda* das Nervensystem. Es erhöht die Geisteskraft und hilft, *kuṇḍalinī śakti* zu erwecken.

Sūrya bedeutet ›Sonne‹, und *bheda* bedeutet ›geöffnet‹. Durch das Üben von *Sūryabheda* kann *piṅgalā* (der Sonnennerv) aktiviert werden.

2. Ujjāyī

Technik: Sitzen Sie in einer meditativen Stellung. Schließen Sie die Augen und den Mund. Kontrahieren Sie den Analbereich (*Mūlabandhamudrā*, s. Seite 118), und atmen Sie sehr langsam, sanft und gleichmäßig durch beide Nasenlöcher ein, und dehnen Sie dabei den Brustkorb aus. Atmen Sie so lange ein, bis die eingeatmete Luft den ganzen Brustraum von der Kehle bis zum Zwerchfell ausfüllt. Beim Einatmen entsteht ein eigenartiger Ton, da die Stimmritze bei dieser Übung teilweise verschlossen wird. Dieser Ton sollte mild, kontinuierlich und von gleichbleibender Höhe sein. Man sollte die Vibration dieses Tones in der Kehle und in der Nasenwurzel spüren. Halten Sie den Atem an, solange dies ohne Schwierigkeiten möglich ist, und pressen Sie das Kinn gegen die Brust (*Jālandharabandhamudrā*, s. Seite 117 f.).

Lösen Sie dann die beiden *bandhas* wieder und atmen entweder durch das rechte, durch das linke oder durch beide Nasenlöcher aus. Sie können in jeder Runde wechseln. Das Ausatmen sollte immer länger dauern als das Einatmen. Praktizieren Sie diese Übung am Anfang fünfmal und steigern Sie dann allmählich auf fünfzehnmal.

Wirkung: Durch diese *prāṇāyāma*-Übung verstärkt sich das Verdauungsfeuer. Sie heilt Nervosität, Herzbeschwerden, Dyspepsie* und schweren Durchfall. Schleim in der Kehle und Husten kann beseitigt werden. Besonders die Schilddrüse, aber auch die anderen endokrinen Drüsen werden angeregt. Der Kreislauf wird gestärkt und niedriger Blutdruck auf ein normales Niveau gebracht. Wer diese *prāṇāyāma*-Übung regelmäßig praktiziert, hat niemals unter Milzvergrößerung, Schwindsucht und Fieber zu leiden. Sie verstärkt die Schönheit des Gesichtes und des ganzen Körpers und verhindert frühzeitiges Altern und frühen Tod.

Wenn Sie dieses *prāṇāyāma* üben, um ein spirituelles Ziel zu erreichen, sollten Sie sich beim Üben auf *ātmā* konzentrieren und spüren, dass *ātmā* atmet und ein göttlicher Strom bei jedem Atemzug im Körper fließt.

Vorsicht: Herz- und Asthmapatienten sollten bei dieser Übung vorsichtig sein, das heißt sie sollten keinen Druck in Herz und Lunge entstehen lassen.

Ut bedeutet ›was nach oben geht‹, und *jāyī* bedeutet ›erobern‹. Bei dieser *prāṇāyāma*-Übung wird die Luft, die aufsteigt, das ist die eingeatmete Luft, erobert. Daher heißt diese *prāṇāyāma*-Übung *Ujjāyī* (Sanskrit-Grammatik: *ut* + *jāyī* = *ujjāyī*).

3. *Śītalī*

Technik: Sitzen Sie in einer meditativen Stellung und schließen Sie die Augen. Lassen Sie die Zunge ein wenig über die Lippen hervorstehen, und rollen Sie sie der Länge nach zu einer Röhre oder einer nach oben geöffneten Rinne (Abb. 170). Ziehen Sie jetzt die Luft mit einem zischenden Laut ›sssii...‹ durch die von der Zunge gebildete Röhre nach innen. Halten Sie den Atem an, solange dies auf angenehme Weise möglich ist. Atmen Sie dann langsam durch beide Nasenlöcher aus.

Praktizieren Sie *Śītalī* morgens zwanzigmal. Sie können die Übung auch an der frischen Luft praktizieren, im Stehen oder Gehen. Sie sollten sie jedoch nicht im Winter üben.

* Dyspepsie ist eine Verdauungsstörung mit Durchfall und Erbrechen.

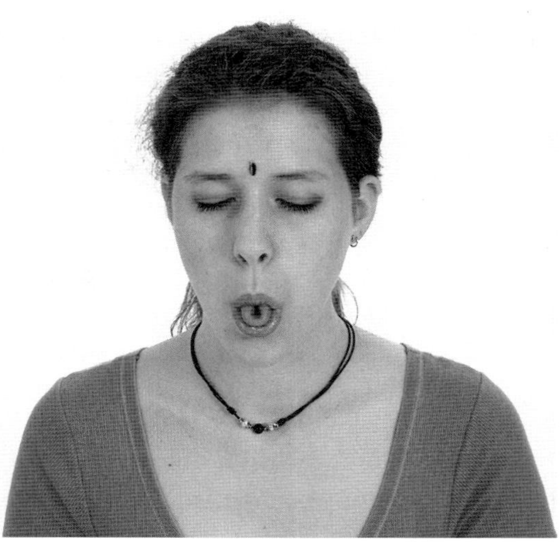

170

Wirkung: Diese *prāṇāyāma*-Übung reinigt das Blut, stillt den Durst und kühlt das gesamte Körpersystem. Sie kann Dyspepsie*, Leber- und Milzerkrankungen sowie Gallenbeschwerden heilen und senkt das Fieber. Sie beseitigt Schleim und Gift im Körper. In den Schriften wird sogar gesagt, dass sie Schlangengift neutralisieren kann.

Śītala bedeutet ›kalt, kühlend‹. Da diese Übung das gesamte Körpersystem kühlt, wird sie *Śītalī* genannt.

4. *Bhastrikā*

Technik: Sitzen Sie in einer meditativen Stellung. Halten Sie Kopf, Nacken und Wirbelsäule aufrecht. Schließen Sie den Mund. Atmen Sie jetzt fünfmal hintereinander schnell ein und aus, ohne den Atem zwischendurch anzuhalten. Wiederholen Sie dies nach einer kleinen Pause. Die Betonung liegt hier auf der Ausatmung. Diese sollte stärker sein als die Einatmung und auch eine größere Luftmenge enthalten. Gehen Sie auch hier auf keinen Fall über Ihre Kapazität hinaus. Diese Übung lässt sich auch mit der Arbeitsweise eines Blasebalgs vergleichen. Sie bringt Zwerchfell und alle an der Atmung beteiligten Muskeln in schnelle Bewegung. Dabei wird ein Geräusch erzeugt, das im Hals und im Kopf gespürt werden kann. Nachdem Sie die Luft zum zehnten Mal ausgestoßen haben, kontrahieren Sie den Analbereich (*Mūla-*

bandhamudrā, s. Seite 118) und atmen Sie tief ein. Pressen Sie dann das Kinn gegen die Brust (*Jālandharabandhamudrā*, s. Seite 117 f.), und halten Sie den Atem so lange an, wie es ohne Anstrengung möglich ist. Dann schließen Sie das linke Nasenloch mit dem Ringfinger der rechten Hand und atmen Sie durch das rechte Nasenloch aus. Dies ist eine Runde.

Üben Sie am Anfang drei Runden und erhöhen Sie allmählich nach der zweiten oder dritten Woche auf 20 Runden. Auch die Anzahl der schnellen Atemzüge können Sie Schritt für Schritt von zehn auf zwanzig pro Runde steigern.

Vorsicht: Diese Atemübung sollte sehr vorsichtig geübt werden. Wenn die kleinsten Anzeichen von Ermüdung oder Erschöpfung spürbar werden, sollten Sie die Übung sofort beenden. Wer an Herzbeschwerden oder hohen Blutdruck leidet, sollte *Bhastrikā* nicht üben.

Wirkung: Bhastrikā ist eine machtvolle Übung. Sie führt zu starker Schweißabsonderung, durch die alle Unreinheiten des Blutes ausgeschieden werden und verstärkt die Blutzufuhr im Gehirn. Sie führt zur Erleichterung bei Halsentzündung, ist wohltuend bei Asthma, verstärkt das Verdauungsfeuer und beseitigt Schleim. Sie heilt alle Krankheiten, die durch ein Übermaß an *kapha* (Schleim), *pitta* (Galle) oder *vāta* (Luft, s. Seite 191 ff.) entstehen. Sie erzeugt Körperwärme, regeneriert Leber, Milz und Bauchspeicheldrüse und kräftigt die Muskeln des Unterleibs sowie des Atmungssystems. Es ist eine sehr gute Übung für die Bronchien, Lungen und das Herz. *Bhastrikā* hat eine stark reinigende Wirkung für den physischen und feinstofflichen Körper, besonders die *nāḍīs* werden gereinigt. Es ist die wirkungsvollste aller *prāṇāyāma*-Übungen.

Durch *Bhastrikā* kann *kuṇḍalinī śakti* (s. Seite 149) erweckt werden. Die drei Knoten im *suṣumnā*-Kanal in der Wirbelsäule werden als *brahmagranthi* im *mūlādhāra* (Steißbeinzentrum)*, *viṣṇugranthi* im *anāhata* (Herzzentrum) und *rudragranthi* im *ājñā cakra* (verlängertes Mark) bezeichnet. Im Allgemeinen sind diese drei Knoten blockiert, wodurch die freie Bewegung des *prāṇischen* Stromes im *suṣumnā nāḍī* verhindert wird. Mit Hilfe dieser *prāṇāyāma*-Übung können die Knoten durchbrochen werden, und *kuṇḍalinī śakti* kann ungehindert zum *sahasrāra* Zentrum (Fontanelle) aufsteigen.

Bhastrikā bedeutet ›Blasebalg‹, wie ihn ein Schmied bei seiner Arbeit benützt. Diese Atemübung erinnert an die Funktionsweise und an die Geräusche eines solchen Blasebalgs, deshalb wird sie *Bhastrikā* genannt.

* In den tantrischen Schriften wird *brahmagranthi* oft mit *maṇipūra* (Nabelzentrum) gleichgesetzt .

5. Sītkārī

Technik: Sitzen Sie in einer meditativen Stellung und schließen Sie die Augen. Dann spitzen Sie die Lippen wie den Schnabel einer Krähe, und rollen Sie die Zunge nach oben, so dass die Unterseite der Zungenspitze den harten Teil im Gaumen berührt. Atmen Sie ein und ziehen Sie die Luft durch den Mund mit einem zischenden Laut nach innen, wie ›*sssiii...*‹ Halten Sie dann den Atem an, solange dies auf angenehme Art und Weise möglich ist. Atmen Sie dann langsam durch beide Nasenlöcher aus. Praktizieren Sie diese Übung zwanzigmal.

Wirkung: Die Übung verstärkt die Schönheit und Vitalität des Körpers. Sie beseitigt Hunger und Durst, Trägheit sowie Schläfrigkeit, heilt Hautentzündungen und senkt das Fieber.

Sītkāra bedeutet ›Pfeifton‹. Wenn man diese Übung praktiziert, wird ein Geräusch (*sīt*-Ton) erzeugt, wie ›sssiii...‹. Deshalb wird diese Atemübung *Sītkārī* genannt.

6. Bhrāmarī

Technik: Sitzen Sie in einer meditativen Stellung und schließen Sie die Augen. Atmen Sie jetzt schnell durch beide Nasenlöcher ein und erzeugen Sie dabei den Summton einer Hummel. Atmen Sie kurz aus. Wiederholen Sie dies zehnmal und halten Sie den Atem nach der letzten Einatmung so lange an, wie dies auf angenehme Art und Weise möglich ist. Beim Anhalten des Atems ist es möglich diesen Hummelton, ohne ihn zu erzeugen, mit Ihrem inneren Gehörsinn zu vernehmen. Dann atmen Sie langsam aus.

Praktizieren Sie diese Übung fünfmal und steigern Sie allmählich bis zwanzigmal.

Wirkung: Aufgrund der starken Schweißabsonderung werden Giftstoffe aus dem Körper ausgeschieden. Die Körperwärme wird erhöht, der Körper wird schnell und gut durchblutet. Der Übende bekommt Appetit und Freude. Durch diese *prāṇāyāma*-Übung ist es schneller möglich, den Zustand des *samādhi* (s. Seite 174 ff.) zu erreichen.

Bhrāmara bedeutet ›Hummel‹. Bei dieser Übung entsteht ein Laut, der dem Summen einer Hummel gleicht, sie wird daher *Bhrāmarī* genannt.

7. Mūrcchā

Technik: Sitzen Sie in einer meditativen Stellung und schließen Sie die Augen. Atmen Sie jetzt durch beide Nasenlöcher ein und pressen Sie das Kinn gegen die Brust (*Jālandharabandhamudrā*, s. Seite 117 f.). Halten Sie den Atem so lange an, bis Sie sich einer Ohnmacht nahe fühlen. Atmen Sie dann langsam aus und richten den Kopf wieder auf.

Praktizieren Sie am Anfang fünf Runden. Fügen Sie alle vier Wochen eine Runde hinzu, bis Sie zehn Runden erreicht haben. Üben Sie dieses *prāṇāyāma* sehr vorsichtig gemäß Ihrer Lungenkapazität und Ihrem Gesundheitszustand.

Vorsicht: Mūrcchā ist nicht für alle geeignet. Beim Praktizieren dieser Übung sollte man Vorsicht walten lassen, denn sie kann für Körper und Geist gefährlich sein.

Wirkung: Diese Übung vergrößert die Lungenkapazität und beseitigt alle Arten von Atembeschwerden. Sie befreit den Geist von Sinneswahrnehmungen und dadurch auch von materiellen Gedanken. Sie schenkt außerordentliches Glück. Der Übende hat die Möglichkeit, den Zustand des *samādhi* (s. Seite 174 ff.) schnell zu erreichen.

Mūrcchā bedeutet ›ohnmächtig, betäubt‹. Da nach dieser Atemübung das Sinnesbewusstsein wie betäubt ist, nennt man sie *Mūrcchā*.

8. Plāvinī

Technik: Sitzen Sie in einer bequemen Stellung und halten Sie die Wirbelsäule aufrecht. Heben Sie beide Arme gestreckt nach oben, bis sie sich neben den Ohren befinden. Atmen Sie jetzt tief durch beide Nasenlöcher ein und halten Sie den Atem an. Legen Sie sich dann mit angehaltenem Atem auf den Rücken und legen Sie die Arme wie ein Kissen unter Ihren Kopf. Bleiben Sie in dieser Stellung, solange es Ihnen auf angenehme Art mit angehaltenem Atem möglich ist. Stellen Sie sich vor, dass Ihr Körper leicht ist wie eine Feder und auf dem Wasser dahintreibt. Dann atmen Sie langsam durch die Nase aus und gehen Sie gleichzeitig in die Ausgangsposition zurück.

Versuchen Sie am Anfang nicht, den Atem lange Zeit anzuhalten. Richten Sie sich bei dieser *prāṇāyāma*-Übung nach Ihrer Lungenkapazität. Herz und Lungen dürfen auf keinen Fall übermäßig angestrengt werden. Praktizieren Sie diese Übung am Anfang zwanzigmal. Zwischendurch können Sie sich ein wenig mit normaler Atmung in *Śavāsana* (Totenstellung, s. Seite 110 f.) ausruhen. Fügen Sie jede zweite Woche fünf Runden hinzu, bis Sie 60 Runden erreicht haben.

Vorsicht: Wie *Mūrchhā,* so kann auch *Plāvinī* für Körper und Geist gefährlich sein. Man sollte bei dieser Übung daher sehr vorsichtig sein.

Wirkung: Diese Atemübung ist sehr gut für das Herz, die Lungen und die Nerven. Sie trägt zur guten Durchblutung des ganzen Körpers bei. Ablenkung des Geistes und der Sinne können schnell kontrolliert werden. Wenn man *Plāvinī* über einen längeren Zeitraum hin praktiziert, kann man die Fähigkeit erlangen, auf dem Wasser zu sitzen oder dahinzutreiben. *Plāvinī* gehört zu den Atemübungen für Fortgeschrittene. Bevor man die einfachen Atemübungen nicht beherrscht, sollte man *Plāvinī* nicht praktizieren.

Plāvinī bedeutet ›fließend, sich verbreitend‹. Weil diese *prāṇāyāma*-Übung die Fähigkeit des Übenden fördert, sich lange Zeit über Wasser zu halten und sich strömen oder treiben zu lassen, wird sie *Plāvinī* genannt. Wenn man diese Übung über einen längeren Zeitraum hinweg praktiziert hat, kann man genügend Luft einatmen und den Atem lange anhalten. Dann ist es möglich, wie eine Lotosblume auf dem Wasser dahinzutreiben.

6. Zeichen des Erfolges im *prāṇāyāma*

alpanidrā purīṣaṁca stokam mūtraṁca jāmate |
ārogitavamdīnatvam yogīnstatvadorśinama |
sveda lālā kṛmiścaiva sarvathaiva na jāyate |
kaphapittanilaścaiva sādhakasya kalebrore ||
Śiva Saṁhitā

Dies bedeutet: ›Zeichen des Erfolges in *prāṇāyāma* sind folgende: Der *prāṇāyāma*-Übende braucht weniger Schlaf, er hat weniger Stuhlgang und Urin, er wird frei von körperlichen und geistigen Krankheiten, er wird frei von Unglücklichsein, von Depressionen und Sorgen. Er ist immer heiter und zufrieden. Er ist frei von Schweiß, Speichel, Würmern und hat nie unter einem Übermaß an *kapha* (Schleim), *pitta* (Galle) oder *vāta* (Luft, s. Seite 191 ff.) zu leiden.‹

In der *Śiva Saṁhitā* steht weiter geschrieben: ›Am Anfang kommt der Übende stark ins Schwitzen, dann beginnt der ganze Körper zu zittern. Im dritten Stadium spürt er eine hüpfende Bewegung wie bei einem Frosch, und allmählich ist er in der Lage zu fliegen.‹

Im 52. *Yogasūtra* erklärt Rishi (*ṛṣi*) *Patañjali:*

tataḥ kṣīyate prakāśāvaraṇam |

Dies bedeutet: ›Dadurch wird der Schleier, welcher die Wahrheit bedeckt, entfernt.‹

Im übertragenen Sinn bedeutet dieser *sūtra:* ›Wenn jemand im *prāṇāyāma* erfolgreich ist, dann wird der Schleier, der die Wahrheit bedeckt, dünner und verschwindet schließlich ganz. Dadurch kann der Übende die Wahrheit erfahren.‹

In der *Śiva Saṁhitā* steht geschrieben, dass *Yogīs*, die im *prāṇāyāma* erfolgreich sind, folgende Fähigkeiten erlangen können:
Erfolg beim Sprechen, Voraussicht und Voraushören. Die Macht, nach Wunsch an einen beliebigen Ort zu gelangen. Die Fähigkeit zu wissen, was im Geist anderer vorgeht. Die Fähigkeit, in den Körper anderer einzutreten. Das feinste Sichtvermögen und die Fähigkeit, jeden Wunsch zu erfüllen.

Prāṇa ist die Kraft von *ātmā* (der individuellen göttlichen Seele), der sich durch Schöpfung, Erhaltung und Zerstörung ausdrückt. Wer diese Kraft kontrolliert, der durchdringt auch den Halter dieser Kraft: dies ist *ātmā*. Dadurch verschwindet die bestehende Unwissenheit oder Unklarheit über *ātmā*.

Teil 6
Essenz des Yoga

1. *Pratyāhāra* (Zurückziehen der Sinne)

Pratyāhāra ist die fünfte Stufe des *Aṣṭāṅga-Yoga. Rishi* (*ṛṣi*) *Patañjali* schreibt in den *Yogasūtren*, Teil 2, *sūtra* 54:

sva viṣaya-asaṁprayoge cittasya svarūpa-anukāra iva indriyāṇām pratyāhāraḥ |

Sva bedeutet ›ihre eigenen‹, *viṣaya* bedeutet ›Objekte‹, *asaṁprayoge* bedeutet ›abgelenkt, nicht in Berührung kommen‹, *cittasya* ist der Genitiv von *citta* und bedeutet ›Geiststoff‹, *svarūpa* bedeutet ›ihre eigene Form‹, *anukāra* bedeutet ›Identifikation‹, *iva* bedeutet ›als ob, wie‹, *indriyāṇām* ist der Genitiv von *indriya* und bedeutet ›die Sinne‹, *pratyāhāra* bedeutet ›zurückgezogen‹.

Dieser *sūtra* beantwortet die Frage: Was ist *pratyāhāra*? Der ganze *sūtra* bedeutet: ›*Pratyāhāra* ist die Technik oder der Weg, durch den die Sinne mit ihren eigenen Objekten nicht mehr in Berührung kommen und in den Geiststoff zurückgezogen werden.‹

Des weiteren schreibt *Rishi* (*ṛṣi*) *Patañjali* in den *Yogasūtren*, Teil 2, *sūtra* 55:

tataḥ paramā vaśyatā indriyāṇām |

Tataḥ bedeutet ›davon, dadurch‹, *paramā* bedeutet ›das Höchste‹, *vaśyatā* bedeutet ›die Meisterung‹ und *indriyāṇām* ist der Genitiv von ›die Sinne‹. Der ganze *sūtra* bedeutet: ›Dadurch (durch *pratyāhāra*) kommt es zur höchsten Meisterschaft über die Sinne.‹

In den Schriften steht geschrieben:

indriyāṇām manonāthaḥ |

Dies bedeutet: ›Der Geist (*manas*) ist der Beherrscher (*nātha*) der Sinne (*indriya*).‹ Man kann die Sinne also nicht kontrollieren, ohne den Geist zu kontrollieren.

Des weiteren steht in den Schriften geschrieben:

manonāthastu marutaḥ |

Dies bedeutet: ›Der Geist (*manas*) wird von der Luft (*marut*) kontrolliert oder beherrscht (*nātha*).‹

Durch *prāṇāyāma*-Übungen ist es möglich, den Geist durch Luft (Atem) zu kontrollieren und dadurch automatisch auch die Sinne unter Kontrolle zu bekommen. Es gibt noch andere Methoden, durch die man die Sinne kontrollieren kann, z. B. indem man sich an die Gebote von *yama* und *niyama* (s. Seite 18) hält. Aber *prāṇāyāma* ist der einfachere Weg, um Geist und Sinne zu kontrollieren.

Des weiteren steht in den Schriften geschrieben:

marutasya layonāthaḥ |

Dies bedeutet: ›Die Luft (*marut*) wird von der Seele kontrolliert.‹ *Ātmā* oder die Seele kann alles kontrollieren. Wenn man sich direkt auf *ātmā* konzentriert, so kontrolliert man die ganze Kette: -> Luft (Atem) -> Geist -> Sinne.

Pratyāhāra ist nur möglich, wenn der Geist kontrolliert wird. Denn nur der Geist kann die Sinne kontrollieren. Wenn der *sādhaka* (der Strebende, jemand, der *sādhana* praktiziert) das Bewusstsein erreicht hat und weiß, dass *ātmā* überall existiert, dann kontrolliert er automatisch auch den Geist. Der *sādhaka* sollte also versuchen, in jedem Moment Einheit mit *ātmā* zu spüren. *Prāṇāyāma*-Übungen sind dabei hilfreich, denn auch durch sie wird der Geist zeitweise kontrolliert, und es ist dann leichter, Einheit mit *ātmā* zu spüren.

Es gibt noch weitere Beschreibungen von *pratyāhāra. Yogī Yājñavalkya* sagte:

indriyāṇām vicaritaṁ visayeṣu svabhavataḥ |
baladharaṇaṁ teṣāṁ pratyāhāraḥ sa ucyate ||

Dies bedeutet: ›Im Allgemeinen beschäftigen sich die Sinne mit den Objekten des materiellen Vergnügens; sie von diesen materiellen Vergnügungen fernzuhalten, ist *pratyāhāra*.‹

Er vertritt damit die Auffassung, dass das Nichtverhaftetsein an die Sinnesobjekte die Meisterschaft über die Sinne bedeutet. Verhaftung an die

Sinnesobjekte hält einen Menschen von der Selbstanalyse ab. Er verliert seine Persönlichkeit und wird zum Sklaven seiner Sinne. Daher kann er die Wahrheit nicht erkennen.

Yogī Yājñavalkya sagte auch: ›Die eigene Seele in allen Objekten dieses Universums wahrzunehmen, wird *pratyāhāra* genannt.‹

Wenn sich der *sādhaka* an allen Sinnesobjekten in dem Bewusstsein erfreut, dass sie nichts als der Ausdruck oder die Widerspiegelung des allgegenwärtigen Selbst (der allgegenwärtigen Seele) sind, dann ist dies leidenschaftliches Nichtverhaftetsein. Es ist das höhere Bewusstsein, und es ist die Wahrheit.

Yogī Yājñavalkya sagte: ›Das beste *pratyāhāra* wird erreicht, wenn sich der Geiststoff punktförmig auf *puruṣa* (die allumfassende göttliche Seele) richtet. Dann sind die Sinne nicht mehr mit den Sinnesobjekten vereint. Ein *sādhaka* braucht keine anderen Bemühungen zu unternehmen, um die Sinne zu kontrollieren.‹

Pratyāhāra bedeutet also nicht, gewaltsame Kontrolle über die Sinne auszuüben, denn dies währt nicht ewig. Aber wenn der Strebende spürt, dass alle Sinnesobjekte nichts anderes sind als *ātmā* (die individuelle göttliche Seele) selbst, dann sind seine Sinne und sein Geist nicht mehr mit den materiellen Objekten verhaftet, sondern mit *ātmā*. Dadurch erreicht er automatisch die Kontrolle über die Sinne. Wenn sich seine Sinne mit den Sinnesobjekten beschäftigen, dann kann sich der *sādhaka* auf die oben beschriebene Weise an der Gegenwart *ātmās* überall und in jedem Objekt erfreuen. Der Herr dieses Universums hat als einziger die Macht, alles zu kontrollieren. Es existiert kein anderes Mittel, keine andere Bemühung ist möglich. Das Gefühl, dass sich *ātmā* in allen Sinnesobjekten befindet, sollte von Herzen kommen und von konkretem Glauben begleitet sein.

Gib dich hin, gib dich hin, oh Mensch. Überlasse dein Ego dem in Wahrheit Schaffenden und fühle die Einheit mit dem in Wahrheit Handelnden in jeder deiner Handlung. Spüre die Einheit von Handelndem, Handlung und Ursache der Handlung. Lerne die Ablenkung der Sinne ohne Sorgen hinzunehmen. Lass dich davon nicht entmutigen. Nimm diese Ablenkung an als von der Seele kommend. Die Seele kommt zu dir in Form dieser Ablenkung, um dich beständig zu machen. ER erscheint dir durch Ablenkung, Ärger, Leidenschaft, negative Gedanken usw. Nimm dies an und bete zu IHM. ER wird dir helfen, deinen Geist und deine Sinne nach innen zurückzuziehen. ER wird dich erziehen, denn ER ist der Vater ! ER ist freundlich, ER möchte die Entwicklung SEINER Kinder. Deshalb wendet ER die Aufmerksamkeit zuerst nach außen, um dich dann zu lehren, sie nach innen zurückzuziehen. Allmählich verringert ER deine weltlichen Wünsche und gibt dir die Stärke und die Willenskraft, um *yama* und *niyama* (s. Seite 18) auf die richtige Weise auszuüben, denn das ist der Schlüssel zu *pratyāhāra*.

2. *Dhāraṇā* (Konzentration)

Dhāraṇā (Konzentration) ist die sechste Stufe des *Aṣṭāṅga-Yoga*. *Rishi* (*ṛṣi*) *Patañjali* schreibt in den *Yogasūtren*, Teil 3, *sūtra* 1:

deśa-bandhaś cittasya dhāraṇā ।

Deśa bedeutet ›Ort, Stelle‹, *bandhas* bedeutet ›festbinden, fixieren‹, *citta* bedeutet ›Geiststoff‹, *cittasya* ist der Genitiv von *citta, dhāraṇā* bedeutet ›Konzentration, Aufmerksamkeit‹.

Dieser *sūtra* beantwortet die Frage: Was ist *dhāraṇā* ? Der ganze *sūtra bedeutet: ›Dhāraṇā* (Konzentration) ist das Fixieren (*bandhas*) des Geiststoffes (*citta*) auf eine Stelle (*deśa*).‹

Dhāraṇā ist das Fixieren des Geiststoffes auf ein äußeres oder ein inneres Objekt. Konzentration auf die Nasenspitze, auf die Stelle zwischen den Augenbrauen, auf das Herz, auf bestimmte Nervenzentren in der Wirbelsäule (*cakren*), auf die Sonne, den Mond oder irgendwelche anderen äußeren Objekte wird *dhāraṇā* genannt. Hinter diesen Orten oder Objekten sollte die Gegenwart *ātmās* wahrgenommen werden.

Um sich konzentrieren zu können, braucht der Geist immer ein Objekt, mit dem er sich beschäftigen kann.

Das Üben von *yama, niyama, āsana, prāṇāyāma* und *pratyāhāra* gibt schnellen Erfolg in der Konzentration. Außerdem kann sich derjenige gut konzentrieren, also Erfolg in *dhāraṇā* bekommen, welcher ein Ziel mit Entschlossenheit verfolgt und starkes Interesse an einer bestimmten Sache hat.

Der Geist wird durch die Fenster der Sinne immer nach außen gelenkt. Wenn der Geist ruhelos ist, dann gibt es keine Möglichkeit, Fortschritte zu machen. Durch feste Entschlossenheit, Willenskraft und durch regelmäßiges Üben von *prāṇāyāma* kann sich zeitweise ein gewisser Erfolg einstellen, aber das wahre *dhāraṇā* oder die Konzentration kann nur dann erreicht werden, wenn *ātmā* in jedem Gedanken und in jedem Objekt angenommen wird. *Ātmā* hilft bei der Konzentration.

Es erfordert Zeit, um wahre Konzentration zu erreichen. Regelmäßige Übung, Geduld und Beharrlichkeit führen zum vollkommenen Training des Geistes. Wenn der Geist geübt ist, kann er willentlich auf irgendein inneres oder äußeres Objekt gerichtet werden und dort verweilen. Neben den oben genannten Qualitäten sind auch Verminderung der Wünsche, Verzicht auf materielle Güter, Einsamkeit und Selbstdisziplin notwendig. Zur Selbstdisziplin gehört die Kontrolle über Ärger und Gier. Der *sādhaka* sollte weder von Überaktivität noch von Trägheit beherrscht werden. Außerdem sollte er frei sein von intensiven weltlichen Eindrücken und geschlechtliche Enthaltsamkeit bewahren. Dies sind äußere Methoden. Ohne jedoch *ātmā* in jeder äußeren Situation und in jeder inneren Gemütslage zu akzeptieren, wird sich der Erfolg nur zeitweise einstellen.

Dhāraṇā ist das einzige Mittel, um weltliche Probleme und weltliches Elend zu überwinden. *Dhāraṇā* gibt die Fähigkeit, richtig zu urteilen, Läuterung oder Klärung der Ideen, alle Arten von psychischen Qualitäten und erfolgreiche Tätigkeit auf allen Gebieten. Wenn man bei allen Qualitäten und bei allen Handlungen in vollem Maß das Bewusstsein *ātmās* beibehält, dann ist man frei von Unreinheiten, denn *ātmā* ist ewig rein.

Orte der Konzentration

Man kann sich innerhalb und außerhalb des Körpers auf viele Orte und auf viele Objekte konzentrieren. Die *Yogīs* konzentrieren sich vor allem auf *paramātmā* (die allumfassende göttliche Seele) im *sahasrāra cakra* (s. Seite 145) und auf *ātmā* im *ājñā cakra*. *Yogīs*, die den Weg des *Bhakti-Yoga* (*Yoga* durch Hingabe und Liebe) gehen, konzentrieren sich vor allem auf das *anāhata cakra* (s. Seite 145) oder den Lotos des Herzens. Die *Yogīs* konzentrieren sich aber auch auf alle anderen *cakren* (s. Seite 144 f.) in der Wirbelsäule. Das Ziel des *Yoga*-Weges ist, *ātmā* (die individuelle göttliche Seele) zu verwirklichen, deshalb sollte man die Gegenwart *ātmās* in jedem Gegenstand der Konzentration fühlen.

Jeder sollte denjenigen Ort für die Konzentration wählen, der für ihn am besten geeignet ist. Im *ājñā cakra* (verlängertes Mark) kann der Geist schnell kontrolliert werden, weil es sowohl der Sitz des Geistes als auch der Sitz *ātmās* ist. Den Hauptort der Konzentration sollte man nicht oft wechseln.

Wenn man sich auf die Nasenspitze, die Zungenspitze, auf das *viśuddha cakra*, auf das *maṇipūra cakra*, ein anderes besonderes Zentrum oder auf besondere *nāḍīs* konzentriert, erhält man jeweils ein bestimmtes Ergebnis. Konzentration auf das *sahasrāra cakra* und auf das *ājñā cakra* geben schnelle Kontrolle über den Geist. Der Übende kann das göttliche Licht (*jyotis*) sehen, den göttlichen Ton (*dhvani*) hören und die göttliche Schwingung (*spandana*) spüren. Den göttlichen Duft kann er durch Konzentration auf die Nasenspitze wahrnehmen. Den göttlichen Geschmack kann er durch Konzentration auf die Zungenspitze erfahren. Wenn er sich auf das *anāhata cakra* konzentriert, spürt er extreme Freude und Liebe. Durch Konzentration auf ein bestimmtes *cakra* erhält er das Wissen, das in diesem besonderen *cakra* verborgen ist. Zum Beispiel erfährt er durch Konzentration auf das *maṇipūra cakra* Wissen über alle Dinge, die mit dem Element Feuer zu tun haben. Wenn er sich auf die *nāḍīs* konzentriert, dann kommt es zu einer Verbindung zwischen dem Geist und den *nāḍīs*. Dadurch ist es leichter, die *nāḍīs* mit Hilfe der Luft zu durchdringen.

Es gibt zwei verschiedene Arten von Objekten für die Konzentration, nämlich innere und äußere Objekte. *Sahasrāra*, *ājñā* oder andere *cakren* in der Wirbelsäule sind innere Objekte. Die Sonne, der Mond, der Himmel, ein Bild, eine Kerze oder eine Blume sind äußere Objekte. Es ist einfacher, sich auf äußere Objekte zu konzentrieren, denn der Geist interessiert sich für gewohnte und sichtbare Dinge. In Wahrheit ist *ātmā* allgegenwärtig, allwissend und allmächtig. ER existiert überall, in den inneren und äußeren Objekten. Wer diese Wahrheit erkannt hat, ist ein *Yogī*.

Die fünf Geisteszustände

Der menschliche Geist drückt sich durch fünf verschiedene geistige Zustände aus:

Kṣipta Zustand: Dieser Zustand ist von geistiger Zerstreutheit gekennzeichnet. Die Strahlen des Geistes haben sich aufgespalten und sind mit vielen Dingen gleichzeitig beschäftigt. Der Geist ist unruhig. Auch Geistesgestörte befinden sich in diesem Zustand. *Raja guṇa* (s. Seite 13) herrscht vor.

Mūḍha Zustand: Der Geist ist in diesem Zustand stumpfsinnig, träge, vergesslich, dumm und undiszipliniert. *Tama guṇa* (s. Seite 13) herrscht vor.

Vikṣipta Zustand: In diesem Zustand ist der Geist manchmal beständig, manchmal zerstreut und abgelenkt. *Raja guṇa* (s. Seite 13) herrscht vor.

Ekāgra Zustand: Wenn der Geist auf ein Objekt gerichtet ist oder sich mit nur einer Idee befasst, dann befindet er sich im *ekāgra* Zustand. Dies ist bei der spirituellen Konzentration der Fall. *Sattva guṇa* (s. Seite 13) herrscht vor.

Niruddha Zustand: In diesem Stadium ist der Geist vollständig unter Kontrolle und hat sich im göttlichen Bewusstsein aufgelöst. Er ist frei von *guṇas*, dies wird auch *nirguṇa* genannt.

Unter diesen fünf geistigen Zuständen entsprechen die ersten drei dem allgemeinen menschlichen Bewusstsein. Ein Mensch mit vorherrschendem *kṣipta* Zustand kann mit der Zeit lernen, dass Unruhe nicht dazu existiert, um wieder neue Unruhe entstehen zu lassen, sondern dass es die Kraft *ātmās* ist, die ihm in Form von Unruhe erscheint. Mit dieser Einsicht wird es für ihn leichter, diese Unruhe zu überwinden. Sie kommt nur, um ihm das Wissen über die Unterscheidung zwischen Ruhe und Unruhe zu vermitteln. Das lässt sich auch auf die zwei folgenden geistigen Zustände anwenden: Es ist die Kraft *ātmās*, die sich im *mūḍha-* und *vikṣipta*-Zustand des Geistes ausdrückt. Sie kommt, um den menschlichen Geist zu lehren, diese beiden Zustände zu überwinden.

Allmählich lernt der *sādhaka*, den Zustand von *ekāgra* und *niruddha* zu erreichen. Wenn er diese Zustände verwirklicht hat, kann er alle Dinge beherrschen. Der Geist, der sich in einem höheren Bewusstseinszustand befindet und der rein ist, kontrolliert den niedrigeren Geist. Wenn der Geist unter Kontrolle ist, dann ist es möglich, intuitive Kräfte wie Telepathie, Hypnose, Mesmerismus, Fernheilung, Voraussehen, Voraushören und viele andere psychische Qualitäten zu entwickeln. Der Geist ist ein machtvolles Instrument des Menschen, denn hinter dem Mechanismus des Geistes existiert die größte Kraft *ātmās*. *Ātmā* ist dem transzendentalen Geist sehr nahe.

Das Üben von *prāṇāyāma*, *pratyāhāra*, *dhāraṇā*, *dhyāna* und die Erfahrung von *samādhi* ist eng miteinander verbunden und voneinander abhängig. In der *Kūrma Purāṇa* steht geschrieben: ›Zwölf *prāṇāyāmas* ergeben ein *pratyāhāra*, zwölf *pratyāhāras* ergeben ein *dhāraṇā*, zwölf *dhāraṇās* ergeben ein *dhyāna* und zwölf *dhyānas* ergeben *samādhi*.‹

Einige Konzentrationsübungen

1. Technik: Sitzen Sie in einer meditativen Stellung und halten Sie die Wirbelsäule aufrecht. Fixieren Sie Ihren Blick auf den Punkt in der Mitte zwischen den Augenbrauen. Schauen Sie am Anfang zwei Minuten lang ununterbrochen auf diese Stelle. Verlängern Sie diese Zeitspanne allmählich. Vermeiden Sie gewaltsame Anstrengungen. Versuchen Sie, *ātmā* als den Handelnden in sich zu spüren.

Wirkung: Diese Übung entwickelt die Konzentrationsfähigkeit und gibt dem Geist Beständigkeit.

2. Technik: Sitzen Sie in einer meditativen Stellung. Sie können sich auf eines der *cakren* in der Wirbelsäule konzentrieren. Wenn Sie abgelenkt werden, dann atmen Sie tief ein und spüren Sie, dass es *ātmā* ist, der einatmet und der sich konzentriert. Bemühen Sie sich immer wieder auf diese Weise und Sie werden die Vollendung erreichen.

3. Technik: Zeichnen Sie einen kleinen Kreis auf ein weißes Papier, heften Sie dieses in Augenhöhe an die Wand. Schauen Sie dann fortwährend auf den kleinen schwarzen Kreis, bis die Augen zu tränen beginnen. Dann bedecken Sie die Augen locker mit den Handflächen. Üben Sie dabei aber keinen Druck auf die Augäpfel aus. Bleiben Sie drei Minuten in dieser Stellung. Erhöhen Sie allmählich die Dauer der Konzentration.

Wirkung: Es ist eine sehr gute Übung, um die Sehkraft zu stärken und um die Konzentrationsfähigkeit, die Willenskraft, die Fähigkeit zur Hypnose, zum Mesmerismus usw. zu entwickeln.

4. Technik: Sitzen Sie in einer meditativen Stellung und schauen Sie ununterbrochen auf eine Kerzenflamme (s. Abb. 164 auf Seite 135), eine Blume, ein Bild von Jesus, ein Heiligenbild oder irgendein anderes Objekt, bei dem der Geist ruhen kann und das für Sie geeignet ist. Schließen Sie dann die Augen. Stellen Sie sich das Objekt vor, und vergegenwärtigen Sie sich die Herrlichkeit des Objektes.

Wirkung: Dies ist ebenfalls eine gute Methode, um den Geist zu kontrollieren. Sie beseitigt materielle Gedanken und geistige Kämpfe. Sie gibt Freude, Reinheit und Ruhe.

Wenn man alle diese Übungen im Gefühl der Einheit mit *ātmā* praktiziert, hat man in Kürze Erfolg auf dem Weg des *Yoga*. Das Bewusstsein der Einheit mit *ātmā* sollte in jedem Bereich des Lebens und in jedem Moment vorhanden sein, denn ohne *ātmā* ist keine Handlung möglich. *Ātmā* ist der einzig Handelnde. Wenn man alle Stufen des *Aṣṭāṅga-Yoga* nur mechanisch praktiziert und die Einheit mit *ātmā* nicht fühlt, sind diese Übungen fruchtlos. *Ātmā* ist die Quelle aller Tätigkeiten und allen Vergnügens, ER ist der Sehende und das Gesehene. Wenn der Geiststoff diese Wahrheit erkennt, dann ist es möglich, sich auf alles und sich in jedem Moment zu konzentrieren. *Ātmā* ist das Ziel und *ātmā* hilft, dieses Ziel zu erreichen.

3. *Dhyāna* (Meditation)

Dhyāna (Meditation) ist die siebte Stufe des *Aṣṭāṅga-Yoga. Rishi* (*ṛṣi*) *Patañjali* schreibt in den *Yogasūtren*, Teil 3, *sūtra* 2:

tatra pratyaya-ekatānatā dhyānam |

tatra bedeutet ›dort, an jenem Ort‹
pratyaya bedeutet ›Wahrnehmung‹
ekatānatā bedeutet ›ununterbrochen, fortdauernd‹
dhyāna bedeutet ›Meditation‹.

Dieser *sūtra* beantwortet die Frage: Was ist *dhyāna*? Der ganze *sūtra* bedeutet: ›Im Zustand von *dhyāna* (Meditation) ist die Wahrnehmung ununterbrochen auf einen Ort gerichtet.‹

Wenn der Strom der Wahrnehmung ununterbrochen fließt und der Geiststoff vollständig und fortwährend auf ein Objekt gerichtet ist, wird dies *dhyāna* genannt. Im Zustand des *dhyāna* hat sich der Geist mit dem ruhigen *prāṇa* vereint.

Es gibt zwei verschiedene Arten von *dhyāna*: *sākāra* (Meditation mit Form) und *nirākāra* (Meditation ohne Form). Meditation mit Form besteht darin, sich ein Objekt oder ein Bild vorzustellen. Meditation ohne Form besteht darin, wenn man an die Qualität, die Tätigkeit und die Herrlichkeit *ātmās*, *paramātmās* oder Gottes denkt.

Am Anfang sollte man zunächst *sākāra dhyāna* üben, sonst kann man keinen Erfolg in *nirākāra dhyāna* bekommen, denn der Geist wird abgelenkt. Der Geist kann ohne geistigen Inhalt nicht existieren.

Aus diesem Grund hat *Rishi* (*ṛṣi*) *Patañjali* in den *Yogasūtren*, Teil 1, *sūtra* 39 folgende Anweisung gegeben:

yathābhimata dhyānādvā |

Dies bedeutet: ›Man konzentriere sich zuerst auf ein interessantes Objekt.‹

In den Schriften wird auch die Anweisung gegeben, sich zunächst auf ein besonderes Bild von *Śiva*, *Durgā*, *Kṛṣna* (*Krishna*) oder Jesus zu konzentrieren. Wenn der Meditierende den Zustand erreicht hat, in dem sein Geist ununterbrochen auf ein Objekt gerichtet ist, dann kann er seine Konzentration auf eine feinere Form richten und schließlich in das Formlose eingehen.

Der geeignete Ort, die geeignete Zeit für die Meditation

Der geeignete Ort: Der Ort der Meditation sollte sauber, rein und trocken sein, frei von Insekten und anderen Tieren, frei von schlechtem Geruch, frei von Kieselsteinen und von Feuer, frei von Lärm und anderen Störungen.

Alle weltlichen Gedanken und Handlungen sollte man aus dem Meditationsraum fernhalten, z.B. Geschäfte und Sexualität. Auch sollte man sich in Gesprächen nur mit spirituellen Themen befassen und lautes Lachen und Reden sowie hektische Bewegungen vermeiden.

In der Stadt ist es schwierig, den idealen Ort für die Meditation zu finden. Man muss sich selbst die geeignete Umgebung schaffen. Die Sinne und der Geist sind die am meisten störenden Elemente während der Meditation. Wenn man sich mit ihnen befreunden und sie kontrollieren kann, dann ist dies die beste Umgebung für die Meditation.

Wenn man akzeptiert, dass der Ort der Meditation *ātmā* ist, dass das Objekt der Meditation *ātmā* ist und dass der augenblickliche Geisteszustand *ātmā* ist, dann ist jeder Ort der beste für die Meditation.

Die geeignete Zeit für die Meditation: Die beste Zeit für die Meditation ist die Morgen- und Abenddämmerung. Man sollte morgens einige Zeit vor Sonnenaufgang und abends nach Sonnenuntergang meditieren. Diese Zeit, die im Allgemeinen von 3.30 bis 5.30 Uhr morgens und von 17.00 bis 19.00 Uhr abends währt, wird *brahmamuhūrta* genannt. *Brahmamuhūrta* bedeutet ›Zeit, in der man Göttlichkeit erwerben kann‹.

Die ganze Atmosphäre ist in dieser Zeit ruhig und still und wird von *sattva guṇa* (s. Seite 13) dominiert. Der Meditierende kann tief in den Ozean der Meditation eintauchen, denn *suṣumnā nāḍī* (s. Seite 145 ff.) arbeitet in dieser Zeit und es ist einfacher, zu meditieren, denn in dieser Zeit ist der Geist frei von Konflikten. Es ist also die beste Zeit, um Spiritualität zu erwerben.

Besonders am Morgen ist der Geist nach einem gesunden Schlaf entspannt, erfrischt und frei von Unruhe. Aber wenn jemand Schwierigkeiten hat, zu den angegebenen Zeiten zu meditieren, so ist es auch möglich eine andere, für ihn geeignete Zeit, zu wählen. Dabei sollte man zwei Dinge beachten: Die Vorbereitung für die Meditation, die aus körperlichen Übungen besteht, sollte nicht unmittelbar nach einer Hauptmahlzeit praktiziert werden (s. Seite 21). Die gewählte Zeit sollte beibehalten werden, d.h. man sollte jeden Tag zur gleichen Zeit meditieren.

Wie lange sollte man meditieren? Am Anfang sollte man zweimal täglich, einmal morgens und einmal abends, mindestens eine halbe Stunde lang in sitzender Stellung meditieren. Man sollte aber nicht vergessen, dass es auch zur Meditation gehört, den ganzen Tag in jeder Handlung, Einheit mit *ātmā* zu spüren.

Nach drei Monaten kann man die Zeitspanne erhöhen, statt einer halben Stunde sollte man zweimal täglich eine Stunde lang meditieren, insgesamt also zwei Stunden. Allmählich kann man die Zeitspanne auf eineinhalb Stunden ausdehnen; dies entspricht täglich drei Stunden. Nach einem Jahr kann man zweimal täglich zwei Stunden lang üben, insgesamt vier Stunden am Tag. Nach drei Jahren kann man täglich sechs Stunden lang meditieren. Man kann diese Zeit auf vier Meditationen am Tag verteilen.

In den Ferien kann man ein- bis zweimal pro Tag zusätzlich meditieren. Wie lange und wie oft jemand meditieren kann, hängt jedoch auch von seinen zeitlichen Möglichkeiten ab. Je häufiger jemand meditiert, desto schneller kann er das Ziel erreichen.

Vorbereitungen zur Meditation

Nach dem Aufstehen am frühen Morgen sollte man zuerst auf die Toilette gehen, sich die Zähne putzen, den ganzen Körper waschen und anschließend locker sitzende Kleidung anziehen. Am Meditationsplatz kann man eine viermal gefaltete Decke auf den Boden legen und darauf ein Tiger- oder Hirschfell ausbreiten. Der Vorteil im Gebrauch von Tierfellen besteht darin, dass der elektrische Strom, der durch die Meditation im Körper erzeugt wird, nicht abfließen kann. Tierfelle besitzen viel Magnetismus.

Wie soll man in der Meditation sitzen? Bei der Meditation sollte man mit dem Gesicht nach Norden oder, wenn dies nicht möglich ist, nach Osten sitzen. Vor der Meditation kann man Räucherstäbchen aus Sandelholz oder Moschus oder eine Ghee-Lampe (Butterschmalz) anzünden sowie Blumen auf einen Altar stellen, auf dem sich die Bilder von Jesus oder anderen Heiligen befinden. Dann sollte man von ganzem Herzen zu *ātmā* beten, dass er zu tiefer Meditation führt.

Während der Meditation kann man in *Padmāsana* (Lotosstellung, s. Seite 22 f.), *Siddhāsana* (erfolgbringende Stellung, s. Seite 24), *Svastikāsana* (Knöchelsperrstellung, s. Seite 25), *Sukhāsana* (Schneidersitz, s. Seite 26) oder *Vajrāsana* (Donnerstellung, s. Seite 27) oder in einer anderen bequemen Stellung sitzen. Es ist sehr wichtig, die Wirbelsäule immer aufrecht und gerade zu halten. Das Kinn kann etwas gegen die Brust gedrückt werden, dadurch wird die Schilddrüse blockiert. Bei Schilddrüsenüberfunktion sollte man keinen Druck auf die Schilddrüse erzeugen. Man sollte versuchen ganz ruhig wie eine Statue zu sitzen und gleichzeitig zu fühlen, dass man sich in *ātmā* verwandelt. *Ātmā* ist es, der sitzt und meditiert.

Vorübungen zur Meditation: bevor man mit der Meditation beginnt, ist es sinnvoll einige *prāṇāyāma*-Übungen (s. Seiten 152 ff.) zu praktizieren. Dies hilft, sich schnell konzentrieren und die Sinne und den Geist kontrollieren zu können. Es ist auch gut, zusätzlich einige *mudrās* oder *bandhas* (s. Seiten 113 ff.) zu praktizieren. Dies trägt zur besseren Konzentration bei und beseitigt Schläfrigkeit. Dabei sollte man jeden Atemzug und jede Bewegung in Einheit mit *ātmā* beobachten und ausführen.

Nachdem man *prāṇāyāma*, *mudrās* und *bandhas* geübt hat, setzt man sich ruhig hin und konzentriert sich auf den *anāhata*-Ton des Herzens (ununterbrochener Ton). Wenn man diesen Ton nicht hört, kann man die Ohren mit den Daumen schließen. Auf diese Weise ist es einfacher, diesen Ton wahrzunehmen. Man sollte versuchen, den Körper zu vergessen. Wenn man sich vorstellt, dass man auf einem hochgelegenen Platz sitzt, dann kann man den Ton besser hören. Der Meditierende löst sich auf in der Ruhe der Leere. Dies ist der unmanifestierte Zustand von *ātmā*.

Einige wichtige Anweisungen

- Meditieren Sie regelmäßig. Dies ist sehr wichtig, denn es bringt schnellen Erfolg. Lassen Sie keinen einzigen Tag ohne Meditation vergehen.
- Versuchen Sie, die Gegenwart *ātmās* und die Einheit mit IHM den ganzen Tag und die ganze Nacht zu spüren.
- Entwickeln Sie ein freundliches Temperament.
- Halten Sie Ihren Ärger unter Kontrolle. Wenn Ärger auftaucht, akzeptieren Sie IHN in Form dieses Ärgers.
- Suchen Sie einen guten Lehrer. Wenn Ihre Sehnsucht nach spiritueller Entwicklung groß ist, erscheint ER in Form eines Lehrers.
- Bewahren Sie körperliche und geistige Reinheit. Spüren Sie SEINE Gegenwart in Ihrem Inneren und auch außerhalb von Ihnen. Wenn Sie SEINE Gegenwart erfahren, gibt es keinen Unterschied zwischen innen und außen mehr.
- Bewahren Sie eine gute Gesundheit.
- Vermeiden Sie ruckartige Bewegungen und heftige Emotionen in der Meditation.
- Seien Sie immer glücklich und heiter.
- Bewahren Sie geschlechtliche Enthaltsamkeit.
- Vermindern Sie Ihre weltlichen Wünsche und Sehnsüchte.
- Seien Sie maßvoll beim Essen.
- Vermeiden Sie Alkohol und das Rauchen.
- Wenn Sie in der Meditation Fortschritte gemacht haben, setzen Sie sich viermal täglich zur Meditation. Sprechen Sie darüber mit Ihrem Lehrer.
- Beurteilen Sie Ihre Meditation nicht. Übergeben Sie *ātmā* alle Erfahrungen, die Sie in der Meditation machen. Es spielt keine Rolle, ob diese Erfahrungen Ihrer Meinung nach gut oder schlecht sind.
- Erwarten Sie kein Ergebnis aus der Meditation.
- Erwarten Sie keine *siddhis* oder okkulten Kräfte. Denken Sie einfach, dass Sie meditieren, weil Sie sich um Wahrheit bemühen, weil Sie die Wahrheit erfahren möchten und weil Sie Ihre wahre Natur kennen lernen möchten.

- Wenn Sie in der Meditation schläfrig werden, sollten Sie aufstehen und mit den Händen einen Schwall kaltes Wasser in das Gesicht schütten. Das hilft, die Schläfrigkeit zu überwinden
- Es ist vorteilhaft, wenn Sie vor oder nach der Meditation ein paar *āsanas* und *prāṇāyāma*-Übungen praktizieren.
- Ziehen Sie sich von Zeit zu Zeit in die Abgeschiedenheit zurück und genießen Sie das Alleinsein.
- Zerstreutheit, Unruhe und Ablenkung des Geistes werden die Meditation einige Male unterbrechen. Lassen Sie sich davon nicht beunruhigen. Versuchen Sie geduldig, Ihren geistigen Zustand zu verändern. Nehmen Sie Ihren geistigen Zustand als Widerspiegelung von *ātmā* an.

Hindernisse für die Meditation sind Unregelmäßigkeit, Faulheit, ungezähmte Leidenschaft, schlechte Gesundheit, geistige Unruhe, Verwirrung und Zweifel, schlechte Gesellschaft, sich überessen, zu starke Empfindsamkeit, zu viele materielle Wünsche, Ärger, Depressionen, Hass, Furcht, Ungeduld, Eifersucht, materielle Verhaftung, Vorurteile, Ego, spiritueller Stolz und das Fehlen des Lehrers.

Wenn Sie wahrhaftig spüren, dass *ātmā* durch diese Hindernisse zu Ihnen kommt, um Sie beständig und zuversichtlich zu machen, dann sind dies keine Hindernisse mehr, sondern Segnungen. ER möchte Ihnen die Augen öffnen.

Wie soll man meditieren ?

Dhyāna kann man nicht lernen. Der Fluss von *dhyāna* (Meditation) kommt von selbst, d. h. er kommt von *ātmā*. Glauben Sie an *ātmā* und geben Sie sich *ātmā* hin. Verlassen Sie sich auf *ātmā*, denn ER führt Sie den richtigen Weg.

Man konzentriert sich auf das *sahasrāra cakra* (die Fontanelle) oder auf den Punkt in der Mitte zwischen den Augenbrauen und stellt sich ein Bild seines *iṣṭa devatā* (bevorzugte Gottheit) vor. Nun erlaubt man den göttlichen Gedanken, sanft zu fließen. Man sollte beständig an den Ort der Konzentration denken, den man gewählt hat, also an die Fontanelle oder die Stelle zwischen den Augenbrauen. Die Gedanken beginnen jetzt, sich zu jagen und sich mit den Sinnesobjekten zu beschäftigen. Man sollte sich davon nicht irritieren lassen, sondern fortfahren, tief zu atmen. So wird die Konzentrationsfähigkeit wieder gefestigt.

Genauso, wie sich Zucker in einer Tasse Tee auflöst, so wird sich der Geist in den göttlichen Gedanken, der göttlichen Gegenwart und der göttlichen Herrlichkeit auflösen. Allmählich erreicht man den gedankenfreien Zustand. Dies ist der höchste Zustand in der Meditation. Nur *ātmā* kann diesen Zustand gewähren.

Einige Übungen für die sākāra-Meditation

1. Stellen Sie ein Bild von Jesus oder von Ihrem *iṣṭa devatā* vor sich hin. Sitzen Sie in einer meditativen Stellung, die für Sie geeignet ist. Halten Sie die Wirbelsäule aufrecht. Konzentrieren Sie sich mit geöffneten Augen auf das Bild. Versuchen Sie, ununterbrochen und ohne zu blinzeln auf das Bild zu blicken, bis die Augen tränen. Anschließend konzentrieren Sie sich auf die einzelnen Teile des Bildes, vom Kopf bis zu den Füßen. Schließen Sie dann die Augen und stellen Sie sich das Bild bis in alle Einzelheiten vor. Stellen Sie sich den Gesichtsausdruck vor, die Kleidung, die besondere Erscheinung, interessante Begebenheiten aus dem Leben des Dargestellten, seine Lehren, seine Liebe und Freundlichkeit, seine Kraft usw. Diesen Vorgang können Sie einige Male wiederholen. Sie können dazu jedes Bild, das Sie mögen, verwenden.

2. Stellen Sie eine brennende Kerze im Abstand von ca. ein bis zwei Metern vor sich hin. Sitzen Sie in einer meditativen Stellung und blicken Sie ununterbrochen in die Kerzenflamme, bis die Augen tränen (s. Abb 164 auf Seite 135). Schließen Sie dann die Augen und stellen Sie sich die brennende Kerze vor. Denken Sie an die Größe der Flamme und an die Farbe der Kerze. Dann stellen Sie sich die Wirkung der Kerzenflamme vor, indem Sie denken, dass all Ihre Unreinheiten und schlechten Qualitäten im Feuer der Kerze verbrannt werden.

3. Stellen Sie eine schöne Rose oder irgendeine andere Blume vor sich hin. Sitzen Sie in einer

meditativen Stellung. Blicken Sie ununterbrochen ohne zu blinzeln auf die Blume, bis die Augen tränen. Schließen Sie dann die Augen und stellen Sie sich die Form, die Farbe, die Blütenblätter usw. der Blume vor. Versuchen Sie den Duft der Blume wahrzunehmen. Dann denken Sie, dass sich die Blume über Ihrem Kopf befindet und dass Sie diese Blume bei jedem Einatmen berühren.

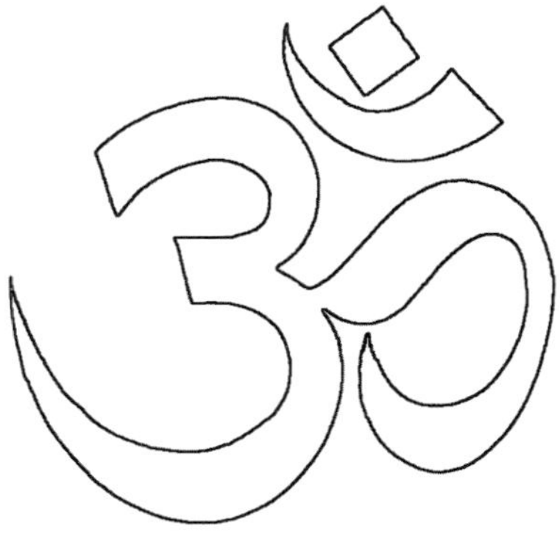

171

4. Stellen Sie ein Bild mit dem Sanskritzeichen der Silbe *oṁ* vor sich hin (Abb. 171). Blicken Sie ununterbrochen, ohne zu blinzeln, auf das Schriftzeichen, bis die Augen tränen. Schließen Sie dann die Augen und stellen Sie sich das Bild von *oṁ* vor. *Oṁ* ist ein Symbol Gottes. Das Wort *oṁ* besteht im Sanskrit aus den drei Buchstaben *a*, *u*, und *ṁ*. ›*A*‹ repräsentiert die physische, ›*u*‹ die mentale oder astrale und ›*ṁ*‹ die kausale Ebene. *Oṁ* repräsentiert alle drei Ebenen. *Oṁ* ist die Basis jedes Lebens, jedes Gedankens und aller Intelligenz. Alle Worte, alle Geräusche kommen von *oṁ*. Die Welt existiert im *oṁ* und löst sich wieder in *oṁ* auf.

Oṁ beseitigt alle Schmerzen und alle Leiden. *Oṁ* gibt Reinheit, Frieden, Glück, Wissen, Unsterblichkeit, Ewigkeit und Unendlichkeit.

Oṁ ist *sat, cit, ānanda* (ewiges zeitloses Sein, absolutes Bewusstsein, Glückseligkeit).

Meditieren Sie über *oṁ*. Denken Sie an die alles durchdringende Kraft von *oṁ*. Versenken Sie sich in *oṁ* und stellen Sie sich vor, dass Sie nicht mehr der Körper sind, sondern, dass Sie alldurchdringend, allseiend, allbewusst und allglückselig sind.

Wenn Sie Ihr Körperbewusstsein vergessen, werden Sie den ununterbrochenen Ton *oṁ* hören. Er ist unvergesslich, denn er ist innerlich und äußerlich wahrnehmbar, ob Sie meditieren oder nicht. Er wird Ihnen die Erinnerung an *ātmā* geben, denn ER sagt Ihnen, dass Sie IHN nicht vergessen können; IHN, der die Basis von allem ist.

Wenn Sie sich auf das Rauschen eines Flusses konzentrieren, werden Sie *oṁ* in diesem Rauschen hören. Wenn Sie sich auf den Gesang der Vögel konzentrieren, werden Sie *oṁ* im Gesang der Vögel hören. Jedes Geräusch, das Sie hören, ist eine Manifestation von *oṁ*.

Einige Übungen für die nirākāra-Meditation

Sitzen Sie in einer meditativen Stellung. Erinnern Sie sich an die Lehren von Jesus und an seine Anweisungen. Denken Sie immer stärker daran und versuchen Sie, die innere Bedeutung seiner Lehren in ihrer ganzen Tiefe zu erfassen.

Auf gleiche Weise können Sie über die Anweisungen von Lord *Krishna (Kṛṣna)* nachsinnen. Erinnern Sie sich an einige *ślokas* aus der *Bhagavadgītā*. Versuchen Sie, die wahre Bedeutung dieser *ślokas* zu verstehen.

Sie können auch Anweisungen oder Aussprüche der großen Meister oder Zitate aus den großen Schriften nach eigener Wahl aussuchen und tief über diese Zitate oder Anweisungen meditieren. Darin besteht die *nirākāra* Meditation (Meditation ohne Form). Sie können über Wasser, Feuer, Wind oder den Himmel meditieren, über ihre alles durchdringende Form, ihren Nutzen für das ganze Universum. Fühlen Sie, dass dies indirekte Kräfte Gottes sind, dass Gott hinter diesen Naturkräften existiert.

Erfahrungen in der Meditation

Wenn der Geiststoff (*citta*) vorwiegend auf das *ājñā-cakra* (verlängertes Mark) oder auf die Stelle zwischen den Augenbrauen konzentriert ist, erscheint ein sehr angenehmes blaues Licht vor den Augen. Es ist das *tanmātrische* Licht. Die Lichterscheinung jedes *tanmātra* (Sinnesobjekte, s. Seite 14) und den dazugehörigen *bhūtas* (grobstoffliche Elemente, s. Seite 14) hat im entsprechenden *cakra* eine besondere Farbe*. Die Farbe von *mūlādhāra* (Steißbeinzentrum) ist gelb oder braun, *svādhiṣṭhāna* (Kreuzbeinzentrum) ist orange oder weiß, *maṇipūra* (Nabelzentrum) ist rot, *anāhata* (Herzzentrum) ist violett oder rauchiges schwarz und *viśuddha* (Nackenzentrum) ist blau. Diese farbigen Lichterscheinungen haben jeweils eine besondere Form. Wenn der Meditierende diese Lichterscheinungen am Anfang in der Meditation wahrnimmt, wird er davon inspiriert.

Nach regelmäßiger und ernsthafter Meditation, wenn sich der Geist konzentriert hat, kann er den kosmischen Ton wahrnehmen. Er wird *anāhata śabda* (ununterbrochener Ton) genannt. Dieser Ton manifestiert sich in der Fontanelle und im Gehirn. Er wird also nicht durch das grobstoffliche Hörorgan wahrgenommen, sondern durch den inneren Gehörsinn. Er ist eine Manifestation von *brahman*. Am Anfang klingt dieser Ton wie das Summen einer Hummel, einer Biene oder einer Stechmücke. Nach einiger Zeit regelmäßiger Meditation erklingen Töne, die wie Kirchenglocken, Gongschlag, *oṁ* und Amen, Violine, Flöte, Harfe, Blasebalggeräusche oder Wellenrauschen klingen. Im fortgeschrittenen Stadium der Meditation kann der Meditierende ein Brausen vernehmen, das dem Herannahen eines Sturmes gleicht oder Löwengebrüll hören. Wenn er das Löwengebrüll ständig wahrnimmt, dann ist dies ein Anzeichen dafür, dass der Zustand des *samādhi* bevorsteht. All diese Wahrnehmungen sind Segnungen von *ātmā*.

Die Wahrnehmung des kosmischen Tons beseitigt alle körperlichen und geistigen Störungen. Er ist die beste Medizin für Menschen, die drogensüchtig, alkoholsüchtig und unruhig sind oder unter dem Einfluss von Hypnose stehen. Sie können ihren Geist kontrollieren, indem sie sich in den kosmischen Ton versenken. Es ist erstaunlich, dass sich dieser Ton verstärkt, wenn Probleme oder Schwierigkeiten auftauchen. *Ātmā* macht auf diese Weise Mut, die Probleme zu überwinden.

Während der tiefen Meditation kann man den *prāṇischen* Strom im ganzen Körper fühlen. Manchmal zeigt er sich wie ein Pendel, manchmal wie eine Wiege, wie der Wechsel von Licht und Schatten, wie die Bewegung einer Bohrmaschine, wie ein sanfter Stoß, wie eine elektrisierende Empfindung im Körper, wie Gänsehaut, wie ein Blitzschlag, wie Treiben im luftleeren Raum und wie das Gefühl zu schweben.

Manchmal erscheinen in der Meditation Bilder von heiligen Menschen, von *Yogīs*, von religiösen Menschen, von Bergen oder von Landschaften. All dies sind Widerspiegelungen von *ātmā*. Was ist ER nicht ? Wo ist ER nicht ?

Normalerweise atmet der Mensch 16 mal in der Minute ein und aus. Wenn sich der Geist in der Meditation konzentriert, verlangsamt sich die Atmung allmählich. In tiefer Meditation strömt überhaupt kein Atem mehr durch die Nasenlöcher.

Wenn der Geist in der Meditation stetig geworden ist, sind die Augen auch völlig ruhig und blinzeln nicht mehr.

Bis zu einem bestimmten Bewusstseinszustand bleiben Licht (*jyotis*), Ton (*dhvani*) und Schwingung (*spandana*) wahrnehmbar, aber wenn ein *Yogī* in den Zustand des *samādhi* eingeht, nimmt er Licht, Ton und Schwingung nicht mehr wahr. Er hat sich mit dem reinen Bewusstsein vereint, das jenseits aller Ausdrucksmöglichkeiten liegt. Licht, Ton und Schwingung sind Kräfte *ātmās*. Die Kräfte können den Halter der Kräfte nicht enthüllen. *Śaktiman* (der Krafthalter) kann sich nur selbst offenbaren. Dies ist SEIN größter Segen.

Wirkung und Ziel der Meditation

Meditation ist ein Heilmittel, durch das körperliche und geistige Ermüdung beseitigt wird. Die göttliche Schwingung der Meditation durchdringt alle Zellen, Nerven, Gewebe, Muskeln, Venen, Arterien und heilt alle Krankheiten. Die spirituelle Energie fließt wie ein Strom vom Kopf bis zu den Füßen. Eine bemerkenswerte Übereinstimmung und Harmonie wird in allen Körpersystemen hergestellt. Das Nervensystem, das Atmungssystem, das Kreislaufsystem, das Verdauungssystem, das innere und das äußere Drüsensystem, die Fortpflanzungsorgane und der Knochenbau werden angeregt und in göttlicher Energie gebadet. Neue

* Es gibt verschiedene Auffassungen über die Farben der *cakren*. Dieses Buch folgt den Farben aus der Edelsteintherapie und gemäß der Yogaschrift: *Gheraṇḍa-Saṁhitā*.

Zellen und Kanäle bilden sich, und verbrauchte Zellen werden regeneriert. Das Herz kann sich während der Meditation ausruhen.

Wie man für den Körper Nahrung braucht, so braucht man auch Nahrung für den Geist. Meditation gibt dem Geist täglich Nahrung. Der göttliche Schöpfer, der alle Dinge bewirkt, ernährt den Geist durch die Meditation und sorgt durch die Meditation dafür, dass der ganze psychische Mechanismus harmonisch arbeitet.

Meditation ist das einzige Mittel, um einen ausgewogenen Geisteszustand und Urteils- sowie Entscheidungskraft zu erreichen. Sie stärkt das Gedächtnis und die Willenskraft. Sie gibt ewigen Segen, Einheit, Frieden, Reinheit, Vollendung, Freude, Glück, Zufriedenheit, Geduld, Liebe, Sympathie, Zuneigung, Zusammenarbeit, Freundschaft, Vergebung, Harmonie, Barmherzigkeit, Freundlichkeit und Unsterblichkeit. *Dhyāna* schenkt die Vision der Einheit mit *ātmā* und gewährt Selbstverwirklichung.

Dhyāna ist notwendig, um Illusion und Täuschung zu überwinden. *Dhyāna* befreit einen Menschen von allen Täuschungen, von Stolz, Verhaftung, Wollust, Gier, Leidenschaft, Ärger, Eifersucht, Zweifel, Verwirrung, Selbstsucht, Emotionen, Schmerzen, Leiden, Sorgen, Ängsten, von Furcht, Depressionen und geistigen Qualen.

Viele Dinge, die man durch die begrenzten Sinnesorgane nicht wahrnehmen kann, existieren in nächster Umgebung. Wenn sich das Wissensauge öffnet, sind diese Dinge nicht mehr unsichtbar. Die Meditation nimmt den Mantel der Dunkelheit hinweg und enthüllt die verborgenen Dinge.

Wenn der Geist durch die Meditation ernährt wird, ist es möglich, den Geist anderer Menschen zu kennen. Denn im fortgeschrittenen Zustand der Meditation erreicht man die Macht, den kosmischen Geist zu durchdringen, welcher allwissend, allgegenwärtig und allmächtig ist. Der kosmische Geist ist SEIN Geist. Er existiert im Geist aller Menschen. Daher ist es möglich, den Geist der anderen Menschen zu kennen, wenn man mit IHM vereint ist.

Geistige Vorgänge können direkt durch die Meditation verstanden werden. Meditation ist die einzige Methode, um Vergangenheit, Gegenwart, Zukunft und vergangene Inkarnationen zu kennen. Das Wissen über alle vergangenen Inkarnationen ist im Unterbewusstsein verborgen. Nur durch die Meditation kann man das Unterbewusstsein trainieren sowie reinigen und es zum Überbewusstsein entwickeln. Meditation ist nichts anderes als Einheit mit Gott. ER ist in der Vergangenheit, in der Gegenwart und in der Zukunft.

Meditation entwickelt das intuitive Telefonsystem, wodurch man alle Arten von göttlichen Botschaften, Voraussicht, Voraushören, Gedankenlesen und viele andere psychische Qualitäten erhält. Jede Zelle und jeder Winkel des Geistes wird mit göttlicher Schwingung aufgeladen. Auf jedem Schritt wird man von der Seele (*ātmā*) geführt. ER bereitet das menschliche Bewusstsein darauf vor, dass es sich zum höheren und feineren Bewusstsein entwickeln kann.

Ohne das scharfe Schwert von *dhyāna* ist es nicht möglich, den Faden der Ichverhaftung zu zerschneiden sowie das Rad von Tod und Geburt zu zerbrechen.

Meditation verstärkt die *sattvischen* Qualitäten. Durch Meditation wird die ganze weltliche Natur zur göttlichen Natur.

Ein Mensch, der jeden Tag meditiert, besitzt eine magnetische und charmante Persönlichkeit. Seine Stimme klingt süß, seine Augen leuchten, seine Rede ist machtvoll, sein Gesicht strahlt, sein Körper ist gesund, sein Benehmen gut, und sein Geist ist zur Mitwirkung an der göttlichen Natur bereit. Jeder, der Kontakt mit ihm aufnimmt, wird bezaubert sein und von seiner Rede, seinem Benehmen und von seiner Göttlichkeit angeregt werden. Er ist immer friedlich, freudvoll und glücklich. Er ist frei von Unehrlichkeit, Eifersucht, Gier, Ärger, Leidenschaft und Grausamkeit.

Wer täglich meditiert, erlebt Freuden, die tausendmal größer und intensiver sind als alle sinnlichen Vergnügungen.

Wenn ein Schüler über seinen *guru* (hier: spiritueller Lehrer) meditiert, dann erhält er von ihm einen ungeheuer machtvollen magnetischen Strom. Die göttliche Elektrizität fließt direkt vom *guru* zum Schüler. Ein wahrer Lehrer fühlt auch den Strom der Gebete oder der Bitten, welche die Schüler haben. Positives Licht und andere Wahrnehmungen erscheinen dem Lehrer aufgrund dieser Gebete. Der *guru* und die Schüler sind in *ātmā*, und *ātmā* ist im *guru* und in den Schülern. Daher sind diese Wahrnehmungen möglich.

Meditation ist der hohe Weg, der den Meditierenden direkt zum göttlichen Bewusstsein führt. Nur durch Meditation öffnen sich alle Türen des Bewusstseins. Nur Meditation führt vom normalen Bewusstsein zum Überbewusstsein und von dort zum kosmischen Bewusstsein. Das kosmische Bewusstsein ist reines Bewusstsein. Ohne Meditation ist kein spiritueller Fortschritt möglich. Jede Handlung ist Meditation und Meditation ist jede Handlung.

Kuṇḍalinī śakti (s. Seite 149) wird durch die Meditation erweckt und durchdringt der Reihe nach die Zentren der Wirbelsäule, wodurch sich die Türen der verschiedenen Bewusstseinszentren öffnen. Der *Yogī* erhält die Meisterschaft über das jeweilige Zentrum und das damit verbundene materielle und psychische Wissen. Wenn *kuṇḍalinī śakti pṛthivītattva* (das Erdelement) im Steißbeinzentrum durchdringt, dann erreicht der *Yogī* die Meisterschaft über das Element Erde. Wenn sie *āpātattva* (das Wasserelement) im Kreuzbeinzentrum durchdringt, erreicht er die Meisterschaft über das Element Wasser; beim Durchdringen von *agnitattva* (dem Feuerelement) im Nabelzentrum die Meisterschaft über das Element Feuer; beim Durchdringen von *vāyutattva* (dem Luftelement) im Herzzentrum die Meisterschaft über das Element Luft und beim Durchdringen von *ākāśātattva* (dem Ätherelement) im Nackenzentrum die Meisterschaft über das Element Äther. Die Durchdringung des *ājñā cakra* (verlängertes Mark) führt zum Bewusstsein der Identität mit *ātmā* (der individuellen göttlichen Seele). Das Gefühl der Dualität bleibt aber noch erhalten. Wenn *sahasrāra cakra* (Fontanelle) durchdrungen wird, dann ist das Bewusstsein der Identität mit *puruṣa* oder *brahman* erreicht. ER ist der Meister von allem, ER zeigt den Weg zur Meisterschaft.Wenn man die Meisterschaft über Materie, Energie und die Elemente erreicht, dann erhält man übernatürliche Kräfte. Die Yogaschriften berichten von acht übernatürlichen Kräften, die im Kapitel über *vibhūti* (s. Seite 179 ff.) erläutert werden.

Allmählich schwindet die Hülle der Unwissenheit durch die Meditation. Der *Yogī* kann die Wahrheit erfahren, und er kann seine wahre Natur erleben.Wer seine wahre Natur erkannt hat, wird frei von Geburt und Tod. Er erreicht die Erlösung und wird übermenschlich. Er hat die höchste Stufe erreicht, wenn er das göttliche Königreich betritt.

Das allerwichtigste Ziel von *dhyāna* ist nicht der Erwerb von irgendwelchen Fähigkeiten, sondern, dass wir während der Meditation unser dankbares Herz Gott darbringen. ER gibt uns alles, was wir zum Leben brauchen. Das einzige was ER von uns erhalten möchte, ist unser dankbares Herz.

4. *Samādhi* (Trance des Erkennens oder Erleuchtung)

Samādhi ist die achte und letzte Stufe des *Aṣṭāṅga-Yoga*. *Rishi* (*ṛṣi*) *Patañjali* schreibt in den *Yogasūtren*, Teil 3, *sūtra* 3:

tad eva arthamātra-nirbhāsaṁ svarūpa-śūnyam iva samādhiḥ ।

Tad eva bedeutet ›das Gleiche‹, *arthamātra* bedeutet ›nur der Gegenstand selbst ist es‹, *nirbhāsaṁ* bedeutet ›leuchtend oder scheinend‹, *svarūpa* bedeutet ›seine eigene Form‹, *śūnyam* bedeutet ›leer von‹, *iva* bedeutet ›wie, als ob‹ und *samādhi* bedeutet ›Trance des Erkennens‹ oder ›Erleuchtung‹.

Dieser *sūtra* beantwortet die Frage: Was ist *samādhi* ? Der ganze *sūtra* bedeutet: ›*samādhi* (Trance des Erkennens) wird die Meditation genannt, bei der im Bewusstsein nur der Gegenstand der Meditation besteht und das Bewusstsein seiner eigenen Form entleert zu sein scheint.‹

Samādhi ist also der Zustand, in dem nur das Bewusstsein der Seele existiert und keine anderen Dinge übrig bleiben.

Die *Dattātreya Saṁhitā* (eine Yogaschrift) beschreibt diesen Zustand wie folgt: ›Die Ausgewogenheit oder das Gleichgewicht von individueller und allumfassender göttlicher Seele ist *samādhi*.‹

Yogī Gorakṣanātha sagte: ›Die Einheit von individueller und allumfassender Seele ist *samādhi.*‹

Samādhi wird der Zustand genannt, in dem die individuelle göttlichen Seele völlig in der allumfassenden göttlichen Seele aufgeht.

Nach *Rishi* (*ṛṣi*) *Patañjali* gibt es zwei verschiedene Arten von *samādhi: sabīja samādhi* und *nirbīja samādhi.*

Sabīja samādhi: sa bedeutet ›mit‹, *bīja* bedeutet ›Keim, Samen‹. *Sabīja samādhi* bedeutet somit ›keimhafter *samādhi*‹, der Samen des *karma* bleibt bestehen. *Sabīja samādhi* wird auch *savikalpa samādhi* genannt. *Vikalpa* bedeutet ›Verschiedenheit, Unterscheidung‹. *Savikalpa samādhi* bedeutet demnach ›*samādhi* mit Unterscheidung‹.

Nirbīja samādhi: nir bedeutet ›ohne‹. *Nirbīja samādhi* ist somit der ›keimlose *samādhi*‹, der Samen des *karma* wird verbrannt. *Nirbīja samādhi* wird auch *nirvikalpa samādhi* genannt. *Nirvikalpa samādhi* bedeutet ›*samādhi* ohne Unterscheidung‹.

Nachfolgend werden nur noch die Begriffe *savikalpa* und *nirvikalpa samādhi* verwendet.

Im *savikalpa samādhi* ist der Geist zwar auf die Seele gerichtet, aber der *Yogī* erlebt noch einen Unterschied zwischen individueller und allumfassender göttlicher Seele. Die Vorstellung der Dualität bleibt bestehen, nämlich die Vorstellung, dass es den Wissenden und das Wissen gibt. Im *nirvikalpa samādhi* ist jede Trennung aufgehoben. Es ist ein Zustand, den man nur erleben, aber nicht beschreiben kann.

Wenn sich der Geist auf *puruṣa* oder Gott richtet und die Vorstellung von Wissendem, Wissen und Objekt des Wissens erhalten bleibt, dann wird dies *savikalpa samādhi* genannt.

Wenn der Geist auf *puruṣa* oder Gott gerichtet ist ohne die Vorstellung, dass es den Wissenden, das Wissen und das Objekt des Wissens gibt, ohne Erkenntnis von Subjekt oder Objekt, dann wird dieser Zustand *nirvikalpa samādhi* genannt.

Im *savikalpa samādhi* bleiben die Neigungen von Geist und Gemüt (*citta-vṛitti*) und die Instinkte bestehen. All dies wird im *nirvikalpa amādhi* verbrannt. Der *Yogī* erreicht die Befreiung im Zustand des *savikalpa samādhi* noch nicht, sondern erst, nachdem er den Zustand des *nirvikalpa samādhi* erfahren hat.

Im *nirvikalpa samādhi* hat sich das Sinnesbewusstsein von der Welt der Sinnesobjekte zurückgezogen. Das an die Sinnesobjekte gebundene Sinnesbewusstsein, aber auch die Intelligenz sind in ihrer Tätigkeit während des Zustandes von *nirvikalpa samādhi* vollständig unterbrochen. Dieses Stadium ist frei von Schmerzen und von Leiden, der *Yogī* genießt nur höchste Freude. Kein Eindruck von Dualität kann im Geist bestehen bleiben, während er sich im Zustand des *nirvikalpa samādhi* befindet. Ein *Yogī* erfährt Universalität und ewiges Leben. Wie der Same im Baum und der Baum im Samen ist, so ist Gott im ganzen Universum und das ganze Universum in Gott. Raum und Zeit haben aufgehört zu existieren. Frei von Ichbewusstsein existiert nur noch die Einheit. Der *Yogī* ist mit dem allumfassenden göttlichen Bewusstsein vereint. Dieser Zustand kann durch den Segen *ātmās* erreicht werden. Dieser Zustand befindet sich jenseits aller Grenzen und Trennungen. Er ist unendlich. Er ist die Erfahrung des Seins und des reinen Bewusstseins.

In diesem Zustand wird die letzte Wahrheit und das Absolute erlebt. Diese Erfahrung können Menschen machen, die regelmäßig meditieren und ein reines Herz besitzen. Diese Erfahrung ist überbewusst oder transzendental, man kann sie nicht durch das Lesen von Büchern erreichen. Diese außergewöhnliche Erfahrung kommt von der Erkenntnis, die man durch das spirituelle Auge oder das Auge der Intuition gewinnt. Dieses Auge kann geöffnet werden, wenn die Sinne, der Geist und der Intellekt aufgehört haben zu arbeiten und sich in *ātmā* aufgelöst haben.

In diesem Zustand gibt es weder Geräusche, noch die Empfindung der Berührung, noch Formen. Es ist eine Erfahrung von Einheit. Ein *Yogī* wird allwissend, allgegenwärtig und allmächtig. Er kennt das Mysterium der Schöpfung, er erhält Unsterblichkeit und den ewigen Segen, der die Natur *ātmās* ist.

Wenn ein *Yogī* aus dem Zustand des *nirvikalpa samādhi* zurückkommt, bringt er intuitives göttliches Wissen mit. Dieses Wissen und diese Botschaften sind für andere sehr anregend. Aber diese Erfahrung, die er im *nirvikalpa samādhi* erhält, kann er nicht ausdrücken, er kann sie anderen nicht verständlich machen. Sie befindet sich jenseits jeder Beschreibung, jenseits jeden Ausdrucks, jenseits der Sprache. Denn die Kräfte können den Halter der Kräfte nicht ausdrücken.

Wenn sich ein *Yogī* im Zustand des *nirvikalpa samādhi* befindet, dann sieht er nichts, er hört nichts, er riecht nichts, er schmeckt nichts und er fühlt nichts. Er besitzt kein Körperbewusstsein mehr und besteht nur aus göttlichem Bewusstsein. Nur soviel kann man sagen: Am Ende der langen, anstrengenden Reise erreicht der *Yogī* sein Ziel in diesem glücklichen Heim des ewigen Friedens. Das ist *Yoga*, er war schon immer da und er besteht auch jetzt. Ein *Yogī* erkennt dies nur im Zustand des *nirvikalpa samādhi.*

Verschiedene Zustände von samādhi

Gemäß *Gheraṇḍa-Saṁhitā* gibt es sechs verschiedene Arten von *samādhis:*

dhyāna-yoga samādhi
nāda-yoga samādhi
rasānanda-yoga samādhi
laya-siddhi-yoga samādhi
bhakti-yoga samādhi
rāja-yoga samādhi

Alle oben erwähnten sechs *samādhi*-Zustände werden auch *Haṭha-Yoga samādhis* genannt. Diese *samādhis* sind nicht der höchste Zustand von *samādhi.* Sie können einem die Befreiung nicht geben. Diese *samādhis* sind Vorbereitungen für den Zustand des *nirvikalpa samādhi.*

Dhyāna-yoga samādhi bedeutet: ›*samādhi* durch die Vereinigung mit der allumfassenden göttlichen Seele‹.

Sitzen Sie in einer meditativen Stellung, halten Sie die Wirbelsäule aufrecht und üben Sie *Śāmbhavīmudrā* (s. Seite 123 f.). Konzentrieren Sie sich vom *ājñā cakra* aus auf den Punkt in der Mitte zwischen den Augenbrauen, der fein ist wie eine Nadelspitze, und fühlen Sie die Existenz des blauen Himmels im *ājñā cakra.* Versuchen Sie dann zu erleben, dass sich der Himmel in der Seele auflöst. Ein *Yogī* erlebt unglaubliche Freude und tritt in den Zustand des *samādhi* ein. Dieser Zustand wird *dhyāna-yoga samādhi* genannt.

Nāda-yoga samādhi bedeutet: ›*samādhi* durch die Verbindung mit dem ununterbrochenen kosmischen Ton *nāda*‹.

Sitzen Sie in einer meditativen Stellung und üben Sie *Bhrāmarī kumbhaka* (s. Seite 160 f.). Atmen Sie sehr langsam ein, ohne dabei ein Geräusch zu verursachen. Sie werden einen Ton vernehmen, der dem Brummen einer Hummel gleicht. Konzentrieren Sie sich jetzt hundertprozentig auf diesen Ton. Wenn der Geist vollkommen in diesem Ton aufgegangen ist und dabei fühlt ›ich bin ER‹, dann tritt der Zustand des *samādhi* ein. Dieser Zustand wird *nāda-yoga samādhi* genannt.

Rasānanda-yoga samādhi bedeutet: ›*samādhi* durch Glückseligkeit im Geschmack (*rasa*)‹.

Üben Sie *Khecarīmudrā* (s. Seite 119 f.). Rollen Sie die Zunge nach oben, so dass die Unterseite der Zungenspitze den Gaumen berührt. Allmählich wird sich der Zustand des *samādhi* einstellen. Dieser Zustand wird *rasānanda-yoga samādhi* genannt.

Laya-siddhi-yoga samādhi bedeutet: ›*samādhi* durch Erfolg (*siddhi*) durch Auflösung (*laya*)‹.

Üben Sie *Yogamudrā* (s. Seite 128). Stellen Sie sich *Śiva* oder *puruṣa* im *sahasrāra cakra* vor. Mit jedem Einatmen spüren Sie, dass *kuṇḍalinī śakti* aufsteigt und sich mit *puruṣa* vereinigt. Fühlen Sie die spirituelle Vereinigung von *Śakti* und *puruṣa.* Allmählich werden Sie die Einheit mit *puruṣa* erleben und sich in *puruṣa* auflösen. Das wird *laya-siddhi-yoga samādhi* genannt.

Bhakti-yoga samādhi bedeutet: ›*samādhi* durch hingebungsvolle Liebe (*bhakti*)‹.

Sitzen Sie in einer meditativen Stellung und konzentrieren Sie sich auf das *anāhata cakra* (Herzzentrum). Fühlen Sie die lebendige Gegenwart Ihres *iṣṭa devatā* (bevorzugte Gottheit). Lieben Sie diese Form Gottes, stellen Sie sich ihr Leben vor, sinnen Sie über ihre Lehren nach und denken Sie an ihre Liebe und Freundlichkeit. Sie werden Freudentränen vergießen und in den Zustand des *samādhi* eintreten. Dieser Zustand wird *bhakti-yoga samādhi* genannt. Er ähnelt dem Zustand des *bhāva samādhi. Bhāva* bezeichnet eine Einstellung oder ein Gefühl und den höchsten Grad von *bhakti. Bhāva samādhi* wurde von *Śivānanda* als höchster *samādhi* des *Bhakti-Yoga* bezeichnet (*Svāmi Śivānandaji* ist ein bekannter Heiliger, der etwa bis zur Mitte dieses Jahrhunderts lebte).

Rāja-yoga samādhi bedeutet: ›samādhi durch den königlichen *Yoga.*‹

Sitzen Sie in einer meditativen Stellung. Üben Sie *mūrcchā prāṇāyāma* (s. Seite 161). Alle Ablenkungen und alle materielle Verhaftung verschwindet durch dieses *prāṇāyāma.* Konzentrieren Sie sich dann auf das *sahasrāra cakra* oder auf das *ājñā cakra.* Vergessen Sie Ihr Körperbewusstsein und fühlen Sie, dass Sie im göttlichen Bewusstsein aufgehen. Außer dem göttlichen Bewusstsein existiert nichts anderes mehr. Allmählich führt Sie das göttliche Bewusstsein zum Zustand des *samādhi.* Dieser Zustand wird *rāja-yoga samādhi* genannt.

Hiermit enden die Ausführungen über *Aṣṭāṅga-Yoga*, dem achtstufigen Weg nach *Rishi (ṛṣi) Patañjali.* Es werden nun weitere Erfahrungen beschrieben, welche nach dem Erreichen von *samādhi* gemacht werden können.

5. *Saṁyama* (Zusammenarbeit von *dhāraṇā*, *dhyāna* und *samādhi*)

Rishi (*ṛṣi*) *Patañjali* schreibt in den *Yogasūtren*, Teil 3, *sūtra* 4: *trayam ekatra saṁyamaḥ* |

trayam bedeutet ›die drei‹ (gemeint sind hier *dhāraṇā, dhyāna* und *samādhi),*
ekatra bedeutet ›zusammen‹,
saṁyama bedeutet ›eine bestimmte Methode‹.

Der *sūtra* gibt Antwort auf die Frage: Was ist *saṁyama*? Der ganze *sūtra* bedeutet: ›Wenn die drei (nämlich *dhāraṇā, dhyāna* und *samādhi)* zusammenarbeiten, dann heißt das *saṁyama*‹.

Yama, niyama, āsana, prāṇāyāma und *pratyāhāra* sind äußere Wege, *dhāraṇā, dhyāna* und *samādhi* sind innere Wege.

Am Anfang ist es schwierig, die Aufmerksamkeit auf einen Punkt zu fixieren, tief in die Meditation einzutauchen und das Ergebnis der Meditation, nämlich *samādhi* zu erfahren. Aber im fortgeschrittenen Stadium sind diese drei untrennbar. Ohne *dhāraṇā* gibt es kein *dhyāna* und ohne *dhyāna* kein *samādhi. Dhyāna* folgt *dhāraṇā* und *samādhi* folgt *dhyāna.*

Wer *saṁyama* meistert, erhält *prajñā* oder Licht des intuitiven Wissens. Er bekommt die direkte Wahrnehmung der Wahrheit über die Objekte. Je mehr sich der Zustand des *saṁyama* festigt und vertieft, desto deutlicher werden *prajñā* und *samādhi.* Das Wissen oder *prajñā,* das von *samādhi* kommt, ist das wahre Wissen.Wenn der *Yogī* durch regelmäßiges Üben im *Yoga* weiterkommt, dann erhält er gleichzeitig auch *prajñā* oder Wissen.

Sieben Stufen von prajñā oder dem Wissen

In der *Yogavasiṣṭha* (Spirituelle Schrift Indiens, enthält Gespräche zwischen dem Prinzen *Rāma* und dem *Rishi* (*ṛṣi*) *Vasiṣṭha*) steht geschrieben: Die erste Stufe von *prajñā* ist *śubheccha,* die zweite *vicaraṇā,* die dritte *tanumānasā,* die vierte *sattvāpatti,* die fünfte *asaṁśaktikā,* die sechste *parārthabhāvinī* und die siebte *tūryaga.*

Śubheccha: Wenn der Wunsch nach Befreiung im Geist auftaucht, zusammen mit Gewissen und Freiheit von Leidenschaft, dann wird dieses Stadium *śubheccha* genannt. Nur *ātmā* kann diesen Zustand herbeiführen.

Vicaraṇā: Wenn die Urteilskraft kommt, nachdem der *Yogī* gut zugehört, tief über eine Sache nachgedacht hat und er auf jedem Schritt den Gedanken an Gott in sich trägt, dann hat er den Zustand von *vicaraṇā* erreicht.

Tanumānasā: Wenn der *Yogī* alle materiellen Wünsche loslässt, sich zu Gottes Füßen in der Meditation hingibt, und das Bewusstsein des Körpers sowie des Geistes nicht mehr vorhanden ist, dann hat er den Zustand von *tanumānasā* erreicht.

Sattvāpatti: Wenn der *Yogī* frei von allen Wünschen ist und nur noch die Existenz der wahren Natur erlebt, wenn er nur noch spürt, dass nichts ohne *ātmā* existiert, dann hat er den Zustand von *sattvāpatti* erreicht.

Asaṁśaktikā: Wenn der *Yogī* frei ist von der Wahrnehmung der Dualität und fühlt ›ich bin ER‹ dann hat er den Zustand von *asaṁśaktikā* erreicht.

Parārthabhāvinī: Wenn sich der Geiststoff vollständig und ohne einen zweiten Gedanken in brahman aufgelöst hat, dann hat der *Yogī* den Zustand von *parārthabhāvinī* erreicht.

Tūryaga: Wenn weder willkürlich noch unwillkürlich Unruhe im Geist besteht, dann befindet sich der *Yogī* immer im Gottesbewusstsein. Dieser Zustand heißt *tūryaga.*

Vasiṣṭhadeva, ein *Rishi* (*ṛṣi*) des Altertums, hat die sieben Stadien von *prajñā* (Wissen), der Qualität des *sādhana* entsprechend, beschrieben. Seiner Beschreibung gemäß werden die *prajñās* in vier weitere Wissensarten (*prakṛṣṭarūpe jñāna*) eingeteilt und ausgedrückt. Diese können, nachdem die sieben Stadien erreicht wurden, erfahren werden.

1. *Ātmājñāna* (Wissen über die individuelle göttliche Seele)
2. *Prakṛtijñāna* (Wissen über die Natur)
3. *Paramātmā-* oder *puruṣajñāna* (Wissen über *puruṣa* oder die allumfassende göttliche Seele).
4. *Brahmajñāna* (Wissen über die allumfassende göttliche Seele; dem einen, unteilbaren *brahman).*

Diese vier Arten von *prakṛṣṭarūpe jñāna,* dem Wissen, heißen *tattvajñāna. Tattva** bedeutet ›Element‹ oder ›Körper‹, und *jñāna* bedeutet ›Wissen‹. *Tattvajñāna* ist die fundamentale Wahrheit oder das göttliche Wissen.

Paramātmā oder die allumfassende göttliche Seele ist der Ursprung all diesen Wissens bzw. dieser Weisheit. Es handelt sich sowohl um spirituelles als auch um materielles Wissen.

Durch *ātmājñāna* (Wissen über die individuelle göttliche Seele) kann *ātmātattva* bestimmt werden. Das Thema von *ātmātattva* ist die Seele, die sich durch die Hülle eines grobstofflichen Körpers (*sthūla śarīra*) ausdrückt.

* Die eigentliche Bedeutung von *tattva* läßt sich nicht durch ein englisches oder deutsches Wort wiedergeben. Es bedeutet ›Element‹; umfasst aber sowohl grobstoffliche als auch feinstoffliche Elemente. Z. B. sind Erde, Wasser, Feuer, Luft, Äther, individuelle göttliche Seele (*ātmā*) und allumfassende göttliche Seele (*paramātmā*) alles *tattvas.*

Durch *prakṛtijñāna* (Wissen über die Natur) kann *vidyātattva* (reines Wissen) bestimmt werden. Das Thema von *vidyātattva* ist die Seele, die sich durch die Hülle eines astralen Körpers (*liṅga śarīra*) ausdrückt.

Durch *paramātmājñāna* (Wissen über die allumfassende göttliche Seele) kann *paramātmātattva* bestimmt werden. Das Thema von *paramātmātattva* ist die Seele, die sich durch die Hülle eines kausalen Körpers (*karaṇa śarīra*) ausdrückt.

Durch *brahmajñāna* (Wissen über die allumfassende göttliche Seele oder das Eine, Unteilbare) kann *brahmatattva* bestimmt werden. Das Thema von *brahmatattva* ist die Seele, die ohne Hülle existiert.

Ātmātattva: Das Wissen über *sthūla śarīra* (grobstofflicher Körper, s. Seite 14 und Abb. A5, Seite 256), der aus 24 Elementen besteht, heißt *ātmātattva. Ātmā* (die individuelle göttliche Seele) drückt sich durch *tattva* (den Körper) aus. *Ātmātattva* ist das Wissen über den Körper von Kopf bis Fuß. Dieser Körper besteht aus Eizelle, Samen, Blut, den fünf grobstofflichen Elementen (*bhūtas*), den körperlichen Funktionen, dem Ergebnis dieser Funktionen, den Tugenden des Körpers und seinen verschiedenen Entwicklungsstadien wie Kindheit, Knaben- bzw. Mädchenalter, Jugend, mittleres Lebensalter und Alter. Dazu gehören seine Krankheiten und die Ursache seiner Leiden und Schmerzen, also alles, was zwischen Geburt und Tod geschieht. Das Wissen über die *nāḍīs* und über die *cakren* in der Wirbelsäule (s. Seite 144 ff.) ist in *ātmātattva* mit eingeschlossen.

Vidyātattva, das reine Wissen oder die Weisheit, kann man durch *śaktitattva* bekommen.

Śakti bedeutet Kraft oder Wissen. Nach der Yogaphilosophie unterscheiden sich Kraft und Wissen nicht voneinander. *Śakti* ist ein Aspekt der göttlichen Mutter. Die kraftvolle Mutter Natur existiert in diesem grobstofflichen Körper. Sie rettet und befreit den *jīva.* Wer sie erweckt, erhält Wissen über sie. Dieses Wissen wird *śaktitattva* genannt.

Wie man durch das Studium von *ātmātattva* alles über *sthūla śarīra* (den grobstofflichen Körper) erfahren kann, so kann man durch das Studium von *vidyātattva* alles über *liṅga śarīra* (den feinstofflichen Körper oder Astralkörper, s. Abb. A5, Seite 256) erfahren. Der feinstoffliche Körper besteht aus 19 Elementen, nämlich den fünf Wissensorganen, den fünf Handlungsorganen, den fünf Sinnesobjekten (s. Seite 14), *citta* (psychisches Herz), *manas* (Sinnesbewusstsein oder Geist), *buddhi* (Intelligenz) und *ahaṁkāra* (Ichbewusstsein). Ohne die Seele (*ātmā*) kann weder dieser feinstoffliche noch irgendein anderer Körper existieren. *Vidyātattva* schließt auch das Wissen über *kuṇḍalinī śakti* (s. Seite 149) mit ein. Diese *Śakti* ist die Ursache des grobstofflichen sowie des feinstofflichen Körpers und die Ursache aller Qualitäten und Handlungen des *jīvātmā*. Im *jīva* (Menschen) existiert *Śakti* als *kuṇḍalinī śakti*. Sie drückt sich durch *kriyāśakti* (die Handlungskraft), durch *icchaśakti* (die Willenskraft) und durch *jñānaśakti* (die Kraft des Wissens) aus.

Kriyāśakti, die Handlungskraft, ist eine eine göttliche Kraft (*brahmaśakti*). Sie befindet sich im *mūlādhāra cakra* (Steißbeinzentrum, s. Seite 144 f.) und erschafft die Erde durch *raja guṇa*.

Icchaśakti, die Willenskraft, ist ebenfalls eine göttliche Kraft (*brahmaśakti*). Sie befindet sich im *svādhiṣṭhāna cakra* (Kreuzbeinzentrum, s. Seite 144 f.) und erhält dieses Universum.

Jñānaśakti, die Kraft des Wissens, ist ebenfalls eine göttliche Kraft (*brahmaśakti*). Sie befindet sich im *maṇipūra cakra* (Nabelzentrum, s. Seite 144 f.) und befreit den *jīvātmā* durch das Wissen vom Ozean des *saṁsāra* (dem Kreislauf der weltlichen Existenz, d. h. dem Kreislauf von Tod und Wiedergeburt).

Śakti drückt sich durch *vidyā* (reines Wissen) aus. Gleichzeitig ist sie die Hülle des Wissens als Schöpferin von *māyā* oder der Illusion. Sie drückt sich als *avidyā* (Unwissenheit) aus, und sie gewährt die Erlösung als *kuṇḍalinī śakti*. Das Studium des *vidyātattva* kann der Suchende durch *saṁyama* mit Hilfe *von ātmā* vollenden.

Paramātmātattva: Der Ort von *paramātmā* befindet sich im tausendblättrigen Lotos des *sahasrāra cakra* in der Fontanelle. ER existiert in SEINER Schöpfung, die dem Einfluss von *māyā* oder der Täuschung unterworfen ist. Wenn ER *avidyā* (der Unwissenheit) unterworfen ist, dann wird ER *jīva* (Verkörperung) genannt. ER wird dann zunächst zu *karaṇa śarīra* (dem Kausalkörper, s. Abb. A5, Seite 256). *Karaṇa śarīra* besteht aus 9 Elementen, nämlich aus *citta, buddhi, manas, ahaṁkāra* und den fünf ursprünglichen Elektrizitäten (*jñānendriyas,* s. Seite 14). Alle diese Elemente gehen aus *citta* (dem Geiststoff) hervor. Aus den fünf Elektrizitäten gehen die übrigen 10 Elemente des astralen Körpers hervor. *Karaṇa śarīra* oder der Kausalkörper wird auch als *prakṛti* (Natur) bezeichnet. Er kann aber ohne reines Bewusstsein, d.h. ohne *paramātmā* nicht existieren. So wird *paramātmātattva* im *Tantra Śāstra* (den Schriften des *Tantra*) *karaṇa śarīra* genannt.

In der Meditation kann man den Kausalkörper (*karaṇa śarīra*) fühlen.

Brahmatattva: Die Einheit von *kuṇḍalinī śakti* und *paramśiva* wird *brahmatattva* genannt. Ohne Erfahrung von *samādhi* kann man *brahman* nicht erkennen. Die Einheit von *prakṛti* und *puruṣa* oder *brahman* kann man nur in *samādhi* fühlen.

Die große Kraft, die in der Welt der Erscheinungen existiert, wird *Śakti* (Kraft) oder *prakṛti* (Natur) genannt. Das ganze Bewusstsein, das in der Erscheinungswelt existiert, wird *puruṣa* genannt. Wenn man fühlt, dass dieses Bewusstsein und *Śakti* bzw. *prakṛti* eins sind, wenn man erkennt, dass sowohl *Śakti* als auch das Bewusstsein vergehen, falls sie voneinander getrennt werden, dann wird man *brahman* erkennen. *Brahman* ist wie eine Kichererbse in zwei Teile aufgeteilt: in Bewusstsein und Kraft.

6. *Vibhūti* (Herrlichkeit des *Yoga*)

Nachdem er *saṁyama* gemeistert hat, erfährt ein *Yogī* die sieben Stadien von *prajñā* oder dem Wissen, die oben beschrieben wurden. Zusammen mit diesen *prajñās* erhält ein *Yogī* auch die *vibhūtis* (göttliche Kräfte).

Was sind *vibhūtis*? *Vibhūti* bedeutet ›Majestät oder Herrlichkeit *ātmās*‹. Wenn der Ausdruck *ātmās* von einem *Yogī* wahrgenommen werden kann, dann wird dies *vibhūti* genannt.

Im Allgemeinen denken die Leute, dass *vibhūtis*

mysteriöse Kräfte sind. *Vibhūtis* kommen von alleine zu dem *Yogī*, der *saṁyama* gemeistert hat. Ein wahrer *Yogī* erwartet *vibhūti* nicht als Ergebnis seiner Meditation. Er wird weder von Stolz überwältigt, wenn er sie erhält, noch wird er unglücklich, wenn sie nicht erscheinen. Er denkt, dass diese *vibhūtis ātmā* gehören, und er spürt die Gegenwart *ātmās* in diesen *vibhūtis*. Ein *Yogī*, der *vibhūtis* als Frucht seines spirituellen Fortschritts erwartet, fällt schnell von seinem Weg zu *ātmā* herunter. Folgende *vibhūtis,* welche *Rishi Patañjali* im 3. Teil der *Yogasūtren* beschreibt und nachfolgend sinngemäß übersetzt sind, erlangt ein *Yogī* durch *saṁyama*:

Ergebnisse durch saṁyama

›Wenn *saṁyama* praktiziert wird, dann kommt es zur Vollendung des Körpers. Der Körper bekommt eine schöne Ausstrahlung, Stärke, Zähigkeit usw.‹ (Ys 3.46)

›Durch *saṁyama* über die Kontrolle der Sinne erhält ein *Yogī* den Sieg über die Sinne.‹ (Ys 3.47)

›Durch Kontrolle über die Sinne erhält der *Yogī* Geschwindigkeit des Geistes, Sinneswahrnehmungen ohne die Sinnesorgane und Eroberung der Natur.‹ (Ys 3.48)

›Durch *saṁyama* über *buddhi* (die Intelligenz, s. Seite 14 f.) erhält ein *Yogī* das Wissen über psychische Abläufe und reines Wissen über die Seele. Er wird allmächtig und allwissend.‹ (Ys 3.49)

›Durch *saṁyama* über die Nichtverhaftung zerstört ein *Yogī* alle Samen seines *karmas* und erlangt Befreiung.‹ (Ys 3.50) Dies ist das Stadium der absoluten Einheit mit *puruṣa*.

›Durch *saṁyama* über den unteilbaren Moment und die Abfolge solcher Momente erhält ein *Yogī* unterscheidendes Wissen.‹ (Ys 3.52)

›Durch *saṁyama* über unterscheidendes Wissen erhält ein *Yogī* die Fähigkeit zur Unterscheidung zweier ähnlicher Ereignisse und Dinge, deren Unterschied nicht durch Art, Zeichen und Ort gemessen werden kann.‹ (Ys 3.53)

›Durch *saṁyama* über unterscheidendes Wissen erhält ein *Yogī tārakajñāna* oder absolutes unterscheidendes Wissen.‹ *Tārakajñāna* ist das intuitive, zur Erlösung führende Wissen. Es besitzt alles und alle Möglichkeiten für seinen Wirkungsbereich. ›Es befindet sich jenseits des Augenblicks und jenseits der Abfolge von Augenblicken.‹ (Ys 3.54) Es führt einen *Yogī* dazu, das Rad von Geburt und Tod zu zerbrechen. Es ist das höchste Wissen.

›Durch *saṁyama* erwirbt ein *Yogī* Wissen über Vergangenheit und Zukunft.‹ (Ys 3.16)

›Die Worte, ihre Bedeutung und die Idee erscheinen ihm als eines, denn sie stimmen miteinander überein. Durch *saṁyama* der Unterscheidung und Analyse erhält ein *Yogī* Wissen über die Laute aller lebenden Wesen.‹ (Ys 3.17)

Die Laute aller Lebewesen, von den Insekten bis zu den Menschen, können von einem *Yogī* unterschieden werden, denn er spürt die Einheit mit *ātmā*, der in ihm als Wissen und als Bewusstsein existiert. Er drückt sich als der Laut jedes lebenden Wesens aus. Das ganze Universum wird durch den Klang ausgedrückt. Alles ist aus dem Klang geboren und alles löst sich im Klang auf. Form ist der äußere Ausdruck des Klanges. Was nach außen als Form erscheint, ist im Inneren Klang. Wenn alle Namen aus der Welt verschwinden, dann existiert auch die Welt nicht mehr. Jeder Klang hat eine Bedeutung. Der Klang, seine Bedeutung und seine Form sind das Gleiche. In dem Moment, in dem der Klang entsteht, entstehen auch seine Bedeutung und Form. Die Kraft des Klanges ist seine Bedeutung.

›Durch *saṁyama* über das Hören von *nāda* (kosmischer Ton) erhält ein *Yogī* das göttliche Hören.‹ (Ys 3.41)

›Durch *saṁyama* über die eigenen Eindrücke erhält der *Yogī* das Wissen über vergangene und zukünftige Inkarnationen (von sich selbst und von anderen).‹ (Ys 3.18)
Was sind Inkarnationen? *Saṁskāra* oder Inkarnationen sind die Wünsche, die ständig in unserem Geist auftauchen und die zu bleibenden Eindrücken werden. Diese Eindrücke tauchen aus einer verborgenen Ebene auf und versinken wieder. Sie verschwinden aber nicht für immer. Diesen Eindrücken entsprechend wird der *jīva* geboren, leidet er, erfreut er sich, stirbt er, usw.

›Durch *saṁyama* über sein eigenes *citta* (hier: Geiststoff) kennt ein *Yogī* auch den Geist von anderen.‹ (Ys 3.19) Wenn er sein eigenes *citta* wahrnimmt, kann er automatisch auch den *citta* von anderen durchdringen, denn jeder individuelle *citta* ist mit dem kosmischen *citta* verbunden.

›Durch *saṁyama* über die Form und Farbe des Körpers kontrolliert ein *Yogī* die Wahrnehmbarkeit des Körpers. Wenn die Wahrnehmung von Farbe und Form des Körpers kontrolliert wird, kann er nicht mehr gesehen werden.‹ (Ys 3.21)

›Durch *saṁyama* über die *karmas* (Handlungen) erhält ein *Yogī* Wissen über den Tod und zu welcher Zeit und an welchem Ort er eintreten wird.‹ (Ys 3.22)

›Durch *saṁyama* über Freundlichkeit und Leidenschaft erhält ein *Yogī* körperliche, geistige und spirituelle Stärke.‹ (Ys 3.23)

›Durch *saṁyama* über verschiedene Kräfte erhält ein *Yogī* die Stärke eines Elefanten.‹ (Ys 3.24)

›Durch *saṁyama* über die Ausstrahlung (Licht, das einem *Yogī* in höherem Bewusstseinszustand während der Meditation erscheint) sowie über strahlendes Licht, erhält ein *Yogī* intuitives Wissen über feinstoffliche Zusammenhänge.‹ (Ys 3.25)

›Durch *saṁyama* über die Sonne erhält ein *Yogī* Wissen über dieses Universum.‹ (Ys 3.26)
Die Sonne ist die Seele dieses Universums. Das manifestierte Universum besteht aus nichts anderem als aus Sonnenenergie. Die Sonne drückt sich im ganzen Universum aus, also gibt *saṁyama* über die Sonne Wissen über das Universum.

›Durch *saṁyama* über den Mond erhält ein *Yogī* Wissen über die Sterne und die Planeten.‹ (Ys 3.27)

›Durch *saṁyama* über den Polarstern erhält ein *Yogī* Wissen über die Positionen und Bewegungen der Planeten sowie über ihre Beziehungen zueinander.‹ (Ys 3.28)

›Durch *saṁyama* über das Nabelzentrum erhält ein *Yogī* das Wissen über alle körperlichen Systeme und ihre Funktionen.‹ (Ys 3.29)

›Durch *saṁyama* über den Ort von Hunger und Durst besiegt ein *Yogī* Hunger und Durst. Hunger wird vom unteren Bauch und Durst von der Kehle verspürt.‹ (Ys 3.30)

›Durch *saṁyama* über den *kūrma nāḍī* (das Zentrum des Gleichgewichts und der Schwere) erhält ein *Yogī* Beständigkeit des individuellen Bewusstseins.‹ (Ys 3.31)

›Durch *saṁyama* über strahlendes Licht im Zentrum des Kopfes erhält ein *Yogī* die Schau befreiter Seelen, Götter usw.‹ (Ys 3.32)

›Durch *saṁyama* über strahlendes Licht von *puruṣa* erhält ein *Yogī pratibhādjñāna* oder intuitives Wissen. Durch *pratibhādjñāna* erhält er auch alle anderen Arten von Wissen.‹ (Ys 3.33) Wenn *pratibhādjñāna* erscheint, dann erreicht ein *Yogī* Wissen gleich dem Sonnenaufgang.

›Durch *saṁyama* über das Herz empfängt ein *Yogī* Wissen über das kosmische Herz.‹ (Ys 3.34)

›Durch *saṁyama* mit dem Herzen über die Lebensbewegung und das Bewusstsein erreicht ein *Yogī* Vereinigung und Identität mit dem Überbewussten.‹ (Ys 3.35)

›Durch *saṁyama* über *puruṣa* erreicht ein *Yogī* eine Ausweitung der sinnlichen Wahrnehmung, dazu gehören z. B. die Fähigkeit vorauszuhören, Berührungen intensiver wahrzunehmen, vorauszusehen, vorauszuschmecken und Gerüche intensiver wahrzunehmen.‹ (Ys 3.36)

›Wenn ein *Yogī* die Ursache der Bindung löst, wird er frei, und sein Geiststoff tritt in den Körper der anderen ein.‹ (Ys 3.38) Diese Durchdringung kann er an Lebenden und Verstorbenen und an entfernt lebenden Menschen praktizieren. Es ist auch möglich, den Geist von Menschen zu durchdringen, die nach dem Tod einen anderen Körper angenommen haben. Es ist außerdem möglich, jede Materie zu durchdringen.

›Durch *saṁyama* empfängt ein *Yogī* den Sieg über die *udāna* Luft.‹ *Udāna* ist die aufsteigende Luft, die körperliche und psychische Energien trägt. Durch diese Luft spricht, lacht und weint der Mensch. Sie reicht vom Kehlkopf zum Gehirn (s. Seite 142 ff.). ›Durch *saṁyama* über diese Luftart erlangt ein *Yogī* die Fähigkeit, in Wasser und Schlamm nicht einzusinken und sich von Nägeln und Dornen nicht verletzen zu lassen.‹ (Ys 3.39) Außerdem kann er extreme Hitze und Kälte aushalten. Sein Körper wird so stark, dass er auf Nägeln schlafen kann.

Durch *saṁyama* über die *samāna* Luft erhält ein *Yogī* Wissen über metabolische, chemische, biochemische und biologische Kräfte. Die *samāna* Luft reguliert Hitze und Kälte des Körpers. ›Wenn ein *Yogī* die Meisterschaft über die *samāna* Luft erreicht, kann er Licht in seinem Körper erzeugen. Sein ganzer Körper kann voller Licht werden.‹ (Ys 3.40)

›Durch *saṁyama* über die Beziehung von Körper und Äther erreicht ein *Yogī* die Macht, im Raum zu schweben.‹ (Ys 3.42)

›Durch *saṁyama* über *mahāvideha* (Austritt aus dem Körper) erscheint durch die Ent-Täuschung des Geiststoffes (*citta*) die Wirklichkeit. Die Unwissenheit, welche die Natur der Realität verbirgt, wird zerstört. Wenn ein *Yogī* sein Körpergefühl vergisst und fühlt, dass er sich im Raum auflöst, erscheint *mahāvideha vibhūti,* und die Hülle *ātmās* wird zerstört.‹ (Ys 3.43)

›Durch *saṁyama* über die grobstoffliche Materie, ihre wesentlichen Formen, ihre feinen Bestandteile, ihre *tanmātras* (Sinnesobjekte, s. Seite 14) usw. erhält ein *Yogī* Sieg über die Materie und ihre Energie.‹ (Ys 3.44)

›Durch die Meisterschaft über die Materie, die Energie und ihre Elemente erhält ein *Yogī* (die acht) übernatürlichen Kräfte, die Vollendung des Körpers und des Geistes, das Verständnis der Qualitäten von Materie, Energie und den Elementen.‹ (Ys 3.45)

Es gibt folgende acht übernatürliche Kräfte oder *siddhis*:

Aṇiman: wörtliche Bedeutung: ›Kleinheit, Feinheit‹; hier: die übernatürliche Kraft, die Kleinheit eines Atoms anzunehmen.

Mahiman: wörtliche Bedeutung: ›Macht, Kraft‹; hier: die übernatürliche Kraft, sich beliebig auszudehnen.

Gariman: wörtliche Bedeutung: ›Schwere‹; hier: die übernatürliche Kraft, sich beliebig schwer zu machen.

Laghiman: wörtliche Bedeutung: ›Leichtheit‹; hier: die übernatürliche Kraft, sich beliebig leicht zu machen.

Prāpti: wörtliche Bedeutung: ›das Ankommen, das Erreichen‹; hier: die übernatürliche Kraft, jeden Ort zu erreichen.

Prākāmya: wörtliche Bedeutung: ›Freiheit des Willens, Eigenwilligkeit‹; hier: die übernatürliche Kraft, alle Wünsche und Sehnsüchte zu erfüllen.

Īśitva: wörtliche Bedeutung: ›Überlegenheit, Hoheit‹; hier: die übernatürliche Kraft, das Universum zu entwickeln, zu erhalten und aufzulösen.

Vaśitva: wörtliche Bedeutung: ›Selbstbestimmung, Herrschaft‹; hier: die übernatürliche Kraft der Unterwerfung und der Herrschaft über alle Dinge.

All diese *vibhūtis* gehören *ātmā*. ER drückt sich in all diesen *vibhūtis* aus. Der *Yogī* muss erkennen, dass es *ātmā* ist, der ihm aus SEINER Güte diese *vibhūtis* gewährt, damit er SEINE Allgegenwart erfahren kann. Wenn ein *Yogī* dieses übernatürliche Wissen empfängt und es ohne Verhaftung benutzt, dann führt ihn dieses Wissen zur Befreiung. Aber wenn ein *Yogī* dieses Wissen mit Verhaftung d.h. aus egoistischen Motiven benutzt, fällt er von seinem Bewusstseinszustand herunter. Dann wird dieses Wissen zu einem Hindernis für ihn. Sein Geist wird abgelenkt, wodurch sein Ego wieder gebildet wird. Ein *Yogī* sollte sein wahres Ziel niemals vergessen. Diese *vibhūtis* sind Spiele von *ātmā*. Wer *ātmā* vergisst, nachdem er *vibhūtis* erhalten hat, ist der unglücklichste Mensch auf dieser Welt.

Mit Hilfe all dieser Kräfte kann ein *Yogī* alles tun und erreichen. Wenn Verhaftung, Stolz und Ärger jedoch nicht vollständig kontrolliert werden, wenn also ein Mensch diese Fähigkeiten entwickelt hat, der noch nicht in der Lage ist, richtig mit ihnen umzugehen, dann müssen diese Kräfte in ihm vollständig zerstört werden.

›Wenn *citta* und *buddhi* rein und fein geworden sind wie *puruṣa,* dann ist die Befreiung erreicht.‹ (Ys 3.55)

Puruṣa ist immer frei, aber aufgrund der Begrenzung von *citta* sind die absolute Natur und die absolute Befreiung von *puruṣa* noch nicht verwirklicht. Es ist nicht so, dass es in der Macht des Menschen liegt, diese Befreiung zu erreichen. Im Menschen befindet sich jedoch diese wesentliche Natur, ob sie verwirklicht ist oder nicht.

Im Zustand der Befreiung wird der Dualismus von *puruṣa* und *prakṛti* beseitigt. *Prakṛti* wird in diesem Zustand als wesentliche Energie von *puruṣa* angesehen. Diese Identität von *puruṣa* ist *kaivalya* (Erlösung oder Befreiung).

7. *Mukti* (Befreiung)

Was ist *Mukti** ?

Mukti (Befreiung) heißt der Zustand, in dem alle Bindungen an diese vergängliche Welt aufgelöst wurden, weil der *Yogī* zwischen dem Vergänglichen und dem Ewigen unterschieden hat und er das Ewige wahrgenommen hat.

Śaṅkarācārya, der geistige Lehrer des *Vedānta*, sagte:

anātmābhute dehadabātmābudhiṣtu dehinam
savidyā tatkrite baddhastannśo mokṣa ucayate |

Dies bedeutet: ›Der *jīva* ist ganz mit dem Körper und mit den Sinnen beschäftigt. Er denkt, dass ihm dieser Körper gehört. Er wird von seinem Ich- oder Ego-Bewusstsein beherrscht. Das ist *avidyā* oder Unwissenheit. Aufgrund des Ich-Bewusstseins ist er gefesselt. Aber wenn *avidyā* oder diese Unwissenheit vollkommen und dauerhaft zerstört wird, dann erlangt er Befreiung‹.

Avidyā wird durch die Seele *(ātmā)* geschützt und wird auch durch diese ausgedrückt. *Avidyā* ist unwahr und unbeschreiblich. Es ist weder gut noch schlecht. Es bedeckt die Seele (*ātmā*) mit einer Hülle der Unwissenheit. Durch *avidyā* wird die menschliche Seele (*jīvātmā*) daran gehindert, die Wahrheit zu erkennen. Sie wird von materiellen Wünschen, Leidenschaften, materiellem Wohlstand usw. überwältigt. Sie versucht, Frieden und Glück durch materielle Objekte zu finden. Nach der Befreiung (*mukti*) können die Wünsche keinen Platz im Herzen einnehmen. Geburt nach Geburt wird die Seele (*ātmā*) in verschiedenen Umgebungen wiedergeboren und an das Rad von Schmerzen und Leiden, Tod und Wiedergeburt gebunden.

Wenn die menschliche Seele (*jīvātmā*) davon genug hat und spürt, dass sie einer Täuschung zum Opfer gefallen ist, und dass diese materielle Welt aus nichts als Täuschung besteht, wenn sie sich Gott hingibt und tief in den Ozean der Meditation eintaucht, wird sie allmählich völlig frei von materieller Verhaftung, sinnlichen Objekten und weltlicher Täuschung. Sie erreicht *mukti* oder Befreiung. Sie muss am Anfang hart dafür arbeiten, denn die Sinne und das materielle Bewusstsein werden sie viele Male versuchen, das materielle Angebot zu kosten. Solange der Mensch nicht den höchsten Bewusstseinszustand erreicht hat, in dem Sinne und Geist völlig kontrolliert werden, wird er sehr sorgfältig voranschreiten müssen. Wenn er einmal dieses höchste Bewusstsein erreicht hat, kann er nicht mehr aus seiner Bahn geworfen werden. Die materielle Welt wird dann für ihn zu einer Fata Morgana. In allem wird er die Widerspiegelung von *ātmā* (der individuellen göttlichen Seele) erkennen.

Śaṅkarācārya sagte: ›Gleichgültigkeit gegenüber weltlichen Interessen wird *mukti* oder Befreiung genannt. Wenn man wahres *tattvajñāna* (s. Seite 178 f.) erhält, kann man *ātmā* entdecken. Aber ohne Gleichgültigkeit den weltlichen Interessen gegenüber ist es nicht möglich, *tattvajñāna* zu erhalten. Also ist es die erste Pflicht jedes Menschen, *tattvajñāna* zu erlangen, denn dann erreicht er *mukti.*‹

Mukti kann man durch Lesen von Büchern oder dadurch, dass man zum Schriftgelehrten wird, nicht erreichen. Es ist auch nicht möglich, *mukti* zu erreichen, indem man ständig betet, geistliche Lieder singt oder in die Kirche, den Tempel oder die Moschee geht. Nur wer sich streng und vorsichtig darum bemüht, *ātmā* zu verwirklichen, hat die Möglichkeit, die Befreiung zu erreichen. Wer *ātmā* in jedem Moment sucht, dem enthüllt sich *ātmā*. Durch die Führung *ātmās* erlangt ein *sādhaka tattvajñāna.* Durch *sādhana* oder spirituelle Übung muss zuerst die Trägheit des *citta* (hier: Geiststoff) beseitigt werden, so dass die Widerspiegelung *ātmās* deutlich auf dem klaren Spiegel des *citta* reflektiert werden kann. Dann zeigt *ātmā* das Licht des *tattvajñāna*, welches zur Befreiung führt. Wer *tattvajñāna* erhält, hat alles *karma* verbrannt. Wenn ein *Yogī* erkennt, dass alles *karma ātmā* gehört, wird er vom *karma* befreit. Die Ursache des *karma* ist *ātmā*, aber *ātmā* ist nicht mit dem *karma* verhaftet. *Ātmā* ist das Feuer. Wenn ein *Yogī* diese Wahrheit erkennt, wird er selber zu Feuer, wodurch er sein *karma* verbrennen kann.

* Manchem wird der Begriff *mokṣa* geläufiger sein. Im wesentlichen bedeuten *mukti* und *mokṣa* dasselbe.

Ātmā ist frei von Geburt und Tod. Wenn ein *Yogī* diese Wahrheit erkennt, wird auch er frei von Geburt und Tod und erreicht die Befreiung.

Solange er auf dieser Welt lebt, wird er nur *amṛta* (*amrita*, Nektar) trinken, er genießt diesen Nektar, er erfreut sich am Nektar der Vereinigung mit *paramātmā* (der allumfassenden göttlichen Seele). Er sieht *amṛta,* er trinkt *amṛta,* er trägt *amṛta,* er verteilt *amṛta* und er wird zu *amṛta.*

OṀ TAT SAT OṀ
*OṀ ŚĀNTIḤ OṀ ŚĀNTIḤ OṀ ŚĀNTIḤ**

* *Śānti* bedeutet ›Frieden‹. Das dreimalige Wiederholen von *śānti* bezieht sich auf den körperlichen, geistigen und seelischen (bzw. grobstofflichen, astralen und kausalen) Frieden.

Teil 7
Yoga und Ernährung

Eine ausgewogene Kost, die mit Gottesbewusstsein eingenommen wird, hilft den Körper gesund und leistungsfähig zu erhalten. Durch eine ausgewogene Ernährung kann das Körpersystem harmonisch arbeiten. Da Körper, Geist und Seele eine Einheit bilden, wird durch die richtige Ernährung nicht nur der Körper gut aufgebaut, sondern auch der geistige Zustand ausgeglichener. Die positiven Wirkungen der *āsanas*, der *prāṇāyāma*-Übungen und der Meditation werden unterstützt. Der folgende Teil enthält Anregungen für eine gesunde Ernährung. Ein Yogaschüler sollte in seinen Essensgewohnheiten jedoch nicht fanatisch sein. Das Wichtigste ist, jede Nahrung Gott anzubieten, wodurch sie gereinigt wird. *Yoga* kann unter allen äußeren Umständen praktiziert werden. Eine gute Ernährung wirkt unterstützend, ist aber nicht unbedingt erforderlich.

In der *Bhagavadgītā* Kapitel 17, 8. *śloka* steht geschrieben:

āyuḥsattvabalārogya-sukhaprītivivardhanāḥ |
rasyāḥsnigdhāḥsthirā hṛdyā āhārāḥsāttvikapriyāḥ ||

Āyuḥ bedeutet ›Lebensdauer‹. Ein Nahrungsmittel, welches die Lebensdauer erhöht, ist zum Beispiel Ghee (Butteröl oder geklärte Butter).

Sattva bedeutet ›*sattvische* Qualität‹ (s. Seite 13) Nahrungsmittel mit *sattvischen* Qualitäten sind zum Beispiel Früchte.

Bala bedeutet ›kräftig, stark‹. Ein Beispiel für ein Nahrungsmittel, das Stärke und Vitalität gibt, ist Milch.

Ārogya bedeutet ›gesund, Gesundheit‹. Nahrungsmittel, welche heilen und Krankheiten vorbeugen sind zum Beispiel Bitterkräuter.

Sukha bedeutet ›angenehm, behaglich‹, *prītivi* bedeutet ›Freude, erfreuen‹. Ein Nahrungsmittel, welches das Gesamtsystem anregt und zugleich eine besänftigende Wirkung auf den ganzen Körper hat, ist zum Beispiel Buttermilch.

Vardhanāḥ bedeutet ›stärkend, fördernd‹.

Rasyāḥ bedeutet ›schmackhaft‹. Nahrungsmittel, welche wohlschmeckend, saftig und weich sind, dies sind zum Beispiel: Süßigkeiten wie Honig und Melasse.

Snigdhāḥ bedeutet ›sanft, liebevoll‹. Ein Nahrungsmittel mit besänftigender und beruhigender Wirkung ist zum Beispiel Butter.

Sthirā bedeutet ›beständig, stabil‹. Nahrungsmittel welche beruhigen und den körperlichen Verfall wieder aufbauen, sind eiweißhaltige Nahrungsmittel, wie zum Beispiel: frischer Käse, Fisch und Sojabohnen.

Hṛdyā bedeutet ›wohlschmeckend‹. Ein Nahrungsmittel, welches leicht verdaulich ist und eine rasche Ausscheidung fördert, ist zum Beispiel Quark.

Āhārāḥ bedeutet ›Nahrung.‹

sāttvika priyāḥ bedeutet ›vom *sāttvika* geliebt.‹ Ein *sāttvika* ist ein Mensch mit den *sattvischen* Eigenschaften: gut, licht und rein (s. Seite 13).

Die angeführte Stelle aus der *Bhagavadgītā* kann somit folgendermaßen übersetzt werden: ›Ein *sāttvika* schätzt Nahrungsmittel, welche die Lebensdauer erhöhen, *sattvische* Qualitäten geben, Stärke, Vitalität, Gesundheit, Glück und Zufriedenheit fördern, welche dem Aufbau des Körpers dienen und wohlschmeckend, saftig, beruhigend und leicht verdaulich sind‹.

In der *Bhagavadgītā* Kapitel 6, 17. *śloka* wird des weiteren folgende Anweisung gegeben:

yuktāhāraviharasya yuktaceṣṭasya karmasu |
yuktasvapnāvabodhasya yogo bhavati duḥkhahā ||

Yukta bedeutet ›in Einheit‹ oder ›angemessen‹, *āhāra* bedeutet ›Nahrung‹. Mit *yuktāhāra* ist einerseits gemeint, dass man während der Zeit, in der man die Nahrung zu sich nimmt, Einheit (*yukta*) mit *ātmā* (der individuellen göttlichen Seele) fühlen sollte.

Andererseits meint *yuktāhāra,* dass die Nahrungsmenge begrenzt und genau bemessen werden sollte. In den Yogaschriften wird folgende Anweisung gegeben: 50% des Magens sollte mit

Nahrung gefüllt werden, 25% mit Wasser und die restlichen 25% mit Luft.

Vihara bedeutet ›Bewegung‹. Jede Bewegung sollte begrenzt werden und Einheit (*yukta*) mit *ātmā* gespürt werden.

Unsere körperlichen Bewegungen sollten maßvoll sein, damit unser Körper Fitness und Gesundheit bewahren kann und nicht übermüdet wird.

Yuktaceṣṭasya karmasu bedeutet: ›Angemessenheit (*yukta*) im Vollbringen (*ceṣṭa*) der Arbeit (*karma*)‹. Nicht zu viel und nicht zu wenig Arbeit.

Yuktasvapnāvabodhasya bedeutet: ›Angemessenheit (*yukta*) im Schlaf (*svapna*) und im Wachsein (*āvabodha*).‹

Zu viel Schlaf macht den Körper träge und führt zu erhöhter Schleimbildung, welche die Nervendurchgänge blockiert und den sanften Fluss der Luft im Körper behindert. Als Ergebnis davon tauchen Krankheiten auf, die ein Hindernis auf dem Weg des *Yoga* sind. Sechs bis acht Stunden Schlaf sind für einen Erwachsenen genug. Auf der anderen Seite ist auch zu wenig Schlaf eine Gefährdung für die Gesundheit, denn dies führt zu nervlichen Erschöpfungszuständen und Nervenkrankheiten, die ebenfalls ein Hindernis auf dem Weg des *Yoga* sind. Man sollte vor dem Schlafen an *ātmā* denken. Er kommt in der Form des Schlafes, um dem Schlafenden Erholung von körperlicher und geistiger Erschöpfung zu geben.

Yogo bhavati duḥkhahā bedeutet: ›*Yoga* zerstört das Leid (*duḥkha*)‹. Wenn man diesen Anweisungen folgt, hat man Erfolg auf dem Weg des *Yoga*. *Āsanas*, *prāṇāyāma*, Meditation und andere spirituelle Praktiken sollte man regelmäßig und beharrlich üben.

Bevor man Nahrung zu sich nimmt, sollte man diese Nahrung Gott anbieten. *Ātmā* erscheint in Form der Nahrungsmittel, um den Körper zu ernähren. Während dem Essen sollte man die Gegenwart *ātmās* in sich und in der Nahrung spüren.

1. Die Bestandteile der Nahrung

Eiweiß, Fett und Kohlenhydrate

Um den Körper aufzubauen und zu erhalten braucht der Mensch bestimmte Substanzen. Die wesentlichsten Substanzen, abgesehen von Wasser, sind Eiweiß, Kohlenhydrate, Fett, Mineralstoffe und Vitamine. Diese Bestandteile ernähren den Körper und verhindern Krankheiten. Die Nahrung hat in unserem Körper drei verschiedene Funktionen: Den Körper aufzubauen und zu entwickeln, den körperlichen Verfall auszugleichen und Kraft und Energie zu regenerieren.

Eiweiß: Um den Aufbau und die Entwicklung des Körpers und seinen Verfall auszugleichen, braucht man Eiweiß. Die wichtigsten organischen Funktionen der Zellen sind an Eiweißstoffe gebunden. Ohne Eiweiß kann der Körper nicht richtig wachsen. Einen besonderen Bedarf an Eiweiß haben Schwangere, um ihre Widerstandskräfte gegen Krankheiten zu stärken.

Es gibt zwei verschiedene Arten von Eiweiß, nämlich tierisches und pflanzliches Eiweiß. Tierisches Eiweiß ist vor allem in Fisch, Fleisch, Eiern, Milch usw. enthalten; pflanzliches Eiweiß vor allem in Sojabohnen, Linsen, Erdnüssen, Nüssen, Weizen, Erbsen usw.

Kohlenhydrate und Fett: Für die Deckung des Energiebedarfs und die Erzeugung der Körperwärme benötigen wir vor allem Kohlenhydrate und Fett. Diese Bestandteile dienen außerdem dem Aufbau sowie der Entwicklung des Körpers, und sie gleichen den körperlichen Verfall aus. Alle Kohlenhydrate werden im Körper und im Blut in Einfachzucker umgeformt. Die Körperzellen nützen diesen Zucker zur Wärmeerzeugung und Energiegewinnung. Bei der Regulierung des Blutzuckerspiegels und der Speicherung des Zuckers im Körper spielt Insulin eine ganz wesentliche Rolle.

Aus Reis, Mehl, Weizen, Zucker, Melasse, Kartoffeln usw. erhalten wir eine ausreichende Menge an Kohlenhydraten.

Aus Butter, Ghee (geklärte Butter) und tierischen Fetten erhalten wir eine ausreichende Menge an Fett.

Mineralstoffe

Unser Blut besteht hauptsächlich aus Blutplasma und Blutkörperchen. Das Blutplasma besteht zu 90 % aus Wasser, zu 8-9 % aus Protein (Eiweiß) und zu 1% aus Mineralstoffen. Auch verschiedene Arten von Zucker, Fetten, Vitaminen, Hormonen und Fermenten befinden sich in kleinen Mengen im Blut. Dem Körper müssen daher Mineralstoffe in ausreichender Menge zur Verfügung gestellt werden, die man aus verschiedenen Früchten und Gemüsearten erhalten kann. Die elf wichtigsten Mineralstoffe sind: Kalzium, Chlor, Kupfer, Eisen, Jod, Magnesium, Mangan, Phosphor, Kalium, Natrium und Schwefel.

Kalzium: Kalzium ist für die Bildung von Knochen und der Zähne sehr wichtig. Außerdem ist es für die Blutgerinnung, für die normale Muskel- und Nervenerregung und für den Stoffwechsel von Vitamin D notwendig. Kalzium erhält das Gleichgewicht zwischen basischer und saurer Körperreaktion. Es steigert die geistige Wachheit und die körperliche Widerstandskraft. 90 % des Kalziums im Körper befinden sich in den Knochen. Wenn ein Kalziummangel im Körper herrscht, wird das notwendige Kalzium aus den Knochen herausgezogen. Als Ergebnis davon werden Knochen und Zähne geschwächt.

Gute Quellen für Kalzium sind Käse, Milch, Eier, Fleisch, Kohl, Karotten, Sellerie, Feigen, Grapefruit, Salat, Zitrone, Orange, Rhabarber, Spinat, Rüben, Bananen, Brombeeren und Preiselbeeren. Der Tagesbedarf eines Erwachsenen an Kalzium beträgt 0,6 Gramm, ein Kind benötigt täglich 0,9 Gramm.

Chlor: Dieses Mineral reinigt den Körper, besonders das Blut. Chlor ist wichtig für die Bildung des Magensaftes. Der Körper benötigt es vor allem in Form von Natriumchlorid (Kochsalz).

Die meisten Früchte, Gemüse und Milch enthalten ausreichende Mengen an Chlor.

Kupfer: Geringe Mengen von Kupfer sind notwendig für die Aufnahme und Verwertung des Eisens im Körper. Kupfer wird auch für den Enzymhaushalt des Körpers, für die Blutbildung, für die Versorgung von Haut, Haaren, Knochen, Sehnen und Knorpelleim benötigt.

Gute Quellen für Kupfer sind frische und getrocknete Früchte sowie Blattgemüse.

Eisen: Es dient zur Bildung der roten Blutkörperchen und wird für den Transport des Sauerstoffes durch das Blut benötigt, damit alle Organe mit Sauerstoff versorgt werden können. Eisenmangel im Körper ruft Eisenmangel-Anämie, eine Form der Blutarmut hervor. Frauen brauchen drei- bis viermal soviel Eisen wie Männer, um den Blutverlust bei der Menstruation auszugleichen. Besonders in der Schwangerschaft wird eine höhere Eisendosis von Frauen benötigt. Zudem hat Eisen noch andere Funktionen im Körper.

Gute Quellen für Eisen sind die Leber von Tieren, Milch, Eier, Weizen, Hafer, Karotten, Kohl, Tomaten, Rüben, Bananen, Feigen, Rosinen, getrocknete Bohnen, Erbsen usw. Der Tagesbedarf eines Erwachsenen liegt bei 10-15 mg, der eines Kindes bei 5-10 mg.

Jod: Jod wird für die richtige Funktion der Schilddrüse und der Nebenschilddrüsen benötigt. Es hilft, die Entwicklung des Drüsensystems im Gleichgewicht zu halten. Jodmangel führt zu Beschwerden der Schilddrüse, wie z. B. Kropf.

Gute Quellen für Jod sind Meeresfrüchte, Meeresfische, Seetang, Algen, Karotten, Kohl, Spargel, Rettich, Spinat, Tomaten, Gurken, Ananas, Pflaumen usw.

Magnesium: Der Körper braucht Magnesium für den Aufbau gesunder Zähne und Knochen, für die gute Funktion der Muskeln, für den Aufbau der Zellen, der Lungengewebe und des Nervensystems sowie für die Bildung von Albumin (ein Eiweißstoff) im Blut. Magnesium verhindert Durchfall, Übersäuerung des Magens, Verdauungsstörungen und schlechte Blutzirkulation.

Gute Quellen für Magnesium sind Milch, Weizen, Naturreis, Hafermehl, Mandeln, Cashewnüsse, Erdnüsse, Bohnen, Spinat, Datteln, Rosinen, Fleisch und die meisten Früchte und Gemüse.

Mangan: Es ist ein Spurenelement, das vom Körper in sehr kleinen Dosen benötigt wird. Es wirkt bei der Blutbildung und bei der Erneuerung der Zellen mit. Es aktiviert jene Enzyme, die der Stärkung der körpereigenen Abwehrkraft, besonders gegen Infektionskrankheiten und der Entgiftung des Körpers, dienen.

Gute Quellen für Mangan sind Milch, Fleisch, Spinat, Karotten, Rüben, Nüsse, Bananen und Feigen.

Phosphor: Dieser Mineralstoff ist für die Augen und für jede Zelle im Körper notwendig. Phosphor befindet sich in bestimmten Grundsubstanzen des Energiestoffwechsels, in den Zellwänden und in den Trägersubstanzen der Erbinformationen. Phosphor hilft beim Aufbau von Knochen und Zähnen mit und erhält die Gesundheit von Haaren, Haut und Nägeln. Auch für die Gehirn- und Nerventätigkeit wird Phosphor benötigt.

Gute Quellen für Phosphor sind Fischköpfe, Milch, Eier, Kichererbsen, Mais, Linsen, Erbsen, Naturreis, Roggenmehl, Sojabohnen, Weizen, Walnüsse, Spinat, Kokosnuss, Gurken, Orangen, Pflaumen, Tomaten, Melonen, Beeren usw.

Der Tagesbedarf eines Erwachsenen liegt bei 1,2-1,5 g, der eines Kindes bei 0,6-0,9 g.

Kalium: Dieser Mineralstoff ist in allen Zellen des menschlichen Körpers vorhanden. Er spielt eine wichtige Rolle bei den aufbauenden und synthetischen Vorgängen im Körper, beim Transport von Traubenzucker und bei der Glykogenbildung. Er ermöglicht die elektrischen Übertragungsvorgänge bei der Leitung der Nervenreize und bei der Erregung der Muskeln. Für die Leber, das Gewebe sowie die Zellen, und für verschiedene chemische Vorgänge im Körper ist dieser Mineralstoff notwendig.

Gute Quellen für Kalium sind Fleisch, Fisch, alle Arten von Gemüsen und Früchten, Mais, Reis, Weizen usw.

Natrium: Dieser Mineralstoff ist notwendig für die Zellfunktionen, für den Wasserhaushalt des Körpers und für die Bildung der Verdauungssäfte, wie Speichel, Galle sowie der Saft der Bauchspeicheldrüse. Ein Mangel an Natrium führt zu Schwierigkeiten mit der Verdauung, Leberbeschwerden und zu Zuckerkrankheit.

Gute Quellen für Natrium sind Milch, Butter, Fleisch, Käse, Sahne, Weizen, Roggenmehl, Salat, Mangold, Sellerie, Spinat, Bananen, Äpfel.

Schwefel: Schwefel wirkt keimtötend. Er ist ein Bestandteil des Hämoglobins, des roten Blutfarbstoffes. Er erhält die Widerstandskraft des Körpers und reinigt den Verdauungskanal. Schwefel fördert die Gallenabsonderung, reinigt das Blut, hilft beim Haarwuchs und bei der Entfernung von Giftstoffen aus dem Körper. Er hält die Haut gesund und wirkt Urinbeschwerden entgegen.

Gute Quellen für Schwefel sind Milch, Joghurt, Fleisch, Fisch, Getreideprodukte, Nüsse, Käse, Eier, Karotten, Spinat, Rüben, Salat, Tomaten, Feigen, Bananen, Grapefruits (Pampelmuse), Äpfel, Birnen, Pflaumen und die meisten anderen Gemüse und Früchte.

Vitamine

Vitamine sind für den Körper notwendig. Ohne Vitamine kann man die Gesundheit nicht aufrechterhalten, denn Vitamine machen den Körper widerstandsfähig. Außerdem braucht man Vitamine für die Verdauung und für die Energiezufuhr.

Vitamine steuern die Verwendung von Mineralstoffen. Wenn nicht genügend Mineralstoffe im Körper vorhanden sind, werden die Vitamine zu wenig ausgewertet. Andererseits können auch die Mineralstoffe ohne eine ausreichende Menge an Vitaminen nicht richtig verwertet werden. Daher ist das richtige Gleichgewicht zwischen Vitaminen und Mineralstoffen wichtig für das innersekretorische Drüsensystem und für die Bildung der Hormone.

16 verschiedene Vitamine wurden entdeckt, die unten erwähnten neun Vitamine sind besonders wichtig.

Vitamin A: Dieses Vitamin dient dazu, die Widerstandsfähigkeit und Geschmeidigkeit der Haut zu erhalten. Es erhöht die Infektionsabwehr des Atmungs- und Harnausscheidungssystems und stärkt die Widerstandskraft bei Husten und Erkältung. Vitamin A ist wesentlich für das altersgemäße Wachstum des Körpers und für das Sehvermögen der Augen.

Mangel an Vitamin A führt zu trockener, rauer und schuppiger Haut, zum Verlust der Widerstandskraft bei Infektionen, zur Bildung von Gallen- und Nierensteinen, zu schlechter Zahnbildung, schwacher Verdauung, Beschwerden der Nasennebenhöhlen und zu Nachtblindheit.

Gute Quellen für Vitamin A sind Lebertran (Dorschleberöl), Eidotter, Butter, Karotten, Kohl,

Sellerie, Spargel, Spinat, Tomaten, Endiviensalat, Kopfsalat, Kresse, Rüben, Mangos, Papayas, Aprikosen, Orangen, Petersilie, Pflaumen sowie andere gelbgefärbte Gemüse und Früchte.

Vitamin B 1: Es ist eine der Komponenten des Vitamin-B-Komplexes. Die B-Vitamine kommen meistens gemeinsam vor und sind in ihrer Wirkung ähnlich.

Vitamin B1 wirkt appetitanregend. Es ist für den Stoffwechsel notwendig, da es den vollständigen Abbau des Zuckers in den Zellen sichert. Es verbessert das Wachstum des Körpers und ist für das Nervensystem notwendig. Man braucht Vitamin B1, um Übungen praktizieren zu können. Außerdem ist es eine Hilfe bei Fieber und trägt zur Erhöhung des Körpergewichts bei. Mangel an Vitamin B1 kann zu langsamem Herzschlag, Appetitlosigkeit und Verstopfung führen. Nervosität und die Nervenerkrankung Beriberi kann entstehen, außerdem Schwierigkeiten bei der Adrenalinausschüttung und im Bereich der Bauchspeicheldrüse.

Gute Quellen für Vitamin B1 sind Naturreis, Weizen, Mais, Kichererbsen, Erbsen, Melasse, Spinat, Milch, Eidotter, Fisch, Fleisch, Spargel, Kohl, Karotten, Sellerie, Rettich, Rüben, Kokosnuss, Zitrone, Ananas, Granatäpfel usw.

Vitamin B2: Dieses Vitamin hat eine wesentliche Bedeutung für den Magen-Darm-Trakt, für eine gesunde Haut und ein gutes Sehvermögen. Es trägt zur Verwertung des Eisens und zum Eiweißstoffwechsel bei.

Mangel an Vitamin B2 führt zu Verdauungsstörungen, zu Haarausfall, zu grauem Star (Katarakt) und zu Zungengeschwüren.

Gute Quellen für Vitamin B2 sind Spinat, Kresse, Karotten, Kohl, Kokosnuss, Äpfel, Aprikosen, Grapefruits, Pflaumen, Fleisch, Milch usw.

Vitamin B6: Es hat Bedeutung für den Eiweiß- und Fettstoffwechsel, für die Blutbildung, für die Aufnahme von Eisen und des Vitamins B 12 aus der Nahrung sowie für die Bildung von Antikörperchen. Es hilft bei Reisekrankheit. Der Bedarf an Vitamin B 6 steigt bei hohem Eiweißkonsum. Mangel an Vitamin B6 kann zu Blutarmut, Muskelkrämpfen, Muskelschwund, Appetitlosigkeit, Hautveränderungen und zu Störungen des Nervensystems führen.

Gute Quellen für Vitamin B6 sind Hefe, Getreide, Sojabohnen, Kartoffeln, Gemüse, Milch, Eier, Fleisch (besonders Innereien), Fisch, Meerestiere usw.

Vitamin B12: Dieses Vitamin ist schon in sehr kleinen Mengen wirksam. Es ist besonders wichtig für die Blutbildung, den Aufbau der Zellkernsubstanz, für Wachstum und Appetit. Es dient der guten Funktion des Nervensystems und der richtigen Verwertung von Eiweiß, Fett und Kohlenhydraten. Es ist sehr wichtig für die Konzentrationsfähigkeit, das Gedächtnis und die Leistungsfähigkeit. Es wirkt der Reizbarkeit entgegen.

Mangel an Vitamin B 12 kann zu Blutarmut und damit zu Leistungsabfall, Konzentrationsschwäche, Müdigkeit, Zungenbrennen und zu Schädigungen des Nervensystems führen.

Gute Quellen für Vitamin B12 sind Milch und Milchprodukte, Eier, Muscheln, Fleisch (besonders in Leber und Nieren, dort werden große Mengen an Vitamin B12 gespeichert). Rein pflanzliche Nahrungsmittel enthalten kein Vitamin B12.

Vitamin C: Dieses Vitamin trägt zu guter Knochen- und Zahnbildung bei, hilft die Widerstandsfähigkeit gegen Infektionen zu erhöhen und hält die Blutgefäße in einem guten Zustand. Es verteilt das Kalzium vom Blut in das Körpergewebe.

Mangel an Vitamin C führt zu Atembeschwerden, allgemeiner Schwäche, beschleunigtem Herzschlag, Kopfschmerzen, Zahnleiden, Magengeschwüren, Skorbut und Herzleiden.

Gute Quellen für Vitamin C sind Zitronen, Orangen, Kiwis, Sanddorn, schwarze Johannisbeeren, Hagebutten, Kohl, Kartoffeln, grüner Paprika, Zwiebeln und andere Gemüse, Grapefruits, Brombeeren, Äpfel, Mirabellen, Gurken, Papayafrüchte, Rhabarber, Ananas usw.

Vitamin D: Dieses Vitamin kontrolliert den Kalziumgehalt im Blut, und es regelt Aufnahme und Stoffwechsel von Kalzium und Phosphor. Es beeinflusst die Muskelarbeit und steuert die Knochen bildenden Zellen.

Mangel an Vitamin D führt bei Säuglingen und

Heranwachsenden zu Rachitis. Diese Krankheit ist durch weiche und biegsam bleibende, leicht brechende Knochen, durch aufgetriebene Gelenke (Ellbogen und Handgelenke) und durch Verformungen des Beckens und des Brustkorbes gekennzeichnet. Außerdem können Kalzium und Phosphor schlecht gespeichert werden, wodurch Tetanie (Muskelkrampf) auftreten kann.

Gute Quellen für Vitamin D sind Milch und Milchprodukte, Fisch, Lebertran und der Einfluss des Sonnenlichts auf die Haut. Getreide, Gemüse und Früchte enthalten kein Vitamin D.

Vitamin E: Vitamin E regelt und harmonisiert die körperliche Fortpflanzungsfähigkeit, daher führt Vitamin-E-Mangel bei Frauen u. a. zu Unfruchtbarkeit, Haarverlust, Fehlgeburten und Menstruationsbeschwerden. Außerdem harmonisiert Vitamin E die Körperfunktionen über die Hypophyse, die das innersekretorische Drüsensystem steuert. Vitamin E erhöht die allgemeine körperliche Leistungsfähigkeit, da es den Sauerstoffhaushalt regelt. Es führt zu einer höheren Belastbarkeit von Herz und Kreislauf. Außerdem werden die Zellen vor frühzeitiger Abnützung geschützt, Muskel- und Bindegewebe sowie das Immunsystem werden gestärkt .

Mangel an Vitamin E führt zu Leistungsschwäche, Konzentrationsmangel, Vergesslichkeit, rascher Ermüdbarkeit, Nervosität, Störungen im Bereich von Herz und Kreislauf und zur Verminderung der Abwehrkraft.

Gute Quellen für Vitamin E sind Kichererbsen, Sellerie, Salat, Spinat, Rüben, Kresse, Fleisch, Eidotter, Weizenkeime, Weizenkeimöl und sonstige Pflanzenöle.

Vitamin K: Durch Vitamin K wird im Körper *Prothrombin* gebildet, das für die Blutgerinnung erforderlich ist.

Gute Quellen für Vitamin K sind z. B. Karotten, Salat und Kohl. Vitamin K kommt in allen grünen Pflanzen vor und wird von den Darmbakterien gebildet.

2. Die *āyurvedischen* Ansichten über die Nahrung

Āyu bedeutet ›Leben, Lebensdauer‹, und *veda* bedeutet ›Wissen, Wissenschaft‹. *Āyurveda* ist also die Wissenschaft vom Leben. Im Allgemeinen wird *Āyurveda* als ›Wissen von der Lebensdauer oder von der Lebensweise‹ oder als ›Wissen von der natürlichen Lebensweise‹ bezeichnet. *Āyurveda* ist ein ganzheitlich medizinisches System, zu welchem die, schon seit sehr langer Zeit in Indien praktizierte, Behandlung mit Pflanzenmedizin gehört.

In seinem Hauptbestand wurde das medizinische Lehrsystem des *Āyurveda* von Ch. G. Thakkur schriftlich niedergelegt (›*Āyurveda,* die indische Heil- und Lebenskunst: Die Weisheit altindischer Medizin, nutzbar gemacht für den Menschen des Westens‹, Freiburg 1977; amerikanische Originalausgabe: ›Introduction to *Āyurveda*‹, New York 1974).

Āyurveda bildet einen Seitenzweig des *Atharvaveda,* der einer der vier Teile der *Veden* ist. Diese bestehen aus *Ṛgveda*, *Sāmaveda*, *Yajurveda* und *Atharvaveda*.

Die ältesten erhaltenen Werke stammen von *Caraka*, *Susruta* und *Vāgbhaṭa*. Von *Caraka* stammt der Teil über allgemeine Medizin, von *Susruta* der Teil über Chirurgie, und *Vāgbhaṭa* fasste die beiden erstgenannten Werke zusammen.

Auch von der, zu einer späteren Zeit aufblühenden, griechischen und arabischen Medizin wurde die Medizin des *Āyurveda* als vorbildlich anerkannt.

Für den Yogaübenden ist das Wissen über *Āyurveda* von Bedeutung, da beide Lehren auf dem gleichen Fundament beruhen. Im *Yoga* wie im *Āyurveda* wird die Gesundheit als Ausdruck des Gleichgewichts von Körper, Geist und Seele gesehen.

Dieses Kapitel zeigt einen Überblick bezüglich der Auffassung von *Āyurveda* über die Nahrung. Die folgenden Angaben beziehen sich auf das *sūtrasthāna* (Grundlagenkapitel) der *Caraka Saṁhitā* (*Carakas* Kompendium).

Über rasa, guṇa, vīrya und vipāka

Rasa bedeutet ›Geschmacksrichtung‹ und ›Nahrungssaft‹.

Die menschliche Nahrung hat sechs verschiedene *rasas* (Geschmacksrichtungen): *madhura* (süß), *amla* (sauer), *lavaṇa* (salzig), *kaṭu* (scharf), *tikta* (bitter) und *kaṣāya* (zusammenziehend).

Die Verdauung der Nahrung beginnt im Mund. Die Nahrungsteile werden von den Zähnen zermahlen und mit Speichel vermischt. Anschließend wird die Nahrung im Magen mit Magensaft und im Dünndarm mit Galle vermischt. Nach dem Stoffwechsel der feinen Teile des Nahrungssaftes gehen die festen Abfallprodukte durch den Dickdarm, um vom Verdauungsfeuer getrocknet zu werden. Dann werden sie durch den Anus als Stuhlgang ausgeschieden.

Diese Nahrungsteile machen, ihrem Charakter entsprechend, verschiedene Umwandlungsprozesse durch. Es entsteht zum Beispiel ein Übermaß an Schleim im Körper, wenn man sehr süße Nahrung zu sich nimmt.

Wenn eine Geschmacksrichtung (*rasa*) in einer Speise vorherrscht, dann kann man feststellen, dass sich eine der *tridoṣas* (*kapha*, *pitta* und *vāta,* oder Schleim, Galle und Luft, s. unten) im Körper verstärkt. Gemäß *Āyurveda* verursacht ein Übermaß an Süße in der Nahrung ein Übermaß an *kapha* (Schleim) im Körper. Ein Übermaß an saurem oder salzigem Geschmack fördert *pitta* (Galle), und ein Übermaß an bitterem und scharfem Geschmack erzeugt *vāta* (Luft oder Wind). Deshalb wird gemäß *Āyurveda* die Anweisung gegeben, sich eine Kost auszusuchen, die alle Geschmacksrichtungen in einem ausgewogenen Verhältnis enthält, denn dann entsteht auch Ausgewogenheit in den *doṣas* (Ausscheidungen).

Jede körperliche Konstitution bedingt die Bevorzugung einer bestimmten Geschmacksrichtung. Zum Beispiel gibt die ‚schleimige' Konstitution der süßen und der bitteren Geschmacksrichtung den Vorzug. Die ‚gallige' Konstitution hat eine Vorliebe für den sauren Geschmack.

Āyurveda weist den *rasas* in der menschlichen Nahrung eine besondere Bedeutung zu. Die *rasas* werden in vier verschiedene Nahrungsarten eingeteilt: 1. Korn, Getreide und Gewürze. 2. Gemüse, 3. Früchte, 4. Fleisch. Die verschiedenen Nahrungsarten und ihre *rasas* werden später erläutert.

Außer dem *rasa* (Geschmack) haben auch andere Qualitäten der Nahrung Einfluss auf deren Wirkung im Körper. Diese werden als *guṇas* (Eigenschaften) bezeichnet. Das *guṇa* einer Speise kann zum Beispiel *guru* (schwer) oder *laghu* (leicht), *śīta* (kalt) oder *uṣṇa* (heiß), *rūkṣa* (trocken) oder *snigdha* (fett, feucht), *kathina* (heftig, hart) oder *mṛdu* (mild, weich), usw. sein. Insgesamt gibt es zehn Gegensatzpaare.

Die heilkräftigen Wirkungen der *guṇas* werden *vīrya* genannt, was wörtlich ›Kraft, Stärke‹ oder ›Energie‹ bedeutet. Das *vīrya* (die innere Wirkung) einer Speise kann zum Beispiel *śīta* (kühlend) oder *uṣṇa* (erhitzend) sein, was für die Anregung oder Verlangsamung der Verdauung, des Stoffwechsels oder der Blutzirkulation von Bedeutung ist.

Vipāka bedeutet wörtlich ›Reife, Wirkung‹ und ›Ergebnis‹. Hier bezieht es sich auf das Reifwerden der umgewandelten Nahrung beim Vorgang der Verdauung. *Vipāka* wird der Geschmack und die Wirkung nach der Verdauung genannt. Das *vipāka* kann zum Beispiel *madhura* (süß), *amla* (sauer), *tikta* (bitter) oder *kaṭu* (scharf) sein.

Auch *guṇa* (Eigenschaften), *vīrya* (innere Wirkung) und *vipāka* (Verdauungskraft) einer Nahrung haben einen Einfluss auf die *tridoṣas.*

Über die tridoṣas und dhatus

Die *tridoṣas* sind die drei Ausscheidungen *kapha, pitta* und *vāta.* Wörtlich übersetzt bedeutet dies ›Schleim, Galle und Luft‹. Nach Thakkur wird der tiefere Sinn dieser drei Begriffe durch die Übersetzung als ›Körperflüssigkeits-, Feuer- und Luftprinzip‹ besser vermittelt. Gemäß *Āyurveda* entstehen alle Krankheiten durch Unausgewogenheit der *tridoṣas.* Wenn eines dieser *doṣas* im Körper überschüssig ist, dann kann sich die Krankheit im Körper entwickeln, die mit diesem *doṣa* verbunden ist. So kommt es z. B. bei einem Übermaß an *kapha* zu Erkältungskrankheiten, bei einem Übermaß an *pitta* zu Übersäuerung sowie Gallenbeschwerden und bei einem Übermaß an *vāta* zu Blähungen und Rheumatismus.

Dhatu bedeutet wörtlich ›Schicht, Bauelement, Zutat‹.

Im menschlichen Körper gibt es folgende sieben verschiedene *dhatus* (körperliche Bestandteile): *rasa* (Geschmack oder Nahrungssaft), *rakta* (Blut), *māṁsa* (Fleisch), *meda* (Fett), *asthi* (Knochen), *majjā* (Mark) und *śukra* (Samen).

Jeder dieser Bestandteile hat eine andere Funktion in unserem Körper. Nahrungssaft, der aus dem Geschmack gewonnen wird, ist von nahrhafter Wirkung für den Körper. Er hat eine besänftigende Wirkung auf die Sinne, er beruhigt den ganzen Körper und erzeugt ein Gefühl des Friedens und der Zufriedenheit im Geist. Durch die verschiedenen körperlichen Kanäle verbreitet sich der Nahrungssaft im Körper und ernährt das Blut.

Das Blut wird aus dem Nahrungssaft gewonnen. Es erhält die normalen Aktivitäten des Lebens und die natürliche Ausstrahlung des Körpers aufrecht. Es ernährt das Fleisch oder Muskelgewebe und stärkt die Vitalität.

Fleisch bedeckt die Knochen, trägt zur Stärke des Körpers bei und ernährt das Fett.

Das Fett kühlt den Körper. Es sorgt für die Ausdünstung und trägt zur Festigkeit der Knochen bei, indem es sie ernährt.

Die Knochen stützen den Körper und ernähren das Mark.

Das Knochenmark trägt zur Elastizität und Festigkeit des Körpers bei. Es füllt die feinen inneren Hohlräume der Knochen aus. Es bildet das Blut und sorgt dadurch für Aufbau und Wachstum der Samen- und Eizellen.

Der Samen erzeugt in erster Linie Aktivität und das Gefühl der Befriedigung. Er ist die Ursache der körperlichen Lebenskraft und der Sättigung (Befruchtung) und besitzt die Tugend, während des Geschlechtsverkehrs auszuströmen.

Es gibt auch untergeordnete Bestandteile. Bei den Frauen wird nach der Entbindung in der Brust Milch für die Ernährung des Kindes aus dem Nahrungssaft erzeugt. Diese erhält das Leben des Kindes. Der andere untergeordnete Bestandteil im Körper der Frauen, die Ausscheidung während der Menstruation, wird auch aus dem Nahrungssaft hergestellt. Im Allgemeinen beginnt die Menstruation mit etwa zwölf Jahren und hört mit ungefähr 50 Jahren wieder auf.

In ›*Āyurveda* - Indische Medizin‹ führt Ch. G. Thakkur im Kapitel *Ernährung* aus:

›Die Kombination aus den drei körperlichen Prinzipien (Schleim, Galle und Luft), den sieben Nährsubstanzen des Körpers (Nahrungssaft, Blut, Fleisch, Fett, Knochen, Mark und Samen), den körperlichen Ausscheidungen (Urin und Kot), den Ausscheidungen der Geschlechtsorgane und den Absonderungen der Körperöffnungen erhält und ernährt den Körper.

Die Bestandteile des Blutes werden aus den feinsten und wesentlichsten Teilen des Geschmackes hergestellt, die Bestandteile des Fleisches werden aus den feinsten und wesentlichsten Teilen des Blutes erzeugt, die Bestandteile des Fettes werden von den feinsten und wesentlichsten Teilen des Fleisches gewonnen, die Bestandteile der Knochen werden aus den feinsten und wesentlichsten Teilen des Fettes hergestellt, die Bestandteile des Markes werden aus feinsten und wesentlichsten Teilen der Knochen erzeugt, die Bestandteile des Samens werden aus den feinsten und wesentlichsten Teilen des Marks hergestellt, und die Lebenskraft wird aus den feinsten und wesentlichsten Bestandteilen des Samens gewonnen.

Verschiedene analoge Hypothesen wurden vorgeschlagen, um zu erklären, wie die sieben körperlichen Bestandteile erzeugt oder ernährt werden, drei von ihnen werden hier erläutert:

Die Analogie von Milch und Dickmilch: Dieser Analogie entsprechend werden die gesamten Bestandteile des Nahrungssaftes durch die Verdauung in Blut umgewandelt, das Blut wird als Ganzes in Fleisch umgewandelt usw., genauso wie sich die Milch als Ganzes und nicht in Teilen in Dickmilch verwandelt, die Dickmilch als Ganzes zu Butter wird und die Butter als Ganzes in Butteröl umgewandelt wird.

Die Taubenschlaganalogie: Diejenigen, welche diesen Vergleich benutzen, behaupten, dass der Nahrungssaft zu den verschiedenen Bestandteilen durch verschiedene Kanäle gehen muss und sie durch seine eigenen nahrhaften Qualitäten ernährt.

So wie Tauben, die von verschiedenen Orten kommen und auf verschiedenen Wegen in den gleichen Taubenschlag einfallen, so geht der Nahrungssaft durch verschiedene Kanäle zu unterschiedlichen Zeiten zu den verschiedenen Bestandteilen. Zuerst ernährt der Nahrungssaft seine eigenen Bestandteile. Blut, Fleisch und die anderen Bestandteile in der oben beschriebenen Reihenfolge liegen tiefer und tiefer im Körper, folglich benötigt der Nahrungssaft immer längere Wege, um sie zu erreichen und braucht immer mehr Zeit, um sie zu ernähren. Die Bestandteile des Samens werden als letzte ernährt. Dieser Analogie wurde von Kommentatoren große Beachtung geschenkt, indem sie die Auffassung vertraten, dass der Nahrungssaft oder die Bestandteile des Geschmacks die wichtigsten Zutaten sind, die alle sieben körperlichen Bestandteile ernähren.

Das System der Bewässerungskanäle: Dieser Annahme zufolge gehen die Bestandteile des Nahrungssaftes zuerst zu den Bestandteilen des Blutes und, indem sie sich mit den letzteren verbinden, ernähren sie es durch die Qualitäten, die denen des Blutes entsprechen. Nachdem das Blut mit dem für seine Bedürfnisse Nötigen versorgt wurde, geht der Nahrungssaft zu den Bestandteilen des Fleisches und ernährt sie auf die gleiche Weise. Nachdem die Bestandteile des Fleisches mit allem für ihre Bedürfnisse Notwendigen gespeist wurden, geht der Nahrungssaft zum Fett und nährt es auf gleiche Weise; und so weiter. Wie ein Wasserstrom zu hintereinander liegenden Feldern fließt und eines nach dem anderen durch den dazwischenliegenden Kanal bewässert, so geht auch der gleiche Nahrungssaft zu den aufeinander folgenden Bestandteilen. Das ist die annehmbarste Theorie.‹

Ch. G. Thakkur schreibt weiter:

›Nach der allgemeinen Verdauung der Nahrung wird der Nahrungssaft nochmals durch sein eigenes *agni* (Verdauungsfeuer), das als Geschmacksfeuer bekannt ist, verdaut und schließlich in seinen endgültigen Zustand umgewandelt, der als ›Nahrungssaft-Bestandteil‹ bekannt ist. Dieser wird in drei Teile geteilt. Der feinste Teil des Nahrungssaftes wird zur Nahrung des nächsten körperlichen Bestandteils, nämlich des Blutbestandteils. Der gewöhnliche Teil des Nahrungssaftes ernährt seine eigenen Bestandteile, die als Nahrungssaft-Bestandteile bekannt sind. Der dritte Teil des Nahrungssaftes ist ein Nebenprodukt, die sogenannte Schleimabsonderung. Daraus kann man erkennen, dass Schleim zweimal produziert wird. Zum einen, wenn die spezielle Verdauung des Süßen zusammen mit der Verdauung der Nahrung im Magen stattfindet und zum anderen, wenn die Bestandteile des Nahrungssaftes verdaut werden.

Auf gleiche Weise werden die Bestandteile des Blutes im Körper auch in drei Teile aufgeteilt. Der feinste Teil wird für die Produktion des nächsten körperlichen Bestandteils verwendet, nämlich für den Bestandteil des Fleisches. Der gewöhnliche Teil des Blutes ernährt seinen eigenen, ihm ähnlichen Bestandteil Blut im Körper, und das Nebenprodukt ist Galle. Man kann daraus erkennen, dass auch die Galle im Körper zweimal hergestellt wird, zum einen wird bei der zweiten spezifischen Verdauung Galle erzeugt, wenn die Verdauung der Nahrung im Zwölffingerdarm vor sich geht, und zum anderen entsteht vor der Bildung des Bestandteils Blut als Nebenprodukt Galle, wenn das Blut durch sein eigenes Feuer verdaut wird.

Auf diese Weise hat jeder der sieben körperlichen Bestandteile sein eigenes, getrenntes Verdauungsfeuer, und folglich geht aus dem Nahrungssaft die Verdauung aller sieben körperlichen Bestandteile vonstatten. Das Wort *agni* (Feuer) wird, wenn damit das Feuer der Bestandteile gemeint ist, auch *dhatu agni* (Bestandteils-Feuer) genannt. Es gibt also sieben *dhatu agnis.* Darüber hinaus enthält der Nahrungssaft fünf wichtige und notwendige Elemente: Erde, Wasser, Feuer, Luft und Äther.‹

Als erstes führt *Caraka* an: ›Wasser befeuchtet, Salz verflüssigt, Alkali verdaut, Honig fügt zusammen, Ghee erzeugt den Fettgehalt, Milch gibt Leben, Fleisch bewirkt Stärke, Fleischsaft nährt, Wein verursacht altersbedingte Entartung, Traubenwein stimuliert die Verdauung, Sirup bewirkt die Anhäufung von krankhaften *doṣas* (Gebrechen), Dickmilch verursacht Ödeme, und grüner Pinyaka (indischer Sesam) erzeugt Depressionen.

Suppe von schwarzen Kichererbsen verstärkt die Kotmasse. Die alkalischen Bestandteile sind schädlich für die Sehkraft und den Samen, alle Substanzen mit säuerlichem Geschmack, außer Granatäpfel und Mirabellen, fördern zum größten Teil Galle. Alle Substanzen mit süßem Geschmack, außer Honig, altem Sali-Reis (Naturreis), Sastika-Reis (rasch reifendem, lange gekochtem Reis), Gerste und Weizen, unterstützen im Allgemeinen die Produktion von Schleim. Alle Substanzen mit bitterem Geschmack, außer den Sprossen der Landweide (einer bestimmten Gemüseart, die auf Sanskrit *guḍūcī* genannt wird) und dem wilden Schlangen-Flaschenkürbis, und alle Substanzen mit scharfem Geschmack, außer langem Pfeffer (Pippali) und Ingwer, führen zu Blähungen und vermindern den Geschlechtstrieb.‹

Caraka Saṁhitā, Bd. 1, S. 193, z.T. unter Berücksichtigung der Wiedergabe von Ch. G. Thakkur.

Nach *Caraka* unterstützt eine systematische Ernährung das Leben. Er sagt jedoch, dass die Experten der Auffassung sind, dass jene Nahrungsmittel das Leben aller Lebewesen oder Geschöpfe bilden, die systematisch eingenommen werden und deren Farbe, Geruch, Geschmack und Berührung angenehm sind.

3. Über den Wert der verschiedenen Nahrungsmittel

Getreide

Weizen: Sein *rasa* ist süß, sein *guṇa* kalt und sein *vipāka* süß (*rasa, guṇa* und *vipāka,* s. Seite 191). Er ist stärkend und nahrhaft und wird von den *Āyurvedisten* für den ›König des Getreides‹ gehalten. Alle Textstellen anerkennen den hohen Nährwert des Weizens für den Körper. Es gibt viele verschiedene Weizenarten, aber nicht alle haben den gleichen Wert. Der Weizen bildet einen Hauptbestandteil der Nahrung. Viele Zubereitungen werden aus Weizenmehl hergestellt. Sie verstärken alle *dhatus* (körperlichen Bestandteile). Wegen der Tugend seiner nährenden Werte wird der Weizen als *śukravardhana* und *jīvanām* (samenvermehrend und lebenspendend) bezeichnet. 100 Gramm enthalten 250 Kalorien.

Reis: Es gibt viele verschiedene Sorten von Reis. Das *rasa* der guten Arten ist kühlend und süß, ihr *vipāka* ist süß und daher schleimanregend. Reis bildet spärlichen, verdichteten Stuhlgang. Die Reisarten sind fettig und stärkend. 100 Gramm enthalten 360 Kalorien.

Hülsenfrüchte

Bei allen Arten von Hülsenfrüchten ist das *rasa* süß, das *vīrya* kühlend und das *guṇa* schwer. Sie zerstören die Kräfte und entziehen dem Körper Wasser. Sie sollten nur von starken Menschen und in der Verbindung mit fettigen Zutaten eingenommen werden. Das *guṇa* einer besonderen Art der Hülsenfrüchte, der Simbi Art (botanischer Name: *Dolichos Lablab Linn*) ist trocken und ihr *rasa* zusammenziehend. Sie ruft *vāta* (Blähungen) im Unterleib hervor und steigert den Geschlechtstrieb nicht. Sie verursacht eine langsame und unregelmäßige Verdauung und ist nicht gut für die Augen. 100 Gramm enthalten 40 Kalorien.

Bohnen: Sie sind appetitanregend und geschmackvoll. Sie verursachen *vāta* (Blähungen) und Verstopfung. Besonders wenn sie nicht gut verdaut werden, verstärken sie die Aufblähung des Magens. 100 Gramm enthalten 30 Kalorien.

Buschbohnen: Sie sind süß im *rasa,* trocken und schwer in *guṇa* und *vīrya* und abführend. Sie verursachen *kapha* (Schleim) und vermindern *pitta* (Galle). Sie sind weder für schwangere Frauen geeignet noch für Menschen mit *vāta prakṛti* (einer zu Blähungen neigenden Natur). 100 Gramm enthalten 25 Kalorien.

Amarant Bohnen: Wenn sie zusammen mit Gewürzen angebraten werden, sind sie sehr schmackhaft, erzeugen aber zu viel *vāta* (Blähungen), da ihr *rasa* trocken und zusammenziehend und ihr *guṇa* schwer ist. Sie erzeugen *kapha* (Schleim) und *pitta* (Galle). Besonders wenn sie nicht gut verdaut werden, verursachen sie Blähungen. Wenn sie regelmäßig und im Winter gegessen werden, haben sie eine stärkende Wirkung. Im Allgemeinen werden sie aber als kleine, schmackhafte Zwischenmahlzeit eingenommen. Für Menschen, die zu Blähungen neigen, sind sie überhaupt nicht geeignet. 100 Gramm enthalten 300 Kalorien.

Grüne Erbsen: Sie sind ein gutes Stärkungsmittel und schmackhaft, verursachen jedoch *vāta* (Blähungen), wenn sie in zu großen Mengen gegessen werden. Um die Unreinheiten, die *vāta* verursachen, zu beseitigen, sollten Grüne Erbsen mit Knoblauch, Zitrone und Gewürzen in Sesamöl angebraten werden. Am besten sind frische grüne Erbsen. Sie sind eine gute Quelle für Vitamin C. 100 Gramm enthalten 350 Kalorien.

Kichererbsen: Sie gehören zur Familie der Platterbsen. Diese wie auch die gewöhnlichen Erbsen, sind in ihrem *rasa* süß und zusammenziehend, in ihrem *guṇa* leicht und im *vīrya* kühlend. Sie besitzen eine stark entwässernde Wirkung. Besonders Linsen und Kichererbsen werden bei Gallen- und Schleimbeschwerden empfohlen und gerne in Suppen gegessen. Die Linsen wirken sehr zusammenziehend und die Kicher-Platterbse blähend.

Schwarze Kichererbsen: Ihr *rasa* ist süß, ihr *guṇa* heiß, schwer und stärkend. Sie sind ein ausgezeichnetes Mittel, um den Geschlechtstrieb zu steigern. Sie vermindern Blähungen, verstärken die Kotmasse und geben schnell Männlichkeit.

Grüne Kichererbsen: Sie werden für die beste Hülsenfrucht gehalten. Ihr *rasa* ist zusammenziehend-süß, ihr *guṇa* trocken, leicht und rein, ihr *vīrya* kühlend und ihr *vipāka* scharf. Sie reduzieren Schleim und Blähungen. 100 Gramm enthalten 350 Kalorien.

Milch und Milchprodukte

Milch : Im Allgemeinen ist sie nahrhaft, beruhigend, stärkend und appetitanregend. Die Kuhmilch ist so gut, dass sie als heilig angesehen wird.

Ihr *rasa* ist zusammenziehend und süß, ihr *guṇa* kalt und leicht und bildet den Stuhlgang. Sie wirkt verjüngend, ist nahrhaft und ist ein für jeden geeignetes Stärkungsmittel. Sie verlängert die Lebensdauer, unterstützt die Blut- und vermindert die Gallenbildung. Sie ist wohltuend bei Herzkrankheiten und entfernt Giftstoffe aus dem Körper. Sie ist sehr nützlich für Patienten, die an Auszehrung und Erschöpfung leiden. Sie kann bei Husten, Fieber und Durchfall mit blutiger Ausscheidung eingenommen werden. Sie vermindert alle *tridoṣas* (Blähungen, Galle und Schleim). 200 Gramm enthalten 125 Kalorien.

Joghurt: Aus Kuhmilch zubereiteter Joghurt ist im *rasa* sauer, süß und zusammenziehend, im *guṇa* fetthaltig, schwer und heiß und im *vipāka* süß. Joghurt vermindert Blähungen, verstärkt das Fleisch, den Samen, den Appetit, die Stärke und den Schleim. Gleichzeitig wird die Blut- und Gallenbildung unterstützt und Ödeme (Flüssigkeitsansammlungen im Gewebe) gefördert. Joghurt enthält viel Vitamin C. 200 Gramm enthalten 125 Kalorien.

Buttermilch: Aus der Kuhmilch zubereitet, vermindert sie alle *tridoṣas* und ist die beste tägliche Nahrung. Sie stärkt den Appetit, hat eine belebende Wirkung und ist am besten für das Herz. Menschen, die unter Hämorrhoiden und an Übersäuerung des Magens leiden, können sie ohne zu zögern zu sich nehmen.

Es gibt drei verschiedene Arten von Buttermilch. Die erste entsteht, wenn die gesamte Butter nach dem Durchschütteln der Milch entnommen wird; die zweite, wenn nur die Hälfte der Butter entnommen wird und die andere Hälfte in der Buttermilch verbleibt; die dritte, wenn die gesamte Butter in der Buttermilch zurückbleibt. Obgleich alle drei Arten leicht und angenehm sind und die *tridoṣas* vermindern, ist die erste Art am wenigsten nahrhaft und die dritte am besten. Aber man sollte sich daran erinnern, dass die Buttermilch, aus der noch keine Butter weggenommen wurde, schwer und dick ist und *kapha* (Schleim) verursacht. Sie ist nur bei Abmagerung nützlich.

In den *Āyurveden* werden die Vorzüge der Buttermilch detailliert beschrieben. Nachdem die Dickmilch zubereitet wurde, ist das richtige Buttern sehr wesentlich. Nach der Verdauung wird die Buttermilch leicht aufgenommen. Gemäß *Āyurveda* werden viele verschiedene Arten von Buttermilch befürwortet. Wenn sich *vāta* (Blähungen) im Körper anhäufen, sollte man saure Buttermilch zusammen mit Salz zu sich nehmen, wenn sich *pitta* (Galle) im Körper vermehrt, sollte man süße Buttermilch mit Zucker essen, und wenn sich *kapha* (Schleim) im Körper verstärkt, dann ist Buttermilch, die mit Ingwer, schwarzem Pfeffer und schwarzen Chillies eingenommen wird, hilfreich. Buttermilch enthält Kalzium, Phosphor, Eisen und Vitamin B. Ein Liter hat 350 Kalorien.

Butter: Frische Butter ist im *rasa* zusammenziehend und im *guṇa* kalt sowie fetthaltig. Sie belebt den Körper, verstärkt den Appetit und beseitigt Appetitlosigkeit. Darüber hinaus wird sie bei Schwindsucht, Erschöpfung, Gesichtslähmung, Milzvergrößerung, Sprue (einer Tropenkrankheit) und Hämorrhoiden verwendet. Sie ist auch gut für die Augen und vermehrt den Samen. Sie gibt Leben und ist ein Stärkungsmittel.

Butter, die unmittelbar aus der Milch gewonnen wird, ist in ihrem *rasa* zusammenziehend und im *guṇa* kalt. Sie ist nützlich bei einer Verschlechterung des Zustandes von Blut und Galle, sie entfernt Augenkrankheiten, stärkt das Gedächtnis, die Lebenskraft, die Magensäure, den Samen, *ojas* (den feinsten Teil des Samens), *kapha* (Schleim) und das Fleisch. Außerdem beseitigt sie *vāta* (Blähungen), *pitta* (Galle), chronische Vergiftungen, geistige Störungen, Schwellungen und Lethargie.

Ghee (Butteröl oder geklärte Butter): Aus Kuhmilch zubereitetes Ghee ist im *rasa* süß. Ghee wirkt stärkend, steigert den Geschlechtstrieb, vermindert Belastungen, die durch *vāta* (Blähungen), *pitta* (Galle) und *kapha* (Schleim) entstehen. Es ist gut für die Augen, hat eine belebende Wirkung und stärkt das Gedächtnis. Von allen Gheearten wird das aus Kuhmilch gewonnene Ghee für das beste gehalten. Es ist eine gute Quelle für Vitamin A. 250 Gramm enthalten 2000 Kalorien.

Käse: Er ist reich an Vitamin A. Er enthält Eiweiß, Fett und Kohlenhydrate. An Mineralstoffen sind Kalzium, Phosphor und Eisen enthalten. 100 Gramm Käse mit einem Fettgehalt von 10% enthalten 140 Kalorien, 100 Gramm Käse mit einem Fettgehalt von 50 % enthalten 400 Kalorien.

Honig und Zucker

Honig: In den *Āyurveden* werden acht verschiedene Arten von Honig beschrieben. Die Bienen gewinnen den Honig von verschiedenartigen Pflanzen zu unterschiedlichen Zeiten. Die Vorzüge der Blumen und Bäume, aus denen der Honig extrahiert wurde, unterscheiden sich voneinander. Dementsprechend unterscheiden sich auch die Qualitäten der verschiedenen Honigsorten. Im Allgemeinen ist Honig jedoch die beste Medizin bei einem Übermaß an *kapha* (Schleim). Honig ist auch der beste Träger bei der Einnahme verschiedener Medikamente. Honig ist ein *yogavahi,* d.h. er entfaltet seine eigene Wirkung und gleichzeitig verstärkt er die Wirkung der Medikamente, mit denen er kombiniert wird.

Neuer Honig ist im *rasa* süß und zusammenziehend, in den *guṇas* leicht und kalt. Er verstärkt das Verdauungsfeuer und ist für *lekhana* (zur Reduzierung des Körpergewichts) gut geeignet. Er ist sehr vitaminhaltig. 100 Gramm Honig enthalten 300 Kalorien.

Zuckerrohr: Weißes Zuckerrohr ist im *rasa* süß und in seinem *guṇa* fetthaltig. Es ist nahrhaft, stärkend und schenkt einem Menschen neue Lebenskraft. Es vertreibt Müdigkeit und kühlt die Galle. Schwarzes Zuckerrohr ist im *rasa* süß, noch nahrhafter und entfernt das Gefühl des Brennens. Maschinell hergestellter Saft ist in seinem *guṇa* schwer, er vermehrt den Samen, hat eine belebende Wirkung und verleiht ein strahlendes Aussehen. Bei regelmäßiger und maßvoller Einnahme vermindert er die Unreinheiten von *pitta* (Galle) und *rakta* (Blut).

Wenn Zuckerrohr von den Zähnen zerkaut und zermahlen wird, hat das eine appetitanregende Wirkung; alle *dhatus* (körperlichen Bestandteile) werden genährt. Diese *dhatus* geben Stärke und vermehren *kapha* (Schleim), sie sind hilfreich bei Müdigkeit und Leiden von *rakta* (Blut) und *pitta* (Galle) und beenden Erbrechen und Durst. Es ist nicht bekömmlich, Zuckerrohrsaft, der eine Zeitlang in einem Gefäß aufbewahrt wurde, zu trinken. Denn so wird er sauer und erzeugt *vāta* (Blähungen). Außerdem ist sein *guṇa* schwer, er verstärkt *kapha* und *pitta,* steigert das Durstgefühl und verursacht Durchfall und Harnbeschwerden.

Melasse: Aus Zuckerrohr zubereitete Melasse ist in den *guṇas* schwer und fetthaltig. Sie ist ein Stärkungsmittel, vermehrt den Samen, beseitigt *vāta* und reinigt den Urin. Je älter die Melasse ist, desto wirkungsvoller ist sie auch. Sie ist auch gut bei Tumoren, Geschwüren und krankhafter Appetitlosigkeit. Es erweist sich als wohltuend, wenn alte Melasse auf die richtige Weise mit Medikamenten vermischt und danach jemandem verabreicht wird, der unter Schwindsucht, Husten, Abmagerung, Blutarmut, Erschöpfung und Auszehrung leidet. Melasse kann auch bei folgenden Krankheiten verabreicht werden: Hämorrhoiden, Gelbsucht, Harnbeschwerden, Unterleibstumoren und Erkrankungen von *vāta* (Blähungen), *pitta* (Galle) und *rakta* (Blut). Wenn Melasse mit Basilikumsamen kombiniert wird, bietet dies eine gute Basis zur Verabreichung von Medikamenten. Melasse ist reich an Eisen und Kohlenhydraten. 100 Gramm enthalten 250 Kalorien.

Zucker: Aus Melasse hergestellter Zucker ist in seinem *rasa* süß und in seinen *guṇas* ein wenig kalt und fetthaltig. Er beseitigt *vāta* und *pitta* (Galle), vermehrt die Kräfte sowie den Samen und erzeugt Appetit. Gewöhnlich erweist sich Zucker bei zu viel *vāta* und *pitta* (Blähungen und Gallenbeschwerden) als wirksam. Er ist stärkend, wohlschmeckend und wohltuend für die Augen, erzeugt jedoch *kapha* (Schleim).

Früchte

Mango: Die Mango ist die bedeutendste und die wichtigste aller Früchte. In unreifem Zustand ist ihr *rasa* zusammenziehend, ihre *guṇas* sind leicht, trocken, kalt und ihr *vipāka* (Wirkung nach der Verdauung) ist scharf, aber wenn die Frucht gereift ist, ist ihr *rasa* süß, ihr *guṇa* kalt und ihr *vipāka* süß.

Süße Früchte werden gewöhnlich bei Erkrankungen von *vāta* (Blähungen) und *pitta* (Galle) verwendet. Süße Früchte sind stärkend, nahrhaft, *śukravardhana* (Samen vermehrend) und *rasa* - und *rakta vardhaka* (den Geschmackssinn und das Blut stärkend).

Die unreife Frucht wird für Pickles (in Essig Eingelegtes) und für *acara* (dies sind Mango-Pricles, eine bestimmte Zubereitungsart dieser Frucht) verwendet. Wenn die unreifen Früchte im Übermaß gegessen werden, führt dies zu Verdauungsstörungen und zu Verunreinigungen des Blutes, Verstopfung und anderen Erkrankungen, die durch übertriebenen Genuss von saurem Geschmack hervorgerufen werden. Bei der Behandlung von Rheumatismus und Zuckerkrankheit können unreife Mangos nützlich sein.

Es gibt viele verschiedene Mangoarten. Die süße Frucht der reifen Mango ist das beste Stärkungsmittel. Wenn sie in der richtigen Menge gegessen wird, stellt sie die Gesundheit wieder her. Sollten Blähungen auftreten, dann kann man die Frucht mit Ingwer und Ghee einnehmen, wodurch keine ungünstigen Wirkungen entstehen. Sie ist reich an Vitamin A und C, an Eisen und an vielen nützlichen Säuren. 100 Gramm enthalten 70 Kalorien.

Orange: Ihr *rasa* ist süß, ihr *guṇa* ist kalt. Sie wirkt appetitanregend, stärkend, verjüngend und verstärkt das Verdauungsfeuer. Sie ist gut bei Koliken, Würmern, Verdauungsstörungen, Husten, *vāta, pitta,* Schwindsucht, krankhafter Appetitlosigkeit, Erbrechen, Seekrankheit und bei Schwindelgefühlen. Sie ist sehr nützlich bei Blutarmut, allgemeiner Schwäche, Rachitis usw. Es gibt zwei verschiedene Arten von Orangen: süße und saure. Die süße Art ist die beste, die saure sollte man vermeiden. Sirup, der aus Orangen hergestellt wird, löscht den Durst und bringt Empfindungen von Brennen zum Abklingen. Die Orange enthält Vitamin C, außerdem Eiweiß, Fett, Kalzium, Phosphor und Eisen. 100 Gramm enthalten 40 Kalorien.

Apfel: Sein *rasa* ist süß, sein *guṇa* mild, er ist schmackhaft, stärkend und enthält Eisen. Er bildet den Stuhlgang und verleiht ein rötliches Aussehen. Er ist verdauungsfördernd, gut bei Verdauungsstörungen und appetitanregend. Ein wohlbekanntes Sprichwort lautet: ›Jeden Tag ein Apfel hält die Ärzte fern.‹ Er sorgt dafür, dass *pitta* und *vāta* abklingen. Bei chronischer Ruhr und bei chronischem Durchfall ist ein Apfel hilfreich. Aus Äpfeln hergestelltes Konfekt wird bei Blutarmut und verwandten Bedingungen verabreicht. Äpfel sind nahrhaft. Sie sind eine gute Kost für Menschen, die an Blasen- und Nierensteinen leiden. Sie enthalten die Vitamine A, B und C, außerdem

Kupfer, Pottasche, Eisen, Phosphor und Apfelsäure. 100 Gramm enthalten 50 Kalorien.

Ananas: Das *rasa* der reifen Frucht ist süß, sie löscht den Durst und verbessert die nahrhafte Flüssigkeit des Körpers. Das *guṇa* einer unreifen Ananas ist sehr schwer und sie verursacht *pitta* und *kapha.* Sie ist appetitanregend und *śramahara* (Müdigkeit hinwegnehmend). Bei einer Milzvergrößerung ist die Ananas wohltuend. 100 Gramm enthalten 40 Kalorien.

Banane: Ihr *rasa* ist süß und zusammenziehend, ihr *guṇa* ist belebend, kalt und schwer. Sie wirkt verjüngend, den Geschlechtstrieb steigernd, *śukravardhana* (den Samen vermehrend) und stärkend. Sie verbessert das Aussehen der Haut und steigert den Appetit. Wenn man sie in großen Mengen zu sich nimmt, dann ist sie schwer verdaulich und erzeugt *kapha.* Sie löscht den Durst, beseitigt Launenhaftigkeit, bringt *pitta* zum Abklingen und kann bei Unreinheiten im Blut angewandt werden. Bei Verdauungsstörungen, Fettleibigkeit und Diabetes sollte man keine Bananen essen. Bananen sind eine gute Quelle für Kalzium, Vitamin C, Eisen und Kohlenhydrate. 100 Gramm enthalten 65 Kalorien.

Papaya: Ihr *rasa* ist süß, sie regt den Appetit stark an, senkt *pitta,* beseitigt Verstopfung und ist besonders wohltuend für Leber und Milz. Wenn man sie im Übermaß zu sich nimmt, verursacht sie *vāta.* Papaya ist ein guter *pācana* (Verdauungsförderer) und als Abführmittel geeignet. Aus der Papaya gewonnenes Pepsin findet bekanntlich bei Krankheiten und Schwierigkeiten der Verdauung Anwendung.

Guave: Ihr *rasa* ist süß, ihr *guṇa* verdauungsfördernd und kalt. Wenn sie in übermäßigen Mengen genossen wird, verursacht sie Durchfall und Verdauungsstörungen. Die Kerne sind schädlich. Die Guava enthält reichlich Eisen und ist gut für die Zähne. 100 Gramm beinhalten 50 Kalorien.

Feige: Ihr *rasa* ist süß, ihr *guṇa* wohlschmeckend und kalt. Sie ist verdauungsfördernd, appetitanregend, nützlich bei Verunreinigungen des Blutes und sie bringt *vāta* und *pitta* zum Abklingen. Sie kann bei Husten, Schwindsucht und bei Schwierigkeiten im Brustbereich verwendet werden. Sirup, der aus Feigen zubereitet wurde, ist ein sehr gutes Stärkungsmittel für kleine Kinder und ist appetitanregend. Feigen enthalten Vitamin B, Pottasche, Natrium, Kalk, Phosphor und Magnesium. 100 Gramm beinhalten 250 Kalorien.

Mandeln: Ihr *rasa* ist süß, ihr *guṇa* fetthaltig und heiß. Sie sind ein gutes Stärkungsmittel. Sie steigern den Geschlechtstrieb, verursachen *kapha,* vermindern *vāta* und *pitta* und stärken die Geisteskräfte. 100 Gramm enthalten 300 Kalorien.

Pistazien: Ihr *rasa* ist süß, ihre *guṇas* sind schwer, heiß und fetthaltig. Sie steigern den Geschlechtstrieb, stärken die *dhatus* (die 7 Bestandteile des Körpers), reinigen das Blut, wirken als Abführmittel und vermindern *kapha* und *vāta.* Sie werden bei vielen süßen Fleischzubereitungen verwendet und sind auch eines der wichtigsten Stärkungsmittel. Ihr Öl wird extrahiert und findet im Unany System (eine bestimmte Behandlungsmethode) vielfache Anwendung. Sie enthalten Eiweiß, Fett, Kohlenhydrate, Kalzium, Phosphor und Eisen. 100 Gramm enthalten 400 Kalorien.

Birne: Ihr *rasa* ist süß und zusammenziehend, ihre *guṇas* sind schwer, kalt und fetthaltig. Ihr *vipāka* ist süß. Sie vermindert alle *tridoṣas* (*vāta, kapha* und *pitta*), ist gut für das Herz, vermindert *rasa* und *pitta,* ist gut beim Gefühl des Brennens und ist belebend, stärkend und harntreibend. Wenn sie im Übermaß genossen wird, verursacht sie *vāta.* 100 Gramm enthalten 55 Kalorien.

Zimtapfel: Sein *rasa* ist süß, sein *guṇa* ist leicht, fetthaltig und kalt. Er vermindert *vāta* und *pitta.* Er ist gut für das Herz, steigert den Geschlechtstrieb, ist harntreibend, vermindert Fieber sowie das Gefühl des Brennens und ist stärkend. Bei übermäßigem Genuss verursacht er Fieber. 100 Gramm enthalten 60 Kalorien.

Kokosnuss: Ihr *rasa* ist süß, ihr *guṇa* schwer, fetthaltig und kalt. Sie ist wohltuend für das Herz, ist belebend, reinigt die Blase, sie vermindert Giftstoffe in *rakta* (Blut) und *pitta* (Galle). Wenn sie reif ist, verursacht sie Blähungen, aber im unreifen Zustand ist sie kalt und nahrhaft. Sie löscht den Durst. Sie enthält Eiweiß, Fett, Kohlenhydrate,

Vitamin A und ist reich an Vitamin B. An Mineralstoffen enthält sie Kalzium, Phosphor und Eisen. 100 Gramm beinhalten 350 Kalorien.

Datteln: Die unreifen Datteln sind im *rasa* süß und zusammenziehend, ihr *guṇa* ist schwer, ihr *vīrya* kühlend und sie reinigen das Blut. Sie vermindern die Anhäufung der *tridoṣas* (*vāta, pitta* und *kapha*). Die reifen Datteln sind im *rasa* süß, ihr *guṇa* ist fetthaltig, sie sind schmackhaft, vermehren den Samen und vermindern *rakta* und *pitta.* Sie enthalten viel Eisen und Kohlenhydrate. 100 Gramm enthalten 300 Kalorien.

Trauben: Sie enthalten Zitronen- und Weinsäure und Vitamin C. In 100 Gramm befinden sich 70 Kalorien.

Erdnüsse: Sie enthalten Eiweiß in hoher Quantität und Qualität und gutes Lezithin. In dieser Hinsicht kommen die Erdnüsse dem Eigelb gleich und können zu einem Ersatz für Eigelb werden. 100 Gramm enthalten 600 Kalorien.

Zitrone: Sie enthält eine große Menge Vitamin C und ist außerdem mit Kalk, Phosphor, Pottasche, Magnesium und Salzen angereichert. Sie wirkt gegen Skorbut. 100 Gramm Zitronensaft enthalten 20 Kalorien.

Walnüsse: Sie enthalten Kalzium, Phosphor, Eisen, Fett, Eiweiß, Kohlenhydrate und die Vitamine A und B. 100 Gramm enthalten 350 Kalorien.

Gemüse

Gemüse werden in vier Klassen eingeteilt: Blätter, Blüten, Früchte und Wurzeln. Jede dieser Klassen hat ihre eigene besondere Qualität. Blattgemüse ist am leichtesten verdaulich, dann folgen die Blütengemüse, dann die fruchtartigen Gemüse, und am schwersten zu verdauen sind die Wurzelgemüse.

Rettich: Es gibt zwei verschiedene Arten, bei der einen ist das *guṇa* leicht, bei der andern schwer. Das *rasa* ist scharf und heiß. Das *vipāka* ist ebenfalls scharf. Die leichte Art vermindert die *tridoṣas (kapha, pitta, vāta),* während die schwere Art die *tridoṣas* verstärkt. Im Allgemeinen ist die leichte Art erhältlich und wird genutzt. Sie regt die Leberfunktion an, ist nützlich bei Schwellungen und ist gut für die Milz. Wegen ihrer Schärfe ist sie ein schleimlösendes Mittel, das gut für den Hals ist und bei Husten und Asthma verwendet werden kann. Sie hat eine spezielle harntreibende Wirkung und ist sehr gut für Patienten mit Steinbeschwerden. Rettichsamen fördert den Monatsfluss.

Gurke: Ihr *rasa* ist süß und ihr *guṇa* kalt. Sie ist harntreibend, verdauungsfördernd und appetitanregend. Sie ist nützlich bei Urinbeschwerden, bei der Empfindung des Brennens, bei Erbrechen und bei allen Arten von Steinen. Da das *guṇa* der Gurke kalt ist, erleichtert sie das Zurückhalten des Urins sowie die Gefühle des Brennens und vermindert die Hitze im Körper. Wenn die Samen der Gurke zusammen mit Zucker und *jīraka* (Kreuzkümmelsamen) gerieben und in Wasser gegeben werden sowie die gleiche Menge Milch hinzufügt wird, so kommt es zu klarem Urinfluss, wenn man diese Mischung zu sich nimmt. 100 Gramm enthalten 8 Kalorien.

Aubergine: Sie wird auch Eierfrucht genannt. Ihr *rasa* ist scharf und ihr *guṇa* heiß. Sie ist wohlschmeckend, nützlich bei *vāta* und *kapha,* appetitanregend und sie vermehrt den Samen. Sie ist leicht und weich. Die Früchte dieser Pflanze vermindern *kapha* und *pitta,* während die reife Pflanze *pitta* verstärkt. Dieses Gemüse ist sehr geschmackvoll, appetitanregend und gut für die Milz. 100 Gramm enthalten 20 Kalorien.

Zwiebel: Ihr *rasa* ist scharf und süß, ihr *guṇa* schwer, fetthaltig und heiß und ihr *vipāka* scharf. Wegen ihrer starken Fetthaltigkeit und aufgrund ihrer heißen Eigenschaften vermindert sie *vāta.* Aufgrund ihrer Schärfe, Fetthaltigkeit und Süße verstärkt sie *kapha,* und weil sie heiß, scharf und bitter ist, vermehrt sie auch *pitta.* Sie wirkt verjüngend, anregend, als Mittel gegen Blähungen, als schleimlösendes Mittel und harntreibend. Sie steigert den Geschlechtstrieb, vermehrt den Samen und fördert den Monatsfluss. Sie gibt Stärke und wird bei der Herstellung vieler Medikamente benutzt. Da sie billig und sehr anregend ist, wird sie ›Moschus der armen Leute‹ genannt. Sie ist nicht so gut für Menschen, die *pitta prakṛti* (von

Natur aus ‚gallig') sind. 100 Gramm enthalten 40 Kalorien.

Tomaten: Tomaten werden reif oder unreif verwendet. Sie sind blutreinigend und haben eine heilende Wirkung bei Blutarmut. Sie sind nützlich bei Verdauungsstörungen, Hämorrhoiden, Unreinheiten des Blutes, Skorbut, Leberbeschwerden und chronischem Fieber. Sie verbessern das Verdauungssystem und heilen chronische Magenkrankheiten. Suppe, die aus Tomaten zubereitet wird, ist sehr nahrhaft während der Rekonvaleszenz (Genesung). Tomaten sind für alle schmackhaft und nützlich. Nur diejenigen, für die saurer Geschmack nicht geeignet ist, sollten sie nicht im Übermaß zu sich nehmen. In Tilöl (Sesamöl) gebratene Tomaten bilden zusammen mit Kreuzkümmel, Schwarzem Pfeffer, Salz und Koriander ein geeignetes Essen, das nahrhaft, leicht verdaulich und blutreinigend ist. Tomaten sind eine gute Quelle für die Vitamine A und C. 100 Gramm enthalten 15 Kalorien.

Kohl: Es gibt viele verschiedene Arten von Kohl. Er ist nützlich für Patienten, die unter chronischem Husten, Bronchitis und Asthma leiden. Es wird empfohlen, rohen Kohl, nachdem er gründlich gereinigt wurde, bei Wurmkrankheiten anzuwenden. Der Saft des weißen Kohls soll Warzen heilen. In manchen Ländern werden die Blätter gegen Halskrankheiten benutzt, indem man sie um den Hals bindet. Er ist reich an den Vitaminen A, B und C. 100 Gramm enthalten 15 Kalorien.

Karotten: Ihr *rasa* ist bitter und scharf, ihr *guṇa* trocken, und sie führen zu einer Verschlechterung des Zustandes von *rakta* und *pitta.* Sie sind appetitanregend und gut für die Augen. Das *guṇa* der Karottensamen ist heiß. Karottensamen können zu Fehlgeburten führen. Karotten werden als nahrhaftes und gut verdauliches Essen für die ganze Bevölkerung genutzt. Sie sind harntreibend und können bei Urinbeschwerden angewendet werden. 100 Gramm enthalten 30 Kalorien.

Amarantes gangeticus: Ist eine in Indien vorkommende Gemüsepflanze aus der Pflanzengattung der Amarant-Gewächse, die den Gänsefußgewächsen nahestehen. Sein *rasa* ist süß, sein *guṇa* leicht und trocken, sein *vīrya* kalt und sein *vipāka* ebenfalls süß. Er ist wohlschmeckend, vermindert *kapha, vāta* und *pitta,* ist verdauungsfördernd sowie appetitanregend, *puriṣajanā* (stuhlfördernd) und vermindert Blähungen. Er ist gut für das Herz, vermindert *rakta* sowie *pitta* und ist harntreibend. 100 Gramm enthalten 25 Kalorien.

Dill: Sein *rasa* ist scharf und bitter, sein *guṇa* leicht, trocken und heiß. Er vermindert *vāta* und *kapha,* ist harntreibend, fördert den Monatssowie den Milchfluss und ist hilfreich bei Fieber. Doch wenn er im Übermaß genossen wird, führt das zum Verlust des Samens. Er ist blähungstreibend und kann bei Wurmbefall angewendet werden. Er wird besonders in der Zeit nach der Entbindung empfohlen. Er ist schmerzstillend und nützlich bei Schwellungen. Destilliertes Dillwasser wird Kindern bei Unterleibsbeschwerden gegeben und ist besonders bei Beschwerden, welche *kapha* und *vāta* betreffen, anzuwenden. 100 Gramm enthalten 15 Kalorien.

Gewürze

Kreuzkümmel-Samen (jīraka): Sein *rasa* ist scharf, sein *guṇa* leicht und trocken, sein *vīrya* heiß und sein *vipāka* scharf und zusammenziehend. Er senkt *kapha* und *vāta* und fördert *pitta.* Er vermindert Schwellungen und ist schmerzstillend. Er ist ein Anregungs- und ein Blutreinigungsmittel; gleichzeitig ist er harntreibend. Er ist appetitanregend, verdauungsfördernd, reduziert Blähungen, vermindert Schmerzen und tötet Würmer ab. Er ist besonders dafür geeignet, Schwellungen der Gebärmutter zu beseitigen und den Milchfluss der Brust zu verstärken. Zudem hat er eine verjüngende Wirkung und ist auch bei Hautkrankheiten anwendbar. Er ist ein guter Harntreiber und wird besonders bei Erkrankungen von *kapha* und *vāta* benutzt.

Schwarzer Pfeffer: Sein *rasa* ist scharf, sein *guṇa* leicht, sein *vīrya* heiß und sein *vipāka* scharf. Er ist verdauungsfördernd, appetitanregend, vermindert *vāta* und *kapha* und verstärkt gleichzeitig *pitta.* Er ist einer der wichtigsten Bestandteile von Gewürzmischungen und wird viel bei *āyurvedi-*

schen Medikamenten verwendet. In den alten Texten werden viele Empfehlungen gegeben, auf welche Weise man schwarzen Pfeffer verwenden kann. Die drei wirkungsvollsten Medikamente *śuṇṭhi* (Ingwer), *marīca* (schwarzer Pfeffer) und Pfeffer* bilden zusammen ein Trio, das als *trikaṭu* bekannt ist. Wer unter chronischen Erkältungskrankheiten sowie an Verstopfung leidet, da sein Verdauungsfeuer schwach ist und er deshalb keine gute Verdauung hat, sollte Schwarzen Pfeffer auf die richtige Art anwenden. Dann wird sich die Verdauung verbessern und die Bildung von *kapha* aufhören. Es ist ein anregendes, schleimlösendes und harntreibendes Mittel. Im Allgemeinen ist Schwarzer Pfeffer für Menschen, die zu *vāta* und *kapha prakṛti* neigen, besser geeignet.

Ingwer (śuṇṭhi): Das *rasa* von trockenem oder frischem Ingwer ist scharf, das *guṇa* heiß, fetthaltig, leicht und schwer. Das *vipāka* ist scharf. Er beseitigt *kapha* und klärt die Stimme.

Senfsamen: Sein *rasa* ist bitter und scharf, sein *guṇa* heiß und sein *vipāka* scharf. Er vermehrt *pitta* und verursacht *rakta pitta.* Senfsamen sind appetitanregend und bei *vāta, kapha,* Wurmbefall und Rachenkrankheiten anwendbar. Es gibt noch andere medizinische Nutzungsmöglichkeiten.

Griechisches Heu: Sein *vīrya* ist heiß. Es ist *vātahara* (vermindert Blähungen) und ein Stärkungsmittel.

Asa foetida: Die Gewürzpflanze *Ferula Asa foetida*, auf Sanskrit *hiṅgu* genannt, findet in der indischen Küche vielfache Verwendung. Aus dieser Pflanze wird ein gummiartiges Harz gewonnen, das sich durch einen besonders ausgeprägten Geruch auszeichnet. Es heißt *Asa foetida*, seine deutsche Bezeichnung ist Stinkasant. Sein *rasa* ist scharf, und seine *guṇas* sind leicht, fetthaltig und beweglich. Das *vīrya* ist heiß und das *vipāka* scharf. Es ist anwendbar bei *kapha* und *vāta* und es verstärkt *pitta.* Es ist anregend, schmerzstillend, hilfreich bei Koliken, Verdauungsbeschwerden, Wurmbefall und Blähungen. Es bildet eine der wichtigsten Zutaten für häusliche Heilmittel im ländlichen Indien. Manchmal konnten erstaunliche Ergebnisse durch die rechtzeitige und angemessene Anwendung dieser Mittel erreicht werden. Heutzutage werden auch viele Fälschungen hergestellt, aber nur das reine *Asa foetida* sollte benutzt werden, um gute Ergebnisse zu erreichen.

Koriander: Sein *rasa* ist süß, bitter, scharf und zusammenziehend. Seine *guṇas* sind leicht und fetthaltig, sein *vīrya* heiß und sein *vipāka* süß. Im Allgemeinen vermindert er alle *tridoṣas.* Da er fetthaltig und heiß ist, senkt er *vāta,* da er zusammenziehend, bitter und süß ist, bringt er *pitta* zum Abklingen, und da er bitter, scharf und heiß ist, vermindert er *kapha.* Grüner, frischer Koriander bringt besonders *pitta* zum Abnehmen, da er *śīta* (kalt) ist. Auch vermindert frischer Koriander die Empfindung des Brennens. Trockener Koriander ist ein wichtiger Bestandteil von Gewürzmischungen. Koriander ist eines der wichtigen häuslichen Heilmittel, die im ländlichen Indien benutzt werden. Er ist harntreibend, *kaphaghna* (nimmt *kapha* hinweg), verdauungsfördernd, zusammenziehend und appetitanregend. Im Allgemeinen wird Koriander zusammen mit Kümmel verwendet.

Rote Chillies: Sie sind ein kraftvolles, örtliches Reizmittel, magenstärkend und belebend. Sie haben einen beißenden Geruch und einen scharfen, brennenden Geschmack. Sie bilden eines der Bestandteile verschiedener Currys (indischer Gerichte), Chutneys (indischer Gewürze) und Pickles (in Essig Eingelegtes). Ihr *vipāka* ist heiß und scharf. Sie sind stimulierend, appetitanregend, *pitta* vermehrend und sie beseitigen Verdauungsstörungen. Sie sind bei *kapha doṣa* (Schleim) nützlich. Rote Chillies sind nicht gut für jemanden, der ein heftiges Temperament besitzt und der unter Bluterbrechen und Bluthusten leidet.

Kurkuma (Gelbwurz): Sein *rasa* ist scharf und bitter, seine *guṇas* trocken und leicht und sein *vīrya* ist heiß. Da es heiß ist, vermindert es *kapha* und *vāta,* und da sein *rasa* bitter ist, *pitta.* Im medizinischen Bereich gibt es vielerlei äußere und

* Nach Bedarf kann man roten oder weißen Pfeffer als dritten Teil hinzufügen.

innere Anwendungsmöglichkeiten. Kurkuma ist schmerzstillend, appetitanregend, blähungstreibend und als Mittel gegen Wurmbefall geeignet. Er verbessert das Aussehen und die Ausstrahlung. Er ist sehr gut, wenn man unter Beschwerden der Gebärmutter leidet, und da er bitter ist, reinigt er die Brustmilch.

Knoblauch: Er enthält alle fünf *rasas* außer *amla* (sauer), ist aber hauptsächlich scharf und süß. Die Wurzel ist scharf, die Blätter sind bitter, der Stamm ist zusammenziehend und der Samen süß. Seine *guṇas* sind fetthaltig, scharf, glatt, schwer und *sāra* (wesentlich). Da er sehr scharf und bitter ist, vermindert er *kapha.* Da er fetthaltig, glatt, schwer und heiß ist, senkt er *vāta,* und da er heiß ist, verstärkt er *rakta* und *pitta.* Er ist stimulierend, schmerzstillend, verdauungsfördernd, appetitanregend, reduziert Blähungen und ist als Mittel gegen Wurmbefall geeignet. Er ist auch harntreibend, schleimlösend und gut für den Rachen. Er wird bei vielen Heilmitteln verwendet und hat eine besondere verjüngende Wirkung. Schwangere Frauen sollten ihn nicht einnehmen, ebenso Menschen, die unter Bluterbrechen, Bluthusten, Durchfall, Urinbeschwerden, Schwellungen und Erbrechen leiden. Nachdem man Knoblauch gegessen hat, sollte man keine körperlichen Übungen machen und keine süße Nahrung, Milch oder Melasse zu sich nehmen. Auch Hitze, Sonnenlicht und Wasser sollte man vermeiden. Knoblauch wird bei vielen Hausmitteln erfolgreich verwendet und ist eines der wichtigsten Medikamente.

Kokum (Mangosteen): Seine *rasas* sind sauer, zusammenziehend und scharf, seine *guṇas* sind trocken und heiß. Er fördert die Verdauung, verstärkt den Appetit und verursacht *pitta.* Aus Mangosteen zubereitetes Öl ist wirkungsvoll bei Ekzemen und bei Fußpilz.

Dalchini (Zimt): Sein *rasa* ist scharf und süß, seine *guṇas* sind leicht und trocken, und sein *vipāka* ist bitter und heiß. Er verursacht *pitta,* reinigt den Rachen und vermindert *kapha.* Er kann bei Schluckauf, Blähungen, Husten, Nebenhöhlenentzündung, Hämorrhoiden und bei Wurmbefall angewendet werden. Er ist schmerzstillend und schmerzlindernd. Er wird bei der Herstellung von vielen Zahnpudern verwendet und ist eines der wichtigen Gewürze. Wenn er auf die richtige Weise und regelmäßig eingenommen wird, hält er den Mund frisch und beseitigt faulen Geruch. Er ist auch nützlich für die Zähne. Zimtöl wirkt schmerzstillend, wenn man es in die Mundhöhle an die schmerzende Stelle gibt.

Alachi (kleiner Kardamom): Seine *rasas* sind süß und scharf und seine *guṇas* sind kalt, leicht und trocken. Er vermindert die *tridoṣas.* Aufgrund seines *rasa* senkt er *kapha,* wegen seines *vipāka* nimmt *vāta* ab, und aufgrund von *vīrya* bringt er *pitta* zum Abklingen. Er ist gut für das Herz, ist schleimlösend, harntreibend und vermindert die Empfindung des Brennens. Er ist ein Stärkungsmittel, das in vielen Mitteln verwendet wird, die den Geschlechtstrieb steigern. Er kann bei Erbrechen angewendet werden. Er beseitigt Husten und ist ein wichtiger Bestandteil bei Heilmitteln gegen Husten.

Lavaṅga (Nelken): Ihre *rasas* sind bitter und scharf, ihr *guṇa* ist heiß und ihr *vipāka* süß. Sie sind appetitanregend und haben eine verjüngende Wirkung. Sie vermindern *vāta, pitta* und *kapha.* Sie werden bei Schwindsucht, Husten, Koliken, Asthma, Schluckauf, Unreinheiten des Blutes und Blähungen angewendet. Nelkenöl wird auch für Löcher in den Zähnen verwendet, um die Schmerzen zu erleichtern. Es gibt äußere und innere Anwendungsmöglichkeiten.

Pudinā (Minze): Sie ist süß, schwer und appetitanregend. Sie ist gut für das Herz und wird im Allgemeinen bei Hustenkrankheiten, Cholera, Erbrechen, Durchfall, chronischem Fieber und Wurmbefall verabreicht. Sie wird bei vielen *āyurvedischen* Medikamenten benutzt, in denen eine anregende Wirkung gebraucht wird. Besonders bei Unterleibskoliken wird sie verschrieben. Destilliertes Minzenwasser wird bei Verdauungsbeschwerden gegeben und ist eines der wichtigsten Bestandteile von Verdauungspulvern.

Imli (Tamarinde): Ihre *guṇas* sind schwer und heiß. Ihr *vipāka* ist sauer. Ihre Frucht, ihre Samen, Blätter und Blüten finden alle eine medizinische

Verwendung. Sie wird auch bei der Zubereitung von einigen Currygerichten verwendet, um der Speise einen sauren Geschmack hinzuzufügen. Unreife Tamarinde ist sehr sauer. Sie vermindert dann *vāta* und verstärkt *kapha* sowie *pitta.* Wenn sie reif ist, dann senkt sie aufgrund ihrer heißen und trockenen *guṇas kapha,* und wegen ihrer kalten und sauren *guṇas* nimmt *vāta* ab.

Süße Tamarinde vermindert auch *pitta.* Sie ist appetitanregend, lindert den Durst, ist verdauungsfördernd, regt die Lebertätigkeit an, ist harntreibend und ist gut für das Herz.

Aus Tamarindesamen hergestelltes Pulver, das zusammen mit Milch eingenommen wird, steigert den Geschlechtstrieb und ist hilfreich, wenn man den Samen zurückhalten möchte. Andererseits kann die übermäßige Verwendung von Tamarindesamen auch zu Verdauungsstörungen führen.

Keshar (Safran): Sein *rasa* ist bitter und sein *guṇa* fetthaltig. Er ist aromatisch und verbessert das Aussehen. Er wird bei Sehstörungen, bei *vāta, kapha,* Brechreiz, Wurmbefall und Schluckauf angewendet. Er ist anregend, verjüngend und findet daher bei Medikamenten, die den Geschlechtstrieb steigern und die eine verjüngende Wirkung anstreben, Verwendung. Er vermindert *vāta* und *pitta* und verstärkt *kapha.* In reiner Qualität ist er nur schwer erhältlich. Nachdem künstliche Farbe hinzugefügt und er eingeweicht wurde, wird er vielen Medikamenten beigegeben, die bei Erkältungskrankheiten, Husten und Durchfall wirksam sind. Er wird sowohl innerlich als auch äußerlich angewendet. Bei einer speziellen indischen Zubereitung wird er mit Milch gekocht. Dieses Gericht ist süß, nahrhaft und wohlschmeckend.

Allgemeine Anweisungen nach Ch. G. Thakkur

Caraka empfiehlt, alle *rasas* der Nahrung zu benutzen. Er lehnt es ab, nur ein *rasa* oder ein *rasa* in übermäßiger Menge zu sich zu nehmen. Denn es ist gesundheitsschädigend, wenn man einen Teil der Nahrung in übermäßiger Menge fortwährend zu sich nimmt und andere Teile ausschließt. Man sollte alle Bestandteile der Nahrung in einem ausgewogenen Verhältnis zu sich nehmen und nur solche vermeiden, die der eigenen Konstitution nicht entsprechen.

›Essen Sie im richtigen Maß‹, ist eine Maxime, deren Befolgung sich lohnt. Damit ist gemeint, schwere Bestandteile der Nahrung in kleinen, und leichte Teile in großen Mengen zur vollen Sättigung einzunehmen. Um das richtige Verhältnis zu finden, sollte auch die Stärke des Verdauungsfeuers beachtet werden. Stärke, Gesundheit, Lebenslänge und der lebenswichtige Atem hängen vom Zustand des Verdauungsfeuers ab. Dieses brennt, wenn es vom Brennstoff der festen und flüssigen Bestandteile der Nahrung genährt wird oder schwindet, wenn es keine Nahrung mehr zur Verfügung hat.

Die obigen Erwägungen über schwere und leichte Nahrungsmittel betreffen diejenigen, die im Allgemeinen schwach, träge, ungesund und empfindlich sind und ein luxuriöses Leben führen. Für jemanden, dessen Verdauungskraft stark ist, der an schwere Inhaltsstoffe der Nahrung und an viel Arbeit gewöhnt ist und außerdem eine gewaltige Kapazität im Konsum von Nahrung hat, ist die Überlegung von schweren und leichten Teilen nicht so wesentlich. Ein Mensch, der über die nötige Selbstkontrolle verfügt, sollte sein Verdauungsfeuer immer mit bekömmlichem Essen und Trinken aufrechterhalten, unter Beachtung des richtigen Maßes und der richtigen Zeit.

Derjenige, dessen Verdauungsfeuer brennt, der es auf richtige Weise mit gesunder Kost erhält, der sich täglich der Meditation widmet, Nächstenliebe übt und nach spiritueller Erlösung strebt, der die ihm entsprechende Nahrung zu sich nimmt, wird kein Opfer von sich nähernden Krankheiten werden, es sei denn aus besonderen Gründen. Der disziplinierte Mensch, der bekömmliche Kost zu sich nimmt, lebt eine Zeitspanne von 36'000 Nächten. Dies sind 100 Jahre, gesegnet von Gott und den Menschen und frei von Krankheiten.

Abschließende Anmerkungen

Bevor dieses Kapitel abgeschlossen wird, sollen noch Anmerkungen zu den Genussmitteln Schwarztee und Kaffee gemacht werden, die zu einem Teil unseres Lebens geworden sind. Beide, Schwarztee und Kaffee sind in ihrem *rasa kaṣāya* (zusammenziehend), in ihrem *guṇa uṣṇa* (heiß), und ihr *vipāka* ist bitter. Ihre nährenden Qualitäten werden sich in jedem Teil der Welt unterscheiden, da sie überall auf andere Art zubereitet werden. Die Menge an Milch, die dem Tee oder Kaffee hinzugefügt wird, vergrößert die stärkende Wirkung. Tee und Kaffee sollten nicht im Übermaß eingenommen werden.

Der täglichen Kost sollte die angemessene Aufmerksamkeit geschenkt werden. Man sollte ein tiefgehendes Wissen über die verschiedenen Nahrungsmittel besitzen und auswählen, was für einen geeignet und annehmbar ist.

Unglücklicherweise haben die Menschen die Gewohnheit angenommen, zu verzehren, was ihnen schmeckt und nicht, was gut für die Ernährung ihres Körpers wäre. Dementsprechend werden die würzigen, scharfen, sauren und säurehaltigen Nahrungsmittel gerne gegessen, während die süßen*, bitteren und zusammenziehenden gewöhnlich vermieden werden. So können Krankheiten entstehen. Man sollte alle *rasas* in untereinander ausgeglichenen Proportionen zu sich nehmen und sich auf diese Weise auf eine ausgewogene Kost festlegen.

* Mit süßen Nahrungsmittel sind nicht die gewöhnlichen Süßigkeiten gemeint, die aus raffiniertem Zucker hergestellt werden, sondern z.B. stärkehaltige Getreide und Früchte.

Teil 8
Yogatherapie

1. Die Schöpfung des menschlichen Körpers

Bevor man sich mit der therapeutischen Seite des *Yoga* beschäftigt, sollte man eine Vorstellung von der Schöpfung des menschlichen Körpers haben. Nach den *Veden* (die Gesamtheit der ältesten heiligen Texte Indiens) ist *hiraṇya garbha* das höchste Wesen der Schöpfung. *Hiraṇya* bedeutet ›golden‹, und *garbha* bedeutet ›Ei, Keim‹. *Hiraṇya garbha* bedeutet also ›goldenes Ei‹. Die metaphysische Bedeutung davon ist: Halter des göttlichen Bewusstseins. *Hiraṇya garbha* ist der Vater der Schöpfung und damit der Vater dieses Universums. Der Ursprung der ganzen Schöpfung ist das göttliche Bewusstsein.

Der *Sāṁkhya* Philosophie (s. Seite 12 ff.) entsprechend ist *mahātattva,* die universale Intelligenz, die erste Schöpfung des Schöpfers. Aus *mahātattva* geht *ahaṁtattva* oder die universale Willenskraft hervor. Aus *ahaṁtattva* geht *pañcatattva* oder der Makrokosmos hervor. *Pañca* bedeutet ›fünf‹ und *tattva* bedeutet ›Element‹. *Pañcatattva* besteht aus folgenden fünf *tattvas: ākāśātattva, vāyutattva, agnitattva, āpātattva* und *pṛthivītattva* (s. Abb. A4, Seite 255).

Ākāśātattva bedeutet ›Ätherelement‹. Darin sind die ewige Zeit und der ewige Raum enthalten. *Ākāśātattva* hält das ganze Universum. Das Ätherelement im menschlichen Körper hält auch den Mikrokosmos des Körpers.
Das Sinnesorgan (*jñānendriya*), das sich durch *ākāśātattva* ausdrückt, ist das Gehör (*karṇa*). Das Ohr ist das Organ, durch das man Geräusche wahrnimmt. Das Sinnesobjekt (*tanmātra*) von *ākāśātattva* ist das Geräusch oder der Ton (*śabda*). Alle Öffnungen des Körpers, also Arterien, Venen, Nerven, Hautporen usw. sind Manifestationen von *ākāśātattva.* Das Handlungsorgan (*karmendriya*) von *ākāśātattva* ist das Sprachorgan (*vāk*).

Vāyutattva bedeutet ›Luftelement‹. Das Sinnesorgan, das sich durch *vāyutattva* ausdrückt, ist die Haut (*tvak*). Die Haut ist das Sinnesorgan, durch das man Hitze, Kälte, hart, weich etc. wahrnimmt. Das Sinnesobjekt von *vāyutattva* ist die Berührung (*sparśa*). *Vāyutattva* gibt das Gefühl und die Berührung. Die Handlungsorgane dieses *tattvas* sind die Hände (*pāni*). *Vāyutattva* ist die Lebenskraft. Es sorgt für den Aufbau des Samens und für die Lebenshülle. *Vāyutattva* lenkt das Blut und die Ausscheidungen des Körpers.

Agnitattva bedeutet ›Feuerelement‹. Das Sinnesorgan, das sich durch *agnitattva* ausdrückt, ist der Gesichtssinn. Der Gesichtssinn sind die Sinnesorgane, durch die man sehen kann (die Augen - *cakṣu*). Das Sinnesobjekt von *agnitattva* ist die Form (*rūpa*). *Agnitattva* gibt die Sehkraft und die Kraft, die Form zu genießen. Die Handlungsorgane dieses *tattvas* sind die Beine (*pāda*).
Agnitattva ist die Stärke und die Vitalität des menschlichen Körpers. *Agni* ist das Verdauungsfeuer. Durch das Verdauen der Nahrung produziert *agni* das Blut und die Ausscheidungen des Körpers. Dadurch wird der Körper ernährt, entwickelt und erwärmt.

Āpātattva bedeutet ›Wasserelement‹. Das Sinnesorgan, das sich durch *āpātattva* ausdrückt, ist der Geschmackssinn (*rasa*). Die Zunge ist das Sinnesorgan, mit welchem man schmeckt. Das Sinnesobjekt von *āpātattva* ist der Geschmack oder der Nahrungssaft (*rasa*). Die Handlungsorgane von *āpātattva* sind die Beine (*pāda*) und die Geschlechtsorgane (*upastha*).
Alle Handlungen von *āpātattva* konzentrieren sich auf das Geschmacksorgan. Alle flüssigen Teile des Körpers wie Ausscheidungen, Blut, Samen usw. sind Manifestationen von *āpātattva*.

Pṛthivītattva bedeutet ›Erdelement‹. Das Sinnesorgan, das sich durch *pṛthivītattva* ausdrückt, ist der Geruchssinn (*nāsikā*). Die Nase ist das Sinnesorgan, durch das man riecht. Das Sinnesobjekt von *pṛthivītattva* ist der Geruch (*gandha*). Das Handlungsorgan von *pṛthivītattva* ist der After (*pāyu*).

Haut, Fleisch, Knochen, Mark usw. sind Manifestationen von *pṛthivītattva.*

Die *tattvas* oder Elemente arbeiten in besonderen Orten im Körper, nämlich in den *cakren* (s. Seite 144 f. und Abb. A4, Seite 255).

Die granthis

Nach der Lehre des *Āyurveda* werden die Drüsen *granthis* genannt. Die sieben wichtigsten *granthis* sind *pṛthivīgranthi, vāruṇagranthi, agnigranthi, vāyugranthi, vyomagranthi, ahaṁgranthi* und *mahatgranthi.* Jedes *granthi* wird einem bestimmten *cakra* in der Wirbelsäule zugeordnet. Neben den sieben Haupt-*granthis* gibt es noch untergeordnete *granthis.*

Die wichtigsten *granthis* besitzen die Fähigkeit, die innersekretorische Drüsenausscheidung anzuregen. Diese Inkretionen vermischen sich mit dem Blut und helfen auf diese Weise, den Körper aufzubauen. Der feinere Teil dieser Drüsenausscheidungen entwickelt den Geist. Auf diese Weise tragen alle *granthis* dazu bei, Körper und Geist zu entwickeln. Der Einfluss der *granthis* auf jeden Menschen ist unterschiedlich. Eine Person, die von einem bestimmten *granthi* stark beeinflusst wird, wird Person dieses *granthi* genannt. Das Arbeitsfeld eines jeden *granthis* erstreckt sich auf den ganzen Körper.

Pṛthivīgranthi: Es wird *mūlādhāra* (dem Steißbeinzentrum) zugeordnet. *Pāyugranthi* (Anus) und der Damm ist der Wirkungsbereich dieses *granthis.* Die hauptsächliche Funktion dieses *granthis* ist es, Fleisch, Knochen, Mark, Haut, Nägel und Haare zu erzeugen. Die verborgene Kraft im Körper, *kuṇḍalinī śakti,* befindet sich in diesem *granthi. Kuṇḍalinī śakti* ist normalerweise inaktiv. Erst durch spirituelle Praktiken, Reinheit in allen Bereichen und durch die Gnade Gottes kann sie erweckt werden (S. 149).
Diejenigen, welche zu *pṛthivīgranthi* gehören, sind massig, geduldig, tolerant, nicht so aktiv, nicht ängstlich und sie vermeiden Streit, Unruhe und Ängste. Wenn dieses *granthi* nicht in Ordnung ist, wird man egozentrisch und man lässt sich zu sehr von weltlichen Genüssen begeistern.

Vāruṇagranthi wird *svādhiṣṭhāna* (dem Kreuzbeinzentrum) zugeordnet. *Mūtragranthi* (Nieren), *prajāpatigranthi* (Hoden), *kandarpagranthi* (Prostata), *madangranthi* (männliche Cowperdrüse), *ratigranthi* (weibliche Cowperdrüse) *mithunagranthi* (Penis), *mātṛgranthi* (Eierstöcke) und weitere untergeordnete *granthis* werden unter *vāruṇagranthi* zusammengefasst. Die innere Ausscheidung von *vāruṇagranthi* erhält die Schöpfung, indem sie Samen und Eizellen produziert.
Menschen von *vāruṇagranthi* sind sehr höflich, bescheiden, für das andere Geschlecht attraktiv, materiell wohlhabend, friedlich und glücklich. Wenn dieses *granthi* nicht in Ordnung ist, wird man selbstsüchtig, eifersüchtig, findet Fehler bei anderen, ist ärgerlich und leidenschaftlich.

Agnigranthi wird *maṇipūra* (dem Nabelzentrum) zugeordnet. Die ganze Nabelregion ist der Ort von *Agnigranthi. Śukragranthi* (die Nebennieren), *mūtragranthi* (die Nieren), *sūryagranthi* (die Bauchspeicheldrüse), Leber, Magen, Milz und weitere untergeordnete *granthis* gehören zu *agnigranthi.* Wie die Sonne allen Pflanzen und Tieren dieser Erde Wärme gibt und sie auf diese Weise am Leben erhält, so erhält *agnigranthi* das Leben des Körpers, indem es Wärme erzeugt und sie auch verteilt.
Die innere Sekretion von *agnigranthi* ist ähnlich wie Salz- und Schwefelsäure. Wie Chemiker im Labor Chemikalien herstellen, so stellt *agnigranthi* in den verschiedenen *granthis* verschiedene Säuren her und hilft bei der Verdauung, bei der Erzeugung und Verteilung der Körperwärme, bei der Ernährung des Blutes, dem Absondern der Abfallstoffe und entwickelt Muskeln, Knochen und das Mark.
Menschen des *agnigranthi* sind sehr mutig, aktiv, Führer der Gesellschaft, politische Führer, Oberkommandierende usw. Derjenige, bei dem *agnigranthi* nicht in Ordnung ist, wird inaktiv, streitsüchtig, leidenschaftlich, gierig, egoistisch, unruhig, ungeduldig, unkontrolliert und ein Opfer von Magenbeschwerden.

Vāyugranthi wird *anāhata* (dem Herzzentrum) zugeordnet. Der ganze Brustbereich ist das Arbeitsfeld von *vāyugranthi.* Die Lungen, das Herz, die Thymusdrüse und weitere untergeordnete *granthis* gehören zu *vāyugranthi.* Wie die Luft Beschützer und Direktor des Körpers ist, so sind Lungen und Herz die hauptverantwortlichen *granthis* im Körper. Die anderen *granthis* des Körpers können sich ausruhen, aber Lungen und Herz nicht. Wenn *vāyugranthi* gesund ist, dann können alle Handlungen des Körpers sanft und ohne Schwierigkeiten ausgeführt werden. Wenn *vāyugranthi* schwach wird, dann sind die anderen *granthis* nicht in der Lage, dies zu kompensieren. Arterien, Venen und Nerven werden dadurch geschwächt. Ein Mensch, dessen *vāyugranthi* stark und gesund ist, wirkt ruhig und ausgeglichen. Er ist ein großer Arbeiter und er kontrolliert den Geiststoff (*citta*). Dieser Mensch wird gesellschaftlich anerkannt. Er wird Mensch des *vāyugranthi* genannt. Wenn *vāyugranthi* nicht in Ordnung ist, wird ein Mensch ruhelos, geschwätzig, undankbar und dünn.

Vyomagranthi wird *viśuddha* (dem Nackenzentrum) zugeordnet. *Vyomagranthi* befindet sich zwischen dem Kehlkopf und dem unteren Teil der Stirn. *Indragranthi* (Schilddrüse), *upendragranthi* (Nebenschilddrüsen), *tālugranthi* (Mandeln) und *lālāgranthi* (Speicheldrüsen) sind alles Teile von *vyomagranthi.* Die Ausscheidungen von *vyomagranthi* zerstören das Gift der Krankheiten und erhalten die Gesundheit des Körpers. Wenn dieses *granthi* gesund bleibt, dann bleiben auch alle Teile, die zu diesem *granthi* gehören, gesund. Wenn dieses *granthi* nicht auf die richtige Weise für die körperlichen Sekretionen sorgt, dann wird der Körper krank.

Der feinere Teil der Ausscheidungen entwickelt den Geist. *Vyomagranthi* wird stark von *sattva guṇa* (s. Seite 13) beeinflusst. Daher ist eine Person des *vyomagranthi* ein *sāttvika* oder spirituell veranlagt. Das *vyomagranthi* der Frauen ist stärker als das der Männer, daher sind Frauen liebevoller, zarter und spiritueller. Bei Über- oder Unterfunktion dieses *granthis* kommt es zu einem unausgewogenen Geisteszustand, und alle diese guten Qualitäten verschwinden. Die Folge davon sind Depressionen, Faulheit und Lethargie.

Ahaṁgranthi und *mahatgranthi* beeinflussen den geistigen und seelischen Bereich.

Ahaṁgranthi wird *ājñā* (dem sechsten Zentrum oder dem verlängerten Mark) zugeordnet. Der Ort von *ahaṁgranthi* befindet sich im Stirnbereich. *Śivasatīgranthi* (die Hypophyse) ist der Wirkungsbereich von *ahaṁgranthi.* Die Kraft der Vision, die Kraft des Hörens, die Kraft des Denkens, die Kraft des Urteilens, die Kraft, Entscheidungen zu fällen und das Gedächtnis gehören zu *śivasatīgranthi. Ahaṁgranthi* ist der Befehlshaber der fünf unteren *granthis* und korrigiert deren Fehler.

Alle begabten großen Dichter, Schriftsteller, Wissenschaftler, Philosophen und spirituellen Menschen gehören diesem *granthi* an. Wenn dieses *granthi* nicht in Ordnung ist, dann wird man bösartig, betrügerisch, grausam und hinterhältig.

Mahatgranthi wird *sahasrāra* (dem siebten Zentrum oder der Fontanelle) zugeordnet. Die ganze Region zwischen Medulla oblongata und Fontanelle gehört zu *mahatgranthi. Somagranthi,* das nur im Astralleib existiert und *amṛta* (Nektar) produziert, *brihaspathigranthi* (Zirbeldrüse), *rudragranthi* (Medulla oblongata) und *sahasrāragranthi* (Fontanelle) sind die Wirkungsbereiche dieses *granthis.* Es ist der Ort der höchsten Gedanken, der göttlichen Empfindung und des allumfassenden göttlichen Bewusstseins. Die Ausscheidung dieses *granthis* heißt *somadhārā* (Nektar). Diese Ausscheidung fließt in die unteren *granthis* und Nerven des Körpers und erhält den ganzen Körper gesund und lebendig.

Menschen dieses *granthis* werden bedeutende Menschen, *avatāre,* große Weise und Heilige. Sie schmecken die Freude des Gottesbewusstseins und des allumfassenden göttlichen Bewusstseins. Sie sind makellos in ihrem Charakter. Sie können von den Unreinheiten der materiellen Welt nicht berührt werden. Körperliche Leiden, Klagen, Depressionen können sie nicht beeinflussen. Selbst die richtige Ordnung oder Unordnung dieses *granthis* kann sie nicht mehr beeinflussen.

Dieses *granthi* bleibt beim Durchschnittsmenschen inaktiv, aber wenn jemand frei ist von weltlichen Wünschen und sich vollständig der Meditation hingibt, kann es sich öffnen und den Menschen zum Gottesbewusstsein führen.

2. *Yoga* und die körperlichen Systeme

Yoga und das Verdauungssystem

Die Nahrung regeneriert die verbrauchte Energie des Körpers und entwickelt diesen. Wenn man die Nahrung nicht gut verdauen kann, dann kann man auch den Körper nicht ernähren. Der ganze Vorgang, vom Zerkauen der Nahrung bis zum Ausscheiden der Abfallprodukte, wird Verdauung genannt.

Der Verdauungskanal erstreckt sich vom Mund zum Anus. Wenn man Nahrung zu sich nimmt und sie zerkaut, tritt sofort Speichel aus den drei großen Speicheldrüsenpaaren aus und vermischt sich mit der zerkauten Nahrung. Hier beginnt bereits die Vorverdauung. Die nassen und weichen Nahrungsteilchen gelangen durch die Speiseröhre in den Magen. Dort werden Magensäfte aus der Magenwand ausgeschieden und mit dem Nahrungsbrei vermischt. Es handelt sich dabei hauptsächlich um Salzsäure und das Enzym Pepsin, das die Eiweißverdauung ermöglicht. Die Magenschleimhaut bildet eine Vorstufe des Vitamins B12. Die Salzsäure zerstört in der Nahrung vorkommende Keime und gleicht den Säuren-Basenhaushalt aus.

Nachdem der Verdauungsvorgang im Magen beendet ist, tritt der Nahrungsbrei durch den Pförtner in den ca. sechs Meter langen Dünndarm und anschließend in den ca. 1,20 Meter langen Dickdarm. Der Dünndarmsaft, der Gallensaft und der Pankreassaft verdauen Eiweiße, Kohlenhydrate und Fette und machen die vorverdauten Nahrungsreste wasserlöslich und für das Blut aufnahmefähig. Von den verdauten Bestandteilen wird ein Teil über die Darmschleimhäute via Pfortadersystem der Leber, die als Zentrallaboratorium dient, zugeführt. Der Rest gelangt in den Dickdarm. Die Funktion des Dickdarmes besteht darin, die Abfallprodukte zu entwässern. Am Ende werden die festen Abfallprodukte als Stuhlgang und die flüssigen als Urin und Schweiß ausgeschieden.

Die *āsanas* und *prāṇāyāma*-Übungen haben einen sehr großen Einfluss auf das Verdauungssystem. Das Üben der *āsanas* gibt dem Verdauungssystem Harmonie und der Verdauungskanal wird gereinigt und gekräftigt. Alle Körperteile, die direkt oder indirekt mit der Verdauung verbunden sind, werden durch die *āsanas* stark, flexibel, gesund und perfekt. In Teil 2, *āsanas* (S. 19 ff.) ist jeweils aufgeführt, welche *āsanas* für das Verdauungssystem besonders wohltuend sind.

Yoga und der Blutkreislauf

Wenn der ganze Körper gut durchblutet wird, ist dies ein Zeichen guter Gesundheit. Das Blut ernährt u.a. die Zellen, Gewebe und Muskeln des Körpers. Ein Ziel der *āsanas* ist es, den Blutkreislauf sanft zu lenken.

Die vom Herzen zu den Organen verlaufenden Blutgefäße werden Arterien genannt, welche immer feiner werden und in einem Kapillarnetz enden, wo ein Sauerstoffaustausch stattfindet. Der verbrauchte Sauerstoff wird von den Zellen, Gewebe, Muskeln und Organen über das Kapillarnetz in die Venen eingespeist. Durch die Venen ström das venöse Blut zum Herzen zurück.

Die drei Hauptaufgaben des Blutes sind:
– Sauerstoff, Nährstoffe und Hormone überall im Körper zu verteilen,
– alle Abfallprodukte als Stuhlgang, Urin und Schweiß auszuscheiden,
– den Körper vor Infektionen zu schützen.

Die weißen Blutkörperchen sind wie die Soldaten des Körpers. Wenn Keime durch Wunden oder Körperöffnungen in den Körper eindringen, dann kämpfen die weißen Blutkörperchen mit diesen Keimen, zerstören sie und halten den Körper krankheitsfrei. Wenn die weißen Blutkörperchen von den Keimen besiegt werden, dann verbreitet sich die Krankheit im Körper.

Daher ist eine gute Durchblutung von höchster Wichtigkeit für die Gesunderhaltung des Körpers. Durch das Praktizieren von *āsanas* ist es leicht möglich, eine sanfte und ausreichende Durchblutung der Knochen und Gelenke, der inneren und äußeren Organe des Körpers und aller anderen Körperteile zu bekommen.

Yoga und das Nervensystem

Das Nervensystem ist wie ein Telefonsystem. Das Gehirn ist die Telefonzentrale. Das Nervensystem reguliert die Mechanismen und Handlungen der Körperteile und fördert ihre Harmonie und Zusammenarbeit. Es besteht aus drei Teilen: dem Gehirn, Rückenmark und den Nerven.

Das Gehirn: Es ist der wertvollste Teil des Körpers. Die Intelligenz, die Gefühle, die Vorstellungen, die Gedanken, das Gedächtnis und die Willenskräfte kommen vom Gehirn. Das Gehirn ist das Zentrum des Nervensystems.

Die drei Hauptteile des Gehirns sind: Großhirn, Kleinhirn und Stammhirn, zu dem hauptsächlich das verlängerte Mark (Medulla oblongata) gehört.

Das Großhirn ist der größte Teil des Gehirns. Sein Aufbau ist kompliziert. Es reguliert die körperlichen und geistigen Mechanismen des Körpers. Es ist das Zentrum der Gedanken, der Vorstellungen, der Gefühle, der Intelligenz und aller psychischen Vorgänge.

Das Kleinhirn reguliert die Muskelkoordination und hält den Körper im Gleichgewicht.

Das verlängerte Mark reguliert den Blutkreislauf des Körpers und leitet das Atmungssystem.

Das Rückenmark: Die Knochenreihe vom Gehirn zum After ist die Wirbelsäule. Die einzelnen übereinander liegenden Knochen dieser Reihe sind die Wirbel. Diese haben eine Öffnung in der Mitte, durch die der Wirbelsäulenkanal verläuft. Vom Gehirn bis etwa zur Höhe des zweiten Lendenwirbels erstreckt sich in diesem Wirbelsäulenkanal ein weicher weißer Strang: das Rückenmark (Abb. 172 u. 173).

Das Rückenmark ist ein wichtiger Bestandteil des Nervensystems. Die Nerven des Rückenmarks stellen die Verbindung zwischen den Körperteilen und dem Gehirn her.

Nerven: Aus dem Gehirn treten zwölf und aus der Wirbelsäule 31 Nervenpaare aus. Sie verzweigen sich vielfach und erreichen alle Körperteile. Alle Empfindungen von Hitze und Kälte, von Wohlgefühl und Schmerz usw. werden durch das Nervensystem zum Gehirn weitergeleitet, dort wahrgenommen, und alle daraus resultierenden Anweisungen werden vom Gehirn durch die Nerven an die verschiedenen Körperteile weitergeleitet, welche die entsprechenden Handlungen ausführen. Die afferenten Nerven bringen Impulse von den verschiedenen Teilen des Körpers zum Gehirn. Die efferenten Nerven tragen die Anweisungen des Gehirns zu den verschiedenen Teilen des Körpers.

Das *Nervensystem* wird in das willkürliche und das autonome Nervensystem unterteilt. Die höheren Nervenfunktionen wie das Denken, die sinnliche Wahrnehmung sowie die reflektorischen und bewussten Bewegungen werden vom willkürlichen Nervensystem gesteuert. Das autonome Nervensystem kann vom normalen Menschen nicht mit dem Willen beeinflusst werden. Es steuert die Tätigkeit des Herzens, der Blutgefäße, der Eingeweide und der Drüsen. Das autonome Nervensystem besteht aus Sympathikus und Parasympathikus. Sympathikus und Parasympathikus führen einander entgegengesetzte Funktionen aus. So erhöht zum Beispiel der Sympathikus die Frequenz des Herzschlags, der Parasympathikus hingegen vermindert sie.

Das Ziel von *Yoga* ist es, das Nervensystem durch *āsanas* (Körperstellungen), durch *prāṇāyāma*-Übungen (Übungen, welche die Lebensenergie zurückhalten, meistens Atemübungen) und durch *dhyāna* (Meditation) zu entwickeln.

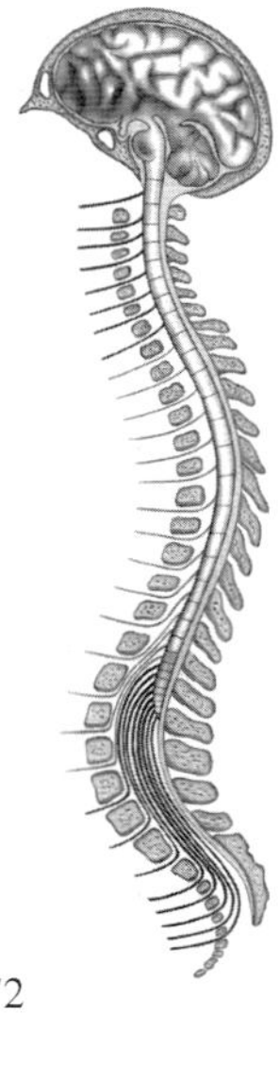

172

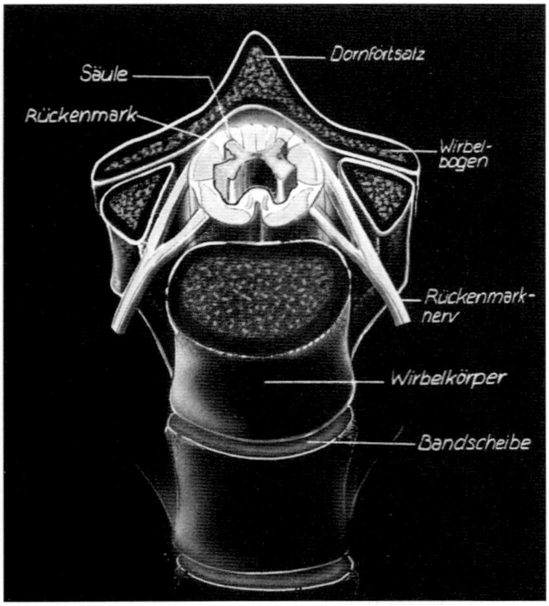

173

Yoga und das innere Drüsensystem

Es gibt zwei verschiedene Arten von Drüsen: Drüsen mit Ausführungsgängen oder exokrine Drüsen (z.B. Speicheldrüsen, Tränendrüsen oder Schweißdrüsen) und innersekretorische Drüsen oder endokrine Drüsen (s. Abb. 174 und Abb. A6, Seite 257). Die letzteren sondern ihr Inkret unmittelbar in die Blutbahn ab. Dazu gehören Hypophyse, Zirbeldrüse, Schilddrüse und Nebenschilddrüsen, Thymusdrüse, Nebennieren (Glandula suprarenalis), Eierstöcke und Hoden. Die Bauchspeicheldrüse, die Hoden und die Eierstöcke haben endokrine und exokrine Funktionen.

Diese Drüsen scheiden anregende Stoffe aus, die Hormone, welche aus chemischen Substanzen gebildet werden. Hormone sind Informationsträger. Sie werden auch Botenstoffe genannt. Obwohl ihr Anteil im Körper gering ist, grenzt ihr Einfluss auf den Körper an ein Wunder.

Der Drüsenausscheidung entsprechend unterscheiden sich Erscheinung, Schönheit, Gesundheit, Stärke, Wesensart, Intelligenz und andere Merkmale der Menschen voneinander.

Die Verbindungsstelle vom Gehirn zum inneren Drüsensystem ist der Hypothalamus, welcher die Hypophyse steuert.

Die Hypophyse und ihre Funktion: Die Hypophyse oder Hirnanhangsdrüse besteht aus zwei Teilen: dem Hypophysenvorderlappen und dem Hypophysenhinterlappen. Sie scheidet verschiedene Hormone aus, um Körper und Geist gesund zu erhalten. Diese Drüse reguliert das ganze endokrine Drüsensystem und wird daher auch Meisterdrüse genannt. Aufgrund der Über- oder Unterfunktion der Hypophyse kann jemand unnatürlich groß oder unnatürlich klein werden. Wenn diese Drüse nicht richtig funktioniert, kann eine Frau kein Kind empfangen, oder man wird im Brust- und Taillenbereich dickleibig und inaktiv, oder schwach und mager.

Wissen, Persönlichkeit, Willenskräfte, Liebe und andere Merkmale des Menschen werden durch diese Drüse entwickelt. Auch die göttliche Stimmung im Leben wird durch die Hypophyse reguliert. Wenn diese Drüse richtig funktioniert, dann genießt man Kraft, Stärke und das ganze Leben lang währende Jugend. Man wird frei von Krankheiten, man wird talentiert und der beste Führer einer Gesellschaft.

Die Hormonausscheidung des Hypophysenvorderlappens:
– das somatotrope Hormon, das zum körperlichen Wachstum beiträgt,
– Prolaktin, das bei der Bildung der Muttermilch und bei der Entwicklung der mütterlichen Zuneigung hilft,
– das thyreotrope Hormon (TSH), das die Schilddrüse reguliert,
– das adrenokortikotrope Hormon (ACTH), das die Sekretion der Nebennieren reguliert,
– das follikelstimulierende (FSH) und das luteinisierende Hormon (LH) (ältere Bezeichnungen: Prolan A und Prolan B), welche die Genitaldrüsen regulieren.

Die Hormonausscheidung des Hypophysenhinterlappens:
– Oxytocin, stimuliert die Wehen bei der Geburt und beeinflusst die Milchbildung in der Brust,
– das antidiuretische Hormon (Adiuretin), das auf die Aufnahme von Wasser in den Nieren einwirkt und dadurch die Menge des Urins reguliert.

Die Zirbeldrüse (Epiphyse) und ihre Funktion: Es ist experimentell erwiesen, dass diese Drüse in der Kindheit besonders stark arbeitet. Schilddrüse, Hypophyse, Hoden und Eierstöcke werden von dieser Drüse beherrscht, so dass sich das kindliche Gehirn ohne Unterbrechungen entwickeln kann. In der Jugend gewinnen Schilddrüse, Hypophyse, Hoden und Eierstöcke an Bedeutung, während die Zirbeldrüse in den Hintergrund tritt. Dadurch entwickelt sich die körperliche und geistige Reife der Mädchen und Jungen. Im Alter wird die Zirbeldrüse wieder aktiv.

Wenn ein *sādhaka* (ein Suchender) die höchste Bewusstseinsstufe erreicht, erhält er die Fähigkeit des Voraussehens, denn die Zirbeldrüse beginnt wieder stärker zu arbeiten. Dieser *sādhaka* wird zu einem Kind mit Überbewusstsein. Daher wird die Zirbeldrüse ›Drüse des Voraussehens‹ genannt. Der *sādhaka* wird von weltlicher Verhaftung befreit, Mann und Frau sind für ihn dasselbe.

Bis heute wurden von der Wissenschaft noch nicht alle Funktionen der Zirbeldrüse entdeckt.

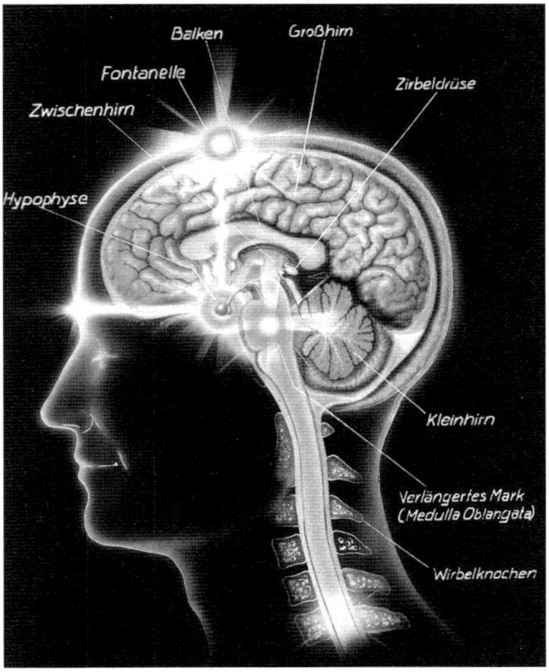

174

Die Schilddrüse und ihre Funktion: Die Schilddrüse hilft bei der Steuerung der anabolen (für Wachstum und Wiederherstellung verantwortlichen) und bei der Steuerung der katabolen (abbauenden) Vorgänge im Körper. Sie fördert die geistige Entwicklung und das Erreichen der sexuellen Reife.

Die Schilddrüse schützt den Körper gegen Gifte. Wenn die Hormonausscheidung der Schilddrüse nicht richtig funktioniert, dann kann es zu folgenden Störungen kommen (s. auch Seite 69):

Symptome bei Schilddrüsenüberfunktion: Schlaflosigkeit, Nervosität, schneller Pulsschlag, Herzklopfen, Schweißausbrüche, Gewichtsverlust.

Symptome bei Schilddrüsenunterfunktion: Zahn- und Haarausfall, trockene und raue Haut, Herzschwäche, niedriger Blutdruck, Kopfschmerzen, verringerte Sehleistung, schnelle Erschöpfung, Gedächtnisverlust, Funktionsschwäche der Muskeln und Nerven im Gebärmutterbereich, Verstopfung, Verdauungsbeschwerden, Dickleibigkeit oder zu starke Abmagerung.

Das Hormon, das von der Schilddrüse ausgeschieden wird, heißt Thyroxin. Dieses Hormon vermischt sich mit dem Hormon der Brustdrüse und entwickelt die weibliche Brust.* Bei einer zu starken Thyroxinausschüttung wird die weibliche Brust klein und trocken und kann nicht genügend Muttermilch produzieren. Dies kann aber auch bei ungenügender Thyroxinausschüttung passieren.

Die Nebenschilddrüsen und ihre Funktion: Die Nebenschilddrüsen befinden sich am hinteren Rand der Schilddrüse. Das Hormon, das von den Nebenschilddrüsen ausgeschüttet wird, heißt Parathormon. Es steuert den Kalzium- und Phosphatstoffwechsel und trägt dazu bei, die Konzentration des Kalziums und des anorganischen Phosphors im Blut zu kontrollieren. Das Hauptsymptom ungenügender Parathormonausschüttung ist Tetanie, Aushöhlung der Knochen, Übermaß an Urin und Muskelschwäche. Es entstehen Ruhelosigkeit und tetanische Krämpfe in den Muskeln.

*) gemäß *Āyurveda*

Die Thymusdrüse und ihre Funktion: Diese Drüse beginnt gleich nach der Geburt zu arbeiten. Sie hat einen sehr starken Einfluss auf das Kind bis zum Alter von zwei bis drei Jahren. Die Zirbeldrüse und die Thymusdrüse beherrschen die Entwicklung des Kindes von der Geburt bis zum Alter von zwölf Jahren. Danach werden diese beiden Drüsen von der Hypophyse, der Schilddrüse, den Hoden und Eierstöcken beherrscht. Die Hauptfunktion der Thymusdrüse ist der Aufbau des Immunsystems.

Die Nebennieren und ihre Funktion: Diese Drüsen befinden sich über den beiden Nieren. Das Nebennierenmark sondert zwei verschiedene Hormone ab, nämlich Adrenalin und Noradrenalin. Die Nebennierenrinde sondert u. a. Kortison ab. Adrenalin und Noradrenalin werden nur dann ins Blut abgegeben, wenn sich der Mensch in einer extremen Situation befindet. Sie steuern die körperlichen und geistigen Vorgänge bei Ärger, Furcht, Trauer und Schock und ermöglichen es dem Menschen, durch erhöhte Herzschlagfrequenz, erhöhten Blutdruck, Erweiterung der Koronararterien und der Blutgefäße der Muskulatur, Erweiterung der Atemwege und durch Abgabe von Zucker ins Blut, mit der besonderen Situation fertig zu werden, indem sie die körperliche Leistungsfähigkeit steigern.

Bei Ärger wird Adrenalin abgesondert und verbreitet sich wie Gift im ganzen Körper. Dadurch wird unnötig viel Lebenskraft verbraucht. Ein Mensch, der *Yoga* übt, sollte sich daher bemühen, Ärger zu vermeiden und stets einen ausgewogenen Gemütszustand beizubehalten.

Kortison hat u. a. eine regulierende Wirkung auf den Zucker- und Eiweißhaushalt. Im Alter lässt die Funktion der Hypophyse und der Schilddrüse im Allgemeinen nach, aber die Nebennieren funktionieren noch gut. Wenn diese Drüsen nicht mehr arbeiten, tritt der Tod ein.

Die Bauchspeicheldrüse und ihre Funktion: Die Bauchspeicheldrüse ist die Quelle von Hitze, Kraft und Leben. Sie arbeitet endokrin und exokrin. Die exokrine Sekretion baut Nahrungsstoffe ab, und die endokrine Funktion speichert durch Insulinausscheidung die Glukose in der Leber. Wenn nicht genügend Glukose oder speicherfähige Kohlenhydrate in der Leber aufgespeichert werden, ist die Körperwärme nicht ausreichend, Nerven und Muskeln können nicht gut arbeiten, und der Körper wird zum Opfer von verschiedenen ansteckenden Krankheiten. Wenn diese Drüse nicht gut arbeitet, kann man an Diabetes (Zuckerkrankheit) erkranken. In diesem Fall produziert die Bauchspeicheldrüse zu wenig Insulin, wodurch der Blutzuckerspiegel ungenügenderweise gesenkt werden kann.

Die Hoden und ihre Funktion: Die innere Sekretion der Hoden ist Testosteron, sie wird auch als ›Essenz des Samens‹ bezeichnet. Ihre äußere Sekretion ist der Samen. Die innere Sekretion ist die Lebenskraft des Mannes. Die Entwicklung der Zeugungsorgane, der Gesundheit, der Männlichkeit, des Mutes, die Regulierung des Kalziums u. v. a. hängen von der inneren Sekretion dieser Drüsen ab.

Die Eierstöcke (Ovarien) und ihre Funktion: Die innere Sekretion dieser Drüsen ist die Lebenskraft der Frau durch Ausschüttung der Hormone Östrogen und Progesteron. Die äußere Sekretion (Eizellen) dient zur Erlangung der Mutterschaft.

Durch die Hilfe der Hypophyse erhalten Hoden bzw. Eierstöcke den Körper gesund, schön und jugendlich. Wenn die innere Sekretion dieser Drüsen, der Hoden bzw. der Ovarien, nicht ausreichend ist, kommt es zu Erschöpfung, Nervosität, Frühreife sowie zu nächtlichem Samenerguss beim Mann bzw. zu Menstruationsbeschwerden bei der Frau. Bei übermäßiger innerer Sekretion dieser Drüsen wird man sehr leidenschaftlich. Frauen neigen in diesem Fall zu niedrigem Blutdruck, Verlagerung des Uterus und Kinderlosigkeit.

3. Allgemeine Ursachen und Behandlung von Krankheiten nach *Āyurveda*

Welche körperlichen und geistigen Merkmale erhält man von den Eltern ?

Im Allgemeinen erhält man von Geburt an von der Mutter Ausscheidungen, Fleisch, Fett, Mark, Herz, Nabel, Leber, Milz, Darm, After, die zarten Teile des Körpers und den Geist.

Wenn der geistige Strom der Mutter während der Schwangerschaft unrein bleibt, dann erbt das Kind geistige Unreinheit von seiner Mutter. So kann das Kind Krankheiten wie Hysterie, Geisteskrankheit und die Tendenz zu Ohnmachtsanfällen bekommen. Außerdem kann es Depressionen, Melancholie, geistige Abwesenheit, Ungeduld, Misstrauen und Grausamkeit erben.

Wenn die körperlichen Flüssigkeiten der Mutter unrein sind, kann das Kind Krankheiten wie Allergie, Diabetes, Würmer, Gallenbeschwerden, Krankheiten der Leber, der Milz und des Darmes, Hämorrhoiden erben. Wenn der mütterliche Strom des Blutes unrein oder nicht in Ordnung ist, kann ein Kind Hämorrhoiden, zu niedrigen oder zu hohen Blutdruck bekommen.

Wenn das Fleisch der Mutter unrein oder nicht in Ordnung ist, kann ein Kind Tumor, Entzündung, Flecken am Körper bekommen.

Vom Vater erbt das Kind Haare, Knochen, Nägel, Zähne, Venen, Nerven, Arterien und den Samen.

Die Kinder zeigen an, wie die Gesundheit des Vaters und der Mutter während der Zeugung und der Schwangerschaft war.

Von Vater und Mutter erbt das Kind Charakter, Willenskraft, Gedächtnis, Intelligenz, Instinkt, gute und schlechte Eigenschaften, gute und schlechte Gewohnheiten und Spiritualität.

Dies sind die allgemeinen Gesichtspunkte. Es gibt auch Ausnahmen. Viele andere Faktoren stehen mit diesen Tatsachen im Zusammenhang, so zum Beispiel der Einfluss der fünf grobstofflichen Elemente. Auch die Umgebung und die Kultur üben verschiedene Einflüsse aus.

Die oben erwähnten Standpunkte geben eine kurze Information und können dabei helfen, Krankheiten und ihre Ursachen zu diagnostizieren.

Über den Zusammenhang zwischen den Luftarten und körperlichen Krankheiten

Wenn die Luftarten *apāna, samāna, prāṇa, udāna* und *vyāna* (s. Seite 142 ff.) nicht richtig arbeiten, kann es, entsprechend der Fehlfunktion der Luft, zu folgenden Krankheiten kommen:

Apāna-Luft: Krankheiten, die mit dem Samen zu tun haben, Verstopfung, Krankheiten der Geschlechtsorgane.

Samāna-Luft: Verdauungsstörungen, Ruhr, verschiedene Leber-, Magen- und Milzkrankheiten.

Prāṇa-Luft: Schluckauf, Atembeschwerden, Herzbeschwerden, Schwäche des ganzen Körpers.

Udāna-Luft: Verschiedene Hals-, Nasen- und Ohrenkrankheiten, Augenkrankheiten, psychische Krankheiten.

Vyāna-Luft: Ihre mangelhafte Funktion verursacht viele verschiedene Krankheiten im ganzen Körper.

Wenn die Luftarten im Körper unrein werden, kann es zu folgenden Krankheiten kommen:

Brüchige Nägel, Verformung der Zehennägel, Brüchigkeit der Haut an den Fersen, Verformung der Beine, Schmerzen in den Fersen, Geräusche in den Gelenken beim Gehen, Krämpfe in den Zehen und den Blutgefäßen, eingeschlafene Beine, unregelmäßige Schritte, Krämpfe und Schmerzen in den Wadenmuskeln, Ischiasschmerzen, Schmerzen in den Knien und Schwäche der Knie, zeitweise Lähmung der Oberschenkel, Verformung der Hüften, Verschiebung des Dickdarms während der Entleerung, Schmerzen im Mastdarm, Entzündung der Hoden, Geräusche der Hoden beim Gehen, Erregung der Vagina oder des Penis, Frigidität, Entzündungen in den Hüftgelenken, Schmerzen im Gesäß, Durchfall, lautes Aufstoßen, Buckel, Verformung der Wirbelsäule, Steifheit des Nackens, Rückenschmerzen, Rippenschmerzen, Krämpfe der Bauchmuskeln, Schreien oder Bewusstlosigkeit bei kleinen Aufregungen, Herzklopfen, schmächtige Oberarme, Verschiebungen des Zungenbeins und daraus resultierende Schluck- und Sprachschwierigkeiten, Kiefersperre, Brüchigkeit der Lippen, Zahnfleischerkrankungen, Zahnkrankheiten, Dumpfheit, Stottern, bitterer Geschmack auf der Zunge, Trockenheit des Mundes, Verlust des Geschmacks- und Geruchssinns, Schmerzen in den Ohren, ein ständiger Ton im Ohr, Schwerhörigkeit, Unfähigkeit zu zwinkern, nervöses Zusammenziehen der Augen, unsteter Blick, Schmerzen in den Augen, Zittern der Augenbrauen, die Tendenz, die Haare der Augenbrauen auszuzupfen, starke Schmerzen in den Knochen hinter den Ohren (Warzenfortsatz - Processus mastoideus) - man kann sogar durch diese Schmerzen sterben, stark schmerzende Kopfhaut, Verformung des Gesichts, Gicht, Arthritis, Lähmungen, Hysterie, schnelle Erschöpfung, das Begehen von Irrtümern und Fehlern, Zittern am ganzen Körper, wiederholtes Gähnen, unbegründete Sorgen und Ängste, Depressionen, Sprechen während des Schlafens, Schlaflosigkeit, Unruhe, geistige Abwesenheit und Herzbeschwerden.

Die richtige Diät bei diesen Krankheiten

Essen Sie viel süße Nahrungsmittel, welche nicht allzu sauer oder salzig sind. Geeignet sind kalte oder warme Milch, Joghurt, Buttermilch, Ghee, ölige Substanzen, Butter, Weizenbrot, Sesamkörner, Melasse und Melasseprodukte, Äpfel, Trauben, Zimtäpfel, Mangos, Rosinen, Datteln, Wassermelonen, Kokosnüsse und Granatäpfel.

Vermeiden Sie zu viel Geschwätz, harte Arbeit, zu viel Gehen, zu langes Aufbleiben am Abend, Fasten, Streitgespräche, Rauchen und Alkohol.

Üben Sie *āsanas*, die den Darm reinigen, die Blähungen beseitigen und gut für die Nerven sind. Fast alle Atemübungen sind gut bei diesen Beschwerden.

Gehen Sie im Wald oder an einem Ort spazieren, der frei ist von Staub, Rauch oder Verschmutzung. Meditieren Sie täglich voller Zufriedenheit.

Diagnose einer Krankheit durch Beobachtung des Charakters

Āyurveda empfiehlt als ersten Schritt eine Diagnose, bei welcher die körperlichen und geistigen Charakteristika eines Menschen genau beobachtet werden sollten. Dies ist eine gute Richtlinie, um die Krankheiten eines Menschen zu erkennen. Gemäß *āyurvedischer* Auffassung wird jeder Mensch von einem bestimmten körperlichen Bestandteil besonders beeinflusst. Dem Einfluss dieses körperlichen Bestandteils entsprechend unterscheiden sich körperliche und geistige Anlagen. *Āyurveda* hat die Menschen dementsprechend in sieben verschiedene Kategorien eingeteilt:

1. Der Flüssigkeitstyp: Der Körper dieses Typs ist immer glänzend, zart, glatt, dünn und voller Flüssigkeit. Wenn an einer Stelle des Körpers ein kleiner Kratzer entsteht, kommt es zu einer Entzündung. Der Schleim ist dünn, und das Haar ist weich. Die Handflächen und Fußsohlen sind sehr zart und warm.

Er ist intelligent und wirkt auf andere anziehend. Im Allgemeinen leidet er selten an Krankheiten. Wenn er aber einmal krank ist, dann ist er hauptsächlich ein Opfer von Gallenbeschwerden, Erkältungskrankheiten und Blähungen.

Er hat ein langes Leben und genießt das Leben sehr. Er ist erfolgreich. Er ist begeistert von salzigem, süßem und scharfem Geschmack. Bitteres, Saures oder Beißendes mag er nicht so gern. Er mag nicht immer warme Mahlzeiten.

2. Der Bluttyp: Das hauptsächliche körperliche Symptom ist der rötliche Glanz des Körpers. Die Farbe des ganzen Körpers ist rosa. Er leidet hauptsächlich unter Hämorrhoiden und Krankheiten, die durch das Blut verursacht werden. Auch die Kinder dieses Typs leiden hauptsächlich an Krankheiten, die vom Blut herkommen. Er ist glücklich und liebt salzigen und scharfen Geschmack. Wenn er Süßes isst, bekommt er Verstopfung.

3. Der Fleischtyp: Der Körper einer Person dieses Typs ist fleischig. Gesicht, Nacken, Schultern, Brust, Hände, Beine und alle übrigen Teile des Körpers sind fleischig. Er hat ein langes Leben.

Er kann unter Rheuma oder Arthritis leiden, seine Harnorgane neigen zu Entzündungen, er hat schnell Schmerzen und verspürt ein Klopfen im Körper. Er läßt sich gerne massieren. Er ist nicht nervös. Er ist geduldig, nicht nachtragend und er erhält konkretes Wissen über sein Studiengebiet.

4. Der Fetttyp: Dieser hat eine glänzende, glatte Haut und eine süße Stimme. Wenn er lächelt, tränen seine Augen und wenn er Wasser lässt, entsteht kein Geräusch. Er leidet meistens an Herz- und Leberbeschwerden, an Krankheiten des Afters und an Ruhr. Er ist großzügig und hat ein gutes Benehmen. Von körperlicher Arbeit wird er sehr schnell erschöpft.

5. Der Knochentyp: Sein wichtigstes körperliches Merkmal ist, dass die Knochen seiner Gelenke, der Knie, der Ellbogen, des Zungenbeins, des Kinns, des Kopfes, der Finger und alle übrigen Knochen sowie die Nägel und die Zähne stark und dick sind. Er kann hart arbeiten und ist aktiv. Er hat ein langes Leben. Er leidet oft unter Gelenkschmerzen, unter Blähungen, Rachitis und Schlaflosigkeit. Er verliert leicht die Körperflüssigkeit, und sein Körper wird dünn. Seine Willenskraft ist sehr stark, er ist entschlossen und kooperativ.

6. Der Marktyp: Ein Mensch dieses Typs besitzt eine glatte Haut, ein gefälliges Aussehen und er ist fleischig und stark. Seine Stimme ist süß und melodisch. Er ist im Allgemeinen gesund und begeistert von allen Geschmacksrichtungen. Er ist groß, wohlgeformt und lebt lange. Er neigt dazu, nachts lange aufzubleiben. Er leidet hauptsächlich an Schmerzen im Körper, manchmal an Kopfweh und an Haut- und Augenkrankheiten.

7. Der Samentyp: Seine Erscheinung ist sehr anziehend, sein Blick schön, und er ist immer glücklich. Seine Stimme ist schwer und süß. Seine Zähne sind schön und gut geformt. Seine Hüften sind schmal und sein Gesäß wohlgeformt. Er ist intelligent, verdienstvoll, geduldig, tolerant, wohlhabend, spirituell, gesund und leidet sehr selten. Auch seine Kinder sind sehr gesund. Schlechte Gedanken oder Furcht beunruhigen ihn nie. Er ist aktiv und liebt das Schöne.

Zeichen des Verfalls bei den einzelnen Typen

Flüssigkeitstyp: Wenn er irgendein lautes Geräusch hört, bekommt er sofort Herzklopfen und fühlt sich unwohl. Er versucht, Streitigkeiten, Schreien und Ärger zu vermeiden. Er nimmt gern kalte Getränke zu sich. Er gibt sich oft einen Schwall Wasser ins Gesicht und fühlt sich danach gut. Körperliche Arbeit erschöpft ihn sehr schnell. Schon nach ein wenig harter Arbeit wird er mutlos.

Bluttyp: Trockenheit der Haut, Brüchigkeit der Fußsohlen, die Venen sind klar am Körper zu erkennen, lose Haut, Schwäche im Körper, Verminderung des körperlichen Glanzes und der Schönheit usw. sind Zeichen des Verfalls bei diesem Typ. Er nimmt gern kalte Nahrung zu sich und mag scharfen und sauren Geschmack. Er hat häufig Durst und hält sich gern an kühlen Orten auf. Er kann sich den Körper mit Öl einreiben, ohne dass dies eine Wirkung auf den Körper hat, die Haut bleibt trotzdem trocken. Wenn er an Hämorrhoiden leidet, verstärken sich diese.

Fleischtyp: Zuerst reduziert sich das Fleisch am Gesäß, dann an den Wangen, den Lippen, dem Nacken, der Brust und dem Bauch, und diese Teile beginnen leicht zu schmerzen. Erschöpfung im ganzen Körper, lose Arterien usw. sind die Hauptanzeichen des Verfalls des Fleischtyps.

Fetttyp: Wenn er sich bewegt, kommt es zu Geräuschen in den Gelenken. Leber und Milz dehnen sich aus. Die Haut wird trocken. Der Blick wird unstet, die Augen brennen, und er hat Schwierigkeiten, ins Licht zu schauen. Er wird schläfrig und lethargisch. Das Fleisch am Bauch vermindert sich. Nahrhafte Lebensmittel bleiben ohne Wirkung. Er entwickelt eine Vorliebe für Eier und weiches Fleisch.

Knochentyp: Zeichen des Verfalls bei diesem Typ sind Zahnschmerzen, Zahnausfall, Schmerzen in den Knochen, Schwächung der Nägel, Trockenheit der Haut, Verlust des Bartes und der Haare bis zur Kahlköpfigkeit, die Furcht, harte Dinge zu essen und der Verlust des Gedächtnisses. Wenn der Verfall weiter voranschreitet, dann kommt es zum Verfall des Knochenmarks. Daher sollte er vorsichtig sein, wenn alle diese Symptome auftreten.

Marktyp: Diese sind durch große sexuelle Leidenschaft gekennzeichnet, aber wenn er mit dem anderen Geschlecht in Berührung kommt, fühlt er sich unwohl und hat einen schnellen Samenerguss. Er hat Hunger, aber keinen Wunsch nach Nahrung. Und er bekommt Knochenschmerzen.

Samentyp: Es kommt zu geistigen Depressionen, zur Tendenz, Geschlechtsverkehr zu vermeiden, zum Verlust der Erregung, zu Schmerzen in den Hoden und an der Wurzel des Penis. Der Samen wird dünn und rötlich. Er bekommt manchmal Kopfschmerzen, hat einen unsteten Blick und fühlt Schwäche im ganzen Körper.

Die Bedeutung der Harnsäure

Gemäß *Āyurveda* entstehen die meisten körperlichen Krankheiten, wenn das Blut durch ein Übermaß an Harnsäure verunreinigt wird. Es verliert dann seine alkalischen Eigenschaften und kann die Organe des Körpers aufgrund seiner Übersäuerung nicht mehr gesund erhalten. Die hauptsächliche Funktion der Nieren ist es, die Harnsäure aus dem Blut zu filtern. In dieser Hinsicht unterstützt die Leber die Nieren. Nach der Arbeit von Leber und Nieren scheidet die Körperluft die Giftstoffe, die sich im Körper befinden, durch Urin, Stuhl und Schweiß aus. Wenn die Funktion der Körperluft durch zu große Unreinheit behindert wird, kann sie das Gift nicht aus dem Körper ausscheiden. Das gespeicherte Gift bewegt sich von einem Teil des Körpers zum nächsten. Es kommt durch die Gedärme, vermischt sich mit dem Blut und vergiftet das Blut noch mehr. Allmählich werden die Organe des Körpers krank, das ganze körperliche System gerät in Unordnung, und Krankheiten brechen aus. Deshalb sollte jeder bemüht sein, jene Nahrung auszuwählen, welche ein Höchstmaß an alkalischer Wirkung besitzt.

Alle Fruchtsorten, Gemüse und Milch sind alkalisch, während Fleisch, Fisch, Eier, Tabak und Alkohol sauer sind, wodurch im Blut Harnsäure erzeugt wird. Ein gutes Heilmittel, das man bei vielen Krankheiten anwenden kann, ist Zitrone. Die Zitrone besitzt nämlich die Qualität, die Harnsäure im Körper auszugleichen, da ihre Wirkung alkalisch ist. Zitronenwasser bereitet man zu, indem man den Saft einer Zitrone mit Wasser vermischt. Auf keinen Fall sollte man Zucker oder gar Süßstoff hinzufügen. Achten Sie darauf, dass Sie die Kerne entfernen, da diese den Organismus belasten. Dieses Zitronenwasser findet bei der Yogatherapie vielfach Anwendung. Als vorbeugende Maßnahme gegen die vielen Krankheiten, die durch ein Übermaß an Harnsäure entstehen, kann man es dreimal in der Woche morgens auf nüchternen Magen trinken.

4. Beschreibung verschiedener Krankheiten und ihrer Behandlung durch Yogatherapie

Die Heilmethoden der Yogatherapie sind nicht immer als Ersatz für eine ärztliche Behandlung geeignet. Sie sind aber auf jeden Fall eine wertvolle Ergänzung.

Allergie

Allergie ist eine Überempfindlichkeit und daraus resultierende Überreaktion des Organismus auf bestimmte Stoffe der Umwelt. Eine allergische Reaktion kann auftreten, nachdem bestimmte Nahrungsmittel genossen, bestimmte Gegenstände oder Pflanzen berührt oder bestimmte Stoffe eingeatmet wurden. Manche Menschen bekommen eine sehr starke allergische Reaktion, nachdem sie Erdbeeren oder Tomaten gegessen haben. Das Einatmen von Blütenstaub kann z.B. Heuschnupfen auslösen. Einige Kinder werden von dieser Krankheit seit ihrer Geburt heimgesucht. Wer eine gute Gesundheit und reines Blut besitzt, leidet niemals unter dieser Krankheit.

Symptome: Hautausschlag mit Juckreiz, Atemnotanfälle und Schnupfen (Heuschnupfen) können Symptome einer allergischen Reaktion sein. Es kann zum allergischen Schock kommen, der im Extremfall sogar tödlich sein kann.

Ursachen nach Āyurveda: Diese Krankheit wird hervorgerufen, weil die Drüsen nicht richtig funktionieren und sich ein hohes Maß an giftigen Substanzen im Körper befindet. Auch wenn man mehr Nahrung zu sich nimmt, als für den Körper benötigt wird, kann diese Krankheit auftreten, da Fett und Eiweiß nicht durch die körperliche Arbeit verbraucht werden. Dieses überschüssige Fett und Eiweiß verrottet und verunreinigt das Blut. Zu viel Harnsäure zerstört die alkalischen Eigenschaften des Blutes, und Leber und Milz müssen hart arbeiten, um dieses Gift abzubauen und ebenfalls die Nieren, um es auszuscheiden. Wenn dieses Gift in großer Menge im Körper gespeichert wird und nicht mehr ausgeschieden werden kann, kommt es zu dieser Krankheit.

Yogatherapie: Der Patient sollte am Morgen *einfaches Basti Kriyā* (S. 138) üben, danach auf die Toilette gehen und anschließend *Bhujaṁgāsana* (Kobrastellung, S. 80 f.), *Paścimottānāsana* (Rückenstreckung, S. 45), *Sarvāṅgāsana* (Kerze, S. 68 f.), *Matsyāsana* (Fischstellung, S. 84 f.), *Ardha Kūrmāsana* (halbe Schildkrötenstellung, S. 53), *Yogamudrā* (S. 128), 20 Runden einer einfachen Atemübung (S. 152 ff.) und zwanzigmal *Agnisāradhauti Nr. 1* (S. 136) praktizieren.

Diät: Der Patient sollte Milch, Joghurt, Buttermilch, Linsen, Blattgemüse und saftige Früchte zu sich nehmen, bis die Krankheit geheilt ist. Fleisch, Fisch, Eier, Auberginen, Tee, Kaffee und Zucker sollte er ganz meiden. Einmal in der Woche zu fasten und nur Zitronenwasser zu trinken, ist sehr gut, um rasch von dieser Krankheit geheilt zu werden.

Anämie

Bei Anämie oder Blutarmut ist die Anzahl der roten Blutkörperchen im Blut oder der Blutfarbstoff (Hämoglobingehalt) vermindert. Anämie liegt vor, wenn der Hämoglobingehalt des Blutes weniger als 75 % des Normalwertes (15 g Hb) beträgt oder die roten Blutkörperchen unter 4 Millionen pro mm^3 betragen.

Symptome: Anzeichen dieser Krankheit sind Schwäche, Verlust des Appetits, blasses Aussehen, blasse Augen und geschwollene Hände und Füße.

Ursachen nach Āyurveda: Die Gründe für diese Krankheit sind: Mangel an Eisen, an Vitamin B6 und an Vitamin B12, zu viel Arbeit, Schwäche von Leber und Milz sowie Verstopfung. Frauen leiden meistens unter dieser Krankheit aufgrund vieler Schwangerschaften und unregelmäßiger und starker Menstruationsblutungen. Anämie kann selbständig auftreten, kann aber auch eine Begleiterscheinung anderer Krankheiten sein.

Yogatherapie: Der Patient sollte am Morgen *einfaches Basti Kriyā* (S. 138) üben, danach seinen Darm entleeren und anschließend fünfmal *Bhujaṁgāsana* (Kobrastellung, S. 80 f.), fünfmal *Jānuśirāsana* (Kopf-zum-Knie-Stellung, S. 42 f.), zehnmal *Yogamudrā* (S. 128), dreimal *Mahāmudrā* (S. 114 ff.), dreimal täglich *Sarvāṅgāsana* (Kerze, S. 68 f.) und *Matsyāsana* (Fischstellung, S. 84 f.) üben. Weiter sollte er 20 Runden einer einfachen Atemübung (S. 152 ff.), zehn Minuten lang *Prāṇāyāma* im Gehen (S. 156 f.) und zwanzigmal *Agnisāradhauti Nr. 1* (S. 136) üben. Ist der Zustand nicht akut, kann auch *Śaśāṅgāsana* (Hasenstellung, S. 54) und *Hastapādāsana* (Hand-Fußstellung, S. 85 f.) geübt werden. Diese beiden Übungen haben eine vorbeugende Wirkung.

Er sollte versuchen, sich überwiegend an gut gelüfteten Orten aufzuhalten und jeden Morgen ein ausreichendes Sonnenbad nehmen. Er sollte seinen Körper jeden Tag sanft mit etwas Öl einreiben, bevor er ein Bad nimmt. Bevor der Patient nicht gesund ist, sollte er nicht hart arbeiten und jede körperliche Anstrengung vermeiden. Er sollte sich ausreichend Ruhe gönnen und viel in der frischen Luft spazieren gehen.

Diät: Nahrung, die reich ist an Eisen und an Mineralsalzen, ist die richtige Diät für diese Krankheit. Viele Blattgemüse, bestimmte Früchte und Milch sind reich an Eisen und an Mineralstoffen, deshalb sollte der Patient diese Nahrungsmittel in ausreichender Menge zu sich nehmen. Nichtvegetarier können auch die Leber von Ziege und Schaf essen. Alkohol, Tabak, Tee oder Kaffee sollte er vollständig meiden.

Asthma

Symptome: Durch Verschleimung der Bronchien und Verkrampfung der Bronchialmuskulatur ist es nicht möglich, bequem ein- und vor allem auszuatmen. Der Patient bekommt Atemnotanfälle. Dieser Zustand wird Bronchialasthma (Asthma bronchiale) genannt. Durch Sauerstoffmangel oder durch eine Überlastung der linken Herzkammer können ebenfalls Atemnotanfälle ausgelöst werden. Diese bezeichnet man als Herzasthma (Asthma cardiale). Weitere Symptome dieser Krankheit gemäß *Āyurveda* sind: Verlust des Appetits, Verdauungsstörungen und Schwäche.

Ursachen nach Āyurveda: Die Lungen können das Atemsystem nicht richtig leiten, wenn sie geschwächt sind. Dadurch kann Kohlendioxyd nicht richtig aus dem Körper entfernt werden. Giftstoffe werden aufgespeichert, und der Körper wird zu einem Tempel der Krankheiten. Das ganze System wird vergiftet, das Blut verunreinigt, und man wird von verschiedenen Krankheiten angegriffen.

Manchmal taucht Asthma schon in der frühen Kindheit auf und verschwindet nach einigen Jahren wieder, aber im Alter kann man wieder in den früheren Zustand zurückfallen. Es ist eine vererbbare Krankheit. Ein Asthmapatient stirbt nicht so schnell, aber er hat viel zu leiden. Besonders häufig taucht dieser Zustand morgens zwischen 2.00 Uhr bis 4.00 Uhr auf.

Yogatherapie: Am Morgen sollte der Patient *einfaches Basti Kriyā* (S. 138) üben und die morgendlichen Pflichten, also waschen und auf die Toilette gehen, erledigen. Danach sollte er 30-mal *Agnisāradhauti Nr. 2* (S. 136), dreimal *Ardha Śalabhāsana* (halbe Heuschreckenstellung, S. 77 f.), fünfmal *Bhujaṁgāsana* (Kobrastellung, S. 80 f.), drei Minuten *Sarvāṅgāsana* (Kerze, S. 68 f.), einmal *Matsyāsana* (Fischstellung, S. 84 f.) und *Dhanurāsana* (Bogenstellung, S. 82), 20-mal *Uḍḍīyānabandhamudrā* (S. 116 f.) und zehn Minuten lang *Prāṇāyāma im Gehen* (S.156 f.) üben.

Am Abend sollte er dreimal *Paścimottānāsana* (Rückenstreckung, S. 45), dreimal *Bhujaṁgāsana,* dreimal *Śaśāṅgāsana* (Hasenstellung, S. 54), drei Minuten *Sarvāṅgāsana,* eine Minute *Matsyāsana,* zehnmal *Yogamudrā* (S. 128) und 20 bis 30 Runden einer einfachen Atemübung (S. 152 ff.) praktizieren. Am Morgen sollte er zehn Minuten lang ein Sonnenbad nehmen. Besonders *Prāṇāyāma im Gehen* (S. 156 f.) und ein regelmäßiges Sonnenbad wird dem Patienten helfen, diese Krankheit rasch zu überwinden.

Diät: An dem Tag, an dem diese Krankheit ausbricht, sollte der Patient fasten und nur warmes Wasser mit Zitrone und Glukose (Traubenzucker) zu sich nehmen. Wenn die Beschwerden länger als einen Tag dauern, dann sollte er einen zweiten Tag lang mit Zitronenwasser und Glukose fasten. Am dritten Tag sollte er leichte Suppe, warme Milch, Orangensaft, Ananassaft und trockene Früchte zu sich nehmen. Der Patient sollte seine Nahrung mit großer Sorgfalt auswählen. Er sollte gar nicht frühstücken, solange er unter Atemnotanfällen zu leiden hat. Abends sollte er ein Glas warme Milch trinken. Asthmapatienten sollten sich vegetarisch ernähren, und niemals Fleisch, Fisch, Eier oder Alkohol zu sich nehmen, denn das würde die Säure im Blut verstärken. Sie sollten Gebratenes, Rauchen, Schnupftabak usw. vermeiden.

Augenkrankheiten

Symptome: Bei Kurzsichtigkeit liegt die Abbildung des betrachteten Objekts vor der Netzhaut, bei Weitsichtigkeit liegt sie dahinter. Katarakt (grauer Star) ist eine meist altersbedingte Trübung der Linse.

Ursachen nach Āyurveda: Wenn die Luft im Körper nicht in Ordnung ist, dann trocknet die Augenflüssigkeit aus, und man wird allmählich kurzsichtig. Wenn die Geschlechtsdrüsen durch zu starke Aktivität erschöpft sind, dann werden die Nerven des Körpers geschwächt und können die Augen nicht mehr mit genügend Anreizen versorgen. Auch dadurch wird Kurzsichtigkeit ausgelöst. Die Hypophyse (Hirnanhangsdrüse) versucht, die Geschlechtsdrüsen zu kontrollieren, aber wenn sie über einen längeren Zeitraum überbeansprucht wird, müde und entzündet ist, kann sie sie nicht berichtigen oder kontrollieren. Unterhalb der Hypophyse befindet sich die Sehnervenkreuzung. Wenn die Hypophyse entzündet ist, drückt sie auf diese und verringert dadurch die Sehkraft.

Es gibt noch viele andere Gründe für diese Krankheit, z. B. wenn häufig Staub, Rauch oder andere, das Auge reizende Partikel in die Augen kommen, oder wenn man täglich über einen längeren Zeitraum, besonders nachts, sehr feine Dinge beobachtet, dann kann diese Krankheit entstehen.

Wenn die Leber nicht in Ordnung ist, wirkt sich dies auch auf die Augen aus. Es kann dann zu Weitsichtigkeit kommen.

Wenn die Gallenflüssigkeit nicht in Ordnung ist, dann zerstört die unreine Galle die Schicht der Augen, und die Augen können die Formen nicht mehr klar erkennen. Dadurch kommt es allmählich zu grauem Star (Katarakt).

Yogatherapie: Der Patient sollte versuchen, die Ursachen der Leberbeschwerden zu beseitigen sowie die Vitalität zu stärken, indem er Kontrolle über seine sexuellen Aktivitäten ausübt und nahrhaftes Essen zu sich nimmt, das für die Augen gut ist. Er sollte zweimal täglich drei bis fünf Minuten lang *Śīrṣāsana* (Kopfstand, S. 104 ff.), zusammen mit anderen *āsanas* üben. *Śīrṣāsana* ist das nützlichste *āsana* für die Augen. Bei zu hohem Augendruck sollte *Śīrṣāsana* jedoch nicht praktiziert werden.

Wer seine Sehkraft stärken möchte, sollte früh am Morgen vom Bett aufstehen und ununterbrochen gegen den Horizont schauen. Es ist gut für die Augen, in der Zeit von einer Stunde vor bis eine Stunde nach Sonnenaufgang, mit geöffneten Augen ununterbrochen, d.h. ohne zu blinzeln auf das Morgenrot bzw. die Sonne zu blicken, bis die Augen zu tränen beginnen. Dies sollte er jeden Tag fünf Minuten lang tun. Wenn die Sonne zu stark ist, dann sollte er die Augen dabei schließen und sich danach an einen dunklen Ort begeben und weitere fünf Minuten lang dort sitzen, indem er die Augen locker mit den Handflächen bedeckt. Jeden Tag sollte er den Mund mit kaltem Wasser füllen und anschließend 20-mal einen Schwall kühles Wasser in die geöffneten Augen schütten. Das letztere sollte er mehrmals täglich tun. Tee, Kaffee, Tabak und Alkohol sind schlecht für die Augen.

Wer unter grauem Star (Katarakt) leidet, kann einen Liter kaltes Wasser mit einem Teelöffel Salz vermischen, das Wasser dann filtern und in einen weiten Behälter geben. Anschließend kann er mit den Augen ins Wasser tauchen und sie 20- bis 30-mal öffnen und schließen. Dies sollte er vier- bis fünfmal täglich tun. Es ist eine gute *āyurvedische* Behandlung, die Erleichterung von dieser Krankheit verschafft.

Hoher Blutdruck

Nach Auffassung der medizinischen Wissenschaft handelt es sich dann um hohen Blutdruck, wenn die Systole (oberer Blutdruck beim Zusammenziehen des Herzmuskels) mehr als 150 mm Hg und die Diastole (unterer Blutdruck beim Erschlaffen des Herzmuskels) mehr als 95 mm Hg beträgt. Wenn der Patient lange Zeit unter hohem Blutdruck leidet, kann dies zu einer Herzschwäche (Herzinsuffizienz) führen.

Symptome: Symptome sind Schwindelgefühle, Kopfschmerzen, heftiges Herzklopfen, Atembeschwerden und Ohrensausen. Der Patient hat ein Druckgefühl in den Augen. Er hat das Gefühl, dass die Zähne herausfallen, und er muss häufig Wasser lassen.

Ursachen nach Āyurveda: Ein Übermaß an Eiweiß, Fett und Kohlenhydraten im Körper, übermäßige körperliche Arbeit oder Faulheit, auch starke Ängste, viele Gedanken und Nervosität können diese Krankheit verursachen. Die Anlage zu hohem Blutdruck ist auch vererbbar.

Yogatherapie: Gute Übungen bei hohem Blutdruck sind *Bhujaṁgāsana* (Kobrastellung, S. 80 f.), *Pavanamuktāsana* (gegen Blähungen, S. 73 f.), *Ardha Candrāsana* (Halbmondstellung nach hinten, S. 87). Der Patient sollte morgens 20 Runden *Śītalī Prāṇāyāma* (S. 159) und 20 Minuten *Prāṇāyāma im Gehen* (S. 156 f.) praktzieren. *Śīrṣāsana* (Kopfstand, S. 104 ff.) dürfen Patienten, die unter hohem Blutdruck leiden, nicht üben, ebenso wenig alle anderen Umkehrstellungen. Die Patienten sollten die Ursachen von Ärger, Ängsten und Sorgen meiden und einmal im Monat ihren Blutdruck medizinisch untersuchen lassen.

Diät: Wer unter hohem Blutdruck leidet, sollte alle nichtvegetarischen Nahrungsmittel meiden. Er sollte auch kein Butteröl, keine Butter, kein Fett, keine Milch und kein Salz zu sich nehmen. Er sollte frisches Blattgemüse, fettfreie Milch, Buttermilch, Trockenobst und Honig essen. Außerdem kann er jeden Tag zwei Knoblauchzehen zu sich nehmen und einen mit einer halben Tasse Milch vermischten Teelöffel Sandelpulver. Diese Nahrungsmittel vermindern den Blutdruck.

Niedriger Blutdruck

Wenn die Systole (oberer Blutdruck beim Zusammenziehen des Herzmuskels) weniger als 100 mm Hg und die Diastole (unterer Blutdruck beim Erschlaffen des Herzmuskels) weniger als 60 mm Hg beträgt, wird dies niedriger Blutdruck genannt.

Symptome: Die Symptome der Krankheit sind Schwäche, Schwindelgefühle, Kopfschmerzen, Herzklopfen, Müdigkeit, Schlafstörungen usw.

Ursachen nach Āyurveda: Wenn im Körper zu wenig Eiweiß, Kohlenhydrate und Fett gespeichert sind, dann kommt es zu dieser Krankheit. Außerdem sind Überaktivität, Kopfarbeit oder Faulheit indirekte Ursachen dieser Krankheit.

Yogatherapie: Nützliche Übungen sind: *Pavanamuktāsana* (gegen Blähungen, S. 73 f.), *Bhujaṁgāsana* (Kobrastellung, S. 80 f.), *Sarvāṅgāsana* (Kerze, S. 68 f.), *Matsyāsana* (Fischstellung, S. 84 f.), *Dhanurāsana* (Bogenstellung, S. 82), *Śaśāṅgāsana* (Hasenstellung, S. 54), *Hastapādāsana* (Hand-Fußstellung, S. 85 f.), *Mahāmudrā* (S. 114 ff.), *Ujjāyī* (S. 158 f.) und *Sūryabheda Prāṇāyāma* (S. 158).

Diät: Menschen, die unter niedrigem Blutdruck leiden, sollten mehr Eiweiß zu sich nehmen. Milch und Käse sind geeignete Nahrungsmittel.

Bronchitis

Symptome: Die Schleimhäute der Luftröhrenhaupt- und Nebenäste entzünden sich, und klebriger weißer bis gelber Schleim tritt aus. Im Rachen entsteht ein Gefühl des Brennens. Es kommt zu Fieber, Husten, Appetitverlust und Brechreiz. Wenn sich diese Krankheit verstärkt, dann kann dies zu Lungenentzündung führen. Für Kinder und alte Menschen ist Bronchitis gefährlich. Wenn sich das Fieber verstärkt und der Patient sich sehr unwohl fühlt, kann man davon ausgehen, dass es sich um eine bronchiale Lungenentzündung handelt.

Ursachen nach Āyurveda: Ungesunde Mandeln und Lungen sind die hauptsächlichen und direkten Ursachen dieser Krankheit. Langer Aufenthalt an einem kalten Ort, Erkältung, Husten, Eintreten von Staub oder Rauch in die Lunge, Überbeanspruchung der Stimmbänder, wie sie durch Schreien und Singen hervorgerufen werden kann, und der Wechsel der Jahreszeiten sind indirekte Gründe für diese Krankheit.

Yogatherapie: Wenn der Patient bettlägerig ist, sollte er zuerst so lange fasten, bis der weiße Zungenbelag verschwindet. Wenn der Patient nicht bettlägerig ist, dann kann er morgens dreimal eine einfache Atemübung (S.152 ff.) praktizieren (zu je 5-10 Runden) und sich dazwischen für jeweils drei Minuten entspannen. Zusätzlich kann er folgende einfache Übungen praktizieren: dreimal *Bhujaṁgāsana* (Kobrastellung, S. 80 f.), *Pavanamuktāsana* (gegen Blähungen, S. 73 f.) und *Śaśāṅgāsana* (Hasenstellung, S. 54), drei Minuten *Sarvāṅgāsana* (Kerze, S. 68 f.), eine Minute *Matsyāsana* (Fischstellung, S. 84 f.) und 20 Runden *Bhastrikā* (S.159 f.). Der Patient sollte täglich am Morgen ein Sonnenbad nehmen.

Am Abend sollte der Patient dreimal *Bhujaṁgāsana* (Kobrastellung, S. 80 f.), dreimal *Śaśāṅgāsana* (Hasenstellung, S. 54), drei Minuten *Sarvāṅgāsana* (Kerze, S. 68 f.), eine Minute *Matsyāsana* (Fischstellung, S. 84 f.) und 20 Runden *Bhastrikā* (S.159 f.) praktizieren.

Diät: Während des Fastens sollte der Patient je nach Befinden warme Milch oder warmes Wasser trinken. Wann immer er durstig ist, sollte er warmen Tee, warme Milch oder warmes Wasser trinken. Bevor er sich nicht hungrig fühlt und das Fieber verschwindet, sollte er nur trinken. Wenn das Fieber nicht verschwindet, kann er Gemüsebrühe, trockenes Brot und Trockenobst essen. Es ist sehr gut, einen Teelöffel Ingwersaft zusammen mit einem Teelöffel Honig jeden Morgen zu sich zu nehmen. Der Patient sollte nichtvegetarische Nahrungsmittel, Alkohol, Tabak, Tee und Kaffee meiden. Er sollte vier- bis fünfmal täglich mit Salzwasser gurgeln.

Diabetes

Es gibt zwei Arten von Diabetes. Die eine nennt man Diabetes mellitus (Zuckerkrankheit), die andere Diabetes insipidus (Wasserharnruhr). Diabetes insipidus kommt selten vor und soll hier nicht weiter behandelt werden.

Diabetes mellitus ist eine chronische Erkrankung des Stoffwechsels. Bei Erkrankungsbeginn in der Jugend ist oft eine Virusinfektion auslösend und zur Behandlung unbedingt Insulininjektionen notwendig. Nach dem 40. Lebensjahr ist meist Übergewicht die Hauptursache.

Symptome: Bei einer Erkrankung an Diabetes mellitus befindet sich Zucker im Urin. Dies kann durch eine Untersuchung des Urins festgestellt werden*. Zucker im Urin kann man auch daran erkennen, dass Fliegen und Ameisen sich auf dem Urin niederlassen. Andere Krankheitssymptome sind: Der Patient hat häufig Durst und muss viel Wasser lassen. Im nächsten Stadium kommt es zu Erschöpfung und zu Gewichtsverlust.

Im akuten Stadium tritt zuerst eine verstärkte Atmung auf und anschließend das Coma diabeticum. Die Krankheit begünstigt Arteriosklerose, Gefäßveränderungen der Netzhaut, Durchfall oder Verstopfung, trockene Haut und schmutzige Zähne und sie verhindert eine schnelle Wundheilung.

Ursachen nach Āyurveda: Der Hauptgrund für diese Krankheit ist eine Schwäche der Bauchspeicheldrüse. Diese produziert nicht genügend Insulin, ein Hormon, das den Blutzucker senkt. Dadurch ist der Zuckergehalt im Blut hoch, er kann nicht mehr von den Nieren abgebaut werden und wird mit dem Urin ausgeschieden. Da Zucker Wasser bindet, wird mit dem Zucker auch eine große Menge Urin ausgeschieden. Bei dieser Krankheit treten Schwierigkeiten beim Stoffwechsel von Kohlenhydraten und Fetten auf. Dadurch kommt es zu einer Übersäuerung des Blutes. Der Patient ist gezwungen, stärker zu atmen, da saure Bestandteile im Blut die Atmung anregen. Wenn trotz der stärkeren Atmung nicht mehr genügend Kohlendioxyd ausgeatmet werden kann, dann tritt das Coma diabeticum auf, das zum Tod führen kann. Bei einer Behandlung bekommt der Patient Insulininjektionen, die den Zuckergehalt im Körper korrigieren. Dieses Insulin wird von Tieren wie Schweinen und Rindern gewonnen oder chemisch synthetisiert.

Nach Auffassung von *Āyurveda* kommt es zu dieser Krankheit durch zu häufigen Geschlechtsverkehr, Verzehr von zu viel Süßigkeiten, Fleisch, Alkohol, Mangel an Bewegung usw.

Yogatherapie: Der Patient sollte am Morgen *einfaches Basti Kriyā* (S. 138) üben, danach drei Runden *Mahāmudrā* (S. 114 ff.), fünfmal *Hastapādāsana* (Hand-Fußstellung, S. 85 f.), fünfmal *Ardha Candrāsana* (Halbmondstellung, S.87 f.), drei Minuten *Halāsana* (Pflugstellung, S.70), zwanzigmal *Uḍḍīyānabandhamudrā* (S. 116 f.) und zehn Minuten lang eine einfache Atemübung (S.152 ff.) praktizieren. Am Nachmittag während eines Wannenbades sollte er zwanzigmal *Agnisāradhauti Nr. 1* (S. 136) praktizieren und am Abend drei bis fünf Runden *Pavanamuktāsana* (gegen Blähungen, S. 73 f.), fünfmal *Jānuśirāsana* (Kopf-zum-Knie-Stellung, S.42 f.), fünfmal *Ardha Candrāsana* (Halbmondstellung, S.87 f), fünfmal *Hastapādāsana* (Hand-Fußstellung, S. 85 f.), drei Minuten *Halāsana* (Pflugstellung, S.70), zehnmal *Yogamudrā* (S.128), dreimal *Śaśāṅgāsana* (Hasenstellung, S. 54), je zehn Minuten lang eine einfache Atemübung (S.152 ff.) und *Prāṇāyāma im Gehen* (S.156 f.).

Es ist sehr notwendig, den Blutzuckerwert zwei- bis dreimal im Monat zu überprüfen.

Diät: Vor allem Kohlenhydrate und Fett können vom Diabetiker schlecht abgebaut werden. Alle Arten von Kohlenhydraten und von Fett sollten daher unbedingt vermieden werden. Er sollte auf Reis, Brot, Zucker, Kartoffeln und auf Gemüse, die unter der Erde wachsen, verzichten. Der Patient sollte grüne Bananen, grüne Feigen, Tomaten, Blattgemüse, Sojabohnen, Orangen, Ananas, Granatäpfel usw. zu sich nehmen. Er sollte kein

* Die Voraussetzung für diesen Test ist eine normale Nierenfunktion. Ist die Niere bei chronischer Diabetes geschädigt, stimmt das Verhältnis von Blutzucker und Urinzucker nicht mehr. Es ist daher sicherer, den Zuckergehalt direkt im Blut zu messen.

Fleisch, keine Eier essen, keinen Alkohol trinken und nicht rauchen.

Zwei- bis dreimal im Monat zu fasten, bringt bei Altersdiabetes ein sehr gutes Ergebnis. Bei Jugenddiabetes Vorsicht: unbedingt Insulin oder orale Antidiabetica anpassen. Wenn sich der Patient während des Fastens sehr schwach fühlt, sollte er genügend Zitronensaft oder Saft von anderen süßen und sauren Früchten trinken.

Ärztliche Kontrolle und Diäteinhaltung sind sehr wichtig !

Gallensteine

Symptome: Bei dieser Krankheit verspürt der Patient nach dem Essen eine unangenehme, schmerzhafte Empfindung im Magen. Wenn er die Nahrung erbricht, fühlt er sich erleichtert. Im akuten Stadium dieser Krankheit verliert der Patient seinen Appetit, der Schmerz verstärkt sich, und es kommt zu Kopfschmerzen mit Fieber. Der Schmerz beginnt an dem Ort, wo sich die Gallenblase befindet. Je länger die Krankheit dauert, desto größer werden die Steine und desto stärker werden die Schmerzen. Sie dehnen sich auf den ganzen Unterleib aus. Manchmal erstreckt sich der Schmerz auch auf die rechte Schulter.

Wenn sich die Steine in der Gallenblase bilden und allmählich vergrößern, blockieren sie den Gallengang, und der Schmerz verstärkt sich. Wenn die Gallengangsmuskeln die Steine von der Gallenblase zum Dünndarm geschoben haben, dann lässt der Schmerz nach. Falls sie steckenbleiben, tritt eine massive Gallenkolik auf. Zu Beginn dieser Krankheit werden viele Steine auf natürlichem Weg vom Körper beseitigt, aber wenn sich die Krankheit verstärkt, das Blut unrein und die Nerven schwach werden, dann kann der Körper die Steine nicht mehr beseitigen, und sie müssen operativ entfernt werden.

Falls die Krankheit noch kein akutes Stadium erreicht hat, kann sie durch Yogatherapie geheilt werden.

Ursachen nach Āyurveda: Wenn das Blut stark verunreinigt ist, dann verdicken giftige Keime des Blutes die Galle, es kommt zur Bildung von Kristallen, die nicht in den Dünndarm gelangen können. Diese Kristalle verwandeln sich in Steine, welche die Größe von einem Ei bekommen können.

Unkontrolliertes Essen, maßloses Leben, Faulheit usw. sind die hauptsächlichen Ursachen dieser Krankheit.

Yogatherapie: Am Morgen sollte der Patient *einfaches Basti Kriyā* (S. 138) sowie einige *āsanas* üben und anschließend *Vārisāradhauti* (S. 137), je zehn Minuten lang eine einfache Atemübung (S.152 ff.) und *Prāṇāyāma im Gehen* (S.156 f.) praktizieren.

Am Nachmittag sollte er zehn bis fünfzehn Minuten lang ein Wannenbad nehmen.

Am Abend drei Minuten lang *Sarvāṅgāsana* (Kerze, S.68 f.), *Uṣṭrāsana* (Kamelstellung, S. 52), dreimal *Śaśāṅgāsana* (Hasenstellung, S. 54, jede Runde sollte eine Minute dauern, nach jeder Runde sollte sich der Patient ein wenig ausruhen), dreimal *Dhanurāsana* (Bogenstellung, S. 82), je zehn Minuten lang eine einfache Atemübung (S.152 ff.) und *Prāṇāyāma im Gehen* (S.156 f.) üben.

Diät: Bei akuten Schmerzen sollte der Patient einen Tag lang mit Zitronenwasser fasten. Nachdem die Schmerzen nachgelassen haben, sollte er keine volle Mahlzeit zu sich nehmen. Am Morgen sollte er einige Orangen, Ananas, Äpfel und Trauben essen. Wenn kein Appetit vorhanden ist, sollte er nur etwas Orangensaft trinken. Zum Mittagessen sollte er wenig Reis mit Gemüse oder etwas Buttermilch zu sich nehmen. Ölige, stark gewürzte und nicht vegetarische Speisen sollten vermieden werden, ebenso Tee, Tabak, Alkohol. Wenn starker Brechreiz vorhanden ist, kann ein kalter Bauchwickel hilfreich sein.

Gelbsucht

Symptome: Eine unnatürlich große Menge an Gallenpigment befindet sich im Blut. Dadurch kommt es zu einer Gelbfärbung der Haut. Auch die Bindehaut des Auges färbt sich gelb.

Ursachen nach Āyurveda: Eine Störung des Stoffwechsels dieses Gallenpigments kann aus unterschiedlichen Gründen hervorgerufen werden: Blutzerfall, Leberkrankheiten wie Hepatitis und

Gallengangverschluss, letzterer kann z.B. durch Gallensteine hervorgerufen werden.

Yogatherapie: Am Morgen sollte der Patient *einfaches Basti Kriyā* (S. 138) üben, den Darm reinigen, zwanzigmal *Agnisāradhauti Nr.1* (S. 136) und dann zehn Minuten lang eine einfache Atemübung (S.152 ff.) praktizieren.

Am Nachmittag sollte er wieder zwanzigmal *Agnisāradhauti Nr. 1* (S.136) üben und, wenn möglich, währenddessen ein Bad nehmen.

Am Abend sollte er drei Minuten lang *Sarvāṅgāsana* (Kerze, S.68 f.), dreimal *Uṣṭrāsana* (Kamelstellung, s. Seite 52), drei Runden *Paścimottānāsana* (Rückenstreckung, S. 45), drei Runden *Pavanamuktāsana* (gegen Blähungen, S. 73 f.) und zehn Minuten lang *Prāṇāyāma im Gehen* (S. 156 f.) praktizieren.

Diät: Solange der Urin eine gelbliche bis bräunliche Verfärbung zeigt, sollte der Patient mit der Diät sehr vorsichtig sein. Wenn die Zellen der Leber völlig zerstört sind, dann hat der Patient wenig Überlebenschancen.

Für diese Krankheit geeignete Nahrungsmittel sind Ananassaft, Orange, Papaya, Kiwi, Gerstenwasser u.a. Wenn das Fieber nachlässt und der Urin nicht mehr verfärbt ist, dann kann der Patient zu leicht verdaulicher Nahrung übergehen, ohne Gewürze und Öl. Bevor die Gesundheit nicht wiederhergestellt ist, sollte er kein Fleisch, kein Fett, keine Dickmilch und kein gebratenes Essen zu sich nehmen. Tee, Kaffee, Alkohol, Tabak usw. sollte er vollständig meiden.

Grippe

Symptome: Trockener Husten, Rücken- und Gliederschmerzen, Fieber, Kopfschmerzen, Mandelentzündung usw. sind Zeichen dieser Krankheit. Sie ist in der Regel nicht gefährlich, aber wenn der Zustand kritisch ist und sie lange Zeit anhält, kann dies zu Lungenentzündung führen.

Ursachen nach Āyurveda: Wenn die Mandeln, die Schilddrüse oder die Lungen nicht gut funktionieren, kann diese Krankheit auftreten. Ein sehr kleiner Virus infiziert den Körper, wodurch die Krankheit in Erscheinung tritt. Wenn die Lungen vom Virus infiziert werden, so wird dies Lungengrippe genannt. Wenn der Darm oder der Dünndarm von dem Virus infiziert wird, dann wird das Magen-Darm-Grippe genannt. Wenn sich diese verstärkt, dann entzünden sich Magen, Darm und Nieren, und es kommt zu Durchfall und bei Leberbefall zu Gelbsucht.

Yogatherapie: Eine Reinigung des Darmes ist bei dieser Krankheit notwendig. Während des Fiebers sollte der Patient jeden Morgen *Vārisāradhauti* (S. 137) üben, dies hilft, die Krankheit schnell zu heilen. Wenn das Fieber nachlässt, sollte er *einfaches Basti Kriyā* (S. 138) üben und am Morgen ein Sonnenbad nehmen. Zweimal täglich sollte er eine einfache Atemübung (S.152 ff.) und *Prāṇāyāma im Gehen* (S.156 f.) praktizieren, ebenso einige leichte *āsanas* üben.

Diät: Am ersten Tag dieser Krankheit sollte der Patient fasten und nur einige leichte Getränke, z.B. warmes Zitronenwasser zu sich nehmen. Am zweiten Tag sollte er dem eigenen Appetit entsprechend sehr leichte Nahrung zu sich nehmen. Die ersten drei Tage sollte er keine Übungen machen und keine körperliche Arbeit verrichten, sondern sich im Bett ausruhen.

Hämorrhoiden

Dies sind Krampfadern im Analbereich.

Symptome: Symptome sind: Hämorrhoidenblutung, eine Blutung, die beim Stuhlgang entsteht, und Juckreiz. Mitunter können starke Schmerzen auftreten.

Ursachen nach Āyurveda: Gründe sind schlechte Verdauung, Durchblutungsstörungen im Bereich des Anus, Schwangerschaft, Lethargie, eine sitzende Tätigkeit und eine kranke Leber. Wenn die Blutzirkulation im Anus und in den Nerven behindert wird, dann entzünden sich Nerven und Venen, und es kommt zu knotenförmigen Erweiterungen. Wenn das unreine Blut in diesen angegriffenen Teilen stagniert, löst dies Juckreiz und ein Gefühl des Brennens aus. Beim Platzen dieser Teile kommt es zur Hämorrhoidenblutung.

Yogatherapie: Der Patient sollte den Darm sorgfältig durch *einfaches Basti Kriyā* (S. 138) oder andere natürliche Abführmittel reinigen.

Verstopfung sollte unbedingt verhindert werden. Der Patient sollte *Agnisāradhauti Nr.1* (S.136), *Jānuśirāsana* (Kopf-zum-Knie-Stellung, S. 42 f.), *Pavanamuktāsana* (gegen Blähungen, S.73 f.), *Ardha Kūrmāsana* (halbe Schildkrötenstellung, S. 53), *Śalabhāsana* (Heuschreckenstellung, S. 77 ff.), *Paścimottānāsana* (Rückenstreckung, S. 45), *Yogamudrā* (S. 128), *Viparītakaraṇīmudrā* (S. 120 f.) und *Aśvinīmudrā* (S. 126) praktizieren.

Der Patient sollte jeden Tag 10 bis 15 Minuten lang ein Wannenbad nehmen, wobei das Wasser bis zur Hüfte reichen sollte.

Diät: Patienten dieser Krankheit sollten grüne Feigen, frisches Gemüse, Bananen, Papaya, Sesamsamen, Joghurt und Hüttenkäse essen.

Herzkrankheiten

Symptome: Unnatürliches und lautes Klopfen des Herzens, Schmerzen auf der linken Brustseite, im linken Arm oder in der linken Hand und Erstickungsanfälle während des Ausatmens sind Symptome für Herzkrankheiten.

Ursachen nach Āyurveda: Das Herz ist das wichtigste Organ unseres Körpers. Alle Organe des Körpers sind mit dem Herzen verbunden. Wie eine Feuerwehr muss das Herz das Blut von den unteren Teilen des Körpers nach oben pumpen und das Gehirn mit Blut versorgen. Vom Gehirn bis zu den Zehen muss das Herz den ganzen Körper durchbluten und so die Körpermaschine erhalten. Es ist auch die Aufgabe des Herzens, das unreine Blut zu reinigen. Das Herz ist in zwei Teile geteilt. Der rechte Teil des Herzens sammelt das unreine Blut mit Hilfe der Venen und sendet es zu den Lungen. Diese filtern das Kohlendioxyd und andere unreine Substanzen aus dem Blut. Durch die Atmung wird die unreine Luft und durch den Urin das unreine Wasser ausgeschieden. Das reine Blut wird durch jedes Einatmen noch reiner, es enthält Sauerstoff. Dieses reine Blut gelangt aus der linken Herzkammer in die Aorta und von dort in die Arterien. Die Organe des Körpers beziehen ihre Nahrung von diesem reinen Blut.

Um die Nahrung im Magen zu verdauen, brauchen wir eine ausreichende Versorgung mit Blut im Magen. Einige Stimulanzien werden von den Magenwänden ausgeschieden, um die Nahrung zu verdauen und einen ausgewogenen Zustand von Säure und Base im Blut herzustellen. Wenn man über einen längeren Zeitraum Nahrung zu sich nimmt, die überwiegend säurehaltig ist, wenn man viel Fett isst und der Magen hart arbeiten muss, um alles zu verdauen, dann ist es auch für das Herz sehr anstrengend, den Magen auf angemessene Weise mit Blut zu versorgen. Aufgrund dieser Überarbeitung wird das Herz immer schwächer, und es kann zu Herzerkrankungen kommen.

Wer faul ist, aber große Mengen Nahrung zu sich nimmt, wer ohne Maß und ohne hungrig zu sein isst, bekommt einen sehr großen Magen. Es gibt zwischen dem Herz und dem Magen einen dünnen Muskel, das Zwerchfell. Es ist die einzige Entfernung zwischen dem Herz und dem Magen. Wenn der Magen hart arbeiten muss und sich ausdehnt, gibt er automatisch einen Druck auf das Herz. Dies behindert das Herz, sanft zu arbeiten. Aus diesem Grund ist sich Überessen eine häufige Ursache für Herzkrankheiten.

Wenn man sich stark aufregt, werden die Augen, die Ohren und das ganze Gesicht rot. Auf diese Weise wird besonders viel Energie verschwendet. Um diese Energie zu erzeugen, muss das Herz sehr hart arbeiten. Da es gleichzeitig den Kreislauf aufrechterhalten muss, kommt es zu einer starken Belastung des Herzens. Aus diesem Grund ist Ärger einer der Hauptgründe für Herzkrankheiten.

Übermäßig viele toxische Stoffe wie Tee, Kaffee, Zigaretten, Alkohol usw. sind für das Herz sehr gefährlich.

Yogatherapie: Solange sich die Krankheit in einem akuten Stadium befindet, sollte der Patient keine Übungen praktizieren.

Er sollte vorsichtig sein bei Verdauungsstörungen und bei Blähungen. Vor allem sollte er seinen Darm gut reinigen. Wenn sich die Krankheit etwas gebessert hat, sollte er am Morgen *einfaches Basti Kriyā* (S. 138) praktizieren, auf die Toilette gehen und anschließend drei Runden *Viparītakaraṇīmudrā* (S. 120 f.), achtmal *Yogamudrā* (S.128), fünf Minuten lang eine einfache

Atemübung (S.152 ff.) und zehn Minuten lang *Prāṇāyāma im Gehen* (S.156 f.) üben.

Am Nachmittag sollte er zehn bis fünfzehn Minuten lang ein Wannenbad nehmen und zwanzigmal *Agnisāradhauti Nr. 2* (S.136) in der Wanne praktizieren. Am Abend sollte der Patient zehn Minuten lang *Prāṇāyāma im Gehen* (S.156 f.), dreimal *Pavanamuktāsana* (gegen Blähungen, S.73 f.), drei Minuten *Viparītakaraṇīmudrā* (S. 120 f.), drei Runden *Bhujaṁgāsana* (Kobrastellung, S. 80 f.), drei Minuten lang eine einfache Atemübung (S. 152 ff.) und zwanzigmal *Agnisāradhauti Nr. 1* (S. 136) praktizieren.

Wenn sich sein Zustand gebessert hat, kann er zusätzlich *Ardha Candrāsana* (Halbmondstellung nach hinten S. 87 und zur Seite S. 88) üben. Vier- bis fünfmal täglich *Śavāsana* (Totenstellung, S. 110 f.) praktizieren, dies gibt dem Herzen Ruhe.

Wenn Atembeschwerden, Erstickungsanfälle, Herzklopfen oder schneller Herzschlag auftreten, sollte sich der Patient in *Śavāsana* (Totenstellung, S. 110 f.) hinlegen und harmonisch sowie mit guter Konzentration tief durchatmen. Wenn die Erstickungsanfälle oder das Herzklopfen längere Zeit anhalten, dann sollte er ein mit kaltem Wasser getränktes Handtuch an der Stelle des Herzens um die Brust wickeln. Dieser Brustwickel sollte alle 15 bis 20 Minuten erneuert werden. Dies ist sehr gut, um den Herzschlag zu verlangsamen. In dieser Situation sollte unbedingt ein Arzt gerufen werden !

Wenn ein Patient aufgrund dieser Krankheit bettlägerig ist, sollte er nicht aufstehen, um auf die Toilette zu gehen, sondern er sollte ein Stechbecken benutzen. Bei dieser Krankheit sollte jede körperliche Anstrengung vermieden werden. So viel wie möglich sollte man sich in liegender Position ausruhen.

Jede Dreiviertelstunde sollte der Patient ein halbes Glas Zitronenwasser trinken, wenn er durstig ist. Es ist nicht gut, größere Mengen auf einmal zu trinken.

Ein Patient, der an dieser Krankheit leidet, sollte niemals vergessen, dass er in seinem Leben auf keine Berge mehr klettern und keine Treppen mehr hochlaufen soll. Er sollte keine schweren Gewichte tragen. Dies kann lebensgefährlich für ihn sein. Er sollte alle Tätigkeiten vermeiden, die Erstickungsanfälle auslösen können.

Herzpatienten sollten sich nicht ärgern oder beunruhigen. Für sie ist es gut, jeden Tag zehn Minuten mit ausgestreckten Händen und langen Schritten zu gehen.

Diät: Ein Patient, der unter dieser Krankheit leidet, sollte niemals eine große Menge Nahrung auf einmal essen. Wenn er keinen großen Hunger hat, kann er auf das Frühstück verzichten. Er sollte dann nur mittags ein wenig leichte Nahrung zu sich nehmen. Zur Ernährung sollte er hauptsächlich Gemüse, Blattgemüse, Früchte, Milch usw. verwenden. Kohlenhydratreiche Nahrung wie Reis und Brot sollte er reduzieren.

Am Abend sollte er Milch und Früchte zu sich nehmen. Wenn der Patient die Milch nicht verdauen kann, dann sollte er etwas Buttermilch trinken. Der Patient sollte niemals große Mengen auf einmal trinken. Eier, Fleisch, Fisch, Öl, Fett, Gewürze, Tee, Kaffee, Zigaretten, Tabak und Alkohol sollte er vollständig meiden. Milch, Joghurt und Früchte sind die beste Diät für Herzpatienten.

Impotenz

Symptome: Die Unfähigkeit des Mannes zum Geschlechtsverkehr, oder die Zeugungsunfähigkeit aufgrund von Sterilität, wird Impotenz genannt. Wenn der Geschlechtsverkehr nicht länger als eine halbe Minute andauern kann, dann handelt es sich um eine partielle Impotenz.

Ursachen nach Āyurveda: Diese Krankheit kann physische oder psychische Gründe haben. Sie kann auftreten, wenn das Glied des Mannes von Geburt an nicht in Ordnung ist oder wenn die Drüsensekretion der Galle nicht funktioniert sowie zu starke Gallensekretion die Nerven der Genitalien und damit die Kraft zum Geschlechtsverkehr schwächt.

Auch bei übermäßigem Konsum von Alkohol, Haschisch, Morphium und anderen giftigen Drogen kann es zu dieser Krankheit kommen.

Wenn man seit frühester Jugend ein hohes Maß an Samen verschwendet, kann der Penisstrang reißen und dadurch diese Krankheit verursachen.

Der Penis kann sich dann nicht mehr aufrichten. Eine lange Unterbrechung des Geschlechtsverkehrs führt zum schnellen Ausströmen des Samens bei sehr starken Emotionen. Wenn jemand seit frühester Jugend sexuell enthaltsam war und nicht bereit war, sich sexuellem Vergnügen hinzugeben, kann er diese Schwäche im Geschlechtsverkehr bekommen. Wenn die Beziehung der beiden Partner nicht gut ist, der Mann daher nicht erregt ist, kann dies zur teilweisen Impotenz führen.

Die Unfähigkeit einer Frau, zum Orgasmus zu kommen, wird Frigidität genannt. Wenn die Beziehung der Partner nicht gut ist, kann dies zu Frigidität führen.

Yogatherapie: Am Morgen *einfaches Basti Kriyā* (S. 138) üben, den Darm reinigen und *Gomukhāsana* (Kuhgesichtstellung, S.33), *Mahāmudrā* (große Geste, S. 114 ff.), *Śakticālanīmudrā* (S. 122), *Sarvāṅgāsana* (Kerze, S. 68 f.), *Matsyāsana* (Fischstellung, S. 84 f.), *Mūlabandhamudrā* (Analkontraktion, S. 118) und *Prāṇāyāma im Gehen* (S. 156 f.) üben. Während des Badens in der Badewanne sitzend erneut *Mūlabandhamudrā* (Analkontraktion, S. 118) und zwanzigmal *Mahābandhamudrā* (S.118) praktizieren.

Am Abend *Halāsana* (Pflugstellung, S.70), *Matsyāsana* (Fischstellung, S. 84 f.) oder *Uṣṭrāsana* (Kamelstellung, s. Seite 52), *Mūlabandhamudrā* (S. 118), *Mahābandhamudrā* (S. 118), *Mahāmudrā* (S. 114 ff.) und *Ujjāyī* (S. 158 f.) üben. Nach jedem Wasserlassen sollte der Mann die Genitalien mit kaltem Wasser waschen.

Besondere Anweisungen: Bevor sich der Patient nicht von dieser Krankheit erholt hat, sollte er keinen Geschlechtsverkehr ausüben. Aufregungen, Alkohol und Tabak sollte er vermeiden. Wenn der Ehemann ein Opfer dieser Krankheit ist, sollte die Ehefrau nicht den Respekt vor ihm verlieren und mit niemandem über die Krankheit ihres Mannes sprechen. Denn dies könnte im Mann eine schlechte Reaktion auslösen, und es würde für ihn noch schwieriger, sich von dieser Krankheit zu erholen. Die Zusammenarbeit und der Trost der Ehefrau sind wesentlich für ihn, um diese Krankheit zu lindern oder zu überwinden. Das Gleiche betrifft die Frau. Wenn sie unter Frigidität leidet, sollte der Ehemann die oben beschriebene Einstellung einnehmen.

Diät: Die Diät für diese Krankheit besteht aus leichtem und nahrhaftem Essen. Wenn keine Verdauungsbeschwerden vorhanden sind, kann man etwas Butter, Butteröl und einen halben Liter frische Milch zu sich nehmen. Zusätzlich sind noch Bananen, verschiedene trockene Früchte, frisches Gemüse wie Bohnen, Sojabohnen, Sellerie usw. eine gute Kost.

Kolitis und Enteritis (Darmentzündung)

Wenn der Dickdarm entzündet und geschwollen ist, bezeichnet man dies als Kolitis oder Dickdarmkatarrh. Die Entzündung des Dünndarms wird Enteritis genannt. Wenn beide Darmteile betroffen sind, nennt man dieses Krankheitsbild Enterokolitis.

Symptome: Die Symptome sind Durchfall, Übelkeit, plötzlich auftretende starke Bauchschmerzen, kolikartige Schmerzen bei einer akuten Darmentzündung. Bei einem chronischen Krankheitsbild sind die Symptome nicht so ausgeprägt, oft gehören Blähungen dazu.

Ursachen nach Āyurveda: Außer Infektionskrankheiten wie Ruhr, Typhus und Paratyphus (Bakterien der Salmonellengruppe) können Pilz- und Lebensmittelvergiftungen die Ursachen einer akuten Darmentzündung sein. Bei chronischen Darmentzündungen wirken als Ursachen oft ein Mangel an Salzsäure im Magensaft, Mangel an Gallensaft oder Bauchspeichel sowie Störungen der normalen Darmflora, in deren Verlauf Gasbildner oder Fäulniserreger Blähungen hervorrufen. Darmstörungen können auch nervöse Ursachen haben.

Yogatherapie: Am Morgen sollte der Patient *einfaches Basti Kriyā* (S. 138) üben. Dann sollte er zehnmal *Yogamudrā* (S. 128), dreimal *Mahāmudrā* (S. 114 ff.), 20-mal *Uḍḍīyānabandhamudrā* (S. 116 f.), fünfmal *Hastapādāsana* (Hand-Fußstellung, S. 85 f.) und zehn Minuten lang eine einfache Atemübung (S.152 ff.) praktizieren.

Am Nachmittag sollte er ein zehnminütiges Bad nehmen. In der Badewanne sollte er zwanzigmal

Agnisāradhauti Nr. 2 (S.136) üben. Dreimal pro Woche sollte er *Vārisāradhauti* (S. 137) praktizieren.

Am Abend sollte er drei Minuten *Sarvāṅgāsana* (Kerze, S. 68 f.), dreimal *Uṣṭrāsana* (Kamelstellung, S. 52), dreimal *Jānuśirāsana* (Kopf-zum-Knie-Stellung, S. 42 f.), dreimal *Śaśāṅgāsana* (Hasenstellung, S. 54), drei Runden *Mahāmudrā* (große Geste, S.114 ff.), zwanzigmal *Mūlabandhamudrā* (Analkontraktion, S. 118), zehn Minuten lang eine einfache Atemübung (S. 152 ff.) und vor dem Abendessen zehnmal *Agnisāradhauti Nr. 2* (S.136) üben.

Diät: Wenn der Patient keinen Hunger verspürt, sollte er keine Nahrung zu sich nehmen. Wenn er Appetit hat, dann kann er etwas Milch, Buttermilch, Früchte, Gemüse und ein wenig Reis zu sich nehmen. Fleisch, Fisch, Eier, Tee, Kaffee, Tabak und Alkohol sollte er meiden.

Koronarsklerose

Koronarsklerose ist eine Verkalkung der Herzkranzgefäße.

Symptome: Durch Koronarsklerose kann es zu Angina pectoris oder zu einem Herzinfarkt kommen. Koronarsklerose ist gekennzeichnet durch starke Herzschmerzen und Atembeschwerden.

Ursachen nach Āyurveda: Reines Blut ist immer dünn, es konzentriert sich nicht. Das Blut kann durch üppige, fetthaltige Nahrung unrein werden, z. B. indem es viel Cholesterin enthält. Unreines Blut begünstigt Ablagerungen von Kalziumsalzen und Fetten in den Arterien. Wenn diese Verkalkung in den Herzkranzgefäßen stattfindet, wird sie Koronarsklerose genannt.

Yogatherapie: Der Patient sollte am Morgen *einfaches Basti Kriyā* (S. 138) üben, um den Darm zu reinigen. Wenn der Darm nicht richtig entleert wurde, sollte er ein Glas warmes Zitronenwasser trinken und drei Runden *Pavanamuktāsana* (gegen Blähungen, S. 73 f.) und fünf Minuten lang eine einfache Atemübung (S. 152 ff.) praktizieren. Nach dem Reinigen des Darmes sollte er zehn Minuten lang ein Wannenbad nehmen und 20-mal *Agnisāradhauti Nr. 1* (S.136) in der Wanne praktizieren. Nach dem Wannenbad sollte er zehn Minuten lang *Prāṇāyāma im Gehen* (S.156 f.) üben. Anschließend sollte er drei Runden *Bhujaṁgāsana* (Kobrastellung, S. 80 f.) und drei Minuten *Viparītakaraṇīmudrā* (S. 120 f.) praktizieren. Bevor diese Krankheit nicht abgeklungen ist, sollte er keine anderen Übungen machen.

Diät: Ohne hungrig zu sein, sollte der Patient niemals essen. Wenn er sehr hungrig ist, sollte er nur saftige Früchte zu sich nehmen. Am Mittag sollte er leichte Nahrung essen, wie z. B. Gemüsebrühe, Buttermilch und ein kleines Stück Brot. Bevor er nicht geheilt ist, sollte er keine eiweiß- und fetthaltige Nahrung zu sich nehmen. Er sollte immer darauf bedacht sein, Nahrung mit alkalischen Eigenschaften wie Milch, Früchte und Trockenobst auszuwählen. Salz oder Zucker sollte er niemals essen. Einmal in der Woche sollte er mit etwas Zitronenwasser fasten.

Tee, Kaffee, Zigaretten und Alkohol sollte er vollständig meiden. Ebenso sollte er Aufregungen, Ärger, negative Gedanken, Depressionen usw. vermeiden.

Krebs

Jedes bösartige Tumorwachstum wird als Krebs bezeichnet.

Symptome: Entartete Zellen bilden Geschwülste, die sich nicht abkapseln, sondern in das umgebende Zellgewebe vordringen und dort Metastasen bilden. Oft verteilen sich die entarteten Zellen auch über die Lymphgefäße, manchmal sogar mit Hilfe des Blutstromes im ganzen Körper. Dort bilden sie an vielen Stellen Tochtergeschwülste.

Anzeichen sind offene, nicht heilende Wunden am Körper, schmerzlose Verdickungen an bestimmten Körperstellen und Veränderungen an Leberflecken oder Warzen. Auch bei Verdauungsstörungen, Schwierigkeiten beim Stuhlgang und beim Wasserlassen, bei lang anhaltender Heiserkeit und bei unregelmäßiger Menstruation kann es sich um Krebs handeln. Die oben erwähnten Anzeichen können aber auch aus anderen Gründen als einer Krebserkrankung auftreten. Diese Krankheit kann in den Lungen, der Leber, den Nieren, im Darm, Magen, Rachen, in der Zunge, der Bauchspeicheldrüse, der Brust usw. zum Ausbruch kommen. Frauen bekommen diese Krankheit häufig in der Brust und im Uterus.

Ursachen nach Āyurveda: Diese Krankheit breitet sich überall im Körper aus, wenn das Blut giftige Substanzen enthält. Bis jetzt konnte die moderne Medizin den Hauptgrund für diese Krankheit noch nicht finden. Es sind jedoch bestimmte äußere und innere Einflüsse bekannt, die Krebs begünstigen. Er tritt z.B. bei Rauchern häufiger auf als bei Nichtrauchern. Radioaktive Strahlen und ultraviolettes Licht können zu Hautkrebs führen. Auch bestimmte Hormone fördern eine Erkrankung an Krebs.

Yogatherapie: Der Patient sollte am Morgen *einfaches Basti Kriyā* (S. 138) üben, um den Darm zu reinigen. Anschließend sollte er einige *āsanas, Mahāmudrā* (große Geste, S.114 ff.) und zehn Minuten lang *Prāṇāyāma im Gehen* (S.156 f.) praktizieren. Am Nachmittag sollte er ein Bad nehmen und je zwanzigmal *Agnisāradhauti Nr. 1* (S.136) und *Agnisāradhauti Nr. 2* (S.136) üben.

Am Abend sollte er zehn Minuten lang *Prāṇāyāma im Gehen* (S. 156 f.), drei Minuten *Sarvāṅgāsana* (Kerze, S. 68 f.), dreimal *Uṣṭrāsana* (Kamelstellung, S. 52), drei Runden *Paścimottānāsana* (Rückenstreckung, S. 45), dreimal *Śaśāṅgāsana* (Hasenstellung, S. 54) und zwanzigmal *Agnisāradhauti Nr. 1* (S.136) üben.

Diät: Wenn der Patient nur wenig Hunger hat, sollte er nicht essen, sondern viel Zitronenwasser trinken. Wenn die Lungen angegriffen sind und es mühsam ist, feste Nahrung herunterzuschlucken, sollte er nur etwas Fruchtsaft, Milch und Gemüsebrühe zu sich nehmen. Wenn andere Teile des Körpers angegriffen sind, dann ist es besser, folgende Diät einzuhalten: morgens nach den *āsanas* ein Glas reine Milch trinken, zum Mittagessen etwas Reis und viel Blattgemüse essen, am Nachmittag etwas Fruchtsaft und am Abend nach den Übungen noch einmal einen halben Liter reine Milch trinken. Der Patient sollte nichtvegetarische Nahrung, stark fetthaltige sowie stark gewürzte Speisen, Alkohol, Tee, Kaffee und Tabak vollständig meiden.

Kropf

Symptome: Das Symptom dieser Krankheit ist eine Vergrößerung der Schilddrüse. Normalerweise verspürt ein Patient bei dieser Krankheit keine Schmerzen, er hat nur ein wenig Atembeschwerden.

Ursachen nach Āyurveda: Es gibt unterschiedliche Ursachen für diese Erkrankung. Ein Tumor in der Schilddrüse, eine Vermehrung des Schilddrüsengewebes und eine Entzündung in der Schilddrüse sind für diese Krankheit verantwortlich.

Nach Auffassung von *Āyurveda* ist vor allem ein Mangel an Jod die Ursache für diese Erkrankung. Das Jod im Blut ist die Nahrung der Schilddrüse, obgleich man nur sehr wenig Jod benötigt. Unser Körper bekommt Jod von der Milch und von Gemüsen wie Rettich, Lattich, Spinat usw. Wenn im Körper ein Mangel an Jod besteht und die Schilddrüse nicht ausreichend mit Jod versorgt werden kann, dann verliert der Körper seine Widerstandskraft. Die Schilddrüse kann dann ihre Hormone nicht richtig produzieren, welche indirekt bewirken, dass Gift im Körper zerstört wird. Einwohner von Gegenden, die in der Nähe einer Meeresküste liegen, leiden wenig unter dieser Krankheit, da sich in solchen Regionen genügend Jod in der Luft und in der Erde befindet. Meistens leiden Menschen unter dieser Krankheit, die weit entfernt von einer Meeresküste wohnen. Die Meeresküste ist der geeignete Ort für Patienten, die unter Kropf leiden. Starke sexuelle Betätigung, die einen maximalen Ausstoß an vitalen Energien zur Folge hat, führt auch zu Schilddrüsenentzündung.

Yogatherapie: Der Patient sollte am Morgen zuerst *einfaches Basti Kriyā* (S. 138), anschließend drei Minuten lang *Sarvāṅgāsana* (Kerze, S. 68 f.), dreimal *Uṣṭrāsana* (Kamelstellung, S. 52), drei Runden *Mahāmudrā* (große Geste, S.114 ff.), 15- bis 20-mal *Uḍḍīyānabandhamudrā* (S. 116 f.) und zwanzigmal *Mūlabandhamudrā* (S.118) üben. Während eines Wannenbades sollte er zehn Minuten lang *Agnisāradhauti Nr. 1* (S.136) üben. Danach sollte er *Vārisāradhauti* (S. 137) praktizieren.

Am Abend sollte er erneut *Sarvāṅgāsana* (Kerze, S. 68 f.), *Matsyāsana* (Fischstellung, S. 84 f.),

Mahāmudrā (S. 114 ff.) und zehn Minuten lang eine einfache Atemübung (S.152 ff.) praktizieren. Außerdem sollte er seine sexuellen Aktivitäten kontrollieren.

Diät: Der Patient sollte jeden Tag einen Liter Milch trinken und eine ausreichende Menge an Spinat, Rettich, Lattich, Meerestieren, Meerespflanzen usw. essen.

Der Patient kann schnelle Erleichterung bekommen, wenn er sich ein bis zwei Monate an der Meeresküste aufhält. Wenn die Krankheit akut ist, kann er ein wenig Jod mit Baumwolle zweimal täglich sanft auf der Schilddrüse verreiben.

Magen- und Zwölffingerdarmgeschwür

Wunden der inneren Magendecke werden Magengeschwüre genannt und Wunden im Zwölffingerdarm Zwölffingerdarmgeschwüre.

Symptome: Appetitverlust, schlechte Verdauung, Verstopfung, ein unangenehmes Gefühl im Magen, Schmerzen, saures Aufstoßen usw. sind Symptome dieser Krankheit. Wenn die Krankheit akut ist, verstärkt sich der Schmerz und es kommt zu Erbrechen von Blut und zu Blutstuhl. In diesem Stadium sollte sofort ein Arzt beigezogen werden. Wenn der Schmerz direkt nach dem Essen auftritt, handelt es sich im Allgemeinen um ein Magengeschwür. Beim Schmerz, der auf der rechten Seite oberhalb des Nabels zu verspüren ist, und erst zwei bis drei Stunden nach der Mahlzeit auftritt, handelt es sich um ein Zwölffingerdarmgeschwür. Ein Patient, der unter Magengeschwüren leidet, verliert sein Körpergewicht sehr schnell. Dagegen verändert man das Aussehen bei einem Zwölffingerdarmgeschwür kaum.

Ursachen nach Āyurveda: Die folgenden Faktoren begünstigen Magen- und Zwölffingerdarmgeschwüre: 1. Viel Magensaft wird abgesondert und dieser saure Magensaft greift die Magen- und die Darmwand an. 2. Die Magenschleimhaut wird zu wenig durchblutet, und daher ist ihre Widerstandskraft gegen eine Zerstörung durch den Magensaft herabgesetzt. Diese beiden Faktoren können vom normalen Menschen nicht willentlich kontrolliert werden, denn sie werden vom autonomen Nervensystem gesteuert. Es sind letztlich psychische Gründe wie Angst, Stress und die Unfähigkeit sich zu entspannen, die für diese Krankheit verantwortlich sind, denn diese psychischen Zustände beeinflussen das autonome Nervensystem (S. 209).

Gemäß Auffassung von *Āyurveda* begünstigt ein Mangel an alkalischen Säften im Magen diese Geschwüre. Wenn der Magensaft stark säurehaltig ist und wenig alkalische Bestandteile hat, greift dieser saure Magensaft die Magen- oder Darmwand an und verursacht diese Wunden.

Yogatherapie: Der Patient sollte am Morgen *einfaches Basti Kriyā* (S. 138), *Vārisāradhauti* (S. 137), zehn Minuten lang eine einfache Atemübung (S.152 ff.) und zehn Minuten lang *Prāṇāyāma im Gehen* (S.156 f.) üben.

Am Nachmittag sollte er 10 bis 15 Minuten lang ein Wannenbad nehmen und am Abend zehnmal *Yogamudrā* (S. 128), drei Minuten *Viparītakaraṇīmudrā* (S. 120 f.), zwanzigmal *Uḍḍīyānabandhamudrā* (S. 116 f.), dreimal *Paścimottānāsana* (Rückenstreckung, S. 45), *Agnisāradhauti Nr. 2* (S. 136), fünf Minuten lang eine einfache Atemübung (S. 152 ff.) und zehn Minuten lang *Prāṇāyāma im Gehen* (S. 156 f.) praktizieren.

Diät: Patienten, die an dieser Krankheit leiden, bluten oft aus der Wunde. Dieses Blut wird zusammen mit dem Stuhlgang ausgeschieden, wodurch die Farbe des Stuhlgangs schwarz wird. Solange die Farbe des Stuhlgangs schwarz ist und der Patient unter Schmerzen leidet, sollte er nur flüssige Nahrung zu sich nehmen, wie zum Beispiel Milch, die mit Wasser verdünnt wurde, Saft von süßen Orangen, gefilterten Tomatensaft und ein wenig Gemüsesuppe. Wenn er durstig ist, sollte er nur Wasser und ein wenig verdünnte Milch trinken. Wenn er weder Schmerzen noch Brechreiz hat noch ein unangenehmes Gefühl im Magen verspürt, sollte er etwas Gemüse und Reis oder Milch und Reis essen. Jeden Morgen sollte er einen Löffel Grassaft, vermischt mit etwas Honig, zu sich nehmen, dadurch heilt die Wunde schneller.

Tee, Kaffee, Rauchen, Öl, Gewürze, Fleisch, Fisch, Eier und stärkereiche Teile von Gemüse sollte er vermeiden. Bevor die Wunde nicht vollständig verheilt ist, sollte er bei der Auswahl der Nahrung besonders vorsichtig sein.

Menstruationsbeschwerden

Symptome: Starke oder geringe Blutungen, unregelmäßiger Monatsfluss usw. sind Symptome dieser Krankheit.

Ursachen nach Āyurveda: Die Gebärmutter der Frau baut jeden Monat vorübergehend durch Membrane ein Nest für den Embryo auf. Dort ist eine ausreichende Menge Blut aufgespeichert, um den Körper des Embryos aufzubauen. Wenn das Ei nicht befruchtet wird, dann zerstört der mütterliche Uterus dieses Nest unter großem Wehklagen. Die Tränen des mütterlichen Uterus werden Menstruationsflüssigkeit genannt. Das Blut, das gespeichert wurde, um den Embryo zu entwickeln, wird unnötig, wenn das Kind nicht empfangen wird. Das unnötige Blut kommt mit anderen verletzten Substanzen des Nestes als Menstruationsflüssigkeit heraus. Im Allgemeinen dauert es fünf bis sechs Tage, um die ‚Tränen des Uterus' zu beenden. Er beginnt wieder mit neuer Energie, ein Nest für den Embryo zu bauen. Bis zum Alter von 45 bis 50 Jahren versucht die Gebärmutter, dieses Nest einmal im Monat zu bauen.

Die innere Drüsensekretion der Schilddrüse, der Eierstöcke (Ovarien), die Ausscheidung der Bartholindrüsen und anderer Drüsen erhält den weiblichen Körper gesund. Die endokrinen Drüsen scheiden Hormone aus, die sich mit dem Blut vermischen.

Diese Drüsen bekommen ihre Nahrung hauptsächlich durch das Blut. Werden sie zu wenig mit Blut versorgt, so werden sie schwach und es kommt zu Menstruationsbeschwerden. Zu wenig frisches Blut im Körper ist also der hauptsächliche Grund für alle Menstruationsbeschwerden.

Yogatherapie: Solange die Blutungen anhalten, sollte die Patientin eine einfache Atemübung (S. 152 ff.) und *Prāṇāyāma im Gehen* (S. 156 f.), aber keine *āsanas*, außer den im Anhang aufgeführten Übungen (siehe Einschränkungstabelle bei Menstruation und Schwangerschaft, Seite 248 ff.), praktizieren.

Am Morgen sollte die Patientin *einfaches Basti Kriyā* (S. 138) üben und auf die Toilette gehen. Nach dem Frühstück sollte sie zehn Minuten lang ein Wannenbad nehmen und je 30-mal *Mūlabandhamudrā* (S. 118) und *Mahābandhamudrā* (S. 118) üben. Anschließend sollte sie eine einfache Atemübung (S. 152 ff.) praktizieren.

Am Abend sollte sie wieder zehn Minuten lang ein Wannenbad nehmen und dann je 20-mal *Mūlabandhamudrā* (S.118) und *Mahābandhamudrā* (S.118), *Paścimottānāsana* (Rückenstreckung, S. 45), *Sarvāṅgāsana* (Kerze, S. 68 f.), *Matsyāsana* (Fischstellung, S. 84 f.), *Śaśāṅgāsana* (Hasenstellung, S. 54), *Śakticālanīmudrā* (S. 122), *Agnisāradhauti Nr. 1* (S.136) und *Prāṇāyāma im Gehen* (S.156 f.) praktizieren.

Allgemeine Anweisungen: Wenn die Blutung sehr stark ist, sollte sich die Patientin hinlegen, wobei die Füße etwas höher als der Körper sein sollten und ein durchtränktes Handtuch um ihren Unterleib legen. Dadurch können die Blutungen sehr schnell gestoppt werden.

Diät: Viel frisches Gemüse, besonders Blattgemüse, Butter, Buttermilch, Milch, Süßigkeiten und saure Früchte sind eine gute Diät für diese Beschwerden. Daneben sollte die Patientin ihrem Bedürfnis entsprechend Wasser trinken.

Milz- und Leberkrankheiten

Symptome: Symptome sind u.a. Gelbsucht, graue Verfärbung des Stuhlgangs, Vergrößerung der Milz, Hepatitis und Leberzirrhose.

Ursachen nach Āyurveda: Nachdem die Mahlzeit zerkaut und verdaut wurde, wird aus der Nahrung ein Saft hergestellt. Mit Hilfe der *samāna*-Luft (s. Seite 142 f.) im Körper wird dieser Saft zur Milz und zur Leber transportiert. Milz und Leber reinigen diesen Saft und vermischen ihn mit ihren Stimulanzien. Durch einen chemischen Prozess wird dieser Saft in Blut verwandelt. Die Venen und Arterien transportieren das gereinigte Blut zum Herzen, und unser Herz verteilt es über den ganzen Körper.

Die hauptsächliche Funktion der Leber und der Milz besteht darin, das Blut zu reinigen. Milz und Leber sind wie Partner, sie ersetzen einander teilweise. Wenn beide Organe krank sind, kann das Blut nicht mehr gereinigt werden, und der ganze Körper wird krank.

Wenn man zu viel fettige und würzige Speisen, Alkohol, Tee, Tabak, Fleisch, Eier usw. zu sich nimmt, dann kann die Gesundheit der Milz und der Leber zerstört werden.

Yogatherapie: Am Morgen sollte der Patient *einfaches Basti Kriyā* (S. 138) üben und versuchen, den Darm zu reinigen. Anschließend sollte er zehnmal *Yogamudrā* (S. 128), drei- bis fünfmal *Ardha Kūrmāsana* (halbe Schildkrötenstellung, S. 53), zwanzigmal *Uḍḍīyānabandhamudrā* (S. 116 f.), drei Runden *Mahāmudrā* (große Geste, S. 114 ff.), drei bis fünf Runden *Pavanamuktāsana* (gegen Blähungen, S.73 f.), zwanzigmal *Agnisāradhauti Nr. 1* (S. 136) und zehn Minuten lang eine einfache Atemübung (S. 152 ff.) praktizieren.

Am Abend sollte er *Paścimottānāsana* (Rückenstreckung, S. 45), drei Minuten *Halāsana* (Pflugstellung, S. 70), drei Runden *Pavanamuktāsana* (gegen Blähungen, S. 73 f.) und je zehn Minuten lang eine einfache Atemübung (S. 152 ff.) und *Prāṇāyāma im Gehen* (S. 156 f.) praktizieren.

Wenn sich die Milz schon vergrößert hat, sollte er nur die unten erwähnten Übungen praktizieren, bis sie wieder ihre normale Größe angenommen hat: eine einfache Atemübung (S.152 ff.), *Sarvāṅgāsana* (Kerze, S. 68 f.) *und Matsyāsana* (Fischstellung, S. 84 f.).

Diät: Wenn die Farbe des Stuhls grau ist, zeigt dies eine Leberschwäche an. Da die Leber keine Galle mehr produzieren kann, wird die Farbe des Stuhls grau. Die Leber kann die Nahrung, die mit Fett und Gewürzen angereichert ist, und die Nahrung, die im Dünndarm aufgestaut ist, nicht mehr verwerten. Der Patient sollte deshalb keine fettigen und würzigen Speisen sowie keinen Alkohol oder andere toxischen Getränke zu sich nehmen. Verdünnte Milch, Buttermilch, Saft von reifen Früchten, Gemüse und alle Arten von fettfreier, alkalischer Nahrung sind eine geeignete Diät bei diesen Krankheiten.

Nervenschwäche

Symptome: Überempfindlichkeit für äußere Reize, Erschöpfungszustände, die auftreten, ohne dass der Patient eine anstrengende Tätigkeit verrichtet, Schlaflosigkeit, oberflächlicher Schlaf, Druckgefühl und Schmerzen im Kopf sowie mangelnder Appetit sind Symptome dieser Krankheit.

Ursachen nach Āyurveda: Bei Nervenschwäche haben die Nerven nicht genügend Energie zur Verfügung. Wenn die Nerven aufgrund von Schlaflosigkeit längere Zeit keine Ruhe bekommen, werden sie schwach und erschöpft. Auch starke seelische Erregung kann zu Nervenschwäche führen.

Gemäß *Āyurveda* wird der Körper bei chronischer Übersäuerung und Verdauungsschwierigkeiten zu einem Behälter von Gift. Das Blut wird unrein, und das Herz kann den Körper nicht mehr mit reinem Blut versorgen. Die Nerven werden vom unreinen Blut nicht richtig ernährt und werden daher schwach. Patienten, die unter Blutarmut leiden, sind anfälliger für Nervenschwäche. Auch durch eine maßlose Lebensführung verliert das Blut an Nahrhaftigkeit. Die Nerven können dann nicht genügend ernährt werden und werden schwach.Des Weiteren führen chronische Verstopfung, Malaria und Syphilis zu dieser Krankheit.

Yogatherapie: Am Morgen sollte der Patient *einfaches Basti Kriyā* (S. 138) üben und den Darm reinigen. Anschließend sollte er drei Minuten *Gomukhāsana* (Kuhgesichtstellung, S. 33), dreimal *Bhadrāsana* (Sanfte Stellung, S. 31), dreimal *Bhujaṁgāsana* (Kobrastellung, S. 80 f.), dreimal *Ardha Matsyendrāsana* (halber Drehsitz, S. 40 f.) drei Minuten *Sarvāṅgāsana* (Kerze, S. 68 f.), zwanzigmal *Mūlabandhamudrā* (Analkontraktion, S.118), *Sītkārī* (S.160) und *Śītalī Prāṇāyāma* (S.159) praktizieren.

Mittags sollte er ein 10 bis 15 Minuten dauerndes Wannenbad nehmen und in der Wanne wieder zwanzigmal *Mūlabandhamudrā* (S.118) üben.

Am Abend sollte er *Sarvāṅgāsana* (Kerze, S. 68 f.), *Śīrṣāsana* (Kopfstand, S. 104 ff.), dreimal *Uṣṭrāsana* (Kamelstellung, S. 52), fünfmal *Paścimottānāsana* (Rückenstreckung, S. 45), dreimal *Bhujaṁgāsana* (Kobrastellung, S. 80 f.), drei Runden *Mahāmudrā* (S. 114 ff.) und fünf bis zehn Minuten *Sūryabheda Prāṇāyāma* (S. 158) üben.

Diät: Der Patient sollte Milch und diejenigen Nahrungsmittel zu sich nehmen, welche Eisen, Mineralsalze, pflanzliches Eiweiß usw. enthalten.

Nahrungmittel, welche Harnsäure, Alkohol, oder irgendwelche Drogen enthalten, aber auch Tee, Kaffee sollte er völlig weglassen. Gleichzeitig sollte er Ärger, Aufregungen und maßloses Leben (sexuelles Vergnügen mit eingeschlossen) vermeiden.

Paralyse (Lähmung)

Symptome: Bei dieser Krankheit fallen ein Muskel oder eine Gruppe von Muskeln vollständig aus. Ein Teil oder verschiedene Teile des Körpers können von dieser Krankheit angegriffen werden.

Ursachen nach Āyurveda: Die motorischen Nerven entspringen den Hirnrindenbezirken. Schädigungen dieser Bezirke führen zu Paralyse.

Yogatherapie: Der Patient sollte um eine gute Verdauung bemüht sein. Wenn der Patient in der Lage ist, *einfaches Basti Kriyā* (S. 138) zu üben, dann sollte er dies morgens und abends tun. Wenn er dazu nicht in der Lage ist, dann sollte er natürliche Abführmittel nehmen.

Der Patient sollte täglich in der Sonne mit Senföl an dem angegriffenen Körperteil eingerieben werden. Er sollte von einem professionellen Masseur behandelt werden. Nach 10 bis 15 Minuten Massage sollte er in warmem Wasser baden.

Wenn der Patient in der Lage ist zu gehen, sollte er morgens und nachmittags einen Spaziergang machen und *Prāṇāyāma im Gehen* (S. 156 f.) üben. Wenn der Patient in der Lage ist, *āsanas* zu praktizieren, dann sollte er *Pavanamuktāsana* (gegen Blähungen, S. 73 f.), *Bhujaṁgāsana* (Kobrastellung, S. 80 f.), *Sarvāṅgāsana* (Kerze, S. 68 f.) und andere Übungen, die für ihn nützlich sind und seinen Möglichkeiten entsprechen, unter der Leitung eines erfahrenen Lehrers üben.

Diät: Der Patient sollte keine säurehaltige Nahrung, wie Fisch, Fleisch, Eier, Ghee, Butter, Öl, usw., zu sich nehmen. Er sollte Gemüse, Milch, Buttermilch, süße und saure Früchte, ein wenig Reis und Brot essen.

Parodontopathien (Zahnfleischerkrankungen)

Symptome: Symptom der Parodontose ist allmählicher Zahnfleischschwund, der sogar eine Zeit lang unbemerkt bleiben kann und möglicherweise dazu führt, dass die Zähne ausfallen. Eine andere Verlaufsform dieser Krankheit ist Parodontitis, die auch mit Zahnfleischschwund einhergeht, welche durch eine Infektion des Zahnfleisches verursacht wird. Das Zahnfleisch entzündet sich und wird langsam abgebaut. Im fortgeschrittenen Stadium wird auch das umgebende Knochengewebe von diesem Abbau betroffen. Im Zahnfleisch bilden sich Taschen, die Schwellungen verursachen und eitern können. Dies kann sehr schmerzhaft sein und kann auch Mundgeruch verursachen.

Ursachen nach Āyurveda: Gemäß moderner Medizin sind die Ursachen für Parodontopathien weitgehend unbekannt. Eine Rolle spielt jedoch mangelnde Mundhygiene und eine schlechte Zahnstellung. Nach *Āyurveda* werden die Nerven der Zähne vom Blut genährt. Wenn das Blut aufgrund der Übersäuerung des Magens unrein wird, dann werden die Nerven des Körpers nicht ausreichend ernährt. In diesem Zustand bilden Keime ohne Behinderung ein Nest im Zahnfleisch. Diese Keime reduzieren das Zahnfleisch und bauen eine Kammer, in der sie leben. Wenn diese Keime eine gesicherte Stellung eingenommen haben, sind die weißen Blutkörperchen unfähig, sie zu besiegen. Die weißen Blutkörperchen sterben im Kampf, und ihre toten Körper kommen als Eiter heraus. Dieser Eiter geht in den Bauch, vergiftet das Blut noch mehr und verhindert eine gute Verdauung. Wenn das Blut sehr übersäuert ist, zerstört es das Kalzium des Blutes. Ein Mangel an Kalzium im Blut führt zu dieser Krankheit. Wenn man durch Sexualität viel Vitalität verschwendet, wird das Blut unrein, und diese Krankheit kann auftreten. Beim Geschlechtsverkehr verschwendet der Mann mehr Vitalität als die Frau, daher leiden Männer häufiger unter dieser Krankheit als Frauen.

Yogatherapie: Der Patient sollte am Morgen *einfaches Basti Kriyā* (S. 138) praktizieren, danach drei Minuten *Śīrṣāsana* (Kopfstand, S.104

ff.), drei Runden *Mahāmudrā* (S. 114 ff.), drei Minuten *Halāsana* (Pflugstellung, S. 70) eine Minute *Matsyāsana* (Fischstellung, S.84 f.) und fünf Minuten lang eine einfache Atemübung (S.152 ff.) praktizieren.

Am Abend sollte er drei Minuten lang *Sarvāṅgāsana* (Kerze, S. 68 f.), eine Minute *Uṣṭrāsana* (Kamelstellung, S. 52), dreimal *Paścimottānāsana* (Rückenstreckung, S. 45), drei Minuten *Śīrṣāsana* (Kopfstand, S. 104 ff.), zehn Minuten lang eine einfache Atemübung (S. 152 ff.) und zwanzigmal *Agnisāradhauti Nr. 1* (S.136) üben.

Besondere Anweisungen: Nach jeder Mahlzeit sollte der Patient, aber auch alle anderen, welche dieser Krankheit vorbeugen möchten, die Zwischenräume der Zähne reinigen und mit einer fäulnisverhindernden Mundspülung gurgeln. Jeden Tag sollte er das Zahnfleisch mit Senföl und Salz massieren.

Diät: Der Patient sollte viel Milch, Gemüse und Früchte zu sich nehmen und nichtvegetarische Nahrung vermeiden.

Pneumonie (Lungenentzündung)

Symptome: Bei der lobären Pneumonie oder Lungenentzündung bekommt der Patient plötzlich Schüttelfrost und hohes Fieber. Er spürt Schmerzen in der Brust und hat Husten.

Die Bronchopneumonie ist meistens eine Folge anderer Krankheiten. Sie beginnt nicht so plötzlich und hält länger an. Der Patient hat etwas Fieber.

Bei der Viruspneumonie hat der Patient etwas Fieber, Kopfschmerzen, Gliederschmerzen und später Husten.

Ursachen nach Āyurveda: Die lobäre Pneumonie wird durch Bakterien verursacht, die einen ganzen Lungenlappen oder mehrere Lungenlappen befallen. Bei der Bronchopneumonie befallen die Bakterien nur kleinere Teile des Lungengewebes. Die Viruspneumonie wird durch Viren hervorgerufen.

Yogatherapie: Solange der Patient noch Fieber hat, sollte er eine ausreichende Menge warmes Wasser trinken, bis das Fieber nachlässt. Nachdem er genügend warmes Wasser getrunken hat, kommt er ins Schwitzen. Auf diese Weise wird das Gift aus dem Körper ausgeschieden, und das Fieber nimmt ab. Nachdem das Fieber nachgelassen hat, sollte der Patient *einfaches Basti Kriyā* (S. 138) üben, um seinen Darm zu reinigen. Nach und nach sollte er je zwanzigmal morgens und abends *Agnisāradhauti Nr. 1* (S.136) üben. Wenn sich der Zustand des Patienten verbessert hat und er fieberfrei ist, sollte er je fünf Minuten lang morgens und abends eine einfache Atemübung (S.152 ff.) praktizieren. Allmählich kann er jeden Tag zehn Minuten lang *Prāṇāyāma im Gehen* (S.156 f.) praktizieren und ein 10 bis 15 Minuten dauerndes Sonnenbad nehmen.

Diät: Der Patient sollte die ersten beiden Tage mit einer ausreichenden Menge Zitronenwasser fasten. Bevor das Fieber nicht nachgelassen hat, sollte der Patient nur Barley (Gersten) Wasser, Milch, Sago, Glukose und etwas Fruchtsaft trinken. Es ist sehr wichtig zu wissen, dass die angemessene Diät und die richtige Pflege wichtige Heilmittel für diese Krankheit sind. Die Füße des Patienten sollten immer warm bleiben.

Besondere Anweisungen: Wenn das Fieber stark zunimmt, d.h. wenn es 39°C übersteigt, dann sollte man einen Arzt rufen und den Kopf des Patienten sofort mit kaltem Wasser begießen oder ein nasses Handtuch um seinen Kopf wickeln. Dadurch wird das Fieber nachlassen.

Prostata-Adenom oder -Hypertrophie (Prostatavergrößerung)

Das Prostata-Adenom ist eine krankhafte Vergrößerung der Prostata (Vorsteherdrüse).

Symptome: Es kommt zu häufigem Harndrang, der besonders nachts auftritt. Das Wasserlassen ist mühsam, da die vergrößerte Prostata die Harnröhre zusammenpresst. In der Harnblase verbleibt häufig Resturin, der zu einer Entzündung der Harnwege führen kann. Auch kann es zu einer Ausweitung des Nierenbeckens und der Harnleiter kommen, wodurch eine Störung der Nierenfunktion eintritt.

Ursachen nach Āyurveda: Diese Krankheit tritt besonders bei älteren Männern auf. Verantwortlich dafür sind hormonelle Störungen durch verminderte Funktion der Hoden. Gemäß *Āyurveda* sind die Hauptgründe für diese Krankheit das Aufstauen von giftigen Substanzen im Körper, unkontrollierte Essgewohnheiten, Faulheit und häufiger Geschlechtsverkehr.

Yogatherapie: Am Morgen sollte der Patient *einfaches Basti Kriyā* (S. 138) üben und anschließend den Darm reinigen. Danach sollte er drei Minuten *Viparītakaraṇīmudrā* (S. 120 f.), dreimal *Jānuśirāsana* (Kopf-zum-Knie-Stellung, S. 42 f.), dreimal *Śaśāṅgāsana* (Hasenstellung, S. 54) und zehn Minuten lang eine einfache Atemübung (S. 152 ff.) praktizieren. Mittags sollte er ein 10 bis 15 Minuten währendes Wannenbad nehmen und anschließend 15-mal *Agnisāradhauti Nr. 2* (S.136) üben.

Am Abend sollte er zehn Minuten lang ein Wannenbad nehmen, dann drei Runden *Pavanamuktāsana* (gegen Blähungen, S.73 f.), drei Minuten *Viparītakaraṇīmudrā* (S. 120 f.), dreimal *Jānuśirāsana* (Kopf-zum-Knie-Stellung, S.42 f.), zehn Minuten lang eine einfache Atemübung (S. 152 ff.) und zehn Minuten lang *Prāṇāyāma im Gehen* (S. 156 f.) praktizieren.

Außerdem sollte er dreimal in der Woche *Vārisāradhauti* (S. 137) üben.

Diät: Der Patient sollte eine vegetarische Diät auswählen, die mit Vitaminen und Mineralstoffen angereichert ist. Zu viel Fett und zu viel Eiweiß sollte er vermeiden. Tee, Kaffee, Tabak, Alkohol, Drogen usw. sollte er überhaupt nicht konsumieren. Bei dieser Krankheit ist es sehr hilfreich, einmal in der Woche zu fasten.

Diese Krankheit kann nur auf dem Weg des *Yoga* geheilt werden. Die Wurzel dieser Krankheit kann durch Medizin oder durch eine Operation nicht beseitigt werden.

Rheumatismus (Arthritis und Arthrose)

Rheuma ist ein Sammelbegriff für verschiedene Erkrankungen, vor allem der Muskeln und Gelenke, die eine ähnliche Symptomatik aufweisen. Arthritis sind entzündliche Erkrankungen der Gelenke. Arthrose ist ein degenerativer Gelenkprozess.

Symptome: Schmerzen, Steifheit, knotige Veränderungen vor allem der Muskeln und Gelenke sind die wichtigsten Symptome dieser Krankheit.

Ursachen nach Āyurveda: Rheuma kann vor allem durch Kälte, Zugluft, Erkrankungen der Gelenke oder Knochen, Überbeanspruchung der Muskeln und Herdinfektionen ausgelöst werden. Arthritis kann u.a. folgende Ursachen haben: Durch die verletzte Gelenkkapsel gelangen Bakterien in die Gelenkhöhle. Dort kommt es zu einer Infektion des Gelenks. Auch eine Knochenmarkentzündung kann durch Übergreifen auf das Gelenk zu Arthritis führen.

Gemäß *Āyurveda* greifen diese Krankheiten den Körper an, wenn die Luft im Körper giftig ist. Dieses Gift vermehrt sich im Körper und stagniert in den Muskeln oder Gelenken, wenn es nicht ausgeschieden werden kann, und erzeugt Schmerzen.

Yogatherapie: Am Morgen sollte der Patient *einfaches Basti Kriyā* (S. 138) üben und die morgendlichen Pflichten der Körperreinigung verrichten. Anschließend zwanzigmal *Agnisāradhauti Nr. 2* (S.136), fünfmal *Bhujaṁgāsana* (Kobrastellung, S. 80 f.), drei Minuten *Vajrāsana* (Donnerstellung, S. 27), zwei Minuten *Supta Vajrāsana* (Donnerstellung liegend, S. 28), dreimal *Ardha Matsyendrāsana* (halber Drehsitz, S. 40 f.), drei Minuten *Sarvāṅgāsana* (Kerze, S. 68 f.), dreimal *Uṣṭrāsana* (Kamelstellung, S. 52) und 30 Runden einer einfachen Atemübung (S. 152 ff.) üben.

Am Abend sollte er zehn Minuten lang *Prāṇāyāma im Gehen* (S. 156 f.), dreimal *Śalabhāsana* (Heuschreckenstellung, S. 77 ff.), dreimal *Bhujaṁgāsana* (Kobrastellung, S. 80 f.), drei Minuten *Sarvāṅgāsana* (Kerze, S. 68 f.), eine Minute *Matsyāsana* (Fischstellung, S. 84 f.), zwanzigmal *Uḍḍīyānabandhamudrā* (S. 116 f.) und dreimal *Śaśāṅgāsana* (Hasenstellung, S. 54) praktizieren.

Allgemeine Anweisungen: Der Patient sollte täglich einige körperliche Übungen praktizieren, bis er ins Schwitzen kommt. Er sollte feuchte Orte meiden.

Diät: Bei akuten Schmerzen sollte der Patient mit genügend Zitronenwasser fasten. Nachdem die Schmerzen nachgelassen haben, sollte er einmal am Tag einige Früchte und Milch zu sich nehmen.

Er sollte sich eine Diät wählen, die zu 80 % alkalische Eigenschaften besitzt.

Sterilität und Unfruchtbarkeit

Symptome: Wenn eine Frau in einem Zeitraum von drei Jahren kein Baby bekommt, obwohl der Wunsch nach Kindern und regelmäßiger Geschlechtsverkehr vorhanden ist, dann ist es möglich, dass sie oder ihr Partner unfruchtbar ist.

Ursachen nach Āyurveda: Sterilität kann physische oder psychische Ursachen haben. Bei Frauen kann sie zum Beispiel durch eine Verengung des Eileiters oder durch eine Entzündung der Gebärmutter entstehen. Beim Mann kann Impotenz (S. 225 f.) eine Ursache für Sterilität sein. Es kann auch vorkommen, dass sich keine Spermien im Ejakulat befinden, oder dass die Spermien eine zu geringe Lebensdauer aufweisen.

Gemäß *Āyurveda* beeinflussen auch Gallenbeschwerden den Samen des Mannes. Wenn das Ei (Ovum) der Frau in Kontakt mit dem giftigen Samen kommt, kann es nicht überleben. Bevor der Mann seine Gallenbeschwerden nicht überwunden hat, kann er kein Kind zeugen.

Yogatherapie: Der Patient sollte am Morgen *einfaches Basti Kriyā* (S. 138) praktizieren und anschließend drei Runden *Pavanamuktāsana* (gegen Blähungen, S. 73 f.), dreimal *Bhujaṁgāsana* (Kobrastellung, S. 80 f.), drei Runden *Mahāmudrā* (S. 114 ff.), 20-mal *Mūlabandhamudrā* (S. 118), 15-mal *Śakticālanīmudrā* (S. 122) und zehn Minuten lang eine einfache Atemübung (S.152 ff.) praktizieren. Er sollte mittags ein Wannenbad nehmen und in der Badewanne 10- bis 15-mal *Mūlabandhamudrā* (S.118) üben.

Am Abend sollte er drei- bis fünfmal *Dhanurāsana* (Bogenstellung, S. 82) sowie *Viparītakaraṇīmudrā* (S. 120 f.) und *Mūlabandhamudrā* (S.118) gleichzeitig geübt, praktizieren. Außerdem sollte er drei Runden *Mahāmudrā* (S.114 ff.), *Śakticālanīmudrā* (S.122), drei Minuten *Gomukhāsana* (Kuhgesichtstellung, S. 33), je zehn Minuten lang eine einfache Atemübung (S.152 ff.) und *Prāṇāyāma im Gehen* (S. 156 f.) üben.

Diät: Wenn Gallenbeschwerden vorhanden sind, dann sollte der Patient Nahrung zu sich nehmen, die frei von Fett und Gewürzen ist, z.B. verdünnte Milch, Buttermilch, Früchte, Gemüse usw. Wenn keine Gallenbeschwerden vorhanden sind und die Verdauung in Ordnung ist, dann sollte der Patient alle Arten von nahrhaften Speisen zu sich nehmen, besonders dick gekochte Milch, Meeresfrüchte, Eier usw.

Besondere Anweisungen: Der Patient sollte die Geschlechtsorgane jeden Tag mit antiseptischer Seife reinigen. Außerdem sollte er oder sie sich mit dem Geschlechtsverkehr zurückhalten, bis die Gesundheit wiederhergestellt ist. Es ist noch besser, den Geschlechtsverkehr für eine längere Zeit ganz zu unterbrechen.

Syphilis

Symptome: Im ersten Stadium dieser Krankheit kommt es zu einer harten Erosion an den Genitalorganen und zu Schwellungen der Lymphknoten in der Leistenbeuge. Im zweiten Stadium, (ca. nach zwei bis drei Monaten) erscheint ein Hautausschlag mit starkem Juckreiz. Nach einer längeren beschwerdefreien Zeit kommt es zum dritten und letzten Stadium. Große Knoten, die später zerfallen, bilden sich in fast allen Organen des Körpers. Auch die Blutgefäße und das Zentralnervensystem werden angegriffen. Im geistigen Bereich führt die Krankheit zu degenerativen Veränderungen und zu Entartung.

Yogatherapie: Der Patient sollte am Morgen *einfaches Basti Kriyā* (S. 138) und einige *Yoga*-Übungen praktizieren. Dann sollte er ein fünf bis zehn Minuten währendes Wannenbad nehmen und zwanzigmal *Agnisāradhauti Nr. 1* (S.136) in sitzender Stellung in der Badewanne üben. Anschließend sollte er zehn Minuten lang eine einfache Atemübung (S.152 ff.) zusammen mit *Uḍḍīyānabandhamudrā* (S. 116 f.) praktizieren.

Am Nachmittag sollte er wieder ein zehn Minuten währendes Wannenbad nehmen und zwanzigmal *Agnisāradhauti Nr. 1* (S.136) praktizieren.

Am Abend sollte er *Paścimottānāsana* (Rückenstreckung, S. 45), *Sarvāṅgāsana* (Kerze, S. 68 f.), *Matsyāsana* (Fischstellung, S. 84 f.), *Śīrṣāsana* (Kopfstand, S. 104 ff.) und zehn Minuten lang *Prāṇāyāma im Gehen* (S. 156 f.) üben.

Besondere Anweisungen: Der Patient sollte die Wunden jeden Tag mit einer antiseptischen Lotion waschen und eine Salbe anwenden. Er sollte nicht versuchen, das Bluten der Wunden zu verhindern. Im ersten Stadium dieser Krankheit sollte er die wunden Stellen jeden Tag von der Sonne bestrahlen lassen. Bei Syphilis sollte man unbedingt ärztliche Behandlung in Anspruch nehmen.

Diät: Der Patient sollte keine süchtigmachenden Stoffe einnehmen, wie Alkohol, Zigaretten, Tabak oder Tee. Fleisch, Fisch, Eier, Milch, Joghurt und andere Milchprodukte sollte er zunächst völlig meiden. Tagsüber sollte er vegetarische Gerichte, die mit wenig Öl zubereitet wurden, zu sich nehmen. Das Abendessen sollte sehr leicht sein. Es sollte aus einigen Früchten oder ein bis zwei Scheiben Brot bestehen. Der Patient sollte alle 15 Tage einen Tag lang fasten und an diesem Tag nur Zitronenwasser trinken. Erst wenn die Wunden und der Hautausschlag vollständig geheilt sind, sollte er Milchprodukte zu sich nehmen.

Bei dieser Krankheit kann der Patient nach einigen Monaten einen Rückfall erleiden. Deshalb sollte er bis zu zwei Jahren nach der Heilung sehr vorsichtig sein.

Tonsillitis oder Mandelentzündung

Symptome: Die Mandeln schwellen an und eitern. Halsschmerzen, Schluckbeschwerden, hohes Fieber und Schüttelfrost treten auf. Auch Kopfschmerzen und Nasenbluten können Begleiterscheinungen von Tonsillitis sein. Diese Krankheit dauert im Allgemeinen vier bis fünf Tage.
Bei Infektion durch Bakterien (Streptokokken) kann es, je nach Stärke der Immunabwehr, zu Angina oder Scharlach kommen.

Ursachen nach Āyurveda: Wenn sich wenig Abwehrkräfte im Körper befinden, kann diese Krankheit schnell ausgelöst werden. Nach *Āyurveda* sind die Mandeln dafür verantwortlich, den wichtigsten Teil des Körpers, nämlich das Gehirn, krankheitsfrei zu erhalten, indem sie dafür sorgen, dass kein Keim durch die Luft oder das Blut zum Gehirn gelangt. Die Mandeln sind immer wachsam darum bemüht, das Eindringen feindlicher Keime ins Gehirn zu verhindern. Lungen, Leber und Nieren, welche die Luft und das Blut im Körper reinigen, sind nicht in der Lage, die ganze Luft und das ganze Blut zu reinigen. Die Mandeln übernehmen einen Teil dieser Arbeit. Wenn sie über ihre Kapazität hinaus durch zu große Mengen an toxischen Substanzen beansprucht werden, dann werden sie schwach und entzünden sich.

Yogatherapie: Wer unter dieser Krankheit leidet, sollte morgens, nach dem Reinigen des Mundes, ein Glas warmes Wasser trinken. Anschließend sollte er dreimal *Bhujaṁgāsana* (Kobrastellung, S. 80 f.), drei Minuten *Sarvāṅgāsana* (Kerze, S. 68 f.), fünfmal *Hastapādāsana* (Hand-Fußstellung, S. 85 f.), dreimal *Ardha Cakrāsana,* (halbe Radstellung, S. 83), zehnmal *Yogamudrā* (S. 128), zehnmal *Jālandharabandhamudrā* (S. 117 f.) und zehn Minuten lang eine einfache Atemübung (S. 152 ff.) praktizieren. Er sollte mittags im Sommer 10 bis 15 Minuten, im Winter 20 Minuten lang ein Sonnenbad nehmen.

Am Abend sollte er dreimal *Paścimottānāsana* (Rückenstreckung, S. 45), dreimal *Uṣṭrāsana* (Kamelstellung, S. 52), dreimal *Bhujaṁgāsana* (Kobrastellung, S. 80 f.) und zehn Minuten lang eine einfache Atemübung (S. 152 ff.) praktizieren.

Diät: Fleisch, Fisch, Eier, fetthaltige Nahrungsmittel und Süßigkeiten sollte der Patient überhaupt nicht essen. Er sollte warme Milch und andere warme alkoholfreie Getränke zu sich nehmen und ansonsten normal essen. Wenn Husten und Fieber auftreten, sollte der Patient den Körper und den Hals gut einwickeln und sich nicht für längere Zeit an der frischen Luft aufhalten; kalte Luft und Staub können die Beschwerden verschlimmern. Er sollte fünf- bis sechsmal täglich mit warmem Wasser, das mit Salz vermischt ist, gurgeln. Zusätzlich zu den erwähnten Maßnahmen sollte er mit Wasser gurgeln, das mit einem Margosablatt gekocht wurde. Im Allgemeinen ist ein kleines Stück von frischem Kurkuma (s. Seite 210 f.), das mit Melasse oder Honig vermischt wurde, sehr gut für die Haut und gut zur Reinigung des Blutes. Das sollte er jeden Morgen vor dem Frühstück einnehmen.

Verlagerung des Uterus (Gebärmutter)

Symptome: Der Uterus befindet sich zwischen Blase und Anus. Dieses Organ ist durch Bänder im Becken fixiert. Es kann sich wie Gummi ausdehnen. Durch diese elastische Aufhängung kann es sich sehr leicht bewegen. Aus diesem Grund kann es schnell zu Verlagerungen kommen, verursacht durch den Druck des Darmes oder durch andere Ursachen. Es kann sich auch aufgrund von körperlicher Schwäche, Nerven- oder Bindegewebeschwäche verlagern. Im Alter geschieht dies häufig.

Allgemeine Symptome für diese Krankheit sind: ein Gefühl der Schwere im Unterleib, ein wenig Rückenschmerzen, starker Ausfluss von weißer Flüssigkeit, Verstopfung, Appetitverlust, Nervosität, Anämie usw.

Ursachen nach Āyurveda: Bei Verstopfung ist der Darm voll von stagnierendem Stuhl. Dieser ausgeweitete Darm drückt auf den Uterus, der dadurch verlagert werden kann. Zu viel sexuelles Vergnügen schwächt die Nerven des weiblichen Beckens. Dadurch kann das Organ nicht in der richtigen Position gehalten werden. Wenn sich der Uterus verlagert hat und nach unten einen Druck auf die Blase gibt, blockiert er den Urindurchgang, und die Patientin fühlt heftige Schmerzen. Wenn der Uterus auf den Darm drückt, kann dieser nicht richtig funktionieren. Wenn sich ein Tumor im Uterus befindet, verlagert er sich ebenfalls. Häufige Schwangerschaften sind auch ein Grund für eine Verlagerung des Uterus. Wenn ein Mangel an nahrhaftem Essen im Körper besteht oder wenn die Leber aufgrund von Blutarmut nicht in Ordnung ist, kann es zu dieser Krankheit kommen.

Yogatherapie: Am Morgen sollte die Patientin *einfaches Basti Kriyā* (S. 138) üben, um den Darm zu reinigen, dann *Sarvāṅgāsana* (Kerze, S. 68 f.), *Uṣṭrāsana* (Kamelstellung, S. 52), *Mahāmudrā* (S. 114 ff.), *Śakticālanīmudrā* (S. 122), *Yogamudrā* (S. 128), *Śaśāṅgāsana* (Hasenstellung, S. 54), eine einfache Atemübung (S.152 ff.) und *Prāṇāyāma im Gehen* (S. 156 f.) praktizieren. Am Nachmittag sollte sie zehn Minuten lang ein Wannenbad nehmen und in der Wanne je zwanzigmal *Mūlabandhamudrā* (S. 118) und *Mahābandhamudrā* (S.118) üben. Am Abend sollte sie wieder *Sarvāṅgāsana* (Kerze, S. 68 f.), *Matsyāsana* (Fischstellung, S. 84 f.), *Yogamudrā* (S.128), *Mahāmudrā* (S.114 ff.), *Śaśāṅgāsana* (Hasenstellung, S. 54), *Prāṇāyāma im Gehen* (S. 156 f.) und *Śakticālanīmudrā* (S.122) praktizieren.

Diät: Die Patientin sollte ausreichend Milch, Fruchtsaft und nahrhaftes Essen mit genügend Gemüse zu sich nehmen. Sie sollte Alkohol, Zigaretten, Tee und Kaffee meiden und keine schweren Gegenstände tragen.

Während der Menstruation sollte sich die Patientin die meiste Zeit im Bett ausruhen. Daneben sollte sie nur *Prāṇāyāma im Gehen* (S. 156 f.) und diejenigen Übungen praktizieren, welche gemäß Anweisungen im Anhang (s. Seite 248 ff.) während der Menstruation geübt werden können.

Verstopfung

Ursachen nach Āyurveda: Die allgemeinen Ursachen dieser Krankheit sind: schlechte Auswahl der Nahrung, ungenügende Flüssigkeitszufuhr und schwache Bauchmuskeln. Bei Frauen kann Verstopfung auftreten, wenn bestimmte Drüsen nicht richtig arbeiten.

Yogatherapie: Am Morgen sollte der Patient zuerst *einfaches Basti Kriyā* (S. 138) und danach drei bis fünf Runden *Pavanamuktāsana* (gegen Blähungen, S. 73 f.) üben. Wenn dies nicht hilft, den Darm zu entleeren, dann sollte der Patient vor dem Üben von *Pavanamuktāsana* ein Glas warmes Zitronenwasser trinken. Außerdem sollte er drei Minuten lang *Sarvāṅgāsana* (Kerze, S. 68 f.), dreimal *Matsyāsana* (Fischstellung, S. 84 f.), fünfmal *Hastapādāsana* (Hand-Fußstellung, S. 85 f.), zehnmal *Ardha Candrāsana* (Halbmondstellung, S. 87 f.) und zwanzigmal *Uḍḍīyānabandhamudrā* (S. 116 f.) und *Nauli* (S. 134 f.) praktizieren.

Am Abend sollte er drei Runden *Śalabhāsana* (Heuschreckenstellung, S. 77 ff.), drei- bis fünfmal *Bhujaṁgāsana* (Kobrastellung, S. 80 f.), drei Minuten *Halāsana* (Pflugstellung, S. 70), dreimal *Matsyāsana* (Fischstellung, S.84f.), fünfmal *Hastapādāsana* (Hand-Fußstellung, S. 85 f.), zehnmal *Ardha Candrāsana* (Halbmondstellung, S.87 f.) und zehn Minuten lang eine einfache Atemübung (S. 152 ff.) praktizieren.

Außerdem sollte er dreimal in der Woche *Vārisāradhauti* (S. 137) praktizieren und während eines Wannenbades zehnmal *Agnisāradhauti Nr. 1* (S.136) üben.

Diät: Der Patient sollte ausreichend Früchte und Blattgemüse zu sich nehmen, genügend Wasser und jeden Abend ein Glas warme Milch mit Mandeln trinken.

Zahnkrankheiten

Die Zähne deuten auf die allgemeine Gesundheit eines Menschen hin. Im Allgemeinen besitzt ein Mensch mit guter Gesundheit auch schöne Zähne, die sauber sind und wie Perlen glänzen. Wer eine schlechte Gesundheit besitzt, hat im Allgemeinen Zähne, die schlecht gestellt, schmutzig und befleckt sind. Wenn man die gute Gesundheit verliert, dann verlieren auch die Zähne ihre gesunde Farbe, denn es besteht eine sehr enge Verbindung zwischen den Zähnen und den Organen, die den Körper ernähren und erhalten.

Symptome: Es gibt viele Zahnkrankheiten: Zahnfleischbluten, schwarze Flecken auf den Zähnen, Parodontose (Zahnfleischschwund) und Karies (Zahnfäule). Bei diesen Zahnkrankheiten haben die Patienten starke Schmerzen, wenn sie auf kalte oder süße Nahrungsmittel beißen oder wenn sie kalte Getränke zu sich nehmen.

Ursachen nach Āyurveda: Magenerkrankungen und Verschwendung des Samens sind die Hauptgründe für Zahnkrankheiten. Im Samen wird viel Kalzium und Phosphor aufgespeichert, und man sollte deshalb geschlechtliche Enthaltsamkeit üben. Der Samen ist die Stärke und die Ernährung des ganzen Körpers. Wenn der Samen durch zu viel Geschlechtsverkehr dem Körper entzogen wird, dann bekommen die Organe nicht mehr die angemessene Ernährung, und der körperliche Zustand verschlechtert sich. Das ist auch einer der Hauptgründe, warum die meisten Menschen unter Zahnkrankheiten leiden.

Wenn sich zu wenig Phosphor und Kalzium im Blut befindet, können Zahnkrankheiten entstehen. Auch wenn man mehr Kohlenhydrate zu sich nimmt, als der Körper braucht sowie viel tierisches Eiweiß isst und sich nicht ausreichend durch Gemüse, Früchte und Milch ernährt, kann man ein Opfer von Zahnkrankheiten werden.

Kinder, die nicht genügend Mutter- oder Kuhmilch in ihren ersten Lebensmonaten erhalten haben, leiden auch häufig unter Zahnkrankheiten. Ein weiterer Grund ist ungenügende Zahnpflege. Nach der Aufnahme der Nahrung bleiben Nahrungsreste in den Zwischenräumen der Zähne hängen. Diese verderben und beginnen zu faulen. Bakterien vermehren sich rasch auf diesem guten Nährboden und zerstören das Zahnfleisch. Auch Augen, Mandeln und Lungen werden allmählich angegriffen.

Yogatherapie: Der Patient sollte morgens und abends drei bis fünf Minuten *Śīrṣāsana* (Kopfstand, S. 104 ff.), drei Minuten *Śaśāṅgāsana* (Hasenstellung, S. 54), drei bis fünf Minuten *Vajrāsana* (Donnerstellung, S. 27), drei Runden *Mahāmudrā* (S.114 ff.), drei Minuten *Siṁhāsana* (Löwenstellung, S.29) und zehn Minuten lang eine einfache Atemübung (S.152 ff.) praktizieren.

Besondere Anweisungen: Wer Zahnfleischschmerzen hat, kann drei Minuten lang mit Senföl den Mund gründlich spülen. Danach das Öl wieder ausspucken und mit kaltem Wasser den Mund spülen und gurgeln. Es mag unangenehm sein, mit kaltem Wasser zu gurgeln, aber das beseitigt den Schmerz schnell.

Viele Menschen haben nicht die Gewohnheit angenommen, nach jeder Mahlzeit den Mund gründlich auszuspülen. Dies ist jedoch sehr wichtig, denn es kann Zahnkrankheiten verhüten.

Diät: Milch, Früchte und Gemüse sind gute Quellen für Kalzium und Phosphor. Diese Nahrungsmittel sollten deshalb in ausreichendem Maß gegessen werden.

5. Vorbeugende Maßnahmen

Yogatherapie zur Gesunderhaltung der Augen

- Man sollte noch vor dem Sonnenaufgang vom Bett aufstehen und durch das Fenster auf einen grünen Wald und zum Horizont schauen und drei Minuten lang ununterbrochen dorthin blicken.

- Wann immer man den Mund spült, sollte man drei- bis viermal einen Schwall kaltes Wassers gegen die geöffneten Augen schütten und die Stirn fünfmal mit Wasser einreiben.

- Wenn man sich abends den Mund spült, sollte man den Mund mit Wasser füllen und 15-mal einen Schwall Wasser gegen die geöffneten Augen schütten. Anschließend sollte man sich die Stirn waschen.

- Man sollte den Samen nicht oft verschwenden, denn dies ist schädlich für die Augen und für die Gesundheit.

- Im Sommer sollte man barfuß auf dem grünen Gras gehen und dabei ins Gras schauen.

- *Pavanamuktāsana* (gegen Blähungen, S. 73 f.), *Sarvāṅgāsana* (Kerze, S. 68 f.), *Matsyāsana* (Fischstellung, S. 84 f.), *Śīrṣāsana* (Kopfstand, S. 104 ff.), *Halāsana* (Pflugstellung, S.70), *Mahāmudrā* (S. 114 ff.), *Uḍḍīyānabandhamudrā* (S. 116 f.), *Śakticālanīmudrā* (S. 122), einfache Atemübungen (S.152 ff.), *Yonimudrā* (S. 121) und *Trāṭakayoga* (S. 135) sind gut für die Augen.

Yogatherapie zur Gesunderhaltung der Zähne

- Vor und nach dem Zähneputzen sollte man das Zahnfleisch innen und außen mit den Fingern reiben.

- Wann immer man etwas isst, sollte man anschließend den Mund gründlich spülen.

- Man sollte den Darm jeden Tag reinigen und auf eine gute Verdauung achten.

- Man sollte ein- oder zweimal in der Woche mit warmem Wasser, das mit einer Alaunlotion vermischt ist, den Mund gründlich spülen. Das verhindert geschwollenes und blutendes Zahnfleisch.

- Jeden Tag eine grüne Guave zu kauen, ist gut für die Zähne.

- Regelmäßig frische Milch trinken und vor dem Schlucken jeweils damit den Mund spülen.

- Zweimal im Jahr sollte man einen Zahnarzt aufsuchen, um sich untersuchen sowie den Zahnstein entfernen zu lassen.

- *Śīrṣāsana* (Kopfstand, S. 104 ff.), *Sarvāṅgāsana* (Kerze, S. 68 f.), *Matsyāsana* (Fischstellung, S. 84 f.), *Uṣṭrāsana* (Kamelstellung, S. 52), *Śaśāṅgāsana* (Hasenstellung, S. 54) und einfache Atemübungen (S.152 ff.) sind gut für die Zähne.

Yogatherapie zur Gesunderhaltung des endokrinen Drüsensystems

- Für die Zirbeldrüse und die Hypophyse: *Śīrṣāsana* (Kopfstand, S.104 ff.), *Sarvāṅgāsana* (Kerze, S. 68 f.), *Matsyāsana* (Fischstellung, S. 84 f.), *Śaśāṅgāsana* (Hasenstellung, S. 54), *Hastapādāsana* (Hand-Fußstellung, S. 85 f.), *Mahāmudrā* (S. 114 ff.), Konzentrationsübungen.

- Für die Schilddrüse und die Nebenschilddrüsen: *Sarvāṅgāsana* (Kerze, S. 68 f.), *Halāsana* (Pflugstellung, S. 70), *Matsyāsana* (Fischstellung, S. 84 f.), *Uṣṭrāsana* (Kamelstellung, S. 52), *Śaśāṅgāsana* (Hasenstellung, S. 54), *Dhanurāsana* (Bogenstellung, S.82), *Jālandharabandhamudrā* (S. 117 f.).

- Für die Thymusdrüse: *Sarvāṅgāsana* (Kerze, S. 68 f.), *Halāsana* (Pflugstellung, S. 70), *Matsyāsana* (Fischstellung, S. 84 f.), *Uṣṭrāsana* (Kamelstellung, S. 52), *Jānuśirāsana* (Kopf-zum-Knie-Stellung, S. 42 f.), *Śaśāṅgāsana* (Hasenstellung, S. 54).

- Für die Nebennieren: *Bhujaṁgāsana* (Kobrastellung, S. 80 f.), *Dhanurāsana* (Bogenstellung, S. 82), *Ardha Candrāsana* (Halbmondstellung, S. 87 f.), *Ardha Cakrāsana,* (halbe Radstellung, S.83), *Sarvāṅgāsana* (Kerze, S. 68 f.), *Uṣṭrāsana* (Kamelstellung, S. 52).

- Für die Bauchspeicheldrüse: *Mahāmudrā* (S. 114 ff.), *Paścimottānāsana* (Rückenstreckung, S. 45), *Śaśāṅgāsana* (Hasenstellung, S. 54), *Jānuśirāsana* (Kopf-zum-Knie-Stellung, S. 42 f.), *Pavanamuktāsana* (gegen Blähungen, S.73 f.), *Halāsana* (Pflugstellung, S. 70), *Hastapādāsana* (Hand-Fußstellung, S. 85 f.), *Yogamudrā* (S. 128), *Uḍḍīyānabandhamudrā* (S. 116 f.).

- Für die Geschlechtsorgane: *Mahāmudrā* (S. 114 ff.), *Gomukhāsana* (Kuhgesichtstellung, S. 33), *Sarvāṅgāsana* (Kerze, S. 68 f.), *Śīrṣāsana* (Kopfstand, S. 104 ff.), *Bhadrāsana* (Sanfte Stellung, S. 31), *Supta Bhadrāsana* (Sanfte Stellung liegend, S. 32), *Ardha Matsyendrāsana* (halber Drehsitz, S. 40 f.), *Mūlabandhamudrā* (S. 118), *Śakticālanīmudrā* (S. 122), *Aśvinīmudrā* (S. 126).

Yogatherapie zur Gesunderhaltung der inneren Organe

- Für die Nieren: *Mahāmudrā* (S.114 ff.), *Aśvinīmudrā* (S. 126), *Śakticālanīmudrā* (S. 122), *Jānuśirāsana* (Kopf-zum-Knie-Stellung, S. 42 f.), *Ardha Matsyendrāsana* (halber Drehsitz, S. 40 f.), *Uṣṭrāsana* (Kamelstellung, S.52), *Variation zu Parighāsana* (Torstellung, S. 50 f.), *Dhanurāsana* (Bogenstellung, S. 82), *Kumbhīrāsana* (Krokodilstellung, S. 63 f.), *Ardha Candrāsana* (Halbmondstellung zur Seite, S.88).

- Für die Leber: *Mahāmudrā* (S. 114 ff.), *Yogamudrā* (S. 128), *Bhujaṁgāsana* (Kobrastellung, S. 80 f.), *Pavanamuktāsana* (gegen Blähungen, S. 73 f.), *Śaśāṅgāsana* (Hasenstellung, S. 54), *Ardha Kūrmāsana* (halbe Schildkrötenstellung, S. 53), *Paścimottānāsana* (Rückenstreckung, S. 45), *Naukāsana auf dem Rücken* (Bootstellung, S. 74), *Ardha Matsyendrāsana* (Halber Drehsitz, S. 40 f.), *Sarvāṅgāsana* (Kerze, S. 68 f.), *Halāsana* (Pflugstellung, S.70), *Hastapādāsana* (Hand-Fußstellung, S. 85 f.), *Uḍḍīyānabandhamudrā* (S. 116 f.), *Agnisāradhauti Nr. 1* (S. 136).

- Für den Magen: *Mahāmudrā* (S. 114 ff.), *Pavanamuktāsana* (gegen Blähungen, S.73 f.), *Paścimottānāsana* (Rückenstreckung, S. 45), *Mayūrāsana* (Pfauenstellung, S. 102 f.), *Ardha Candrāsana* (Halbmondstellung, S. 87 f.), *Hastapādāsana* (Hand-Fußstellung, S. 85 f.), *Sarvāṅgāsana* (Kerze, S. 68 f.), *Halāsana* (Pflugstellung, S. 70), *Matsyāsana* (Fischstellung, S. 84 f.), *Śītalī Prāṇāyāma* (S.159), *Vārisāradhauti* (S. 137).

- Für die Halsorgane: *Sarvāṅgāsana* (Kerze, S. 68 f.), *Halāsana* (Pflugstellung, S. 70), *Matsyāsana* (Fischstellung, S. 84 f.), *Karṇa-Pīḍāsana* (Ohr-Kniestellung, S. 71), *Siṁhāsana* (Löwenstellung, S. 29), *Jālandharabandhamudrā* (S. 117 f.), *Khecarīmudrā* (S. 119 f.).

- Für die Nerven und Muskeln des Oberkörpers: *Bhujaṁgāsana* (Kobra, S. 80 f.), *Dhanurāsana* (Bogenstellung, S. 82), *Matsyāsana* (Fischstellung, S. 84 f.), *Uṣṭrāsana* (Kamelstellung, S. 52), *Mahāmudrā* (S. 114 ff.), *Sarvāṅgāsana* (Kerze, S. 68 f.), *Halāsana* (Pflugstellung, S. 70), *Karṇa-Pīḍāsana* (S. 71), *Śīrṣāsana* (Kopfstand, S.104 ff.).

- Für die Nerven und Muskeln des Bauches: *Ardha Cakrāsana* (halbe Radstellung, S. 83), *Utkaṭāsana* (unsichtbarer Stuhl, S. 47), *Tolāṅgulāsana* (Waagestellung, S. 35), *Utthita Pādāsana* (Beinhebestellung, S. 66), *Pavanamuktāsana* (gegen Blähungen, S. 73 f.), *Hastapādāsana* (Hand-Fußstellung, S. 85 f.), *Halāsana* (Pflugstellung, S. 70), *Ardha Kūrmāsana* (halbe Schildkrötenstellung, S. 53), *Mayūrāsana* (Pfauenstellung, S. 102 f.), *Naukāsana auf dem Rücken* (Bootstellung, S. 74), *Dhanurāsana* (Bogenstellung, S. 82), *Śalabhāsana* (Heuschreckenstellung, S. 77 f.), *Ardha Candrāsana* (Halbmondstellung nach hinten, S. 87), *Mahāmudrā* (S.114 ff.), *Uḍḍīyānabandhamudrā* (S. 116 f.).

- Für die Wirbelsäule: *Variation zu Parighāsana* (Torstellung, S. 50 f.), *Bhujaṁgāsana* (Kobrastellung, S. 80 f.), *Dhanurāsana* (Bogenstellung, S. 82), *Mārjārāsana* (Katzenstellung, S.60 f.), *Hastapādāsana* (Hand-Fußstellung, S. 85 f.), *Paścimottānāsana* (Rückenstreckung, S. 45), *Dolāsana* (Schaukelstellung, S. 67), *Śaśāṅgāsana* (Hasenstellung, S. 54), *Halāsana* (Pflugstellung, S. 70), *Setubandhāsana* (Brückenstellung, S. 72), *Uṣṭrāsana* (Kamelstellung, S. 52), *Ardha Matsyendrāsana* (Halber Drehsitz, S. 40 f.), *Śalabhāsana* (Heuschreckenstellung, S. 77 f.), *Kumbhīrāsana* (Krokodilstellung, S. 63 f.), *Naukāsana* (Bootstellung, S. 74 f.).

- Für die Taille, die Oberschenkel und die Beine: *Bhujaṁgāsana* (Kobrastellung, S. 80 f.), *Dhanurāsana* (Bogenstellung, S. 82), *Vajrāsana* (Donnerstellung, S. 27), *Supta Vajrāsana* (Donnerstellung liegend, S. 28), *Ardha Candrāsana* (Halbmondstellung, S.87 f.), *Hastapādāsana* (Hand-Fußstellung, S. 85 f.), *Śalabhāsana* (Heuschreckenstellung, 77 ff.), *Jānuśirāsana* (Kopf-zum-Knie-Stellung, S. 42 f.), *Mahāmudrā* (S. 114 ff.), *Trikoṇāsana* (Dreieckstellung, S. 89).

Allgemeine Anweisungen zur Gesunderhaltung von Körper und Geist

- Ein Sprichwort besagt: ›Früh ins Bett gehen und früh aufstehen, macht einen Menschen gesund, wohlhabend und weise.‹ Früh am Morgen ist genügend *prāṇische* Energie in der Luft vorhanden, und beim Sonnenaufgang erhält der Mensch eine ausreichende Menge Vitamin D, das für den Körper sehr notwendig ist.

- Nach dem Reinigen des Mundes einen Liter Wasser trinken und auf die Toilette gehen. Anschließend frische Kleider anziehen, *āsanas* und *prāṇāyāma* praktizieren und sich zu einer kurzen Meditation hinsetzen.

- Dann das Frühstück einnehmen und mit der Arbeit beginnen.

- Jeden Tag zur gleichen Zeit das Mittagessen einnehmen. Wenn kein Appetit vorhanden ist, dann nichts essen. Es ist gut, einmal im Monat zu fasten.

- Während der Hauptmahlzeiten kein Wasser oder andere Getränke zu sich nehmen, sondern mindestens eineinhalb oder zwei Stunden warten, bevor man etwas trinkt.

- Am Morgen nichts essen, bevor man mit den Übungen beginnt, am Nachmittag oder am Abend kann man vor den Übungen eine Kleinigkeit zu sich nehmen.

- Nach den Übungen mindestens eineinhalb Stunden ausruhen, bevor man eine Mahlzeit einnehmen darf.

- Zwischen 19.00 und 20.00 Uhr das Abendessen einnehmen und frühestens eine Stunde später zu Bett gehen.

- Sechs bis sieben Stunden lang nachts schlafen. Tagsüber nicht schlafen.

- Das Bedürfnis, auf die Toilette zu gehen, niemals unterdrücken. Das ist schädlich für das Nervensystem und für die Gesundheit.

- Den Samen nicht unnötig verschwenden; das ist eine große Sünde.

- Alkohol, Drogen und Rauchen vermeiden.

- Sich immer mit einer Arbeit beschäftigen.

- Geschwätz und nutzloses Gerede vermeiden; das ist eine unnötige Verschwendung von Energie.

- Vor dem Zubettgehen den Mund reinigen, die Füße bis zum Fußgelenk, die Kniegelenke, die Ellbogen und den Nacken waschen. Sich fünf Minuten lang auf den Punkt zwischen beiden Augenbrauen konzentrieren und an Gott denken. Danach kann man gut schlafen.

Wenn man längere Zeit nicht einschlafen kann oder wenn der Samen gelegentlich nachts ausströmt, sollte man vor dem Schlafengehen Hüften, Anus, Penis und die Leistenbeuge mit kaltem Wasser waschen oder sich mit einem in kaltem Wasser getränkten Handtuch an diesen Stellen reiben. Dadurch erhält man ein gutes Ergebnis.

Anhang

Verschiedene Übungsfolgen

Für ältere und kranke Menschen sowie für schwangere Frauen gilt: Wenn Sie keine Praxis in *Haṭha-Yoga*-Übungen haben, sollten Sie *āsanas*, *mudrās* und *prāṇāyāma*-Übungen nicht alleine, sondern nur unter der Anleitung eines erfahrenen Lehrers praktizieren. Gemäß Ihrer körperlichen Verfassung und Ihrer Kondition können Übungen aus diesem Programm ausgewählt und die Zahl der Runden und die Zeiten, wie sie in den Kapiteln *āsanas*, *mudrās* und *prāṇāyāma* angegeben sind, verkürzt oder verlängert werden. Es ist aber wichtig, dass Sie Ihrem Körper nach dem Praktizieren der Übungen genügend Ruhe gewähren, indem Sie sich die gleiche Zeitspanne, wie die Übungen dauern, in *Śavāsana* (S. 110 f.) entspannen.

Altersgruppe 6-13 Jahre

1. *Padmāsana* (Lotosstellung, S. 22 f.) 1 Runde, diese Runde dauert 3 Minuten.
2. *Ardha Kūrmāsana* (halbe Schildkrötenstellung, S. 53) 3 Runden, jede Runde dauert 30 Sekunden.
3. *Bhujaṁgāsana* (Kobrastellung, S. 80 f.) 3 Runden, jede Runde dauert 30 Sekunden.
4. *Naukāsana* auf dem Rücken (Bootstellung, S. 74), 3 Runden, jede Runde dauert 30 Sekunden.
5. *Ardha Matsyendrāsana* (halber Drehsitz, S. 40 f.), jede Runde dauert 2x 30 Sekunden.
6. *Trikoṇāsana* (Dreieckstellung, S. 89), 3 Runden, jede Runde dauert 2x 10 Sekunden.
7. *Vajrāsana* (Donnerstellung, S. 27) mit einer selbstgewählten einfachen Atemübung (Atemübungen 1-12, s. Seiten 152 ff.).
8. *Śavāsana* (Totenstellung, S. 110 f.), 5 - 10 Min.

Altersgruppe 13-18 Jahre

1. *Śavāsana* (Totenstellung, S. 110 f.), 5 Minuten.
2. *Bhadrāsana* (sanfte Stellung, S. 31), 3 Runden, jede Runde dauert 30 Sekunden.
3. *Śaśāṅgāsana* (Hasenstellung, S. 54), 3 Runden, jede Runde dauert 30 Sekunden.
4. *Ardha Uṣṭrāsana* (halbe Kamelstellung, S. 52), 3 Runden, jede Runde dauert 30 Sekunden.
5. *Naukāsana auf dem Rücken* (Bootstellung, S.74), 3 Runden, jede Runde dauert 30 Sekunden.
6. *Mārjārāsana* (Katzenstellung, S.60 f.), 3 Runden, jede Runde dauert 2x 30 Sekunden.
7. *Bhujaṁgāsana* (Kobrastellung, S.80 f.), 3 Runden, jede Runde dauert 30 Sekunden.
8. *Sarvāṅgāsana* (Kerze, S. 68 f.), 1 Runde, diese Runde dauert 1-3 Minuten.
9. *Matsyāsana* (Fischstellung, S. 84 f.), 3 Runden, jede Runde dauert 2x 20 Sekunden.
10. *Padmāsana* (Lotosstellung, S. 22 f.), mit einer einfachen Atemübung nach Ihrer Wahl (Atemübungen 1-12, s. Seiten 152 ff.). Praktizieren Sie je 5 Minuten bei jeder Beinstellung.

Altersgruppe 18-50 Jahre

1. *Śavāsana* (Totenstellung, S. 110 f.), 5 Minuten
2. *Sarvāṅgāsana* (Kerze, S. 68 f.), 3 Minuten
3. *Matsyāsana* (Fischstellung, S. 84 f.), 3 Runden, jede Runde dauert 2x 20 Sekunden.
4. *Pavanamuktāsana* (gegen Blähungen, S. 73 f.), 3 Runden, jede Runde dauert 30 Sekunden.
5. *Ardha Śalabhāsana* (halbe Heuschrecke, S. 77 f.), 3 Runden, jede Runde dauert 2x 15 Sekunden.
6. *Bhujaṁgāsana* (Kobrastellung, S. 80 f.), 3 Runden, jede Runde dauert 30 Sekunden.
7. *Ardha Matsyendrāsana* (halber Drehsitz, S. 40 f.), 3 Runden, jede Runde dauert 2x 30 Sekunden.

Altersgruppe über 50 Jahre

1. *Śavāsana* (Totenstellung, S. 110 f.), 5 Minuten
2. *Vajrāsana* (Donnerstellung, S.27), 3 Runden, jede Runde dauert 30 Sekunden.
3. *Viparītakaraṇīmudrā* (S. 120 f.) 3 Minuten
4. *Matsyāsana* (Fischstellung, S. 84 f.), 3 Runden, jede Runde dauert 2x 20 Sekunden.
5. *Jānuśirāsana* (Kopf-zum-Knie-Stellung, S.42 f.), 3 Runden, jede Runde dauert 2x 30 Sekunden.
6. *Mārjārāsana* (Katzenstellung, S.60 f.), 3 Runden, jede Runde dauert 2x 30 Sekunden.
7. *Bhujaṁgāsana* (Kobrastellung, S. 80 f.), 3 Runden, jede Runde dauert 30 Sekunden.
8. Einfache Atemübung nach Ihrer Wahl (Atemübungen 1-12, s. Seiten 152 ff.), 10 Minuten

Übungsfolgen für den dritten bis siebten Schwangerschaftsmonat und für die ersten vier Tage der Menstruation.

Übungsfolge Nr. 1

1. *Śavāsana* (Totenstellung, S. 110 f.)
2. Bewegen und Strecken
3. *Ardha Sarvāṅgāsana* (halbe Kerze, S. 68 f.)
4. *Ardha Uṣṭrāsana* (halbe Kamelstellung, S. 52)
5. *Ardha Matsyendrāsana* (halber Drehsitz, S. 40 f.)
6. *Supta Bhadrāsana* (sanfte Stellung liegend, S. 32)*
7. *Vajrāsana* (Donnerstellung, S. 27)
8. *Mārjārāsana* (Katzenstellung, S. 60 f.)
9. Einfache Atemübung (nach Wahl) in *Vajrāsana* (Donnerstellung, S. 27) sitzend
10. *Aśvinīmudrā* (S. 126)*
11. Meditation

Übungsfolge Nr. 2

1. *Śavāsana* (Totenstellung, S. 110 f.)
2. Bewegen und Strecken
3. *Kumbhīrāsana* (Krokodilstellung, S. 63 f.)
4. *Utthita Pādāsana* (Beinhebestellung, S. 66)
5. *Ardha Sarvāṅgāsana* (halbe Kerze, S. 68 f.)
6. *Matsyāsana* (Fischstellung, S. 84 f.)
7. *Gomukhāsana* (Kuhgesichtstellung, S. 33)*
8. *Padmāsana* (Lotosstellung, S. 22 f.)
9. *Mārjārāsana* (Katzenstellung, S. 60 f.)
10. *Āñjaneyāsana* (Spagat, S. 58)*
11. Nacken- und Augenroll-Übung (siehe rechte Spalte)
12. *Vṛkṣāsana* (Baumstellung, S. 90 f.)
13. Einfache Atemübung (nach Wahl) in *Vajrāsana* (Donnerstellung, S. 27)
14. *Trāṭakayoga* (S. 135)
15. Meditation

* während der Menstruation nicht üben

Nacken- und Augenroll-Übung

Dies ist keine Übung aus der *āsana*-Reihe. Sie ist sehr gut geeignet, um den Körper im Nacken- und Schulterbereich aufzuwärmen. Zudem verhindert sie Muskelkrämpfe. Man sollte allerdings hektische Bewegungen vermeiden, damit es im Nackenwirbelbereich zu keiner Verletzung oder Verschiebung kommt.

Technik: Stehen Sie gerade. Beugen Sie den Kopf nach vorne. Dann rollen Sie ihn vorsichtig von links nach rechts, ohne dabei starken Druck auf die Wirbelsäule auszuüben. Beschreiben Sie mit den Augen gleichzeitig einen großen Kreis. Praktizieren Sie fünf Runden, dann wechseln Sie die Drehrichtung und wiederholen Sie die Übung von rechts nach links.

Konzentration: Konzentrieren Sie sich auf die Augen und den Nacken.

Wirkung: Nacken und Schultern werden beweglicher, und das Gleichgewicht im Körper wird erhöht. Dies ist eine gute Übung für die Augen.

Alphabetisches Verzeichnis der āsanas:

Akarṇa Dhanurāsana (Bogenst. bis zum Ohr) 48
Āñjaneyāsana (Spagat) 58
Ardha Cakrāsana (halbe Radstellung) 83
Ardha Candrāsana nach hinten (Halbmond) 87
Ardha Candrāsana zur Seite (Halbmond) 88
Ardha Kūrmāsana (halbe Schildkrötenst.) 53
Ardha Matsyendrāsana (halber Drehsitz) 40
Ardha Śalabhāsana (halbe Heuschrecke) 77
Ardha Uṣṭrāsana (halbe Kamelstellung) 52
Baddha Padmāsana (gebundene Lotosst.) 34
Bhadrāsana (sanfte Stellung) 31
Bhujaṁgāsana (Kobrastellung) 80
Daṇḍayamāna Ekapādaśirāsana (Kopf-zum-Kniestellung stehend) 44
Dhanurāsana (Bogenstellung) 82
Dolāsana (Schaukelstellung) 67
Dvipāda Śirāsana (zwei-Beine-zum-Kopf-St.) 49
Ekapāda Śirāsana (ein-Bein-zum-Kopf-St.) 49
Garbhāsana (Mutterleibstellung) 38
Garuḍāsana (Adlerstellung) 92
Gomukhāsana (Kuhgesichtstellung) 33
Halāsana (Pflugstellung) 70
Hastapādāsana (Hand-Fußstellung) 85
Jānuśirāsana (Kopf-zum-Knie-Stellung) 42
Kāpotāsana (Taubenstellung) 59
Karṇa-Pīḍāsana (Ohr-Kniestellung) 71
Koṇāsana (Winkelstellung) 56
Kukkuṭāsana (Hahnenstellung) 39
Kumbhīrāsana (Krokodilstellung) 63
Kumbhīrāsana, Variation (Krokodilstellung) 63
Kūrmāsana (Schildkrötenstellung) 55
Maṇḍūkāsana (Froschstellung) 30
Mārjārāsana (Katzenstellung) 60
Matsyāsana (Fischstellung) 84
Mayūrāsana (Pfauenstellung) 102
Naṭarājāsana (Tänzerstellung) 95
Naukāsana auf dem Bauch (Bootstellung) 75
Naukāsana auf dem Rücken (Bootstellung) 74
Oṁkārāsana (*Oṁ*-Stellung) 38
Padmāsana (Lotosstellung) 22
Parighāsana, Variation (Torstellung) 50
Pārśvottānāsana (Seitenstreckstellung) 98
Parvatāsana (Bergstellung) 36
Paścimottānāsana (Rückenstreckung) 45
Pavanamuktāsana (gegen Blähungen) 73
Prasārita Pādottānāsana (Kopf-zur-Erdest.) 99
Pūrṇa Cakrāsana (volle Radstellung) 83
Pūrṇa Śalabhāsana (volle Heuschrecke) 79
Pūrvottānāsana (schiefe Ebene) 76
Sarvāṅgāsana (Kerze) 68
Śaśāṅgāsana (Hasenstellung) 54
Śavāsana (Totenstellung) 110
Śayanapaścimottānāsana (Rückenstreckung liegend) 45
Setubandhāsana (Brückenstellung) 72
Siddhāsana (erfolgbringende Stellung) 24
Siṁhāsana (Löwenstellung) 29
Śīrṣāsana oder *Śirāsana* (Kopfstand) 104
Sukhāsana (bequeme Stellung, Schneidersitz) 26
Supta Bhadrāsana (sanfte Stellung liegend) 32
Supta Vajrāsana (Donnersitz liegend) 28
Sūrya Namaskāra (Sonnengebet) 107
Svastikāsana (Knöchelsperrstellung) 25
Tolāṅgulāsana (Waagestellung) 35
Trikoṇāsana (Dreieckstellung) 89
Ubhayapādāṅguṣṭāsana (Zehenhebestellung) 58
Upaviṣṭa Utkaṭāsana (Hockestellung) 46
Utkaṭāsana (unsichtbarer Stuhl) 47
Utthita Pādāsana (Beinhebestellung) 66
Utthita Padmāsana (hochgehobene Lotosst.) 37
Vajrāsana (Donnerstellung) 27
Vātāyanāsana (Pferdegesichtstellung) 101
Vibhakta Dvipādāsana (Arm-u. Beindehnst.) 57
Vīrāsana (Heldstellung) 93
Vīrāsana, Variation (Heldstellung) 94
Vīrabhadrāsana (Stellung des *Vīrabhadra*) 96
Vṛkṣāsana (Baumstellung) 90
Vṛścikāsana (Skorpionstellung) 62

Alphabetisches Verzeichnis der mudrās

Āgneyīdhāraṇā 125
Ākāśīdhāraṇā 126
Āmbhasīdhāraṇā 125
Aśvinīmudrā 126
Bhujaṁginīmudrā 127
Jālandharabandhamudrā 117
Kākīmudrā 127
Khecarīmudrā 119
Māṇḍukīmudrā 123
Mātaṅginīmudrā 127
Mahābandhamudrā 118

Verzeichnis der Reinigungsübungen

Verzeichnis der prāṇāyāma-Übungen

Alphabetisches Verzeichnis der Krankheiten

Einschränkungen beim Praktizieren von āsanas, mudrās, ṣatkarma und prāṇāyāma-Übungen

1. Einschränkungen bei Kinder unter 12 Jahren:

Es ist ein Naturgesetz, dass gewisse Hormondrüsen beim Kind noch nicht aktiv sind. So sind z. B. die Geschlechtsdrüsen, die Schilddrüse und die Hypophyse (Hirnanhangsdrüse) noch nicht aktiv. Die Zirbeldrüse (Epiphyse) kontrolliert die oben erwähnten Drüsen, so dass sich das kindliche Gehirn ohne Unterbrechung entwickeln kann. In der Jugend gewinnen Schilddrüse, Hypophyse und die Geschlechtsdrüsen an Bedeutung, während die Zirbeldrüse in den Hintergrund tritt. Dadurch kann sich die körperliche und geistige Reife der Jugendlichen entwickeln.

Bei einer vorzeitigen Aktivierung dieser Drüsen in der Kindheit kann das Kind einerseits vorzeitig geschlechtsreif werden, andererseits kann das Längenwachstum gehemmt werden und die geistige Entwicklung zurück bleiben.

Leider wird dieser Sachverhalt von einigen Yogalehrern/innen und sogar in vielen Kinder-Yogabüchern missachtet.

Liste der verbotenen Übungen:

Jānuśirāsana (Kopf-zum-Knie-Stellung, S. 42 f.), *Paścimottānāsana* (Rückenstreckung, S.45), *Śayanapaścimottānāsana* (Rückenstreckung liegend, S.45), *Śaśāṅgāsana* (Hasenstellung, S. 54),*Kūrmāsana* (Schildkrötenstellung, S. 55) *Bemerkung: Ardha Kūrmāsana* (halbe Schildkrötenstellung, S. 53) *darf geübt werden.* *Koṇāsana* (Winkelstellung, S. 56), *Vibhakta Dvipādāsana* (Arm-u. Beindehnstellung, S. 57), *Vṛścikāsana* (Skorpionstellung, S. 62), *Sarvāṅgāsana* (Kerze, S. 68 f.), *Bemerkung: Ardha Sarvāṅgāsana* (halbe Kerze, S. 68 f.) *darf geübt werden. Halāsana* (Pflugstellung, S.70), *Karṇa-Pīḍāsana* (Ohr-Kniestellung, S. 71), *Setubandhāsana* (Brückenstellung, S. 72), *Pūrṇa Cakrāsana* (volle Radstellung, S. 83), *Matsyāsana* (Fischstellung, S. 84 f.), *Hastapādāsana* (Hand-Fußstellung, S. 85 f.), *Prasārita Pādottānāsana* (Kopf-zur-Erdestellung, S. 99 f.) und *Śīrṣāsana* (Kopfstand, S. 104 f.). Sämtliche *mudrās* dürfen nicht geübt werden

Die 8 klassischen Atemübungen (*Sūryabheda, Ujjāyī, Śītalī, Bhastrikā, Sītkārī, Bhrāmarī, Mūrcchā* und *Plāvinī,* S. 158-161) aber auch die 6. Atemübung (S. 154 f.) dürfen nicht geübt werden.

2. Bei Schilddrüsenüberfunktion:

Alle Übungen vermeiden, bei denen ein Druck auf die Schilddrüse entsteht wie:

Śaśāṅgāsana (Hasenstellung, S. 54), *Sarvāṅgāsana* (Kerze, S. 68 f.), *Halāsana* (Pflugstellung, S. 70), *Karṇa-Pīḍāsana* (Ohr-Kniestellung, S. 71), *Setubandhāsana* (Brückenstellung, S. 72).

Bei *Jālandharabandhamudrā* (S. 117) Schilddrüse nicht zu lange pressen.

3. Bei hohem Blutdruck:

Folgende Übungen sollten nicht praktiziert werden: *Śaśāṅgāsana* (Hasenstellung, S. 54), *Dolāsana* (Schaukelstellung, S. 67), *Vṛścikāsana* (Skorpionstellung, S. 62), *Sarvāṅgāsana* (Kerze, S. 68 f.), *Halāsana* (Pflugstellung, S. 70), *Karṇa-Pīḍāsana* (Ohr-Kniestellung, S. 71), *Pūrṇa Cakrāsana* (volle Radstellung, S. 83), *Hastapādāsana* (Hand-Fußstellung, S. 85 f.), Variation zu *Vīrāsana*, (Variation zu Heldstellung, S. 94), *Prasārita Pādottānāsana* (Kopf-zur-Erdestellung, S. 99 f.) und *Śīrṣāsana* (Kopfstand, S. 104 f.). Generell ist bei allen Vorwärtsbeugeübungen Vorsicht geboten.

4. Bei Herzbeschwerden / schwachem Herz:

Folgende Übungen sollten nicht praktiziert werden: *Dolāsana* (Schaukelstellung, S. 67), *Vṛścikāsana* (Skorpionstellung, S. 62), *Sarvāṅgāsana* (Kerze, S. 68 f.)*, *Halāsana* (Pflugstellung, S. 70), *Karṇa-Pīḍāsana* (Ohr-Kniestellung, S. 71), *Pūrṇa Cakrāsana* (volle Radstellung, S. 83), *Hastapādāsana* (Hand-Fußstellung, S. 85 f.), Variation zu *Vīrāsana* (Variation zu Heldstellung, S. 94), *Vīrabhadrāsana* (Stellung des *Vīrabhadra,* S. 97 f.) *Prasārita Pādottānāsana* (Kopf-zur-Erdestellung, S. 99 f.) und *Śīrṣāsana* (Kopfstand, S. 104 f.). Generell ist bei allen Vorwärtsbeugeübungen Vorsicht geboten.

Bei den *mudrās* und den Atemübungen sollte kein Druck im Herzbereich entstehen, Atem nicht zu lange anhalten.

5. Bei vergrößerter Milz:

Keine *Svasthyāsanas* üben, außer: *Sarvāṅgāsana* (Kerze, S. 68 f.), *Matsyāsana* (Fischstellung, S. 84 f.) und *Śīrṣāsana* (Kopfstand, S. 104 f.). Es sollten auch keine *mudrās* praktiziert werden.

6. Bei akuten Augenkrankheiten:

Folgende *āsanas* nicht praktizieren: *Śaśāṅgāsana* (Hasenstellung, S. 54), *Vṛścikāsana* (Skorpionstellung, S. 62), *Sarvāṅgāsana* (Kerze, S. 68 f.), *Halāsana* (Pflugstellung, S. 70), *Karṇa-Pīḍāsana* (Ohr-Kniestellung, S. 71), *Hastapādāsana* (Hand-Fußstellung, S. 85 f.), *Prasārita Pādottānāsana* (Kopf-zur-Erdestellung, S. 99 f.) und *Śīrṣāsana* (Kopfstand, S. 104 f.).

Bei grünem Star (Glaukom) und grauem Star (Katarakt) sollten Sie kein *Trāṭakayoga* (s. Seite 135) üben.

* Wenn Ihr Gesundheitszustand stabil ist, können Sie *Sarvāṅgāsana* vorsichtig üben. Sobald Sie sich angestrengt fühlen oder einen Druck empfinden, sollten Sie die Übung sofort abbrechen.

7. Bei Asthma und Atembeschwerden:

Vorsicht bei *Sūrya Namaskāra* (Sonnengebet, S. 107 ff.), eventuell nach jeder Runde ausruhen und nach 3-5 Runden für längere Zeit in *Śavāsana* (Totenstellung, S. 110 f.) ausruhen.

8. Bei (Leisten)-Bruch (Hernia):

Folgende *āsanas* nicht praktizieren: *Paścimottānāsana* (Rückenstreckung, S.45), *Śayanapaścimottānāsana* (Rückenstreckung liegend, S.45).

9. Bei Blinddarmentzündung:

Folgende *āsanas* nicht praktizieren: *Paścimottānāsana* (Rückenstreckung, S.45), *Śayanapaścimottānāsana* (Rückenstreckung liegend, S.45).

10. Bei Bandscheibenproblemen:

Sie können generell alle Übungen praktizieren, doch sollten Sie jeweils selber spüren, ob Sie die Übung ausführen können.

Bei allen Vorwärtsbeugeübungen, vor allem bei *Hastapādāsana* (Hand-Fußstellung, S. 85 f.) sollten Sie sich nur mit durchgestreckter Wirbelsäule nach vorne beugen. So können Sie die Wirbel und Bandscheiben entlasten. Vermeiden Sie alle ruckartigen Bewegungen während der Übungen.

11. Bei heftigen emotionalen Ausbrüchen:

Bei starken Depressionen und Ängsten sollten Sie keine *āsanas* üben, da das Nervensystem dabei noch mehr aufgewühlt würde. Es ist besser in dieser Zeit Atemübungen oder Meditation zu praktizieren, dies beruhigt den Geist.

Achtung: Alle *Prāṇāyāma*-Übungen (Atemübungen) sollten generell nur unter der Anleitung eines erfahrenen Lehrers ausgeführt werden. Besonders bei den klassischen Atemübungen ist spezielle Vorsicht geboten. So sollten diese erst dann geübt werden, wenn die einfachen Atemübungen ohne Anstrengung ausgeführt werden können.

12. Übungen, die während der Menstruation und der Schwangerschaft praktiziert werden können oder vermieden werden sollten (in alphabetischer Reihenfolge)

Übung:	Seite:	Menstruation	Schwangerschaftsmonat 3.-5.	5.-7.	ab 7.
Āsanas:					
Akarṇa Dhanurāsana (Bogenstellung bis zum Ohr)	48	Nein	Nein	Nein	Nein
Āñjaneyāsana (Spagat)	58	Nein	Ja	Ja	Ja
Ardha Cakrāsana (halbe Radstellung)	83	Nein	Nein	Nein	Nein
Ardha Candrāsana n. hinten (Halbmondstellung)	87	Ja	Ja	Ja	Ja
Ardha Candrāsana zur Seite (Halbmondstellung)	88	Ja	Ja	Ja	Ja
Ardha Kūrmāsana (halbe Schildkrötenstellung)	53	Nein	Nein	Nein	Nein
Ardha Matsyendrāsana (halber Drehsitz)	40	Ja	Ja	Ja	Nein
Ardha Śalabhāsana (halbe Heuschrecke)	77	Nein	Ja	Nein	Nein
Ardha Sarvāṅgāsana (halbe Kerze)	68	Ja	Ja	Ja	Ja
Ardha Uṣṭrāsana (halbe Kamelstellung)	52	Nein	Ja	Ja	Nein
Baddha Padmāsana (gebundene Lotosstellung)	34	Nein	Ja	Ja	Nein
Bhadrāsana (sanfte Stellung)	31	Nein	Ja	Ja	Ja
Bhujaṁgāsana (Kobrastellung)	80	Nein	Nein	Nein	Nein
Daṇḍayamāna Ekapādaśirāsana (Kopf-zum-Kniestellung stehend)	44	Nein	Ja	Ja	Nein
Dhanurāsana (Bogenstellung)	82	Nein	Nein	Nein	Nein
Dolāsana (Schaukelstellung)	67	Nein	Ja	Nein	Nein
Dvipāda Śirāsana (zwei-Beine-zum-Kopf-Stellung)	49	Nein	Nein	Nein	Nein
Ekapāda Śirāsana (ein-Bein-zum-Kopf-Stellung)	49	Nein	Nein	Nein	Nein
Garbhāsana (Mutterleibstellung)	38	Nein	Nein	Nein	Nein
Garuḍāsana (Adlerstellung)	92	Nein	Ja	Ja	Nein
Gomukhāsana (Kuhgesichtstellung)	33	Nein	Ja	Ja	Ja
Halāsana (Pflugstellung)	70	Nein	Nein	Nein	Nein
Hastapādāsana (Hand-Fußstellung)	85	Nein	Nein	Nein	Nein
Jānuśirāsana (Kopf-zum-Knie-Stellung)	42	Nein	Ja	Nein	Nein
Kāpotāsana (Taubenstellung)	59	Nein	Nein	Nein	Nein
Karṇa-Pīḍāsana (Ohr-Kniestellung)	71	Nein	Nein	Nein	Nein
Koṇāsana (Winkelstellung)	56	Nein	Ja	Ja	Nein
Kukkuṭāsana (Hahnenstellung)	39	Nein	Ja	Ja	Nein
Kumbhīrāsana (Krokodilstellung)	63	Ja	Ja	Ja	Ja
Kumbhīrāsana, Variation (Krokodilstellung)	63	Ja	Ja	Ja	Ja
Kūrmāsana (Schildkrötenstellung)	55	Nein	Nein	Nein	Nein
Maṇḍūkāsana (Froschstellung)	30	Nein	Ja	Ja	Ja
Mārjārāsana (Katzenstellung)	60	Ja	Ja	Ja	Ja
Matsyāsana (Fischstellung)	84	Ja*	Ja	Ja	Nein
Mayūrāsana (Pfauenstellung)	102	Nein	Nein	Nein	Nein
Naṭarājāsana (Tänzerstellung)	95	Nein	Nein	Nein	Nein
Naukāsana auf dem Bauch (Bootstellung)	75	Nein	Nein	Nein	Nein

* Mit gestreckten Beinen üben, nicht im Lotossitz

Übung:	Seite:	Menstruation	Schwangerschaftsmonat 3.-5.	5.-7.	ab 7.
Naukāsana auf dem Rücken (Bootstellung)	74	Nein	Ja	Nein	Nein
Oṁkārāsana (*Oṁ*-Stellung)	38	Nein	Nein	Nein	Nein
Padmāsana (Lotosstellung)	22	Ja	Ja	Ja	Ja
Parighāsana, Variation (Torstellung)	50	Nein	Ja	Ja*	Ja*
Pārśvottānāsana (Seitenstreckstellung)	98	Nein	Ja	Nein	Nein
Parvatāsana (Bergstellung)	36	Nein	Nein	Nein	Nein
Paścimottānāsana (Rückenstreckung)	45	Nein	Nein	Nein	Nein
Pavanamuktāsana (gegen Blähungen)	73	Nein	Ja**	Nein	Nein
Prasārita Pādottānāsana (Kopf-zur-Erdestellung)	99	Nein	Nein	Nein	Nein
Pūrṇa Cakrāsana (volle Radstellung)	83	Nein	Nein	Nein	Nein
Pūrṇa Śalabhāsana (volle Heuschreckenstellung)	79	Nein	Nein	Nein	Nein
Pūrvottānāsana (schiefe Ebene)	76	Ja	Ja	Ja	Nein
Sarvāṅgāsana (Kerze)	68	Nein	Nein	Nein	Nein
Śaśāṅgāsana (Hasenstellung)	54	Nein	Ja	Nein	Nein
Śavāsana (Totenstellung)	110	Ja	Ja***	Ja***	Ja***
Śayanapaścimottānāsana (Rückenstreckung liegend)	45	Nein	Nein	Nein	Nein
Setubandhāsana (Brückenstellung)	72	Nein	Ja	Nein	Nein
Siddhāsana (erfolgbringende Stellung)	24	Nein	Ja	Ja	Ja
Siṁhāsana (Löwenstellung)	29	Ja	Ja	Ja	Ja
Śīrṣāsana oder *Śirāsana* (Kopfstand)	104	Nein	Ja	Nein	Nein
Sukhāsana (bequeme Stellung, Schneidersitz)	26	Ja	Ja	Ja	Ja
Supta Bhadrāsana (sanfte Stellung liegend)	32	Nein	Ja	Ja	Nein
Supta Vajrāsana (Donnersitz liegend)	28	Nein	Nein	Nein	Nein
Sūrya Namaskāra (Sonnengebet)	107	Nein	Nein	Nein	Nein
Svastikāsana (Knöchelsperrstellung)	25	Ja	Ja	Ja	Ja
Tolāṅgulāsana (Waagestellung)	35	Nein	Ja	Ja	Ja
Trikoṇāsana (Dreieckstellung)	89	Ja	Ja	Ja	Nein
Ubhayapādāṅguṣṭāsana (Zehenhebestellung)	58	Nein	Nein	Nein	Nein
Upaviṣṭa Utkaṭāsana (Hockestellung)	46	Ja	Ja	Ja	Ja
Utkaṭāsana (unsichtbarer Stuhl)	47	Nein	Ja	Ja	Ja
Utthita Pādāsana (Beinhebestellung)	66	Ja**	Ja	Ja	Ja
Utthita Padmāsana (hochgehobene Lotosstellung)	37	Nein	Ja	Ja	Nein
Vajrāsana (Donnerstellung)	27	Ja	Ja	Ja	Ja
Vātāyanāsana (Pferdegesichtstellung)	101	Nein	Ja	Nein	Nein
Vibhakta Dvipādāsana (Arm-u. Beindehnstellung)	57	Nein	Nein	Nein	Nein
Vīrāsana (Heldstellung)	93	Ja	Ja	Ja	Ja
Vīrāsana, Variation (Heldstellung)	94	Nein	Nein	Nein	Nein
Vīrabhadrāsana (Stellung des *Vīrabhadra*)	96	Nein	Ja	Nein	Nein
Vṛkṣāsana (Baumstellung)	90	Ja	Ja	Ja	Ja
Vṛścikāsana (Skorpionstellung)	62	Nein	Nein	Nein	Nein

* Ohne Vorwärtsbeugeübung

** Vorsichtig und sachte üben

*** Nicht in Bauchlage, nur in Rücken- oder Seitenlage

Übung:	Seite:	Menstruation	Schwangerschaftsmonat 3.-5.	5.-7.	ab 7.
Mudrās:					
Āgneyīdhāraṇā(mudrā)	125	Ja	Ja	Ja	Ja
Ākāśīdhāraṇā(mudrā)	126	Ja	Ja	Ja	Ja
Āmbhasīdhāraṇā(mudrā)	125	Ja	Ja	Ja	Ja
Aśvinīmudrā	126	Nein	Ja	Ja	Ja
Bhujaṁginīmudrā	127	Ja	Ja	Ja	Ja
Jālandharabandhamudrā	117	Ja	Ja	Ja	Ja
Kākīmudrā	127	Ja	Ja	Ja	Ja
Khecarīmudrā	119	Ja	Ja	Ja	Ja
Māṇḍukīmudrā	123	Ja	Ja	Ja	Ja
Mātaṅginīmudrā	127	Ja	Ja	Ja	Ja
Mahābandhamudrā	118	Nein	Ja	Ja	Ja
Mahāvedhamudrā	118	Nein	Ja	Nein	Nein
Mahāmudrā	114	Nein	Nein	Nein	Nein
Mūlabandhamudrā (Analkontraktion)	118	Nein	Ja	Ja	Ja
Nabhomudrā	116	Ja	Ja	Ja	Ja
Pañcadhāraṇāmudrā	124	Ja	Ja	Ja	Ja
Pāśinīmudrā	126	Nein	Nein	Nein	Nein
Pṛthivīdhāraṇā(mudrā)	124	Ja	Ja	Ja	Ja
Śakticālanīmudrā	122	Nein	Ja	Ja	Ja
Śāṁbhavīmudrā	123	Ja	Ja	Ja	Ja
Tāḍāgīmudrā	123	Nein	Ja	Nein	Nein
Uḍḍīyānabandhamudrā	116	Nein	Ja	Nein	Nein
Vajrolīmudrā	122	Nein	Nein	Nein	Nein
Vāyavīdhāraṇā(mudrā)	125	Ja	Ja	Ja	Ja
Viparītakaraṇīmudrā	120	Nein	Ja	Nein	Nein
Yogamudrā	128	Nein	Ja	Nein	Nein
Yonimudrā	121	Ja	Ja	Ja	Ja
Ṣaṭkarma:					
Agnisāradhauti Nr. 1	136	Nein	Ja	Nein	Nein
Agnisāradhauti Nr. 2	136	Nein	Ja	Nein	Nein
Bāhiṣkṛta (Reinigung des Dickdarmes)	130	Ja	Ja	Ja	Ja
Dantadhauti (Reinigung der Zähne)	131	Ja	Ja	Ja	Ja
Dantamūladhauti (Zahnfleischmassage)	131	Ja	Ja	Ja	Ja
Einfaches Basti Kriyā (*Sahaja Agnisāra*)	138	Nein	Ja	Nein	Nein
Jalabasti (Analreinigung mit Wasser)	133	Ja	Ja	Ja	Ja
Jihvādhauti (Reinigung der Zunge)	131	Ja	Ja	Ja	Ja
Kapālabhāti (Reinigung der Stirn)	135	Ja	Ja	Ja	Ja
Kapālarandhradhauti (Reinigung der Stirnhöhlen)	132	Ja	Ja	Ja	Ja
Karṇarandhradhauti (Reinigung der Ohren)	131	Ja	Ja	Ja	Ja
Laulikīyoga (*Uḍḍīyāna* und *Nauli*)	134	Nein	Ja	Nein	Nein
Mūlaśodhana (Waschen des Anus)	132	Ja	Ja	Ja	Ja
Neti (Reinigung der Nasendurchgänge)	133	Ja	Ja	Ja	Ja

Übung:	Seite:	Menstru-ation	Schwangerschaftsmonat 3.-5.	5.-7.	ab 7.
Sonnenbad	138	Ja	Ja	Ja	Ja
Śuṣkabasti (Analreinigung ohne Wasser)	133	Nein	Nein	Nein	Nein
Trāṭakayoga (Augen auf ein Objekt fixieren)	135	Ja	Ja	Ja	Ja
Vahnisāra /Agnisāra (Reinigung mit Feuer)	130	Nein	Nein	Nein	Nein
Vamanadhauti	136	Nein	Nein	Nein	Nein
Vārisāra (Reinigung mit Hilfe von Wasser)	130	Nein	Ja	Nein	Nein
Vārisāradhauti	137	Nein	Nein	Nein	Nein
Vāsodhauti	132	Nein	Nein	Nein	Nein
Vātasāra (Reinigung mit Hilfe von Luft)	129	Ja	Ja	Ja	Ja
Wannenbad	139	Ja	Ja	Ja	Ja
Prāṇāyāma-Übungen:					
Einfache Atemübungen:					
Atemübung Nr. 1	152	Ja	Ja	Ja	Ja
Atemübung Nr. 2 (wechselseitige Atemübung)	153	Ja	Ja	Ja	Ja
Atemübung Nr. 3	154	Ja	Ja	Ja	Ja
Atemübung Nr. 4	154	Ja	Ja	Ja	Ja
Atemübung Nr. 5	154	Ja	Ja	Ja	Ja
Atemübung Nr. 6	154	Ja	Ja	Ja	Ja
Atemübung Nr. 7	155	Ja	Ja	Ja	Ja
Atemübung Nr. 8	155	Ja	Ja	Ja	Ja
Atemübung Nr. 9	155	Ja	Ja	Ja	Ja
Atemübung Nr. 10	156	Ja	Ja	Ja	Ja
Atemübung Nr. 11	156	Nein	Nein	Nein	Nein
Atemübung Nr. 12	156	Ja	Ja	Ja	Ja
Prāṇāyāma im Gehen	156	Ja	Ja	Ja	Ja
Kapālabhāti (Zwerchfellatmung)	157	Ja	Ja	Ja	Ja
Klassische Atemübungen:					
Sūryabheda	158	Ja	Ja	Ja	Ja
Ujjāyī	158	Nein	Nein	Nein	Nein
Śītalī	159	Ja	Ja	Ja	Ja
Bhastrikā	159	Nein	Ja	Nein	Nein
Sītkārī	160	Ja	Ja	Ja	Ja
Bhrāmarī	160	Nein	Nein	Nein	Nein
Mūrcchā	161	Nein	Nein	Nein	Nein
Plāvinī	161	Nein	Nein	Nein	Nein

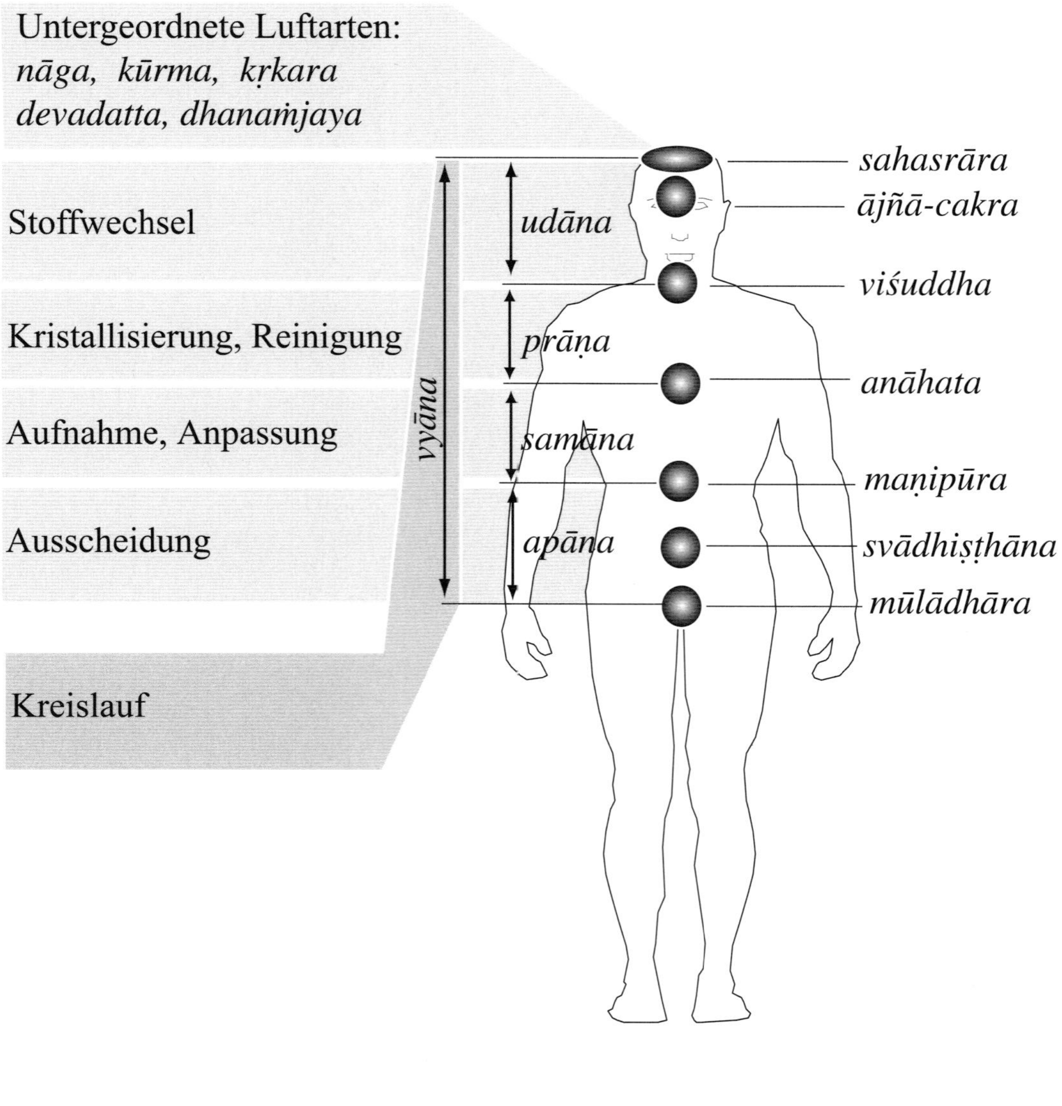
Untergeordnete Luftarten:
nāga, kūrma, kṛkara
devadatta, dhanaṁjaya
Stoffwechsel
Kristallisierung, Reinigung
Aufnahme, Anpassung
Ausscheidung
Kreislauf
vyāna
udāna
prāṇa
samāna
apāna
sahasrāra
ājñā-cakra
viśuddha
anāhata
maṇipūra
svādhiṣṭhāna
mūlādhāra

Abb. A1, die fünf Luftarten

cakren	*lokas*	Blüten-blätter	Farbe *	Samen-Buchstabe	*Śakti*	Luft-arten	*Aṣṭāṅga-Yoga*	*jñānendriyas karmendriyas*	*tanmātras bhūtas*
sahasrāra	*satyaloka*	1000	grün	*oṁ*	*Śiva*	*udāna vyāna*	*dhyāna samādhi*		
ājñā	*tapaḥloka*	2	hellblau	*haṁ-kṣaṁ*	*hākinī*	*udāna vyāna*	*dhāraṇā*		
viśuddha	*janaloka*	16	tiefblau, rauchig	*haṁ*	*śākinī*	*udāna vyāna*	*pratyāhāra*	*karṇa vāk*	*śabda vyoma*
anāhata	*mahārloka*	12	violett, rauchiges schwarz	*yaṁ*	*kākinī*	*prāṇa vyāna*	*prāṇāyāma*	*tvak pāni*	*sparśa marut*
maṇipūra	*svarloka*	10	rot	*raṁ*	*lākinī*	*samāna vyāna*	*āsana*	*cakṣu pāda*	*rūpa tejas*
svādhiṣṭhāna	*bhuvarloka*	6	orange weiß	*vaṁ*	*rākiṇī*	*apāna vyāna*	*niyama*	*rasa pāda / upastha*	*rasa āpaḥ*
mūlādhāra	*bhurloka*	4	gelb braun	*laṁ*	*ḍākinī*	*apāna vyāna*	*yama*	*nāsikā pāyu*	*gandha kṣiti*

* Es gibt verschiedene Auffassungen über die Farben der *cakren.* Dieses Buch folgt den Farben aus der Edelsteintherapie und gemäß der Yogaschrift: *Gheraṇḍa-Saṁhitā.*

Abb. A2, Tabelle der *cakren*

cakren - Nervenzentren:	Blütenblätter:	Samen buchstabe:
sahasrāra - Fontanelle	1000	*oṁ*
ājñā - verlängertes Mark	2	*haṁ-kṣaṁ*
viśuddha - Nackenzentrum	16	*haṁ*
anāhata - Herzzentrum	12	*yaṁ*
maṇipūra - Nabelzentrum	10	*raṁ*
svādhiṣṭhāna - Kreuzbeinzentrum	6	*vaṁ*
mūlādhāra - Steißbeinzentrum	4	*laṁ*

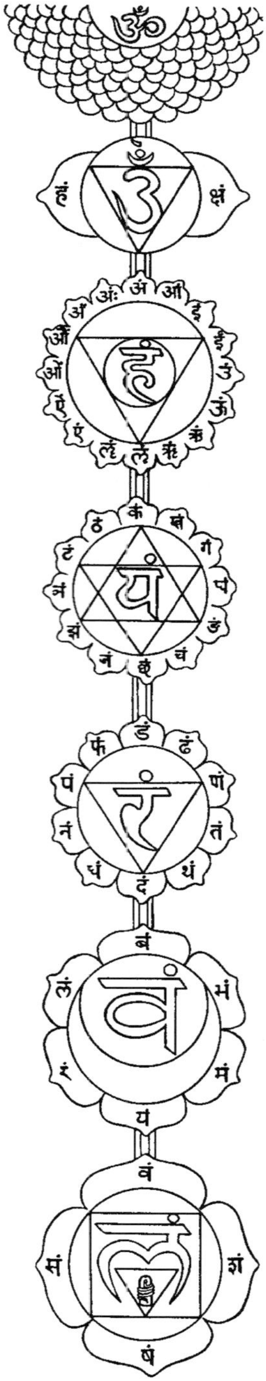

Abb. A3, die Blütenblätter und Samenbuchstaben der *cakren*

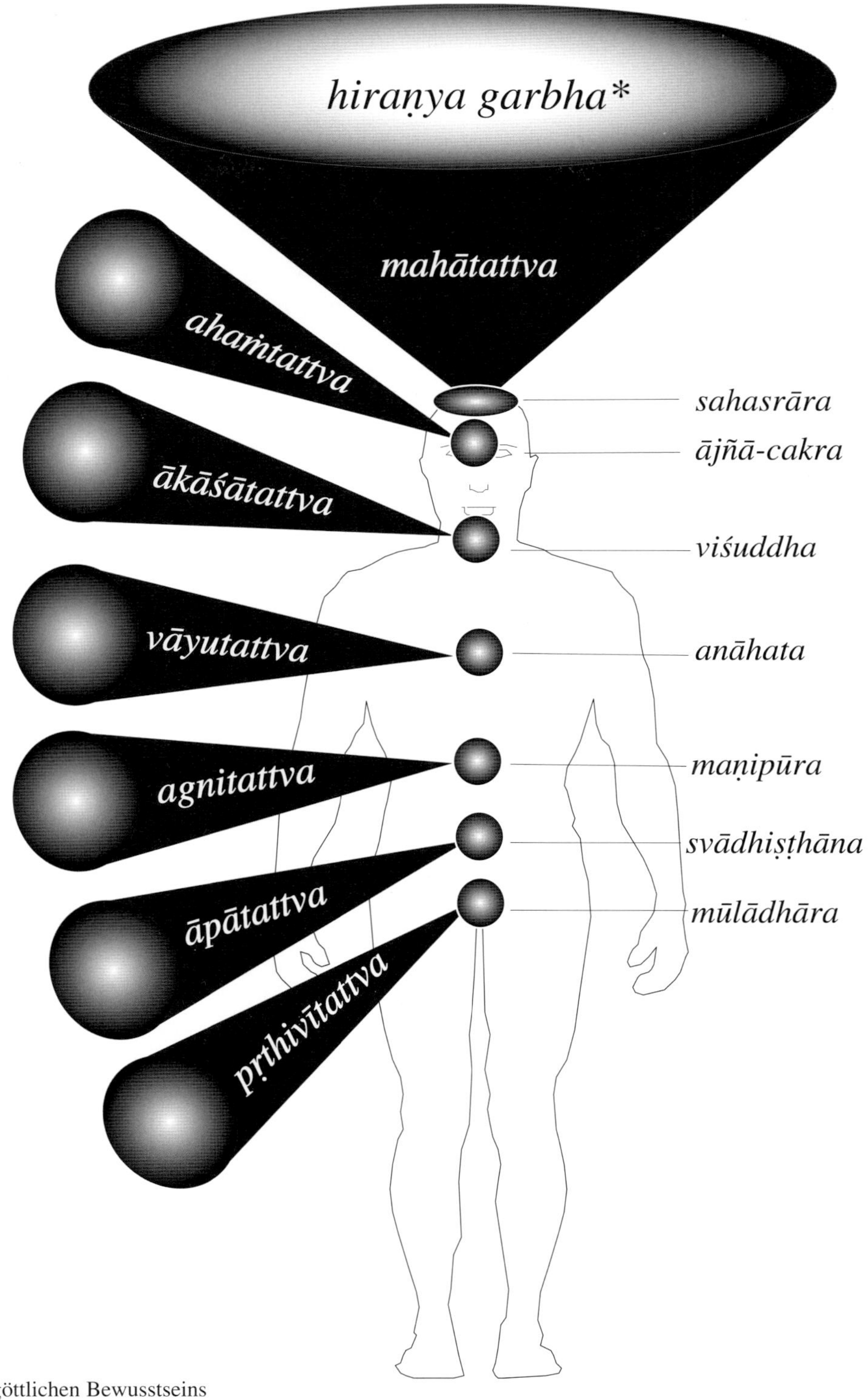

* Halter des göttlichen Bewusstseins

Abb. A4, *tattvas und cakren*

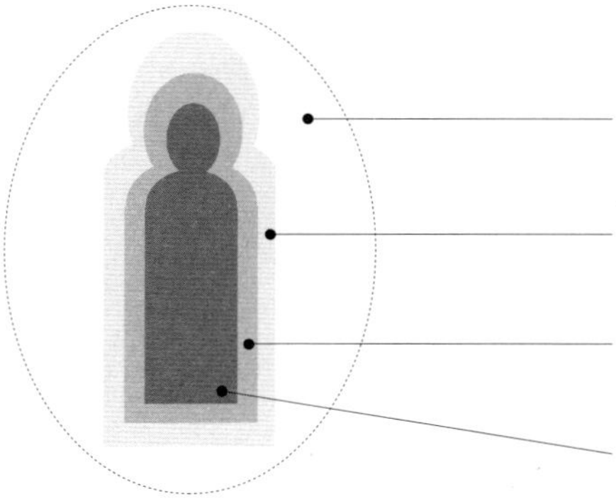

brahmatattva ist das Wissen über:
ātmā - die individuelle göttliche Seele (ohne Hülle)
paramātmātattva ist das Wissen über:
karaṇa śarīra - den Kausalkörper
vidyātattva ist das Wissen über:
liṅga śarīra - den astralen Körper
ātmātattva ist das Wissen über:
sthūla śarīra - den grobstofflichen Körper

Bestandteile	*sthūla śarīra*	*liṅga śarīra*	*karaṇa śarīra*	ohne Hülle
ātmā (individuelle göttliche Seele)	x	x	x	x
Bestandteile ohne *ātmā*	24	19	9	
citta (psychisches Herz)	x	x	x	
manas (Sinnesbewusstsein, Geist)	x	x	x	
buddhi (Intelligenz)	x	x	x	
ahaṁkāra (Ego)	x	x	x	
jñānendriyas (Sinnesorgane):				
karṇa (Gehöhrsinn- Ohren)	x	x	x	
tvak (Tastsinn - Haut)	x	x	x	
cakṣu (Gesichtssinn - Augen)	x	x	x	
rasa (Geschmackssinn - Mund)	x	x	x	
nāsikā (Geruchssinn - Nase)	x	x	x	
karmendriyas (Handlungsorgane):				
vāk (Sprachorgan)	x	x		
pāni (Hände)	x	x		
pāda (Beine)	x	x		
upastha (Geschlechtsorgane)	x	x		
pāyu (After)	x	x		
tanmātras (Sinnesobjekte):				
śabda (Geräusch)	x	x		
sparśa (Berührung)	x	x		
rūpa (Form)	x	x		
rasa (Geschmack)	x	x		
gandha (Geruch)	x	x		
bhūtas (grobstoffliche Elemente):				
vyoma (Äther)	x			
marut (Luft)	x			
tejas (Feuer - gasförmig)	x			
āpaḥ (Wasser - flüssig)	x			
kṣiti (Erde - fest)	x			

Abb. A5, *śarīras* (die drei Körper)

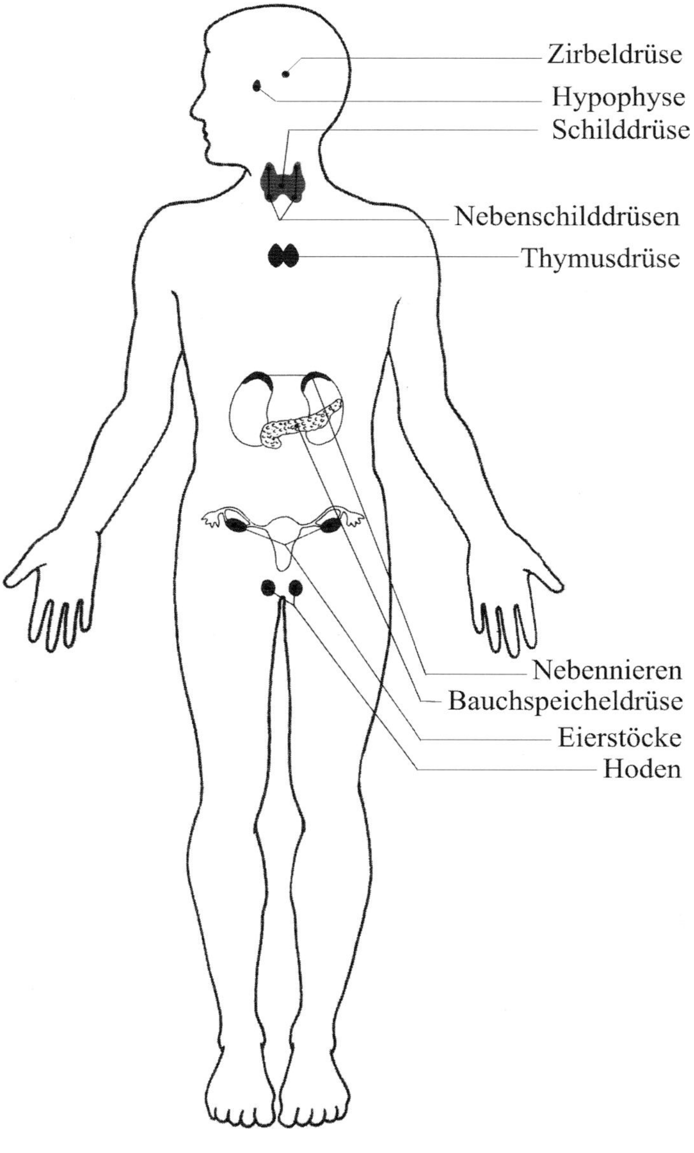

Abb. A6, die Hormondrüsen

Register

Ausbildung zum / zur klassischen Yogalehrer/in bei *Yogi Dhirananda*

Der Autor bildet Schüler und Schülerinnen zu Yogalehrern des klassischen *Yoga* aus.
Die Ausbildung dauert ca. zwei Jahre und ist über 16 Wochenenden verteilt.
Eine theoretische sowie praktische Abschlussprüfung schliesst diese Ausbildung ab.
Ein Diplom wird bei erfolgreich bestandener Prüfung ausgehändigt.

Unterrichtsfächer:

- Philosophische Systeme (*darśanas*)
  - *Sāṁkhya*
  - Klassisches *Yoga* nach *Rishi Patañjali* (*Aṣṭāṅga-Yoga* - acht Stufen des *Yoga*): *yama* (Kontrolle), *niyama* (Disziplin), *āsana* (körperliche Stellungen), *prāṇāyāma* (Zurückhalten der Lebensenergie), *pratyāhāra* (Zurückziehen der Sinne), *dhāraṇā* (Konzentration), *dhyāna* (Meditation) und *samādhi* (Erleuchtung).
- Theorie und Praxis von *Haṭha-Yoga*:
  - *āsanas* (körperliche Stellungen)
  - *mudrās* (Gesten)
  - *ṣaṭkarma* (die sechs Reinigungssysteme)
  - *prāṇāyāma* (Atemübungen)
- Studium (ausschnittweise) der spirituellen Schriften: (*Veden, Upaniṣaden, Purāṇas, Bhagavadgītā*)
- Unterrichtstraining: Gestalten von Yogalektionen und Vorträgen
- *Yoga* und gesunde Ernährung
- Anatomie, *Yoga* und die körperlichen Systeme
- Spezielles Prüfungstraining
  - Zwischenprüfung
  - Praktische und theoretische Abschlussprüfung (mit Diplom)

Die Ausbildung zum klassischen Yogalehrer richtet sich nicht nur an zukünftig praktizierende Yogalehrer und Yogalehrerinnen, sondern auch an all jene *Yoga*-Praktizierenden, die ihr persönliches Hintergrundwissen über *Yoga* vertiefen möchten.

Nähere Auskünfte können Sie dem Ausbildungsprospekt entnehmen, welchen Sie beim KRIYA Verlag, Badstrasse 18b, CH-5408 Ennetbaden, Tel.+ Fax. +41 (0)56 222'98'56, E-Mail: info@yoga-zentrum.ch, anfordern können.

Kriyā-Yoga Seminare mit Yogi Dhirananda

Der Autor dieses Buches veranstaltet an den meisten Wochenenden des Jahres *Kriyā-Yoga* Seminare in Österreich, Deutschland, Italien und der Schweiz. Regelmäßig über das Jahr verteilt finden zudem Ferienseminare an verschiedenen schönen Orten in den genannten Ländern statt.

Weitere Informationen können Sie auf der Homepage: *www.kriya-yoga.net* entnehmen oder fordern Sie beim KRIYA Verlag, Badstrasse 18b, CH-5408 Ennetbaden, Tel.+Fax.+41 (0)56 222'98'56, E-Mail: info@yoga-zentrum.ch, ein *Kriyā-Yoga* Jahresprogramm an.

Was ist *Kriyā-Yoga* ?

Kriyā-Yoga und *Rāja-Yoga* sind sich sehr ähnlich (s. Seite 16 f.). *Kriyā-Yoga* umfasst alle 8 Stufen des *Aṣṭāṅga-Yoga* (die acht Stufen des *Yoga*, s. Seite 17). *Kriyā-Yoga* ist eine Methode und eine Lebensphilosophie, welche die spirituelle Entwicklung schnell anregen kann. Die Tiefe der spirituellen Entwicklung hängt davon ab, wie stark man das *Kriyā-Yoga* Bewusstsein halten kann. *Kriyā-Yoga* bedeutet (die genaue Wortbedeutung s. Seite 17): die Erfahrung der Einheit von Körper, Geist und der individuellen göttlichen Seele (*ātmā*) in jeder Handlung und in jedem Moment des täglichen Lebens. Somit ist das ganze Leben *Kriyā-Yoga* - entweder bewusst oder unbewusst. Es ist das Ziel der *Kriyā-Yoga* Methode, diesen Zustand jeden Moment bewusst zu erleben. Um dies zu verwirklichen, sollte man die *Kriyā-Yoga* Technik (s. unten) regelmäßig üben.

Kriyā-Yoga ist eine uralte Methode, die schon in den *Yogasūtren* von *Rishi Patañjali* erwähnt wird. Lange Zeit wurde sie geheim gehalten, bis im Jahr 1861 *Mahāvatar Babaji* seinem Schüler *Lahiri Mahasaya* den Auftrag gab, *Kriyā-Yoga* allen interessierten Menschen zugänglich zu machen. 1920 brachte *Paramahansa Yogananda* die Botschaft des *Kriyā-Yoga* in den Westen. In seinem berühmten Buch: „Autobiographie eines *Yogi*" beschreibt er den *Kriyā-Yoga* anschaulich sowie lebendig und zeigt, wie hilfreich und nützlich dieser *Yoga* gerade auch für uns Menschen der modernen, westlichen Welt ist.

Die *Kriyā-Yoga* Technik

Die *Kriyā-Yoga* Technik besteht aus einer Kombination von Körper-, Atem- und Konzentrationsübungen sowie Meditation, welche allesamt die körperliche, geistige und spirituelle Entwicklung gleichermaßen fördern. Das regelmäßige Üben der *Kriyā-Yoga* Technik ermöglicht es, immer tiefer in die Meditation einzutauchen und Tugenden wie Zufriedenheit, Freude, Liebe, Geduld, Toleranz, Demut, Hingabe und Dankbarkeit, in uns selber zu finden. Die spirituelle Entwicklung führt uns zum Ziel des menschlichen Lebens, zur Einheit mit unserer wahren Identität, der Seele (*ātmā*) und zur Einheit mit Gott.

Kriyā-Yoga umfasst sechs Stufen und kann nicht aus Büchern erlernt werden. Nur ein erfahrener Lehrer, der mindestens den vierten *Kriyā* erreicht hat, darf die Technik an Schüler weitergeben.

Weitere Titel von Yogi Dhirananda im KRIYA Verlag

Das vorliegende Buch **Yogamrita** ist auch als **pdf-Datei** auf einer **Daten-CD** erhältlich.

ISBN 3-9522816-1-1

Argha - Darbringung / Offerings

ISBN 3-9522816-2-x
(vormals 3-928337-17-3)

Mehr Informationen siehe rechte Seite

Weitere Bücher von Yogi Dhirananda sind in Planung.

KRIYA Verlag - Jean-Pierre Wicht
Badstrasse 18b, CH-5408 Ennetbaden
Tel. + Fax. +41 (0)56 222'98'56
E-Mail: info@yoga-zentrum.ch
Online-Shop: www.yoga-zentrum.ch/online_shop_start.htm

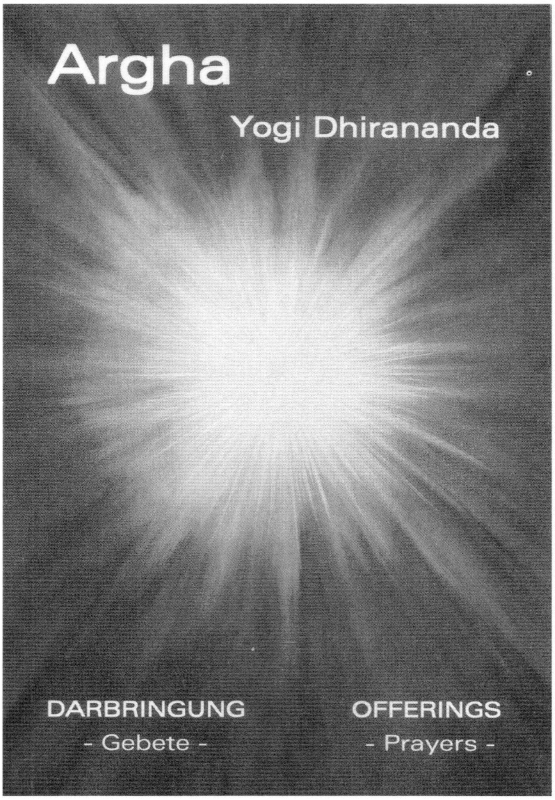
Argha
Yogi Dhirananda
DARBRINGUNG
- Gebete -
OFFERINGS
- Prayers -

In diesem Buch wurden einige Gebete zusammengefaßt,
welche am Ende der Meditation beim Gebet
von Yogi Dhirananda gesprochen wurden.

Auf Wunsch vieler seiner Schüler ist dieses Gebetsbuch entstanden.
Alle Gebete sind zweisprachig - deutsch und englisch.

Gebete vom Innersten des Herzens schützen vor Angst,
sie erzeugen spirituelle Energien in uns, erleuchten den Geist
und bringen ihm tiefen inneren Frieden.

Argha - Darbringung / Offerings
ISBN 3-9522816-2-x
(vormals 3-928337-17-3)

KRIYA Verlag, CH-5408 Ennetbaden